影像诊断技巧丛书

U0642491

头颈部
影像诊断技巧图解

〔日〕浮洲龙太郎　主编

刘雨薇　主译

头颈部

北京科学技术出版社

TOUKEIBU GAZOU SHINDAN NO KANDOKORO NEO

© UKISU Ryutaro 2020

Originally published in Japan in 2020 by MEDICAL VIEW CO.,LTD
Chinese(Simplified Character only) translation rights arranged
with MEDICAL VIEW CO.,LTD through TOHAN CORPORATION, TOKYO.

著作权合同登记号　图字：01–2025–1837

图书在版编目（CIP）数据

头颈部影像诊断技巧图解 /（日）浮洲龙太郎主编；
刘雨薇主译. –– 北京：北京科学技术出版社，2025.

ISBN 978–7–5714–4611–6

Ⅰ. R651.04–64；R653.04–64

中国国家版本馆CIP数据核字第2025BK6541号

本书介绍了头颈部影像学检查的具体操作指导、副作用、给药方案等，但这些有可能发生变化。有关本书中提及的药品，请参照制造商随产品提供的信息。

责任编辑：尤玉琢
文字编辑：张　文
责任校对：贾　荣
责任印制：吕　越
封面设计：申　彪
出 版 人：曾庆宇
出版发行：北京科学技术出版社
社　　址：北京西直门南大街16号
邮政编码：100035
电话传真：0086–10–66135495（总编室）　0086–10–66113227（发行部）
网　　址：www.bkydw.cn
印　　刷：北京顶佳世纪印刷有限公司
开　　本：787 mm×1092 mm　1/16
字　　数：400千字
印　　张：25.75
版　　次：2025年7月第1版
印　　次：2025年7月第1次印刷
ISBN　978–7–5714–4611–6

定　　价：295.00元

译 者 名 单

主译：

刘 雨 薇　日本大阪大学医学院核医学博士

译者（按姓氏拼音排序）：

常 久 洋　大连医科大学附属第一医院心内科

程　　超　上海长海医院核医学科

渡部直史　日本大阪大学医学院放射科

顾 文 超　日本千叶大学医学部人工智能（AI）中心

刘 雨 薇　日本大阪大学医学院核医学博士

作者名单

主编：

浮洲龙太郎　　北里大学医学部放射科学影像诊断学副教授

作者（按正文收录顺序）：

村山和宏　　藤田医科大学医学部先进影像诊断共同研究教研室副教授
山本有香　　藤田医科大学冈崎医疗中心放射科
永田纮之　　藤田医科大学医学部放射医学教研室
堀　正明　　东邦大学医疗中心大森医院放射科教授
铃木贤一　　东邦大学医疗中心大森医院放射科
井户　爱　　昭和大学医学部放射医学教研室
扇谷芳光　　昭和大学医学部放射医学教研室教授
中本裕士　　京都大学研究生院医学研究科放射医学教研室副教授
北口耕辅　　京都大学研究生院医学研究科放射医学教研室
石守崇好　　京都大学研究生院医学研究科放射医学教研室讲师
佐竹弘子　　名古屋大学医学部附属医院放射科临床教授
勇内山大介　东京医科大学八王子医疗中心放射科
松浦纮一郎　埼玉医科大学医院放射科
斋藤尚子　　顺天堂大学医学部附属顺天堂医院放射诊断学教研室副教授
星野江里　　埼玉医科大学医院放射科
山本裕也　　埼玉医科大学医院放射科
浮洲龙太郎　北里大学医学部放射科学影像诊断学副教授
狩野洋辅　　北里大学医学部放射科学影像诊断学
小玉隆男　　宫崎县立宫崎医院放射科主任部长
藤井裕之　　自治医科大学放射医学教研室
菊地智博　　自治医科大学放射医学教研室
藤田晃史　　芳贺红十字医院放射科部长
加藤博基　　岐阜大学医学部放射科副教授
马场　亮　　东京慈惠会医科大学放射医学教研室
尾尻博也　　东京慈惠会医科大学放射医学教研室教授
大原有纱　　杏林大学医学部放射医学教研室
久野博文　　国立癌症研究中心东医院放射诊断科医长
酒井正史　　筑波大学附属医院放射诊断与 IVR 科
藤间宪幸　　北海道大学研究生院医学研究科放射科学方向影像诊断学教研室
塚部明大　　市立丰中医院放射诊断科
柏木伸夫　　大阪大学研究生院医学研究科次世代影像诊断共同研究教研室特聘教授
船木　翔　　麻生综合医院放射科
山本周平　　济生会今治医院放射科
东美菜子　　宫崎大学医学部病态解析医学教研室放射医学方向
平井俊范　　熊本大学研究生院生命科学研究部放射诊断学教研室教授
掛端伸也　　弘前大学研究生院医学研究科放射诊断学教研室
吉田大介　　札幌山之上医院放射科影像诊断中心主任
和田　敬　　社会医疗法人高清会高井医院脑神经与 IVR 中心医长
高山胜年　　社会医疗法人高清会高井医院脑神经与 IVR 中心主任
吉川公彦　　奈良县立医科大学放射与核医学科教授

序

最初被告知要出版本书时，我听到的是"自2006年初次刊行起，本系列便由技术篇和疾病篇两部分构成，致力于制作成易携带的实用图书"。从那时开始，我就希望本书可以介绍从日常诊疗经验中提取疾病信息的方法，不仅关注头颈部影像诊断要点，还要总结学习要领，帮助读者活用所学知识。

本书内容计划以头颈部癌症指南和影像诊断指南为基础，在包含必要知识的同时进行适当的扩展。即使是复杂的头颈部解剖结构，也在强调影像诊断与治疗方案的关键部分的同时，尽量通过添加相应的简图来进一步帮助读者理解。本书可以放置于检查室或阅片室，帮助医师在头颈部检查中完成超过平均水平的成像与阅片工作。通读本书时，读者可能会发现有一些重复的内容，这是为了避免读者在忙碌中来回翻页查阅。

无论是临床实习生头颈部影像学的入门学习，还是医师专科考试前的知识整理，抑或是平时不涉及此领域影像的放射科、耳鼻喉科及急诊科的医师与技师的现学现用，我都希望本书可以在他们进行头颈部影像诊断时提供帮助。由于头颈部影像学检查在所有检查中占比较低，活用所学知识的机会较少，因此很多放射科医师认为自己对该领域影像的诊断能力较薄弱。如果他们可以产生"虽然之前没有接触过头颈部影像诊断，但以后也许可以有些精进"的想法，并因此对头颈部影像诊断产生兴趣，那么作为编写者的我会无比开心。

我从心底感谢各位参与编写本书的老师，他们欣然接受了我临时提出的要求，并提供了通俗易懂的文章及大量的图片。2020年，棘手的传染病意想不到地蔓延开来，造成编写本书时沟通不便，但我们仍通过邮件、电话等方式与Medical View公司编辑部沟通。在这种情况下，神谷龙太郎先生和编辑部的成员们一直悉心支持并细心回应我的各种要求，我要向他们表示深深的谢意。

浮州龙太郎
2020年12月

缩 略 语 一 览

本表主要收录了本书中出现的与扫描或成像相关的缩略语。疾病名称等相关内容请参阅各对应章节。

缩略语	英文全称	中文翻译
ADC	apparent diffusion coefficient	表观扩散系数
CNR	contrast to noise ratio	对比度噪声比
CPR	curved planar reformation	曲面重建
CTDI	computed tomography dose index	CT 剂量指数
DECT	Dual-energy CT	双能 CT
DKI	diffusional kurtosis imaging	弥散峰度成像
DLP	dose length product	剂量长度乘积
DOI	depth of invasion	浸润深度
EPI	echo planar imaging	平面回波成像
ESS	endoscopic sinus surgery	内镜下鼻窦手术
FDG	fluorodeoxyglucose	氟代脱氧葡萄糖
FNAC	fine needle aspiration cytology	细针穿刺细胞学检查
FOV	field of view	视野
FSE	fast spin echo	快速自旋回波序列
FSPGR	fast spoiled gradient-recalled echo	快速扰相梯度回波序列
GRE	gradient echo	梯度回波序列
HRCT	high resolution CT	高分辨率 CT
HU	Hounsfield unit	霍斯菲尔德单位
MAR	metal artifact reduction	金属伪影减少技术
MDCT	multi-detector row CT	多排螺旋 CT
MIP	maximum intensity projection	最大密度投影
MPR	multi planar reformation	多平面重组
NBCA	n-butyl-2-cyanoacylate	2- 氰基丙烯酸正丁酯（液体栓塞剂）
RFA	radiofrequency ablation	射频消融术
ROI	region of interest	感兴趣区
SECT	single-energy CT	单能 CT
SNR	signal to noise ratio	信噪比
SS-EPI	single-shot echo planar imaging	单次激发平面回波成像
SSFP	steady state free precession	稳态自由进动序列
STIR	short TI inversion recovery	短时反转恢复序列
SUV	standardized uptake value	标准摄取值
TE	echo time	回波时间
TIC	time intensity curve	时间 - 强度曲线
TR	repetition time	重复时间
TSE	turbo spin echo	涡轮自旋回波序列
VNC	virtual non-contrast	虚拟平扫
VR	volume rendering	容积再现
WL	window level	窗位
WR	washout ratio	廓清率
WW	window width	窗宽

目　录

技术篇

01 CT

CT值（HU）与WW/WL

CT值（HU）

- CT值是物体对X射线的吸收差值，与X射线衰减系数成正比。
- CT值的单位以CT设备（图1.1）发明者的名字命名，为HU（Hounsfield unit）。
- 物体的X射线衰减系数与CT值之间的关系可用下述公式表示。
  CT值=1000×(μ_t−μ_w)/μ_w
  其中，μ_t为物体的X射线衰减系数，μ_w为水的X射线衰减系数。
- 表1.1列举了生物体的部分器官或组织的CT值。
- 正常甲状腺组织吸收碘，合成并储存甲状腺激素，因此其CT值约为100 HU。
- 血液与软组织及实质器官的CT值非常接近。
- 为了正确表示CT值，水校正或空气校正十分重要。

部分容积效应对CT值的影响

- CT图像得出的CT值是单位体积内组织的平均吸收值。
- 当单位体积中含有多种不同吸收值的物质时，CT图像上表现出的CT值会根据物质所占比例而变化（部分容积效应）（图1.2）。
- 可以通过减少层厚或降低平面像素面积来降低部分容积效应的影响。

线束硬化效应对CT值的影响

- 当X射线通过物质时，低能量射线被吸收，能量峰向高侧移动（线束硬化效应）。
- CT值受被摄体的大小及管电压导致的线束硬化效应的影响。
- 可以通过线束硬化校正（beam hardening correction，BHC）来降低线束硬化效应的影响。

管电压对CT值的影响

- 物体的X射线衰减系数受管电压影响而变化。
- 管电压越低，碘造影剂的CT值越高。
- CT值与碘浓度成比例增加，其比例根据管电压而变化（图1.3）。

术语表

X射线衰减系数
X射线在穿透物质时会因相互作用而发生衰减，X射线强度减弱的百分比称为X射线衰减系数。

- 山口　功, ほか. CT撮影技術学（改訂3版）. オーム社, 2017, p18-29.
- 粟井和夫, 陣崎雅弘, 編. 最新Body CT診断 検査の組み立てから読影まで. メディカル・サイエンス・インターナショナル, 東京, 2018.
- 市川智章, ほか. CT造影理論. 医学書院東京, 2004, p71-82.
- 日本放射線技術学会, 編. X線CT撮影技術における標準化~GALACTIC~（改訂2版）. 日本放射線技術学会2016, p137-203.

表1.1 生物体的部分器官或组织的CT值

器官或组织	肺	脂肪	血液	软组织	实质器官	甲状腺	骨
CT值（HU）	−1000	−100	10～30	40～60	40～60	100	1000

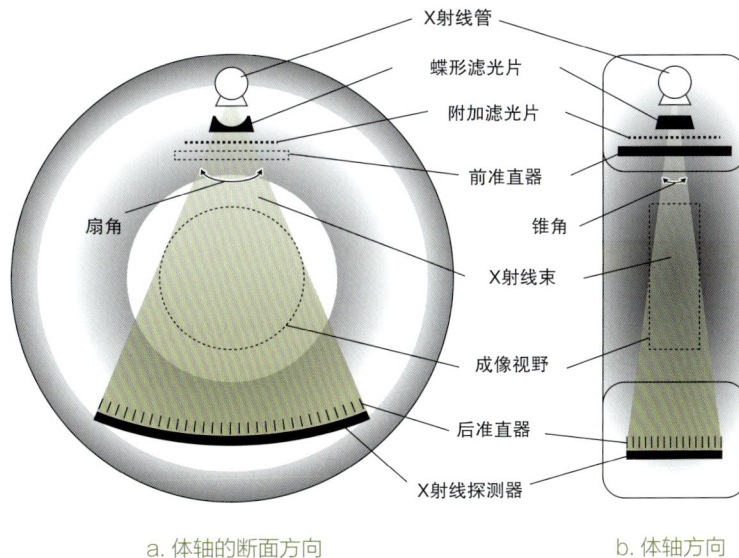

a. 体轴的断面方向　　　　b. 体轴方向

图1.1 CT设备的主要构成

蝶形滤光片安装在X射线管的正下方，具有均衡X射线能量的作用

改编自粟井和夫, 陣崎雅弘, 編. 最新Body CT診断 検査の組み立てから読影まで. メディカル・サイエンス・インターナショナル, 東京, 2018.

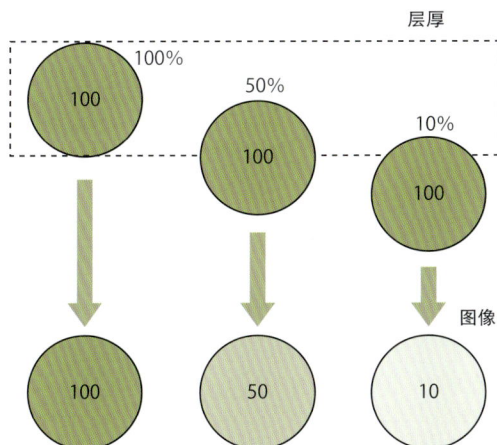

图1.2 部分容积效应与CT值的关系

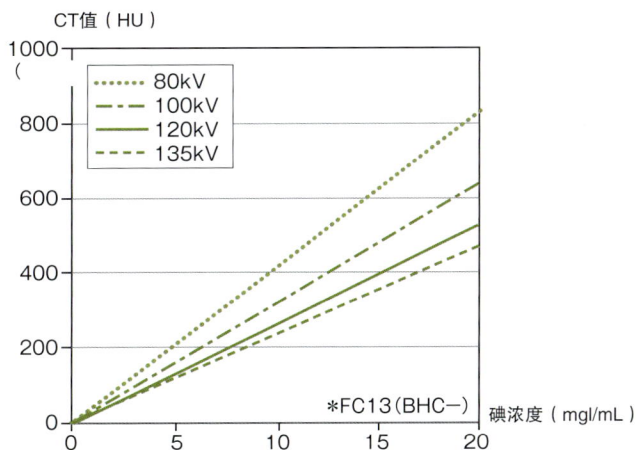

图1.3 碘造影剂浓度与有效能量的关系

改编自日本放射線技術学会, 編. X線CT撮影技術における標準化~GALACTIC~（改訂2版）. 日本放射線技術学会 2016, p137-203.

窗口技术

- 通过窗口技术，可以根据靶组织调整显示的灰度范围（图1.4）。
- 窗口技术可以通过改变窗宽（WW）及窗位（WL）来调整灰度。

WW/WL

- WW是靶部位CT值范围。WL是靶部位窗宽中点的CT值。
- 当WW缩窄时，CT值的显示范围减小，但对比度上升，可以明确区分CT值差值较小的组织。
- 当WW增宽时，CT值的显示范围增大，但很难区分CT值差值较小的组织。

头颈部的WW/WL

- 评估颈部软组织时，通常设定为可以同时评估脂肪组织的WW/WL。
- 评估骨时，需要在提高窗位的同时增加窗宽，以评估骨的内部。
- 头颈部CTA需要设定为可分辨造影后的血管腔及钙化的WW/WL（表1.2）。

关键点

- CT值是物体对X射线的吸收差值，受部分容积效应、线束硬化效应、管电压等因素影响。
- 评估CT图像时，需要根据靶部位设定合适的WW/WL。

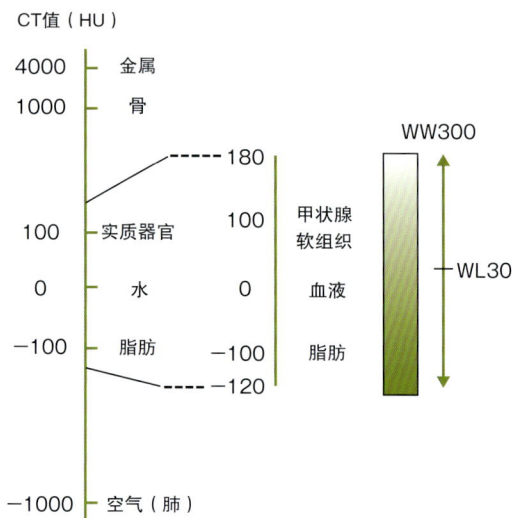

CT值（HU）

4000	金属
1000	骨
	----180
100	实质器官	100	甲状腺软组织
0	水	0	血液
-100	脂肪	-100	脂肪
	----120
-1000	空气（肺）

WW300
WL30

图1.4　CT值与WW/WL

表1.2 头颈部CT的WW/WL设定举例

靶部位	WW	WL	CT图像
颈部	250～300	30左右	
骨	3000左右	1000左右	
动脉血管	500以上		

01 CT
管电压、管电流对图像的影响

术语表

X射线管
X射线管阴极（钨丝）产生电子，经加速后撞击阳极（靶面）产生X射线。

关键点

- 即使管电压相同，设备不同，CT值也可能不同。
- 可以通过改变管电压来改变组织间对比度，但是对于经时变化的诊断可能存在弊端，因此需要谨慎设定。
- 使用低管电压成像前应充分了解设备特性（图像噪声、造影效果、辐射等）。

术语表

自动照射量控制
在定位图像的基础上，根据成像部位X射线吸收差值，通过调整管电流以稳定和优化画质的方法。

· Boone JM, et al. An accurate method for computer-generating tungsten anode x-ray spectra from 30 to 140 kV. Medical Physics 1997; 24: 1661-70.
· 日本放射線技術学会 編. X線CT撮影技術における標準化~GALACTIC~（改訂2版）. 日本放射線技術学会 2016, p156.

概述

- CT设备可以设定各种成像参数。其中，管电压和管电流是影响图像噪声和组织间对比度的重要因素。

管电压对图像的影响

- 管电压是X射线管阴极与阳极之间的电位差。
- 管电压会影响X射线能量。
- 管电压越高，X射线能量分布越向高能量侧移动。
- CT设备一般使用120 kVp。
- 当管电压降低时，X射线强度降低，皮肤表面的入射剂量趋于增加。
- 碘造影剂的K边缘值约为33 keV，碘的CT值随着管电压的降低而增加。
- 可以通过降低管电压来提高组织间的对比度并减少造影剂的用量（图1.5），但有时图像噪声可能增加，因此需要谨慎设定。

管电流对图像的影响

- 管电流的单位是mA，它影响X射线的光子数。
- 管电流和照射时间的乘积称为管电流时间积（mAs）。
- 当mAs值增加时，X射线光子数增加，可以得到噪声较少的图像（图1.6），但辐射剂量随之增加。
- 可以通过迭代重建法（iterative reconstruction，IR）或将传统的滤波反投影法（filtered back projection，FBP）与迭代重建相结合的混合迭代重建法来降噪。同时，应考虑对图像质量（空间分辨率、对比分辨率等）的影响。
- 一般情况下，管电流由自动照射量控制（automatic exposure control，AEC）决定。
- AEC的设置包括使图像噪声恒定从而控制管电流的方式，以及考虑到对比度噪声比（contrast noise ratio，CNR），使能见度恒定从而控制管电流的方式。
- 管电流的调整包括根据体轴方向进行调整的 z mA法、根据横截面形状进行调整的x-y mA法，以及根据x、y、z轴进行调整的三维 mA法。
- 若在定位过程中患者的身体偏离了CT扫描架的中心，则定位图像会被放大或者缩小。
- 若在没有正确定位的情况下拍摄定位图像，CT设备可能误判患者的体型，影响辐射剂量和图像质量（图1.7）。

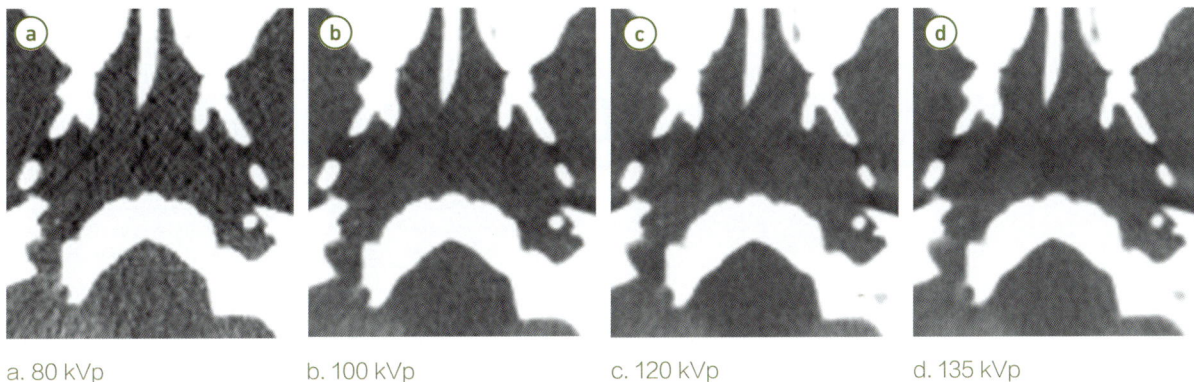

a. 80 kVp　　b. 100 kVp　　c. 120 kVp　　d. 135 kVp

图1.5　kVp的不同引起的图像变化（50 mAs）
随着管电压的增加，组织间对比度逐渐降低

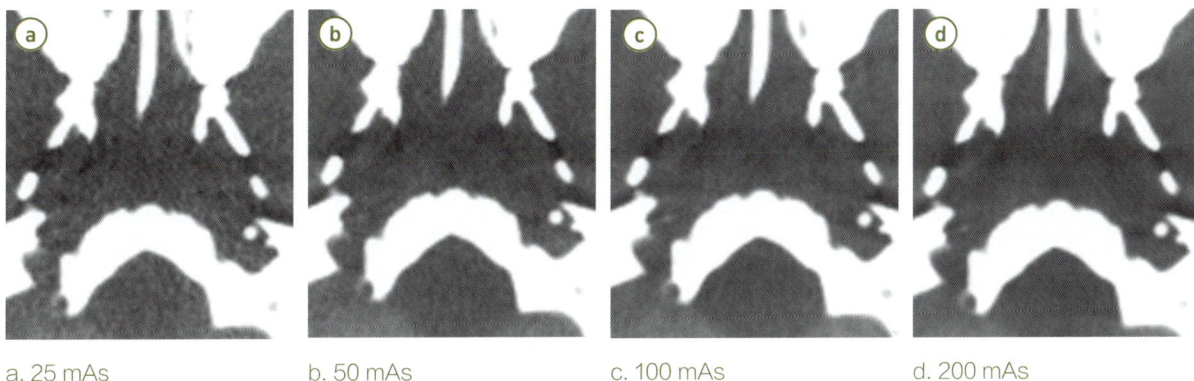

a. 25 mAs　　b. 50 mAs　　c. 100 mAs　　d. 200 mAs

图1.6　mAs值的不同引起的图像变化（120 kVp）

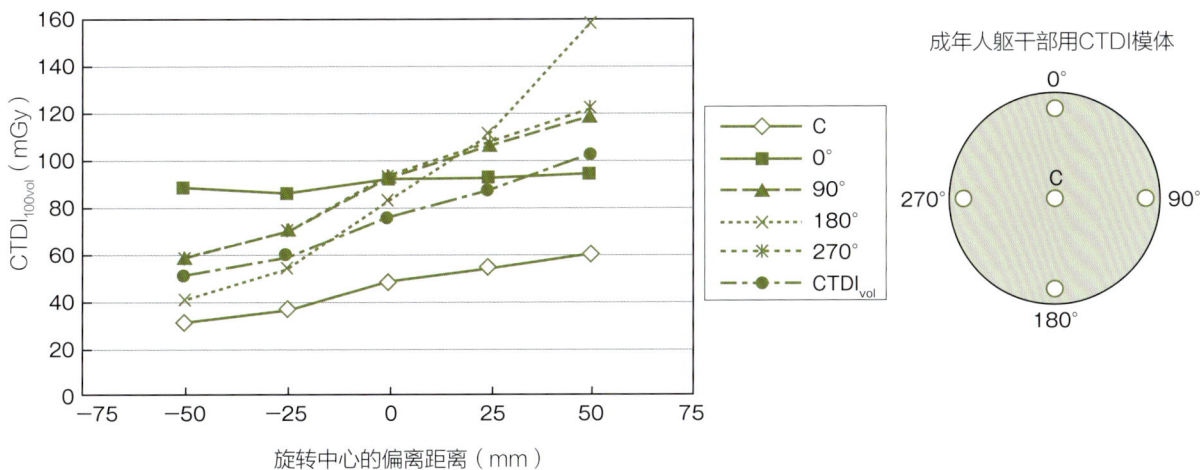

图1.7　躯干部用CTDI模体的旋转中心偏离距离与CTDI之间的关系
改编自日本放射线技术学会 编. X線CT撮影技術における標準化~GALACTIC~（改訂2版）. 日本放射線技術学会 2016, p156.

关键点
· 管电流对图像噪声影响很大。
· 当管电流和mAs值增加时，图像噪声会减少，但是辐射会增加。

MEMO
关于CT分辨率
空间分辨率：可以分辨事物最小细节的指标。
对比度分辨率：可以分辨X射线吸收系数最小差异的指标。
时间分辨率：扫描所需最短时间的指标。

01 CT

放射线辐射：CTDI、CTDI$_{vol}$、DLP

概述

- 日本的医疗辐射剂量较大，近年来CT相关的辐射剂量备受关注。
- CT是医学领域中辐射剂量相对较高的检查。
- 国际放射防护委员会（International Commission on Radiological Protection，ICRP）基于**"检查理由"**和**"辐射防护优化"**的概念，强调了患者辐射剂量管理的重要性。
- 在进行CT检查时，应思考"CT对于这种疾病的诊断是否有效"和"检查是否通过最佳成像方法进行"。
- 防护优化应按照**"合理且可实现的最低限度"**（as low as reasonably achievable，ALARA）实行。
- 在以最佳成像方法进行检查的前提下，需要进行正确的CT设备质量管理。
- 通常使用由国际电工委员会（International Electrotechnical Commission，IEC）定义的**CT剂量指数（computed tomography dose index，CTDI）和剂量长度乘积（dose length product，DLP）**对CT设备进行精度管控和性能评估。

CT剂量指数（CTDI）

- CTDI作为设备精度管控指标被提出，应注意其与患者实际辐射剂量存在较大差异。
- CT的辐射特征是，沿体轴方向准直后的X射线束可以在位置改变的同时进行照射。
- CTDI是单次扫描时，对体轴方向上的剂量分布进行积分计算，并除以X射线束宽设定值（不是实际测量的X射线束宽），可用于评估局部剂量。
- 单位为"Gy"，但临床上常用"mGy"。
- 测量CTDI时，一般是将笔形电离室剂量仪置于圆柱形模体内。
- 测量CTDI时，使用电离室剂量仪，因此测量精度和可重复性较好，单次扫描即可评估。
- 测量CTDI时使用直径为16 cm（头颈部用或儿童用）或32 cm（躯干部用）的圆柱形模体（长度15 cm）。
- 在CTDI模体中心轴上设置1个测量孔，在距表面1 cm深的位置以90°为间隔设置4个测量孔，共设置5个测量孔。
- 目前CT检查常使用螺旋扫描，**容积CT剂量指数（volume CT dose index，CTDI$_{vol}$）**是考虑了检查床移动距离和CT螺距因子（pitch factor，PF）的剂量指标。
- CTDI$_{vol}$由CT设备主机自动计算。
- CTDI$_{vol}$是根据标准体型计算的，需要注意的是，体型有明显特异性时会出现误差。

- Berrington de Gonzalez A Darby S. Risk of cancer from diagnostic X-rays: estimates for the UK and 14 other countries. Lancet 2004; 363: 345–51.
- ICRP Publication 87. Managing patient dose in multi-detector computed tomography. Ann ICRP 2000; 30（4）.

· IEC 60601-2-44 Ed.3.1 Medical Electrical Equipment-Part2-44: Particular Requirements for the Safety of X-ray Equipment for Computed Tomography 2012.
· AAPM Report No.204. Size-Specific Dose Estimates（SSDE）in Pediatric and Adult Body CT Examinations. 2011.
· AAPM Report No.220. Use of Water Equivalent Diameter for Calculation Patient Size and Size-Specific Dose Estimates（SSDE）in CT. 2014.

必读

· 前田正幸, 编. 新 头部画像诊断の勘ドコロ. メジカルビュー社, 東京, 2014, p.31.

剂量长度乘积（DLP）

· DLP是表示CT检查整体的总辐射剂量的指标。

· DLP的单位是"mGy·cm"。

· DLP是CTDI$_{vol}$和体轴方向上X射线照射范围（cm）的乘积。

· DLP随扫描范围的增加而增加。

· 与CTDI$_{vol}$类似，DLP由CT设备主机自动计算。

诊断参考水平

· 诊断参考水平（diagnostic reference level，DRL）作为诊断领域内医疗辐射防护的优化工具被使用。

· 参考标准体型患者常规检查项目的CTDI和DLP值，取其分布的3/4位点（75%位数）作为DRL。

· **使用DRL的注意事项**

　· DRL高于平均值或中位数。

　· 该剂量对标准体型患者来说可能过高，习惯用较高剂量的机构应注意到这一点，调整后使用。

　· 不应用于区分治疗是否妥当。

　· DRL既不是最佳剂量，也不是剂量限值或剂量约束值。

降低辐射的相关技术

自动照射量控制

· 根据患者体型和成像部位来调整辐射剂量的装置。

· 通过拍摄定位图像使CT设备识别出体型相关信息。

· 具有稳定图像质量和防止X射线过度照射的作用，可根据体型用最佳辐射剂量进行成像。

混合迭代重建法

· 过去，FBP法是主流，但近年来混合迭代重建法开始被逐渐应用。

· 混合迭代重建法通过向投影数据重复使用降噪算法来消除图像噪声。

· 其重建速度和FBP的基本相同。

· 混合迭代重建法可以改变降噪的强度。

· 通过使用混合迭代重建法，可以保持被摄体的高对比度分辨率，同时减少图像噪声。但需要注意的是，若过度减少剂量，图像可能变得违和并影响诊断。

基于模型的迭代重建法

· 近年来, 基于模型的迭代重建法（model-based iterative reconstruction，MBIR）已在更先进的设备上投入使用。

表1.3　成年人的CT诊断参考水平

项目	CTDI$_{vol}$（mGy）	DLP（mGy·cm）
头部常规平扫	77	1350
胸部动脉期	13	510
胸部–骨盆动脉期	16	1200
上腹部–骨盆动脉期	18	880
肝脏动态成像	17	2100
冠状动脉	66	1300
急性肺血栓栓塞症 & 深静脉血栓	14	2600
外伤全身CT	n/a	5800

注：所有项目中的标准体型为体重50~70 kg。
　　肝脏动态成像范围中不包含胸部和骨盆。CTDI为所有分期的平均值，DLP为整体检查。
　　冠状动脉CT的CTDI通过CTA（冠脉造影）数据计算，DLP为整体检查。
　　急性肺血栓栓塞症和深静脉血栓的CTDI为动脉期，DLP为整体检查。
改编自医療被ばく研究情報ネットワーク（J-RIME）：日本の診断参考レベル（2020年版）.
http://www.radher.jp/J-RIME/

表1.4　儿童的CT诊断参考水平（1）

扫描部位	根据年龄段区分							
	<1岁		1~<5岁		5~<10岁		10~<15岁	
	CTDI$_{vol}$（mGy）	DLP（mGy·cm）	CTDI$_{vol}$（mGy）	DLP（mGy·cm）	CTDI$_{vol}$（mGy）	DLP（mGy·cm）	CTDI$_{vol}$（mGy）	DLP（mGy·cm）
头部	30	480	40	660	55	850	60	1000
胸部	6（3）	140（70）	8（4）	190（95）	13（6.5）	350（175）	13（6.5）	460（230）
腹部	10（5）	220（110）	12（6）	380（190）	15（7.5）	530（265）	18（9）	900（450）

表1.5　儿童的CT诊断参考水平（2）

扫描部位	根据体重段区分							
	<5kg		5~<15kg		15~<30kg		30~<50kg	
	CTDI$_{vol}$（mGy）	DLP（mGy·cm）	CTDI$_{vol}$（mGy）	DLP（mGy·cm）	CTDI$_{vol}$（mGy）	DLP（mGy·cm）	CTDI$_{vol}$（mGy）	DLP（mGy·cm）
胸部	5（2.5）	76（38）	9（4.5）	122（61）	11（5.5）	310（155）	13（6.5）	450（225）
腹部	5（2.5）	130（65）	12（6）	330（165）	13（6.5）	610（305）	16（8）	720（360）

注：根据16 cm模体计算数值，括号内为基于32 cm模体的计算数值。
　　腹部的扫描范围为上腹部至骨盆。
改编自医療被ばく研究情報ネットワーク（J-RIME）：日本の診断参考レベル（2020年版）. http://www.radher.jp/J-RIME/

使用深度学习的图像重建法
· 使用深度学习（deep learning）的图像重建法正在开发中。
· 使用高质量图像作为学习参考图像，学习辨别噪声成分并进行降噪。
· 将输入图像和学习参考图像进行比较，为使输入图像与学习参考图像的差异最小化而进行加权，预计可以得到更高的空间分辨率并更大限度地降低噪声。

低管电压成像
· 在CNR不变的情况下降低管电压进行成像时，CTDI会减小，组织间对比度会增大。
· 对即便在低管电压成像时噪声增加也较少的儿童或瘦弱患者有效。
· 如果只降低管电压，X射线剂量会减少，但低能量成分的比例会增加。
· 低能量X射线会被皮肤表面吸收，因此体表附近器官的辐射剂量可能增加，在涉及晶状体和甲状腺的检查中需要注意。

断层内剂量调整技术
· 将断层扫描平面内特定角度的剂量减少后进行成像的技术（图1.8）。

动态准直器技术
· 螺旋扫描时，为了得到扫描开始和结束位置的重建图像，X射线照射的范围需要更大（over range, over scanning）。
· 为了解决这个问题，已开发出一种可以在扫描开始前后在体轴方向上自动打开和关闭准直器的技术（动态准直器）（图1.9，表1.6）。

· 医療被ばく研究情報ネットワーク（J-RIME）：日本の診断参考レベル（2020年版）. http://www.radher.jp/J-RIME/

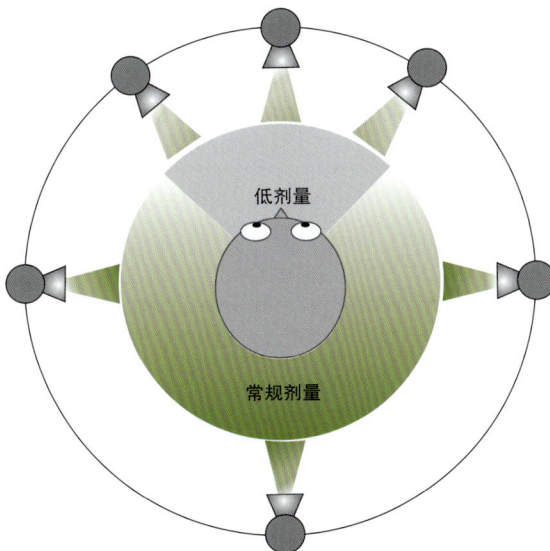

图1.8 考虑器官敏感性而改变辐射剂量

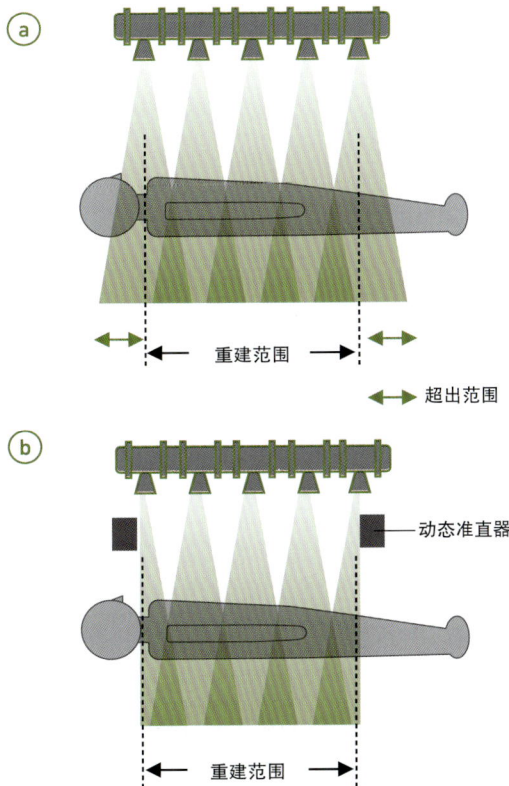

图1.9 超出范围的影响与对策

a. 普通的螺旋扫描；
b. 使用动态准直器的螺旋扫描

表1.6 某品牌动态准直器的辐射降低效果

参数	有动态准直器	无动态准直器
CTDI$_{vol}$（mGy）	13.8	15.3
DLP（mGy·cm）	451.9	545.9
管电压/管电流	120 kVp/270 mA	
收集列（螺距）/成像范围	64（0.83）/300 mm	

01 CT
双能CT与碘成像

双能CT 、碘成像

- 普通CT也称单能CT（single-energy CT，SECT），由各种波长组成的混合能量X射线照射，获得数据后得到图像。
- 双能CT（dual-energy CT, DECT）可获取高能和低能两种混合能量X射线成像的数据，除可测量CT值以外，还可以进行物质密度、虚拟单色X射线图像（monochromatic imaging）、有效原子序数和电子密度等新型定量解析。

物质分离图像、碘图 /虚拟平扫

- 判断有无增强效果：CT值取决于物质特有的质量衰减系数和密度，因此SECT较难鉴别CT值相同的物质，比如钙化或骨等钙化物与碘造影剂。
- 碘图：物质分离图像，利用X射线吸收量的差异，识别碘造影剂的准确分布，可用于评估小病灶的增强效果和肿瘤周围的浸润。
- 虚拟平扫（virtual non-contrast，VNC）：因碘图可以对造影剂成分减影，可利用减影后的图像合成VNC图像，此技术在可以省略平扫或血管造影等已经使用造影剂的情况下应用。
- CTA去除钙化：SECT难以将血管内的碘造影剂和钙化完全分离，三维重建时对颈动脉钙化的去除有一定局限性。有研究表明，DECT通过分离并去除钙化物，可以获得受骨或钙化影响更小的三维 CTA图像。

虚拟单色X射线图像

- CTA 造影能力的优化：通过最佳CNR分析，选择使动脉和静脉造影能力最大化的keV，可以提高CTA的检出能力；一般情况下，为了在能量较低时提高CTA的造影能力，可通过选择低能级的虚拟单色X射线图像来提高血管内CT值；也可用于因肾功能不全而减少造影剂用量的情况（图1.10）。
- 减少金属伪影和线束硬化伪影（P18）：高能级的虚拟单色X射线成像可以增加X射线的穿透力，因此可用于减少金属伪影和线束硬化伪影；与金属伪影减少技术（metal artifact reduction，MAR）联合使用，可以进一步减少金属伪影。

对头颈部肿瘤周围组织浸润情况的评估

- 头颈部肿瘤的分期受是否存在周围组织浸润（如软骨浸润）的影响，因此对其进行正确评估非常重要。由于头颈部解剖结构复杂，SECT中病灶与软组织的对比度不足，难以准确评估肿瘤进展情况。

术语表

最佳CNR分析
可以在任意部位选择感兴趣区，展现目标物CNR最高时的图像。

线束硬化伪影
连续的X射线在通过金属等高密度物体时，低能量X射线被吸收，X射线能量会相对增高（线束硬化）。

金属伪影减少技术
使用迭代重建法减少金属伪影，但根据金属设备的材质和形状，降低效果会有差异。有使用SECT的方法，也有使用DECT的方法。

· Watanabe Y,et al.Dual-energy direct bone removal CT angiography for evaluation of intracranial aneurysm or stenosis: comparison with conventional digital subtraction angiography. Eur Radiol 2009; 19: 1019–24.

术语表

下咽癌的TNM分期
参考P261。

· Kuno H, et al. Evaluation of cartilage invasion by laryngeal and hypopharyngeal squamous cell carcinoma with dual-energy CT. Radiology 2012; 265: 488-96.
· Forghani R, et al. Low-energy virtual monochromatic dual-energy computed tomography images for the evaluation of head and neck squamous cell carcinoma: A study of tumor visibility compared with single-energy computed tomography and user acceptance. J Comput Assist Tomogr 2017; 41: 565-71.

· **对软骨浸润的评估**：对咽癌和下咽癌来说，评估是否存在甲状软骨侵犯对于确定分期和制订治疗方案非常重要，但SECT很难判断甲状软骨是否有增强效果。与SECT相比，通过碘图可以清晰地看到是否存在甲状软骨增强，**有助于诊断软骨浸润**。

· 虚拟单色X射线成像可以使用最佳CNR分析，利用可显示最优造影效果的能级成像来**提高肿瘤和正常组织之间的对比度**。

· 低能量成像在提高对比度的同时增加了噪点，因此需要联合降噪处理。

关键点

· DECT除测量CT值以外，还可以进行物质密度、虚拟单色X射线图像、有效原子序数和电子密度等新型定量分析。

· 在临床操作中，可利用碘图判断病变处的增强效果、评估肿瘤的软骨浸润、减少金属伪影。

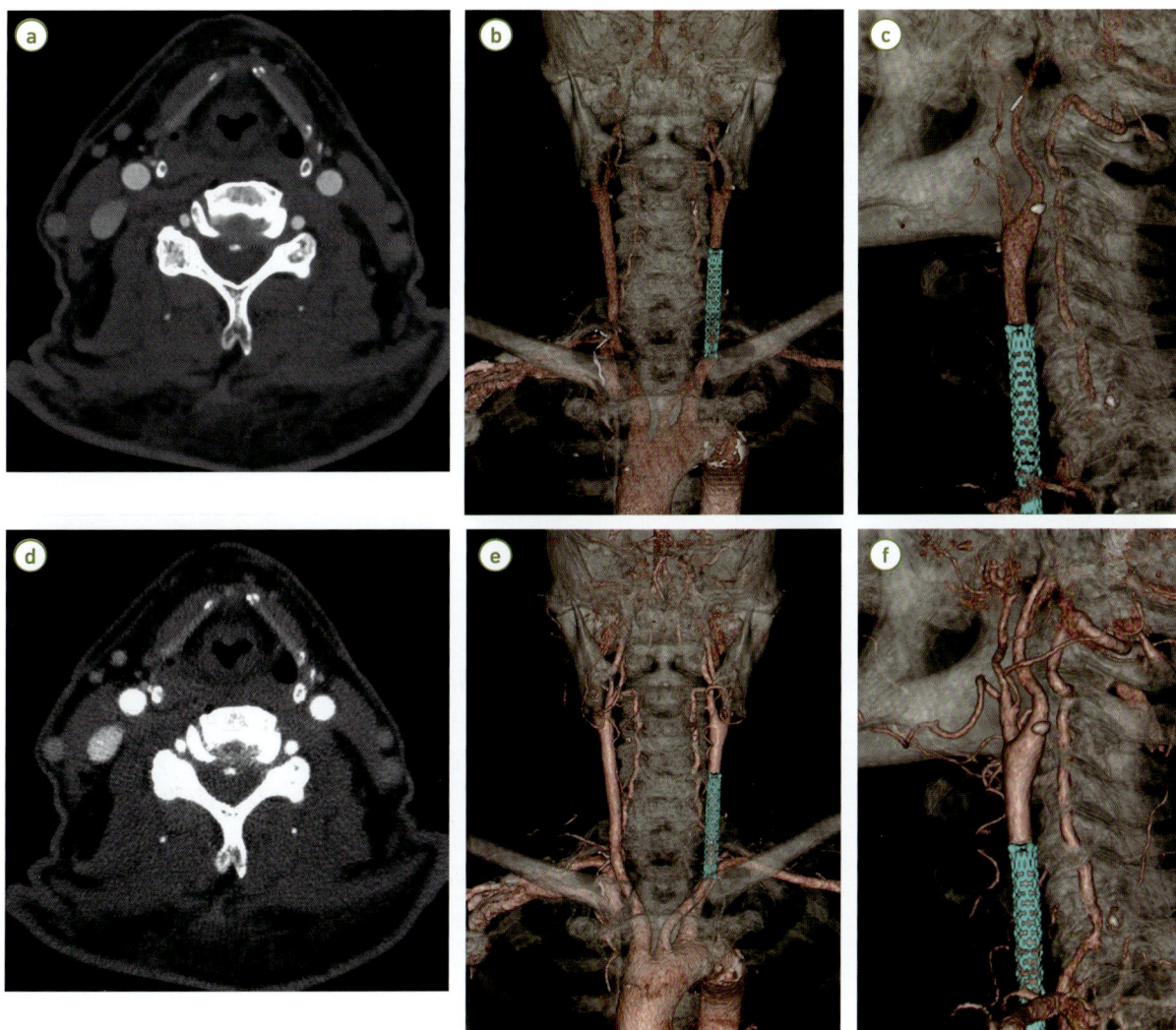

图1.10 不同keV时颈部CTA造影效果的差异

a~c. 虚拟单色X射线图像，70 keV（280 HU）；d~f. 同部位图像，50 keV（510 HU）

相比于图a，图d的检出能力有所改善，在三维CTA无法得到良好的造影对比度时，可以使用低keV值图像

01 CT CTA

术语表

部分容积效应
单位体积（体素=平面像素×层厚）内CT值是通过平均吸收值表示的。因此，CT值会受到存在于单位体积中的多种组织的影响，与实际CT值不同。为了减少部分容积效应，需要减小单位体积，方法包括减少层厚或减少像素面积大小（增加矩阵数目）等。

对比剂示踪法
在指定断面层的指定位置选择感兴趣区，实时监测同部位的造影效果，在达到指定CT值的时间点开始扫描的方法。

小剂量测试法
在真正的检查前用与检查相同的注射速度注射少量造影剂，制作"时间—密度曲线"（图1.11），决定扫描时间点的方法。

· Koelemay MG, et al. Systematic review of computed tomographic angiography for assessment of carotid artery disease. Stroke 2004; 35: 2306–12.
· Patel SG, et al. Outcome, observer reliability, and patient preferences if CTA, MRA, or doppler ultrasound were used, individually or together, instead of digital subtracton angiography before carotid endarterectomy. J Neurol Neurosurg Psychiatry 2002; 73: 21–8.

成像方法

· CTA是一种在外周静脉注射碘造影剂后，在血管系统被高密度成像时通过CT扫描进行血管显影的方法。

· 颈部CTA，与超声、MRA等检查共同用于颈部血管狭窄或斑块、动脉夹层、颈动脉内膜剥脱术、颈动脉支架植入术前及术后的评估。

· 推荐使用64~80排及以上的多排螺旋CT（multi-detector row CT，MDCT）设备进行成像，层厚在1mm以下进行数据采集可以降低部分容积效应（partial volume effect）。

· 为了获得良好的图像，最好在颈内静脉成像前和颈动脉正在成像的时间点进行扫描。

· 评估颈动脉时使用对比剂示踪法或小剂量测试法，在成像时间点从下方向上方进行扫描。

· 建议将气管分叉水平的升主动脉作为对比剂示踪法中的感兴趣区（region of interest，ROI）。

· 为减少由造影剂滞留在臂静脉、锁骨下静脉和上腔静脉导致的伪影，以及增强动脉中的造影效果，可在注射造影剂后注射生理盐水。

· 头颈部CTA成像需要经静脉团注造影剂，建立外周静脉通路时推荐使用距离心脏路径最短的右上肢尺侧正中浅静脉。

· 根据体重决定造影剂用量并保持注射时间恒定，可以使造影剂到达颅内的时间几乎恒定。

· 头颈部CTA的标准成像范围是从气管分叉处至颅底。

· 头颈部区域应考虑由口腔科假体导致的伪影，评估颈内动脉时，可以通过抬高患者下颌并使牙齿垂直于检查床进行扫描，从而减少伪影。

· 重建三维CTA时，可能需要进行减影处理。普通CT与CTA成像期间，患者应尽可能不移动位置。

· 需要牢牢固定患者头部，尽量缩短普通CT至CTA的整体检查时间，检查前嘱患者练习屏气、成像过程中不要吞咽或说话等。

· 需要向患者说明造影剂可能引起发热。

评估方法

· 通过图像评估颈部血管的方法包括血管超声检查、MRA、血管造影、脑血流单光子发射计算机体层摄影（single phonon emission computed tomography，SPECT）、可以诊断杂音的听诊等。

· CTA在血管的形态学评估方面非常出色，还可以用于评估支架管腔以及是否存在钙化。此外，与MRA不同，其不受灌注压或血流湍流的影响，阅片更为容易。

MEMO

治疗角度

在血管内治疗时，最容易掌握靶血管分支或脑动脉瘤治疗中瘤体与血管边界的角度。在手术前确定的治疗角度（working angle）进行血管造影，可以保证血管内治疗的安全性，并且可以减少手术过程中使用的造影剂的剂量。

- ·CTA可在降低侵入性的同时在短时间内进行覆盖范围较广的成像，因此可广泛用于急诊科的紧急检查或MRI禁忌患者的血管评估检查。
- ·使用超声检查对颈动脉支架植入术后的管腔进行评估时，支架容易导致假阳性，使用彩色多普勒法时也是如此。因此，CTA对于支架植入术后再狭窄的评估非常重要。
- ·CTA需要使用碘造影剂，因此对有碘过敏史或哮喘史的患者及肾功能受损的患者进行造影时应考虑风险与获益。
- ·由于有医疗辐射，对儿童进行检查前需要考虑适应证，并向其家人提供详细信息。

关键点

- ·薄层扫描及动脉的高质量造影效果对提高CTA的画质十分重要。
- ·为了选取最合适的时间点进行扫描，可以使用对比剂示踪法或小剂量测试法。
- ·头颈部区域需要尽力减少伪影。
- ·活用减影处理十分重要。

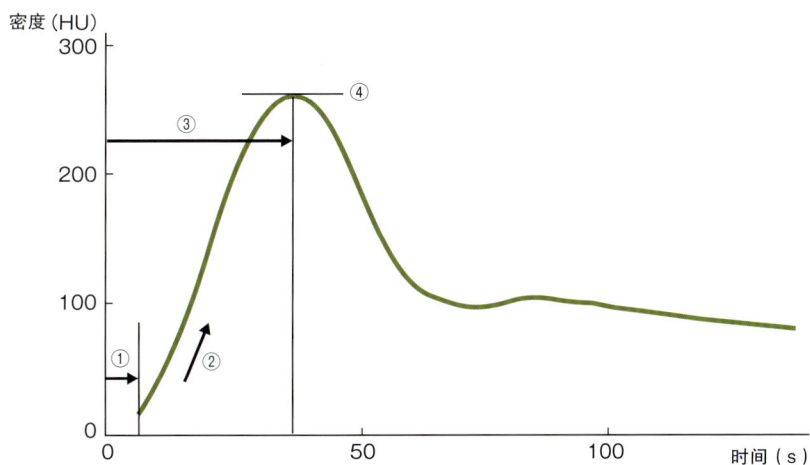

图1.11 时间—密度曲线

①造影剂的到达时间；②斜率，单位时间内的碘剂量；③最大CT值的到达时间；④最大CT值

纵轴为CT值，横轴为时间，显示两个参数之间的关系，通过测定从开始注入造影剂到血管内CT值变高的时间，可以实现血管内造影效果更佳的CTA成像

01 CT
三维重建

三维重建

- 进行三维 CTA重建时，在必要的情况下还需要进行普通CT和CTA的减影处理。
- 关于图像鉴别方面，可以去除骨、动脉壁的钙化、金属夹等形成的妨碍动脉评估的高吸收值区域。
- 三维图像重建包含立体显示三维空间数据［容积再现（volume rendering, VR）、最大密度投影（maximum intensity projection, MIP）等］和观察三维空间数据中任意断面［多平面重组（multiplanar reformation, MPR）、曲面重建（curved planar reformation, CPR）等］等后处理技术（图1.12）。

VR
- 三维空间数据的所有体素都设定了CT值（体素值）。
- **VR是根据各体素的CT值设定色调或明暗和不透明度，从而进行重建的方法。**
- 当某个体素的不透明度为100%时，其后方的体素无法被看到，不透明度为0%的体素会变得透明。
- 治疗时需要根据骨的形态判断是否有高位分支，因此保留骨的信息也很重要。

MIP
- 是一种将三维空间数据投影到单平面上的成像方法。
- 在了解血管系统的前提下使用。
- 由于MIP的像素值是投影线上的最大值，与VR不同，投影线上非最大值的体素即使在前面也会被忽略。
- 反之，即使骨或钙化等高密度的结构在后面也会被显示出来，因此需要对三维空间数据进行减影处理。

MPR
- 是一种将三维空间数据以任意位置和角度形成确定范围内的二维平面图的方法。

CPR
- 是将三维空间数据沿着波形面或曲面以MPR技术进行断面重建的方法。
- 评估有症状的颈动脉狭窄的狭窄率，使用北美症状性颈动脉内膜剥脱试验（North American symptomatic carotid endarterectomy trial, NASCET）、欧洲颈动脉外科试验（European carotid surgery trial, ECST）等方法（图1.13）。
- 虽然MPR图像和CPR图像均可用于详细评估血管和血管壁的钙化，但MPR图像无法准确测量血管内径，因此需要活用CPR图像。

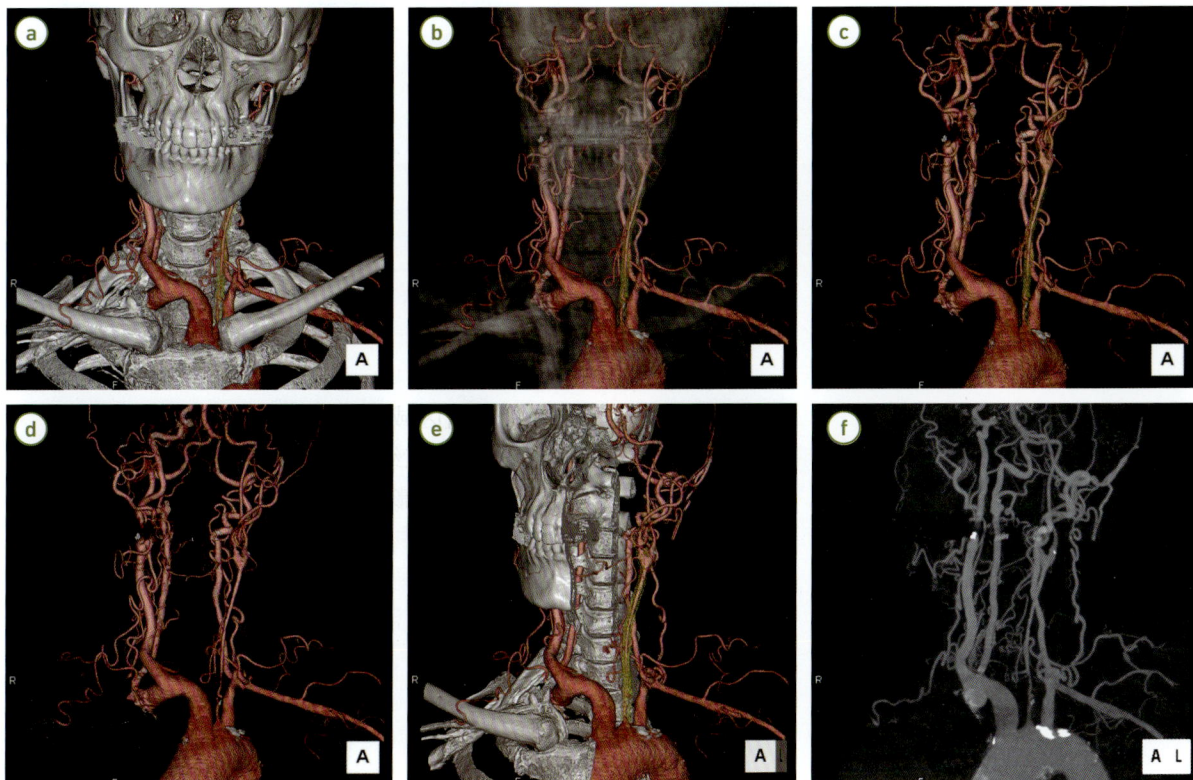

图1.12 颈动脉狭窄

a. VR（血栓处用黄色表示）；

b. 增加骨通透性的VR；

c. 去除骨数据后的VR；

d. 去除骨和血栓数据后的VR；

e. 左半边去除骨数据且角度发生变化的VR；

f. MIP；

g. CPR

通过创建CPR图像，可以确认各位置血管的垂直断面像

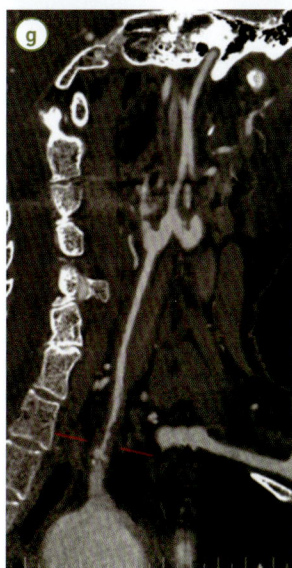

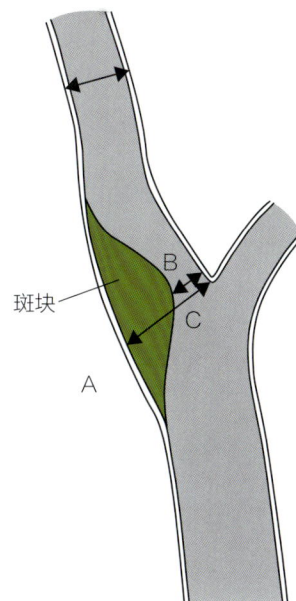

图1.13 颈内动脉狭窄的评估方法

NASCET可计算狭窄部位与远端颈内动脉内径比值，ECST可计算狭窄部位内径与血管内径的比值。狭窄率分别通过以下公式计算：

NASCET = (A– B) / A × 100 (%)

ECST = (C– B) / C × 100 (%)

关键点

· 如果普通CT和CTA螺旋扫描时的扫描路径和角度相同（controlled-orbit helical scanning），则可以进行精度较高的减影处理。

· 三维重建包含各种后处理技术，可以根据不同目的进行图像重建。

01 CT
伪影

伪影

- 伪影是因成像条件（受检者的移动、设备故障、扫描状态等）的影响，在重建图像上出现的原本不该存在的信息的虚假图像。
- 为了区别伪影和真正的异常表现，需要了解可能出现的伪影类型。

运动伪影

- CT是将360°方向的X射线投影进行重建。
- 如果受检者或受检者的器官在扫描中移动，投影数据会出现几何偏移，这种偏移会导致运动伪影。
- 运动伪影包括线状伪影或边缘重影等多种形式。
- 在头颈部区域，不仅是受检者身体的移动，吞咽和心跳也会产生运动伪影。
- 减少运动伪影的常用措施是叮嘱患者屏住呼吸且不移动。
- 儿童患者则可使用固定工具或镇静剂等。
- 具有体动校正功能（图1.14）和心电门控（图1.15）的CT设备可以减少伪影。

金属伪影

- 受检者有牙齿内金属或体内金属（起搏器、支架、金属夹等）、佩戴金属（如装饰品等）或体内存在造影剂等吸收系数高的物质时，X射线的穿透力变得极小，图像无法进行正常重建，因此产生的伪影。
- 可以通过降低层厚减少伪影，或者根据金属材质使用高管电压减少金属伪影，这样有时也可起作用。
- **金属伪影减少技术**：通过CT成像后处理减少金属伪影的技术。SECT已开发出多种减少金属伪影的技术。
- 此外，DECT可以利用得到的两种能量数据来减少伪影。

线状伪影

- 颅骨周围沿X射线衰减方向的线状伪影，特别容易在肩胛骨和骨盆骨等扁平的被摄体以及颅后窝等被厚骨包围的部位产生。
- 新一代的CT设备可以通过使用迭代重建法等图像重建方法减少伪影。

线束硬化伪影

- 由于X射线管发出的X射线束是连续光谱，低能X射线在穿过物体时被吸收较多，射线束随着X射线向更深处穿透而硬化（线束硬化伪影），是颅后窝出现暗带伪影的原因之一（图1.16）。
- 这会降低CT值的准确性，导致测得的圆形被摄体的中心CT值偏

- Kalender WA, et al. Reduction of CT artifacts caused by metallic implants.Radiology 1987; 164: 576–7.
- Glover GH, et al. An algorithm for the reduction of metal clip artifacts in CT reconstructions. Med Phys 1981; 8: 799–807.
- Bolstad K, et al. Metal artifact reduction in CT, a phantom study: subjective and objective evaluation of four commercial metal artifact reduction algorithms when used on three different orthopedic metal implants. Acta Radiol 2018; 59: 1110–18.
- Boas FE, et al. Evaluation of two iterative techniques for reducing metal artifacts in computed tomography. Radiology 2011; 259: 894–902.
- Shinohara Y, et al. Usefulness of monochromatic imaging with metal artifact reduction software for computed tomography angiography after intracranial aneurysm coil embolization. Acta Radiol 2014; 55: 1015–23.

低（杯状伪影）。

· 支架的支撑体和高度钙化可能看起来比实际上更厚，其原因与线束硬化伪影和部分容积效应有关。

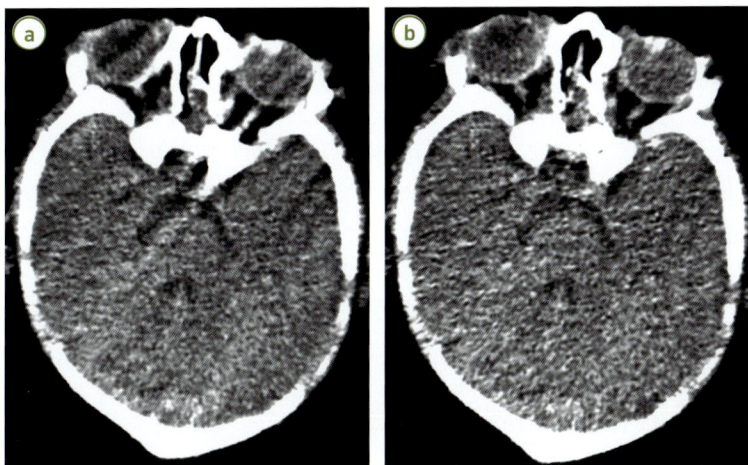

图1.14　儿童颈部CT的体动校正
a. 体动校正前；
b. 体动校正后
可见处理后伪影减少

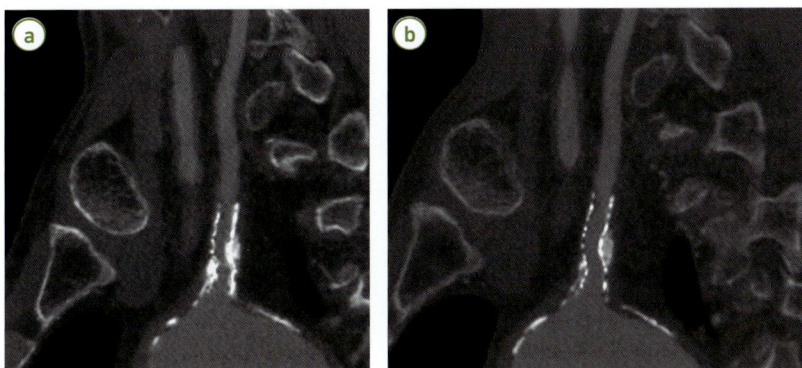

图1.15　颈动脉支架植入术后
a. 进行心电门控前；
b. 进行心电门控后
可见支架周围伪影减少

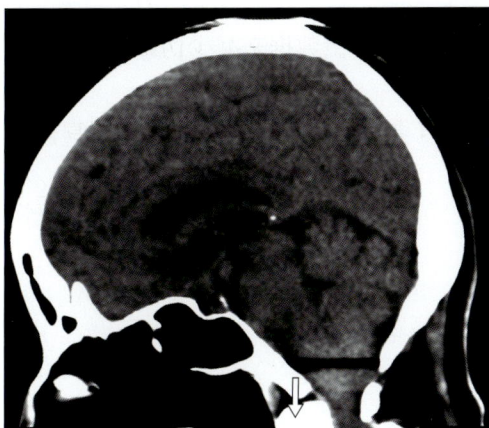

图1.16　暗带伪影
颅后窝的暗带伪影（矢状面）
可见黑色带状伪影（白色箭头）

关键点

· 为了区分由伪影导致的虚假图像与真正的异常表现，需要了解伪影产生的原理。
· 由于部分运动伪影和金属伪影是由CT成像时的情况引起的，因此需要想办法尽可能地防止伪影发生。
· 通过成像后处理可以减少一些伪影。

02 MRI
MRI的序列与伪影

头颈部MRI成像方法

- 头颈部包含眼眶、咽部、喉部等多个部位，MRI成像所需的序列和扫描方向各不相同。
- MRI的主要成像包括：增强前的T1加权成像（无脂肪抑制）、脂肪抑制T2加权成像、增强后的脂肪抑制T1加权成像（增强扫描时，尽可能包含增强前的脂肪抑制T1加权成像）。除横断面图像外，根据待成像对象的情况还可以追加冠状面和矢状面成像。此外，注射造影剂后连续拍摄的动态成像也被证实有用。
- 这些成像方法已经有许多论文和书籍进行了解释，本文不再赘述。

弥散加权成像与表观扩散系数

- 弥散加权成像（diffusion-weighted image，DWI）是表现水分子扩散程度的磁共振成像方法。
- 肿瘤和炎性病变在弥散加权成像中常呈异常高信号，病变组织与周围组织的对比度往往比在普通成像方法中的高。因此，将其添加到常规检查中对病灶的检出和定性诊断很有用。
- 表观扩散系数（apparent diffusion coefficient，ADC）可以通过弥散加权成像进行计算。ADC值由以下公式得出。

  ADC 值$= -\ln(S_b/S_0)/b$

  （S_b是b值设定下的信号值，S_0是b=0时的信号值；b是b值，单位是s/mm^2）

- 低ADC值表示每单位时间水分子的扩散率较低。**对于头颈部病变，细胞密度高或恶性程度高时ADC值往往较低，可用于鉴别诊断，但要注意也有例外情况（图2.1）。**
- 弥散加权成像的图像对比度（是否为异常高信号）及ADC值，会因b值、回波时间（echo time，TE）和弥散时间（弥散加权成像中实际测量的水分子移动时间）而产生很大变化。
- 实际成像时，将b值和TE与过去报告的相匹配较为容易，但匹配弥散时间较困难。
- 大多数临床上使用的MRI设备会根据设备性能和成像条件自动确定弥散时间，通常弥散时间不显示。
- 因此，即使在几乎相同的成像条件下，**ADC值也会因MRI设备而异。以ADC值作为阈值来区分良性和恶性头颈部肿瘤在临床上较为不便，这在文献中已有报道。**
- 弥散时间依赖性是指ADC值等扩散定量参数随弥散时间而变化。当使用相同b值、不同弥散时间拍摄同一部位的图像时，该部位的ADC值变化率取决于细胞的形态、密度和结构等因素。
- 有文献表明，临床上ADC值与头颈部肿瘤的恶性程度有关。

- Iima M,et al. Time-dependent diffusion MRI to distinguish malignant from benign head and neck tumors. J Magn Reson Imaging 2019; 50: 88-95.
- Jensen JH,et al. Diffusional kurtosis imaging:The quantification of non-gaussian water diffusion by means of magnetic resonance imaging. Magn Reson Med 2005; 53: 1432-40.
- Fujima N,et al.Utility of a hybrid IVIM-DKI model to predict the development of distant metastasis in head and neck squamous cell carcinoma patients. Magn Reson Med Sci 2018; 17: 21-7.
- Wu G,et al.Diffusion-kurtosis imaging predicts early radiotherapy response in nasopharyngeal carcinoma patients.Oncotarget 2017; 8: 66128-36.
- Huang WY,et al.In vivo imaging markers for prediction of radiotherapy response in patients with nasopharyngeal carcinoma: RESOLVE DWI versus DKI. Sci Rep 2018; 8: 15861.
- Schwartz KM,et al.The utility of diffusion-weighted imaging for cholesteatoma evaluation. AJNR Am J Neuroradiol 2011; 32: 430-6.

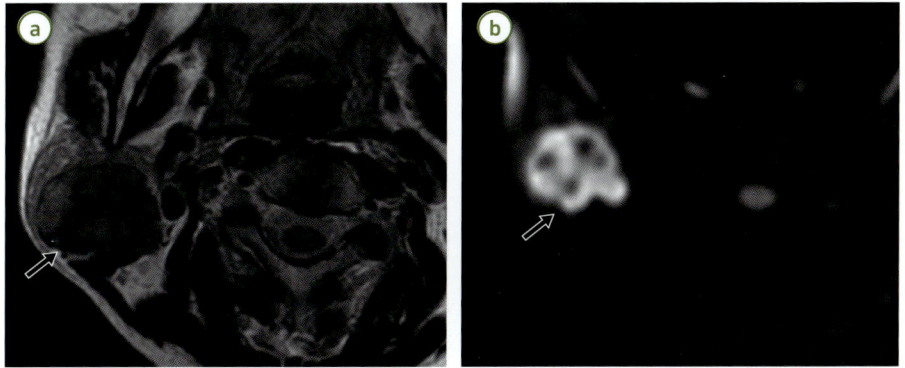

图2.1 右侧腮腺Warthin瘤（50余岁，男性）
a. T2加权；b. 弥散加权
Warthin瘤虽然是良性肿瘤，但弥散加权成像常呈高信号（黑色箭头），因此应注意可能与恶性肿瘤有相似表现，弥散加权成像清楚地显示出肿瘤的形态和与周围组织的分界

弥散峰度成像

- 普通的弥散加权成像的定量参数（ADC值等）是以假设水分子呈高斯分布为前提计算得出的。
- 而在实际组织中，细胞等各种结构形成空间屏障，水分子的扩散呈非高斯分布。因此，改变弥散加权成像中的b值进行多次拍摄时，其信号强度衰减会偏离理想状态中的单指数直线形式。
- 量化这种偏离程度并进行的成像被称为弥散峰度成像（diffusional kurtosis imaging，DKI）。
- DKI不同于正常的弥散加权成像，除在b=0的条件下进行成像以外，还需要以其他两个b值进行成像（例如，b=1000，2000 s/mm^2）。
- K值通过以下公式在各像素内计算。

  $$\ln (S_b / S_0) = -bD + 1/6 \, [\, bD\,]^2 K \text{（图2.2）}$$

  （S_b为b值设定下的信号值，S_0为b=0时的信号值，b为b值，单位为s/mm^2。D为diffusivity扩散率，K是kurtosis峰度）
- 有很多关于弥散峰度成像在头颈部肿瘤中的应用的报道。
- 不仅是单纯的良恶性肿瘤的鉴别，有研究表明，头颈部鳞状细胞癌原发灶中的K值可用于预测远处转移，弥散峰度成像可用于预测鼻咽癌对放疗的反应性（图2.3，2.4）。
- 因此，**对头颈部肿瘤来说，由DKI获得的定量参数有望成为疾病的治疗反应性及预后预测的生物学标志物。**
- 放疗反应性良好的肿瘤内平均K值为0.57 ± 0.16，反应性不佳的肿瘤内平均K值为0.77 ± 0.14，存在显著差异。在放疗前进行弥散峰度成像，内部平均K值较高的肿瘤可能治疗反应性较差。

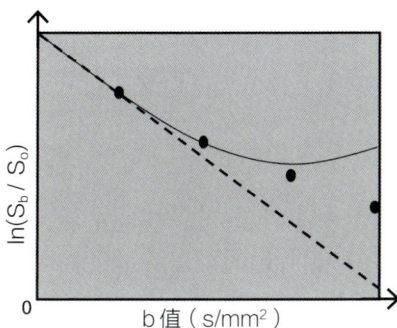

图2.2 弥散峰度成像
纵轴是弥散加权成像信号值与b = 0时的信号值的比值的对数值，横轴是b值。直线（虚线）是常规弥散加权成像信号的拟合，其斜率为ADC值。水分子呈完全高斯分布时，其测量值应该在这条直线上，但实际上它是如图所示逐渐偏离的。使用圆锥曲线通过设定多个b值得到近似的曲线，如上文所述定义量化其偏离程度并进行的成像被称为弥散峰度成像。弥散峰度成像有望提供关于身体中水分子的更真实的信息

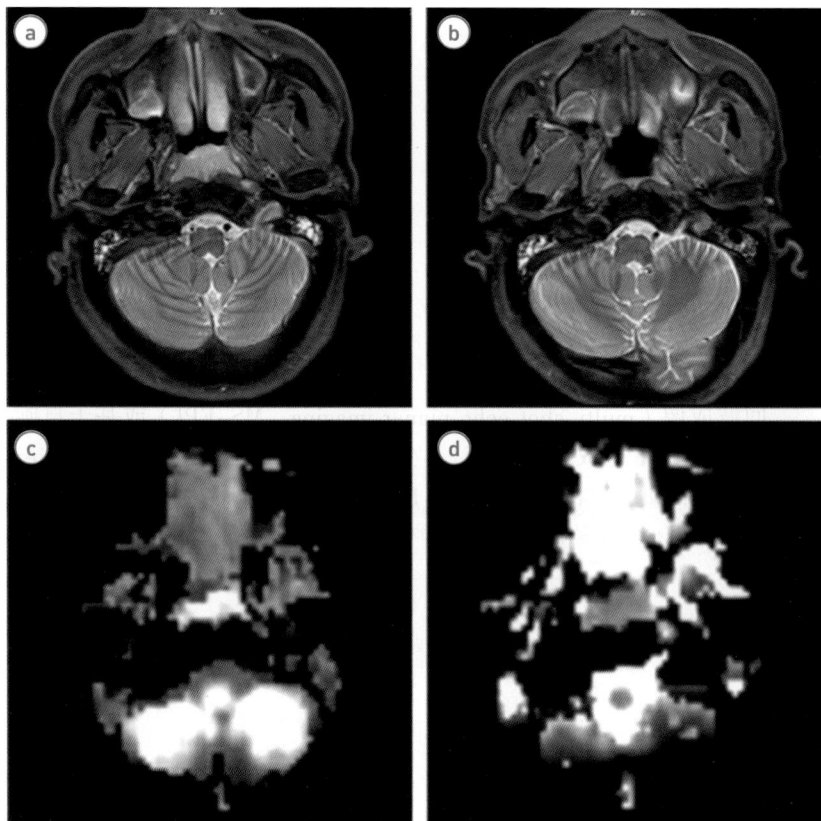

图2.3　鼻咽癌（40余岁，男性）

a. T2加权（治疗前）；b. T2加权（治疗后）；c. 平均D值；d. 弥散峰度成像的平均K值

引自Huang WY,et al.In vivo imaging markers for prediction of radiotherapy response in patients with nasopharyngeal carcinoma: RESOLVE DWI versus DKI. Sci Rep 2018; 8: 15861.(Creative Commons Attribution 4.0 International license）

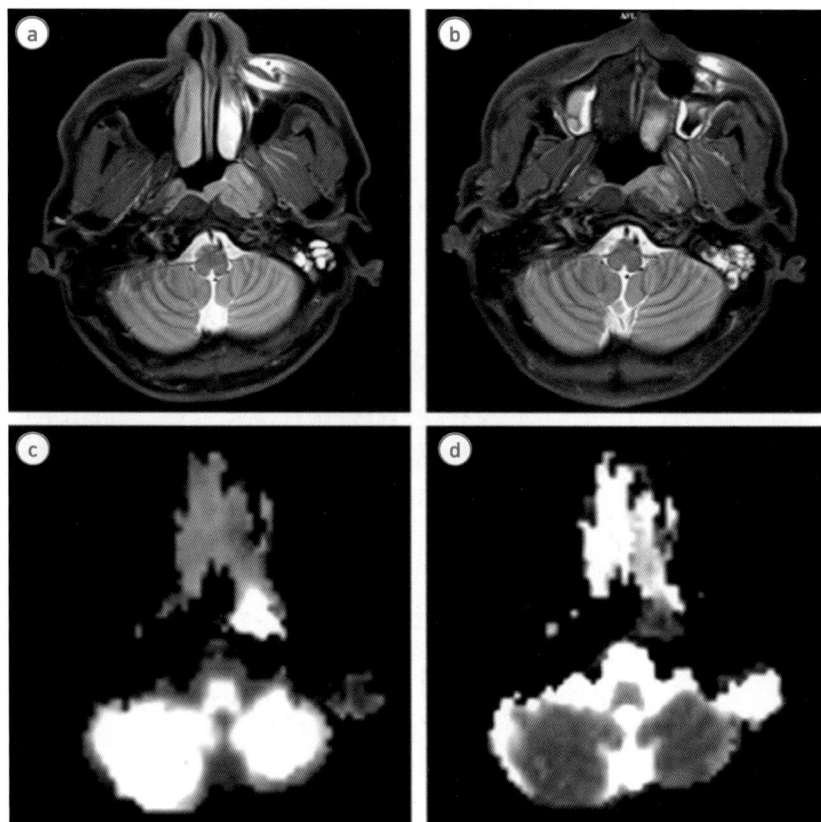

图2.4　鼻咽癌（20余岁，男性）

a. T2加权（治疗前）；b. T2加权（治疗后）；c. 平均D值；d. 弥散峰度成像的平均K值

引自Huang WY,et al.In vivo imaging markers for prediction of radiotherapy response in patients with nasopharyngeal carcinoma: RESOLVE DWI versus DKI. Sci Rep 2018; 8: 15861.(Creative Commons Attribution 4.0 International license）

临床实践中的平面回波弥散加权成像

- 弥散加权成像经常使用单次激发平面回波成像（single-shot echo planar imaging，SS-EPI）进行拍摄，与成像部位无关。
- 原因是这种成像方法速度快，并且信噪比（signal to noise ratio，SNR）高。
- **但是，SS-EPI会使磁化率发生变化的部位的图像质量变差，特别是在骨和空气附近，并且经常导致失真和伪影，因此往往很难正确诊断。**
- 由于头颈部的磁场均匀性低于大脑等组织，使用多次激发平面回波成像（multi-shot echo planar imaging，MS-EPI）或基于自旋回波的弥散加权成像［半傅立叶单激发自旋回波（half-fourier single-shot turbo spin-echo，HASTE）或线扫描］等非平面回波（non-EPI）弥散加权成像可能对诊断有用（图2.5）。

关键点

- 从弥散加权成像中得到的ADC值等固定值会根据成像条件而变化，因此使用它们判断良恶性时需要多加注意。
- 对于头颈部来说，除了广泛应用的SS-EPI之外，使用其他成像方法的弥散加权成像通常也是有用的。

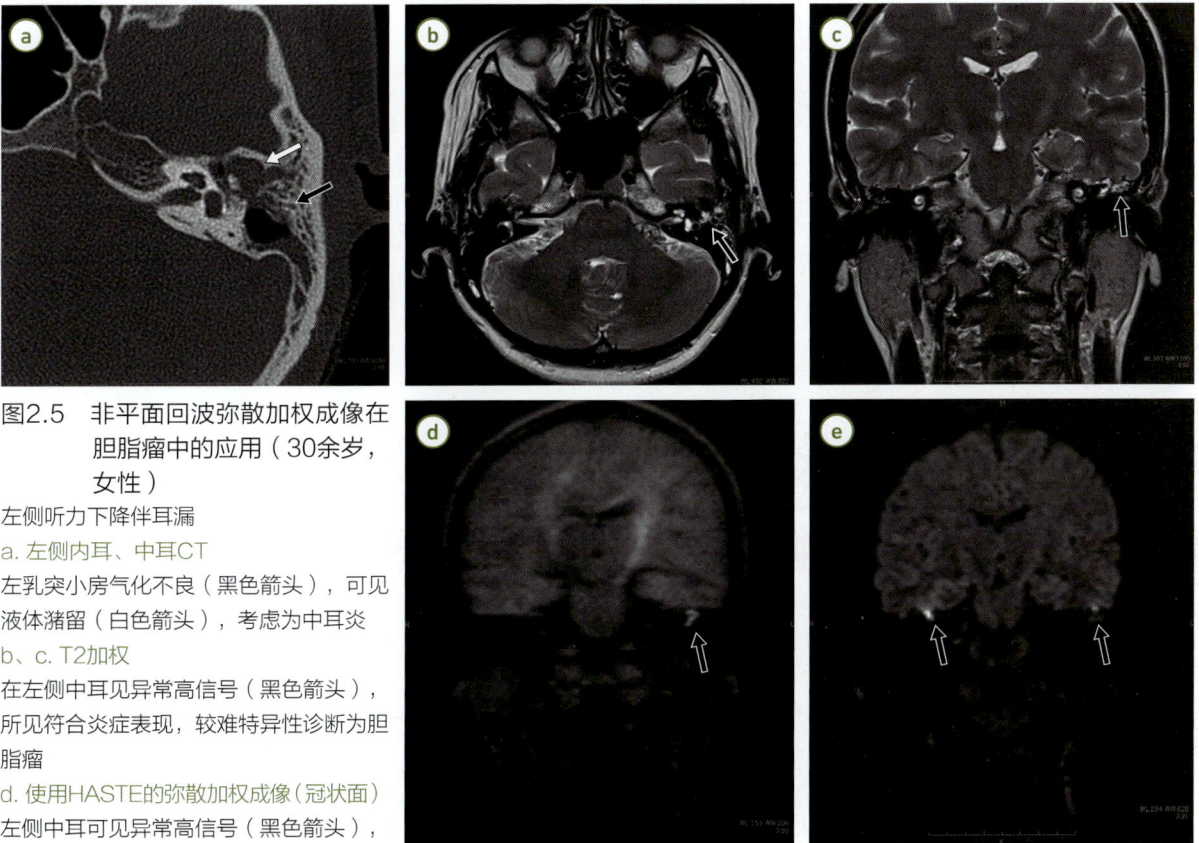

图2.5 非平面回波弥散加权成像在胆脂瘤中的应用（30余岁，女性）

左侧听力下降伴耳漏

a. 左侧内耳、中耳CT
左乳突小房气化不良（黑色箭头），可见液体潴留（白色箭头），考虑为中耳炎

b、c. T2加权
在左侧中耳见异常高信号（黑色箭头），所见符合炎症表现，较难特异性诊断为胆脂瘤

d. 使用HASTE的弥散加权成像（冠状面）
左侧中耳可见异常高信号（黑色箭头），可诊断为胆脂瘤

e. 使用EPI法的弥散加权成像（冠状面）
与实际病变不同的位置可见异常高信号（黑色箭头），考虑是伪影

伪影

· 头颈部有大量的含气腔且部分患者口腔内有金属材料，因此与颅内相比，头颈部成像时更常见到伪影。

磁化率伪影

· 出现在具有不同磁化率的组织界面处。
· 出现在与空气、脂肪和金属的交界处。
· 出现在鼻窦等边界处以及体表和体内金属的边界处。
· 伪影强度因成像序列而异。

金属伪影（图2.6）

· 常由假牙、植入物等引起。
· 黄金是日本口腔科最常用的金属材料，但其在MRI产生的伪影远少于在CT产生的。
· 拍摄时摘掉可以从身体上去除的植入物，但是有很多植入物是无法去除的。
· 可以选择静磁场强度低的设备、选择快速自旋回波序列（fast spin-echo，FSE）等不太导致磁化率伪影的成像序列，以减少金属伪影。但可以进行多种类型MRI检查并且可以选择设备的机构有限，金属伪影通常较难消除。

身体移动相关伪影（图2.7）

· 可以要求患者配合不要移动，并将其肢体固定以尽量减少移动。
· **虽然根据成像部位使用体动校正序列的方法是有效的，但其仍有限制，所以首先仍要考虑如何固定拍摄对象。**
· 对于难以长时间控制身体运动的患者，也可以先拍摄需要优先扫描的序列。

流动相关伪影（图2.8）

· 当对脑底部进行成像时，乙状窦内血液或脑脊液的流动可能引起伪影。
· 仅更改相位编码方向会在其他方向上生成伪影，因此最好从待确认的病变中尽可能消除伪影。

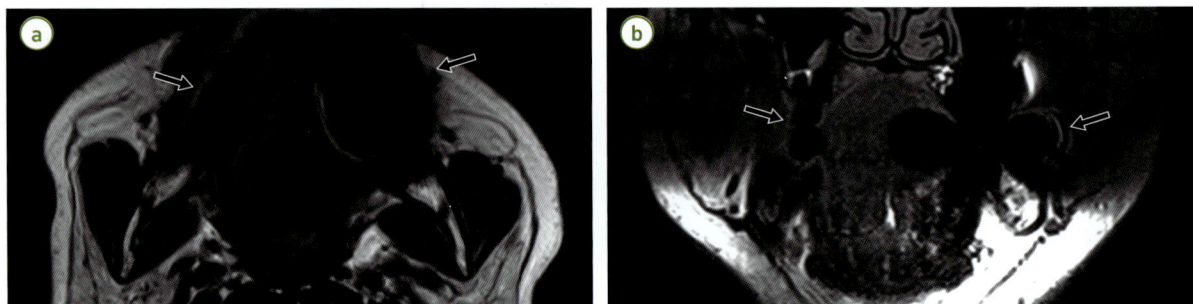

图2.6　金属伪影（60余岁，女性）
双侧上颌牙冠金属造成了金属伪影，可见信号缺失（黑色箭头），伪影大小取决于金属的大小及数量

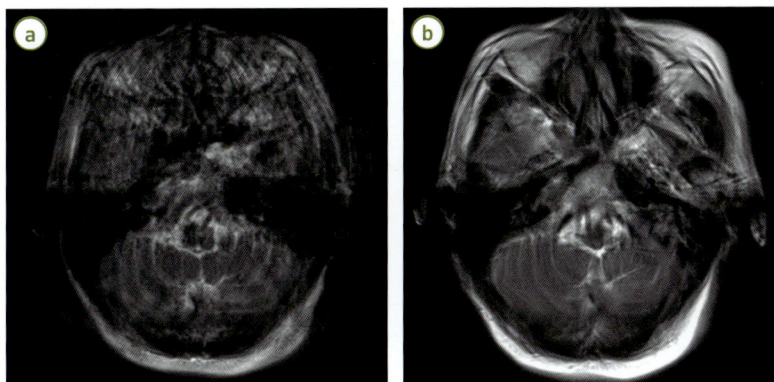

图2.7　身体移动相关伪影（70余岁，女性）
脑底部的T2加权图像，图b使用了体动校正序列。虽然小脑、皮下、鼻黏膜的图像质量有所改善，但仍难以进行细致的观察

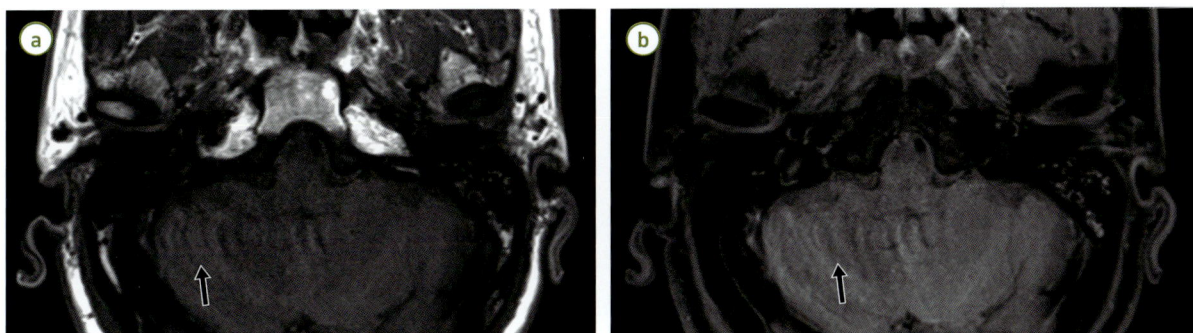

图2.8　乙状窦内血液的流动相关伪影（60余岁，男性）
小脑内可见与双侧横窦-乙状窦平行走行的伪影（黑色箭头）

· 也可以改变扫描断层的方向，将横断面、**冠状面和矢状面结合起来，尽可能从多方向成像。**

卷褶伪影（图2.9）

· 是将定义的视野 (field of view，FOV) 之外的结构反映在FOV内部的伪影，**卷褶伪影会出现在相位编码方向上。**
· 推荐采用增加FOV或改变相位编码方向等措施，改变相位编码方向后，其他位置可能产生新的卷褶伪影。

关键点

· 医师熟悉平常使用的MRI设备的图像是判断是否存在伪影的前提条件。
· 判断是否为伪影时，比较来自多方向的图像或确认成像条件（序列和相位编码方向）等非常重要。

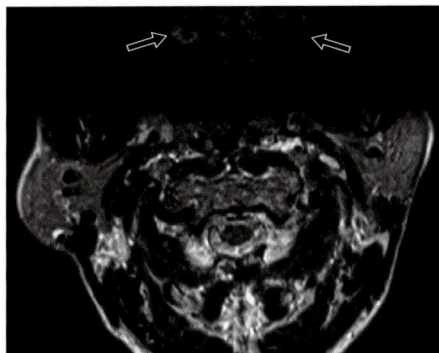

图2.9　卷褶伪影（50余岁，男性）
成像范围内腹侧可见卷褶伪影（黑色箭头）

03 造影剂

· 本节重点介绍用于头颈部 CT 和 MRI 检查的造影剂、造影剂的使用注意事项和主要的副作用。

CT造影剂

· 头颈部CT使用的是X射线造影剂中的非离子型单体碘造影剂。
· 碘造影剂吸收X射线，血液和软组织的明暗会根据造影剂的量而变化。
· 通过静脉给药，大多数健康人体内的造影剂都是通过肾随尿液排出。
· 有文献表明，由碘造影剂引起的严重不良反应的发生率为1/25 000，患者死亡率为1/400 000。

适应证

· 肿瘤、炎症、颈部淋巴结的评估需要通过增强扫描检查。
· 造影对于血管病变的评估不可或缺。
· 外伤只需要平扫，但如果有动脉损伤等导致有出血风险的情况，需要进行增强扫描检查。

绝对禁忌证

· 有碘或碘造影剂过敏史。
· 严重的甲状腺疾病。

相对禁忌证

· 全身状况极差
· 支气管哮喘。
· 严重心功能不全。
· 严重肝功能不全。
· 严重肾功能不全（无尿等）。
· 华氏巨球蛋白血症。
· 多发性骨髓瘤。
· 强直性痉挛。
· 嗜铬细胞瘤及疑似病例。

预防不良反应的措施

· 根据美国放射学会（American College of Radiology，ACR）制订的《造影剂指南》（ver.10.2），在注射造影剂前13小时、7小时、1小时口服泼尼松龙50 mg，或在注射前12小时及2小时口服甲泼尼龙32 mg。无论采用哪种方法，均要在1小时前肌内注射、皮下注射或口服苯海拉明50 mg。如果不能口服给药，最好静脉滴注磷酸酯型类固醇1~2小时以上。

必读

· 日本医学放射線学会，日本循環器学会，日本腎臓学会，編. 腎障害患者におけるヨード造影剂使用に関するガイドライン2018. 2018.

MEMO

碘造影剂的黏度高于水，但加热后黏度会降低。若其黏度降低则注射压随之降低，外渗的风险也会降低。

MEMO

双胍类药物广泛用于2型糖尿病的口服治疗。注射碘造影剂出现一过性肾功能不全时，双胍类药物经肾脏排泄延迟会导致其在血液中的浓度升高并可能发展为乳酸性酸中毒。虽然其发生率不高，但对服用双胍类药物的患者进行增强CT检查时应特别小心。《日本碘造影剂（尿路·血管用）与双胍类糖尿病药物联合使用的注意事项（第2版）》中详细说明了对服用双胍类糖尿病药物的患者使用碘造影剂时的注意事项及理由以及乳酸性酸中毒、国内外指南中应对策略的对比、双胍类糖尿病药物使用说明书的差异等。

表3.1　碘造影剂的不良反应及其发生率

不良反应	病例数	百分比（%）
恶心	1749	1.04
呕吐	614	0.36
瘙痒	758	0.45
潮红	271	0.16
咳嗽	254	0.15
呼吸困难	63	0.04
震颤	45	0.03
血压降低	21	0.01
心跳停止	1	0.00
意识丧失	4	0.00
总计	168383	100

引自日本医学放射线学会，日本循环器学会，日本肾脏学会，编．肾障害患者におけるヨード造影剂使用に関するガイドライン 2018. 2018.

· Katayama H,et al.Adverse reactions to ionic and nonionic contrast media.A report from the Japanese Committee on the Safety of Contrast Media. Radiology 1999; 175: 621-8.

· 日本放射学会建议，为了降低急性不良反应风险进行的类固醇预处理与注射造影剂的时间间隔应足够长。上述ACR《造影剂指南》（ver.10.2）的流程可作为医师的参考。
· 欧洲泌尿生殖放射学会（European Society of Urogenital Radiology，ESUR）制订的指南（ver.10.0）则指出，由于缺乏足够的证明其有效性的证据，并不推荐类固醇预处理。
· **类固醇预处理并不能保证完全避免造影剂副作用，目前尚没有能完全预防副作用的方法！**

急性不良反应

· 碘造影剂的不良反应大多在给药几分钟内就会出现（表3.1）。
· 发生率较高的症状包括荨麻疹、潮红等皮肤症状，恶心、呕吐等胃肠道症状，喷嚏、咳嗽等上呼吸道症状。
· 热感发生率较高，且会与造影剂注射的剂量和速度成比例。若其不伴有皮肤潮红等症状且仅为一过性，则不考虑为不良反应。
· 虽然发生率较低，但也可能出现过敏性休克。

迟发性不良反应

· 迟发性不良反应的定义据手册和指南而不同。
· ACR制订的《造影剂指南》将其定义为发生在造影剂给药后30~60分钟至1周内的不良反应，ESUR制订的指南则将其定义为发生在碘造影剂给药后的1小时至1周内的不良反应。
· 多有丘疹、红斑、瘙痒，大多数是自限性的，通常不需要治疗。
· 恶心、头痛、肌肉骨骼疼痛、发热等延迟性症状也有报道。
· 晚迟发性不良反应包括甲状腺毒症，需注意不应给甲状腺功能亢进患者注射碘造影剂。

严重不良反应

· **全身性过敏反应（<0.1%）**：呼吸困难、咽或喉水肿、面部浮肿等过敏反应（包括迟发性）。
· **过敏性休克（<0.1%）（包括迟发性）**：可能引起晕厥、意识丧失、呼吸困难、呼吸停止、心脏骤停等症状。
· **肾功能不全（发生率未知）**。
· **造影剂脑病（发生率未知）**：血管造影后，由碘造影剂从脑血管中渗出导致的意识障碍、麻痹、失语和皮层失明等中枢神经系统症状。

关键点

· 在进行增强CT扫描之前，尽可能使用最新获得的血Cr结果进行肾功能评估。
· 检查前的肾功能评估通过eGFR进行。
· eGFR<30 mL/（min·1.73m^2）的慢性肾功能不全患者进行增强CT扫描时，根据情况应向患者及家属说明造影剂肾病等风险，并采取适当的预防措施。

MRI造影剂

必读

· 日本医療安全調査機構, 編. 医療事故の再発防止に向けた提言 第3号 注射剤によるアナフィラキシーに係る死亡事例の分析. 2019.

· 头颈部增强MRI使用含钆造影剂。
· 含钆造影剂根据螯合配体的结构被分为线性型和大环状型。
· 近年大多数情况下使用的是大环状型。
· 有文献表明，含钆造影剂引起的严重不良反应的发生率为1/19 000，患者死亡率为1/830 000。

适应证

· 增强检查可用于评估肿瘤、炎症和颈部淋巴结。

绝对禁忌证

· 对本药成分或含钆造影剂有过敏史。
· 严重肾功能不全。

相对禁忌证

· 全身状况极差
· 支气管哮喘。
· 严重肝功能不全。

急性不良反应

· 头痛、头晕、注射部位局部反应、错觉、恶心、呕吐等。

迟发性不良反应

· 恶心、呕吐、头痛、头晕等。

严重不良反应

· 可能因全身性过敏反应出现休克。需要仔细观察给药后是否出现呼吸困难、咽或喉水肿、面部浮肿等全身性过敏反应症状。
· 肾源性系统性纤维化（nephrogenic systemic fibrosis，NSF）患者会因皮肤硬化出现四肢挛缩，为慢性病程，无法治愈。
· 可能导致痉挛发作，发作时应注射苯巴比妥等巴比妥酸衍生物或地西泮。

发生率低但较重要的造影剂不良反应

过敏性休克

概述

· 碘造影剂或含钆造影剂均可引起。
· 全身性过敏反应是指过敏原等物质侵入引起多器官全身性过敏反应，可能危及生命。
· 当全身性过敏反应伴有血压降低或意识障碍时，称为过敏性休克。

诊断标准

- 如果满足以下3项中的1项，则可诊断为过敏反应（表3.2）。

1. 突然（数分钟到数小时内）出现皮肤症状（全身皮疹、瘙痒或潮红）或黏膜症状（嘴唇、舌头和悬雍垂等部位肿胀），并且至少伴有下述症状之一。
   a. 呼吸系统症状（呼吸困难、气道狭窄、喘息、低氧血症）。
   b. 心血管系统症状（血压降低、意识障碍）。
2. 通常在接触潜在过敏原后迅速出现（数分钟到数小时内）。
   a. 皮肤黏膜症状（全身性皮疹、瘙痒、潮红、水肿）。
   b. 呼吸系统症状（呼吸困难、气道狭窄、喘息、低氧血症）。
   c. 心血管系统症状（血压降低、意识障碍）。
   d. 持续性消化系统症状（腹痛、呕吐）。
3. 患者接触过敏原后血压迅速降低（数分钟到数小时内）。

表3.2　全身性过敏反应的诊断

	1	2	3
发作	突然	接触、食用或饮用疑似过敏原的物质后数分钟至数小时内	接触、食用或饮用过敏原后数分钟至数小时内
具体症状	出现皮肤、黏膜症状，以及呼吸系统和（或）心血管系统症状 **皮肤、黏膜症状** 荨麻疹（全身），瘙痒，潮红，唇、舌、口中黏膜组织肿胀，眼睑肿胀 + **呼吸系统症状** 呼吸困难、气道狭窄、喘息、低氧血症 呼吸急促、呼吸音较重、咳嗽、气喘 或 **心血管系统症状** 血压降低、晕倒、失禁	以下4种症状中突然出现2种以上 **皮肤、黏膜症状** 全身性皮疹、瘙痒、潮红、水肿 荨麻疹（全身），瘙痒，潮红，唇、舌、口中黏膜组织肿胀，眼睑肿胀 **呼吸系统症状** 呼吸困难、气道狭窄、喘息、低氧血症 呼吸急促、呼吸音较重、咳嗽、气喘 **心血管系统症状** 血压降低、晕倒、失禁 **消化系统症状** 强烈腹痛、呕吐	可见血压降低 **血压降低** 血压降低、晕倒、失禁 收缩压降低的定义：血压未满平时的70%或为如下所述水平：①出生后1~11个月，收缩压<70 mmHg；②1~10岁，收缩压<70 mmHg+（2×年龄）mmHg；③11岁至成年，收缩压<90 mmHg

初步应对

· 优先肌内注射肾上腺素（0.3 mg），同时紧急呼叫、寻求支援并建立静脉通路。
· 原则上患者应采取仰卧位，抬高下肢。
· 如果患者出现呕吐或呼吸困难，可尝试将下肢抬高到舒适的位置。

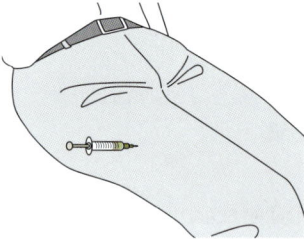

图3.1　怀疑全身性过敏反应时

关键点

· 过敏性休克的首发表现可能为打哈欠和便意等容易被忽视看似不严重的行为或姿势的突然变化等。
· 大多数全身性过敏引起的死亡与肾上腺素注射较迟有关，怀疑全身性过敏反应时应毫不犹豫地进行肌内注射（图3.1）。
· 也可以隔着衣服进行肌内注射。
· 因肌内注射肾上腺素0.3 mg引起不良事件的可能性极低。

MEMO

安瓿瓶的肾上腺素（肾上腺素注射液1 mg）为1 mg装，突发情况下没有足够时间从注射器内分出0.3 mg。最好将0.3 mg肾上腺素注射液分装到注射器中并将其放在急救推车等醒目的地方（图3.2）。

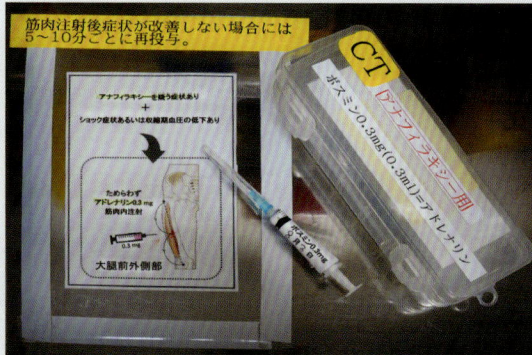

图3.2　应对过敏性休克的准备

每天开始工作前将 0.3 mg肾上腺素注射液吸入注射器内并放在急救推车上。可在急救推车上准备一份过敏性休克的急救方案，以帮助医师应对。

（照片由北里大学放射科CT检查室提供）

造影剂肾病

概述

· 因使用碘造影剂引起。
· 大多数造影剂肾病可逆。

病理生理学

· 确切机制尚不清楚，推测是肾血管收缩和直接细胞毒作用共同引起急性肾小管坏死。

诊断标准

· 注射碘造影剂后72小时内血清肌酐水平较之前增加44.2 μmol/L以上或25%以上。

危险因素（表3.3）

· 对于eGFR<30 mL/(min·1.73m^2)的患者，应考虑用其他影像学检查替代。确有必要实施时，需向患者充分说明并做好预防措施。

表3.3　危险因素

低血压
充血性心力衰竭
高龄
贫血
慢性肾功能不全
糖尿病
多次注射造影剂

MEMO

并不推荐将血液透析作为造影剂肾病的预防措施（推荐等级D级，可信度Ⅰ级）。

· 日本腎臓学会·日本医学放射線学会·日本循環器学会，編. 腎障害患者におけるヨード造影剤使用に関するガイドライン2018. 東京医学社，東京，2018.
· Perazella MA.Tissue deposition of gadolinium and development of NSF:A convergence of factors. Semi Dial 2008;21:150–4.
· Alan S,et al.Gadolinium deposition in nephrogenic fibrosing dermopathy. J Am Acad Dermatol 2007;56:27–30.
· Wáng Y-XJ,et al.Total gadolinium tissue deposition and skin structural findings following the administration of structurally different gadolinium chelates in healthy and ovariectomized female rats. Quant Imaging Med Surg 2015; 5:534–45.
· Sanyal NS,et al.Multiorgan gadolinium (Gd)deposition and fibrosis in a patient with nephrogenic systemic fibrosis –an autopsy–based review.Nephrology Dialysis Transplantation 2011; 26:3616-26.
· Schroeder J,et al.Ultrastructural evidence of dermal gadolinium deposits in a patient with nephrogenic systemic fibrosis and end–stage renal disease.Clin J Am Soc Nephrol.2008;3:968–75.

必读

· 対馬義人，ほか. Nephrogenic systemic fibrosis（NSF: 腎性全身性線維症）—MRI用造影剤ガドリニウム製剤による新しい副作用—. CLINICIAN 2007; 562: 1022-31.

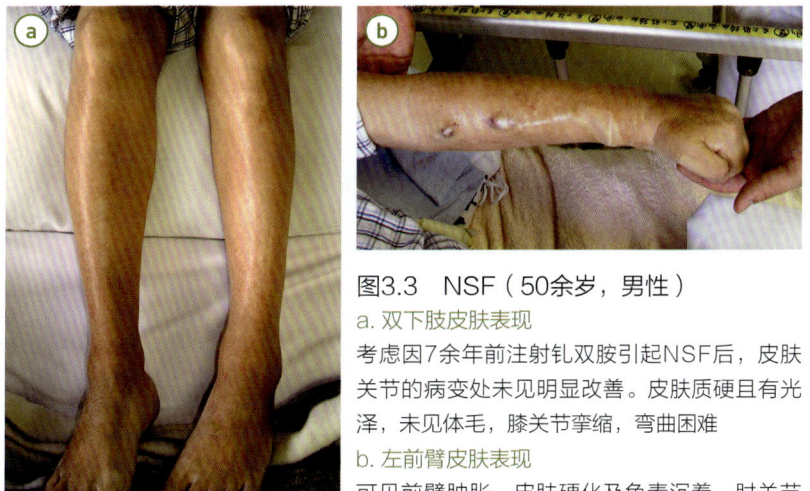

· 关于eGFR测定时间，急性病患者、住院患者、高危人群需在7日内，其他肾功能稳定的患者应在3个月内，这是2018年的《肾功能不全患者碘造影剂使用指南》中记载的诊断标准。ESUR指南（ver.10.0）中的造影剂肾病诊断标准是注射造影剂后48~72小时内血清肌酐水平为26.5 μmol/L以上或升高1.5倍以上。

预防措施

· 对于肾功能不全等造影剂肾病高危患者，建议增强扫描检查前后静脉注射生理盐水来进行预防（推荐等级A级）。
· 预防时建议使用等渗溶液（0.9%生理盐水）输液（推荐等级A级）。
· 如果没有足够的输液时间进行预防，则建议输注碳酸氢钠（小苏打）溶液（推荐等级B级，可信度Ⅰ级）。

实际输液

· 增强扫描开始前6小时以1 mL/(kg·h)的速度输注生理盐水，增强扫描结束后6~12小时以1 mL/(kg·h)的速度输液。
· 情况紧急的病例则在增强扫描开始前1小时以3 mL/(kg·h)的速度输注小苏打溶液（约150 mEq/L），增强扫描结束后6小时以1 mL/(kg·h)的速度输液。

肾源性系统性纤维化

概述

· 注射含钆造影剂后数天至数月发生，偶尔数年后发生。
· 肾源性系统性纤维化（NSF）起病时四肢呈橘皮样皮肤硬化，尤其以下肢为中心，并蔓延至躯干。
· 进一步发展，会出现横纹肌和肌腱钙化，并导致关节挛缩。
· 有时四肢的皮肤病变和关节挛缩非常严重，患者的生活质量明显下降。

诊断标准

· 肾功能不全患者、肾透析患者因使用含钆造影剂出现皮肤潮红、肿胀、疼痛等症状（图3.3）。

图3.3　NSF（50余岁，男性）

a. 双下肢皮肤表现

考虑因7余年前注射钆双胺引起NSF后，皮肤关节的病变处未见明显改善。皮肤质硬且有光泽，未见体毛，膝关节挛缩，弯曲困难

b. 左前臂皮肤表现

可见前臂肿胀、皮肤硬化及色素沉着。肘关节与腕关节有强烈的挛缩

引自対馬義人，ほか. Nephrogenic systemic fibrosis（NSF: 腎性全身性線維症）—MRI用造影剤ガドリニウム製剤による新しい副作用—. CLINICIAN 2007; 562: 1022-31.

· Kanda T, et al. High signal intensity in the dentate nucleus and globus pallidus on unenhanced T1-weighted MR images; Relationship with increasing cumulative dose of a gadolinium -based contrast material. Radiology 2014; 270: 834-41.
· 鳴海善文. 非イオン性ヨード造影剤およびガドリニウム造影剤の重症副作用及び死亡例の頻度調査. 日本医放会誌 2005; 65: 300-1.

术语表

突破性反应（break-through reaction）

即使根据建议进行类固醇预处理，有碘造影剂和含钆造影剂不良反应病史的患者仍会再次发生由造影剂引起的不良反应，这被称为突破性反应。虽然已经提到过，但目前没有完全预防造影剂的不良反应的方法。若在类固醇预处理下进行增强扫描检查，需要提前获得足够的信息并在一个可以应对不良反应的环境下实施。

· 没有有效的治疗方法。
· 没有肾功能正常者出现本病的相关报道。
· 有文献表明，在体内长期滞留的含钆化合物可能与其他金属离子发生交换反应。通过与锌离子、铜离子和铁离子交换，钆离子从螯合配体化合物中游离出来。据报道其可能通过与磷酸根离子结合而在组织中积聚并引发纤维化。钆沉积发生于血管基底膜周围或胶原纤维束中，NSF患者的脑、肺、心、肝、肠、骨和皮肤等多个器官中均已被证实存在沉积物。
· 线性型含钆造影剂比大环状型含钆造影剂更容易在体内积聚。
· 大多数先前报道的病例是由使用线性型含钆造影剂引起的。
· ESUR指南（ver.10.0）：肾功能不全 [尤其是eGFR<15 mL/（min · 1.73m^2）] 以及肾透析患者。

你知道吗？

哺乳期妇女的造影剂使用

碘造影剂和含钆造影剂会少量进入乳汁中。因此，许多机构表示检查后24~48小时内应停止母乳喂养。笔者所在的医院根据各造影剂的使用说明书设置了断乳期（哺乳期妇女进行增强MRI检查时，应根据使用的造影剂确定断乳期）。然而，ACR和ESUR的最新指南并未提出对使用造影剂后的母乳喂养施加严格限制。有鉴于此，日本放射学会造影剂安全委员会在2019年6月的提案中，提出无需在使用造影剂后限制母乳喂养的建议。

你知道吗？

危险因素

· 含钆造影剂被认为会在注射后被迅速排出体外，不会残留在体内，但自2013年以来，相继有报道称含钆造影剂会残留在脑内。
· 有文献表明，多次注射含钆造影剂时，小脑齿状核和苍白球的T1加权图像显示高信号（图3.4）。 有研究者对包括肾功能正常的患者在内的尸体标本内的大脑进行了病理评估，证实了钆在脑组织中的沉积。这种现象在MRI的T1加权图像中被显示为小脑齿状核和苍白球的高信号。
· 目前脑内钆沉积的副作用尚不明确。今后由于使用量的蓄积可能会发现新的副作用。

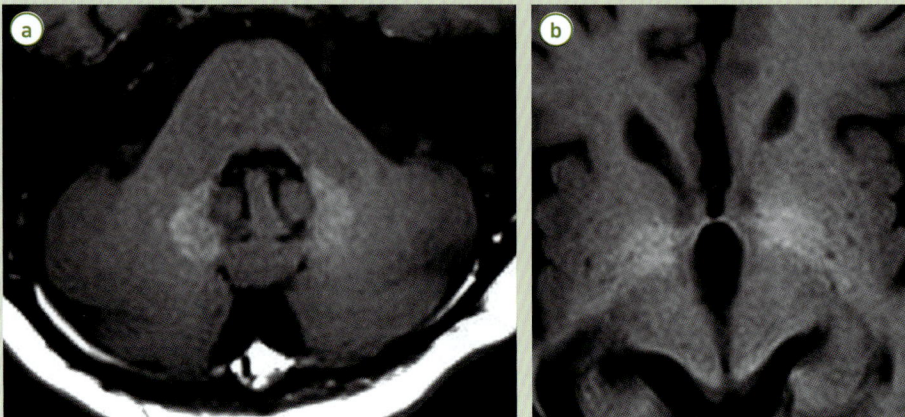

图3.4 多次注射含钆造影剂的患者

a、b. 头部T1加权

双侧小脑齿状核及苍白球内可见由钆沉积引起的对称性高信号

关键点

·没有任何手段可以完全预防造影剂的不良反应。
·没有造影剂不良反应既往史的患者在下次增强扫描检查时出现休克的情况并不少见。
·类固醇预处理应在增强扫描检查前13小时开始（尽管不能完全保证安全）。
·在有相对禁忌证的情况下，应仔细考虑是否真的有必要进行增强扫描，是否可以用MRI平扫、CT平扫、超声检查、核医学等其他影像学检查替代。

你知道吗？

如果出现轻度至中度的不良反应
·患者经常在造影剂使用期间或使用后立刻出现恶心感或打喷嚏，通常不需要特殊治疗。
·轻微的症状可能转变为严重的不良反应。笔者所在医院的患者在出现轻微不良反应时，需要在工作人员可视范围内留观20分钟。期间若症状改善或消失，则工作人员会向患者提供急诊科联系方式及迟发性不良反应的说明，并把记有相关信息的文件交给患者让其带回家中。
·若出现不严重但需要药物治疗的不良反应，则嘱就诊科室随诊。

04 核医学检查
设备与原理、辐射

必读

· 日本核医学会, 编. FDG PET, PET/CT診療ガイドライン. 2018.

术语表

标准摄取值

使用单位体重剂量校正后的摄取量被称为标准摄取值（standardized uptake value，SUV），PET通常使用此定量参数。SUV为无单位指标，假设人体密度为1.0 g/mL，则放射性药物分布均匀时SUV为1。不仅是病灶的生物活性，检查时受检者的血糖水平和胰岛素水平，成像设备及从给药到成像的时间间隔，甚至体脂率都会影响SUV，因此它不是绝对指标，而是一种半定量指标。

核医学的影像诊断设备、原理及现状

· 核医学是使用被放射性核素（radioisotope，RI）标记的药物（放射性药物）进行检查、诊断及研究的学科。

· 将放射性药物注射入体内，使用γ照相机捕捉放射到体外的射线（γ射线），可以对体内的药物分布进行显像。γ照相机通常包含平面状的探测器和用于确定入射方向的梳状准直器，γ射线使NaI（Tl）闪烁体发光后，γ照相机通过光电倍增管将γ射线信号转化为电信号，从而形成闪烁图像（图4.1a）。

· 使用核医学技术获得图像的过程被称为闪烁显像，获得的图像被称为闪烁图像。

SPECT

· 在平面状的探测器静止后进行显像可以获得二维平面图像，在此基础上，一边旋转探测器一边进行闪烁显像，可以获得垂直于体轴的平面断层图像。该断层图像被称为 SPECT 图像。与普通的X线图像和CT图像类似，SPECT图像有助于观察受检部位并提高病灶的检出率。

PET

· 部分RI可以发射正电子。

· RI发射出的正电子与带负电的电子碰撞并消失时，会产生一对**方向相反、能量相等（511 keV）的γ射线（湮灭射线）**。

· PET设备的环形探测器可以探测到这两条方向相反的湮灭射线（图4.1b），因此不需要用于确定入射方向的准直器。

· PET检查利用核医学技术获得图像，是广义的闪烁显像，但根据使用的放射性药物中所含RI的物理性质，使用SPECT用药物（SPECT制剂）时被称为闪烁显像，使用PET用药物（PET制剂）时被称为PET检查。

· 近年来，以往用于γ照相机探测器的NaI（Tl）闪烁体逐渐被取代，出现了可在常温下使用的CdTe和CdZnTe（CZT）化合物半导体闪烁体。

近期动向

· 虽然核医学诊断影像设备大致分为SPECT设备和PET设备，但自进入21世纪以来，SPECT/CT、PET/CT一体机逐渐普及。此外，一些医疗机构引入了将PET设备和MRI设备相结合的PET/MRI一体机。

· 这些复合型设备中的CT设备获得的X射线吸收数据有两个用途：①获得详细的形态信息；②用于核医学图像的吸收校正（衰减校正）。

关键点

· PET检查与CT检查相结合的一体机已被临床接受并广为普及。将PET检查与无辐射且具有出色组织对比度的MRI检查相结合的PET/MRI一体机仅有部分医疗机构使用。PET/MRI一体机价格昂贵，其临床实用性尚需要进一步探索。

核医学的辐射

- 头颈部区域的核医学检查不仅包括以肿瘤为检查对象的FDG-PET检查，还包括甲状腺闪烁显像、唾液腺闪烁显像和骨闪烁显像。表4.1列举了用于各检查的放射性药物的核素的主要γ射线能量及其比例与半衰期。

- 在日本，直到20世纪90年代，仍有很多镓闪烁显像检查，但FDG-PET检查的适应证与之相同且诊断精度和可信度更高、检查时间短，由于对恶性肿瘤、心脏结节病、脉管炎等疾病FDG-PET检查均在医保范围内并已广为普及，近来镓闪烁显像检查的使用频率呈下降趋势。

- 表4.2列出了头颈部区域的核医学检查使用的注射药剂及其全身吸收剂量。

- FDG-PET/CT检查的辐射剂量根据FDG的给药量和CT的设定而有所不同，当给予185 MBq（5 mCi）的FDG并进行低剂量CT检查时，FDG的有效剂量是3.5 mSv，CT的剂量是1.4～3.5 mSv，总计4.9～10.0 mSv。

- 唾液腺、甲状腺、骨等各部位闪烁显像的有效剂量根据给药量和是否使用CT而有所不同，为1～15 mSv。

- FDG-PET和闪烁显像均为低剂量辐射，没有明确的证据表明这些辐射为不良事件的直接起因。医疗辐射是可以接受的，即核医学实践正当化。

- 核医学申请检查需要有明确的目的，不应该盲目地进行检查。

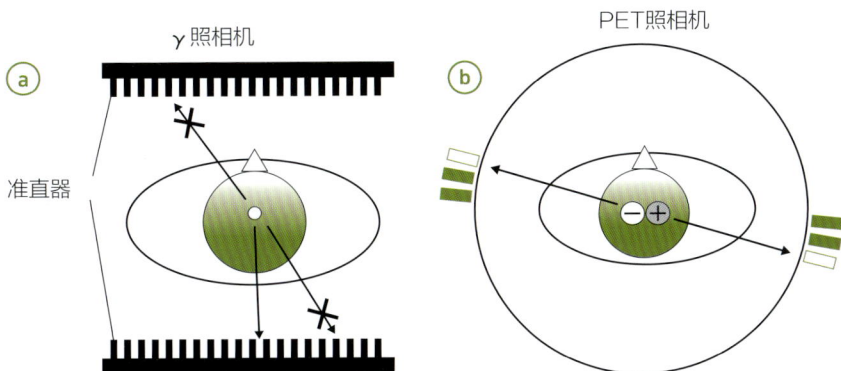

图4.1 注射SPECT用药物（a）和PET用药物（b）时的扫描模式图

a. γ照相机；b. PET照相机

注射SPECT用药物后，使用配备平面状探测器的γ照相机进行显像（图a）。静止时扫描可得到平面图像，转动时扫描可得到SPECT图像，即断层图像。另一方面，PET设备配备了BGO、LSO、GSO等环形探测器，开始采集数据就可以得到断层图像（图b）

表4.1 头颈部区域核医学检查使用的主要核素的性质

核素	主要的γ射线能量	半衰期（h）
^{99m}Tc	141 keV（89.1%）	6.015
^{123}I	159 keV（83.3%）	13.27
^{131}I	365 keV（81.7%）	192.48
^{18}F	511 keV（193.4%）	1.83

表4.2 头颈部区域核医学检查使用的注射药剂及其全身吸收剂量

检查名称	注射药剂	给药量（MBq）	吸收剂量（mGy）
FDG-PET	^{18}F-FDG	185	1.9
唾液腺闪烁显像	$^{99m}TcO4$	185～555	0.55～1.65
甲状腺闪烁显像	$^{99m}TcO4$	74～370	0.22～1.10
	^{123}I	3.7～7.4	0.03～0.06
骨闪烁显像	^{99m}Tc-MDP/HMDP	370～740	0.70～2.38

04 核医学检查
¹⁸F-FDG-PET/CT

术语表

最大密度投影图像

最大密度投影(maximum intensity projection, MIP) 图像通常呈现为单独的PET图像。MIP是在任意视点方向上投影三维数据，将投影面上的数值设定为路径中的最大值后得到的二维图像，不易受噪声影响。

✎ **MEMO**

扫描范围

头颈部检查的扫描范围是否需要包括腹部及骨盆仍有待商榷，一些国家及地区的医疗机构也会将扫描范围延伸至胸部。限制扫描范围能够减少PET / CT 中因CT引起的不必要辐射。在日本，与其他部位肿瘤的检查基本相同，通常扫描头顶至大腿的区域。

注射FDG后至扫描期间的安静等待

因可能增强骨骼肌、声带和喉的生理性摄取，原则上建议控制交谈、读书或使用智能手机，最好仅卧床休息。

· Hara T, et al. Significance of chronic marked hyperglycemia on FDG-PET: is it really problematic for clinical oncologic imaging? Ann Nucl Med 2009; 23: 657-69.

FDG

· FDG（fluorodeoxyglucose）是PET/CT检查中使用的放射性药物，是一种葡萄糖类似物，其中一个羟基被释放正电子的核素¹⁸F取代（图4.2）。

· 过去为了获得FDG，需要使用回旋加速器和合成设备进行合成，日本自2005年开始可以从医药公司获得FDG。

· FDG在体内的生物学行为与葡萄糖相似，通过细胞膜上的葡萄糖转运体进入细胞内。

· 进入细胞内的葡萄糖会发生糖酵解，但FDG在被己糖激酶磷酸化后不会进一步代谢，而是以FDG-6-磷酸的形式留在细胞内。

· 因此，**许多糖代谢增强的肿瘤病灶由于FDG摄取增加而表现为阳性**。良性肿瘤和活动性炎症等恶性肿瘤之外的病灶也可见摄取增加，因此在实际的影像学诊断中需要谨慎判断该摄取增加灶是否是需要治疗的病灶。

检查的预处理、流程、注意事项

· **在FDG给药前必须禁食4~6小时**，这是为了避免胰岛素对体内FDG动力学的影响。

· 检查时未经治疗或控制不佳的糖尿病患者的高血糖状态也会影响摄取的分布和程度（图4.3），有文献报道，虽然肿瘤内摄取减少，但其对实际阅片的不良影响有限。

· 此外，因调整日程并不容易，许多医疗机构即使在注射FDG时发现高血糖，也会继续进行检查。一方面，不建议在FDG给药前用胰岛素调节血糖，因为这会增加肌肉中的FDG摄取；另一方面，**如果没有禁食，即使血糖水平在正常范围内也应停止或推迟检查**（图4.4）。

· 静脉注射FDG后，通常在休息约60分钟后进行PET/CT成像，具体时间安排取决于实际情况。建议在安静等待时喝水促进排尿，这有助于提高图像质量以及将FDG排出体外减少辐射。

检查适应证与阅片注意事项

检查适应证

· 在日本，截至2020年4月，早期胃癌以外的所有恶性肿瘤的分期诊断和复发/转移诊断均在医保范围内，根据规定，"用于不能通过其他检查和影像学检查诊断分期和转移/复发的患者"时，需要根据病例情况判断是否属于检查适应证。

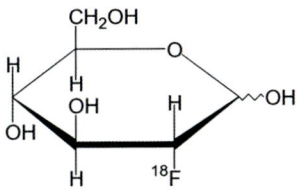

图4.2　FDG的化学结构

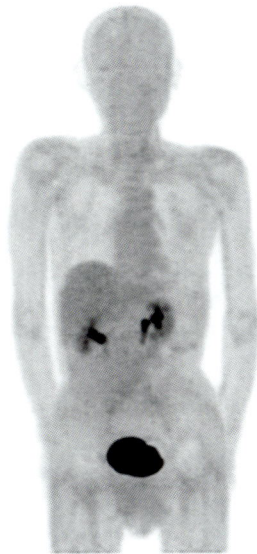

图4.3　慢性高血糖状态（70余岁，男性）

PET/CT（MIP图像）

胰腺癌术后，为评估复发进行了FDG- PET/CT检查。该病例有控制不佳的2型糖尿病，血糖值为30.8 mmol/L。脑内生理性摄取异常降低

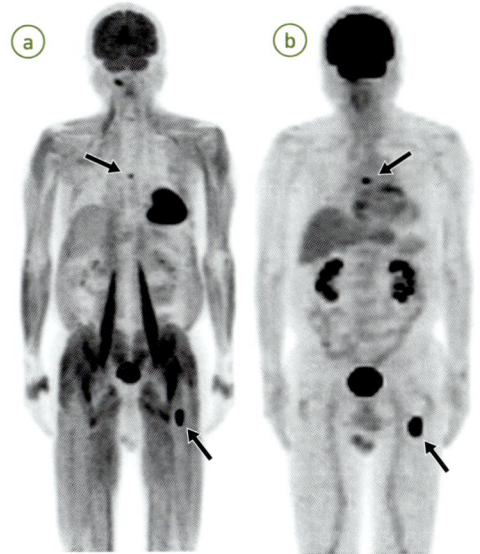

图4.4　胰岛素的影响（70余岁，男性）

PET/CT（MIP图像），

a. 未禁食时；b. 禁食后

甲状腺癌术后，伴有气管分叉处淋巴结及股骨的转移（黑色箭头）。第一次检查前未禁食（图a），1周后再次检查（图b）。未禁食时可见全身肌肉摄取较强；禁食后，肿瘤显像良好（黑色箭头）

生理性摄取

· FDG会被脑、扁桃体、肝、脾、消化道、心肌、骨骼肌生理性摄取。因其从尿液中排出，可见泌尿系统的显影。

· 头颈部是比较复杂的可见生理性摄取的区域，在眼外肌、扁桃体、唾液腺、喉等部位经常观察到对称的生理性摄取。

· 若有头颈部肿瘤的手术史或放疗史，则这些部位的生理性摄取可能不对称。

· 当喉返神经麻痹时，患侧声带的摄取减少，而健侧声带的摄取仍然存在，故不应将这种不对称的摄取误认为异常。

· 有时在头部-锁骨上窝范围内可见棕色脂肪的生理性摄取。**棕色脂肪的摄取会随冷刺激而增加**，因此最好在温暖的环境中进行检查。

其他阅片注意事项

· 头颈部的摄取不仅包含前述的生理性摄取，还常存在龋齿、咽扁桃体炎、鼻窦炎、淋巴结炎等炎性病变，而腮腺Warthin瘤、腮腺多形性腺瘤（**图4.5**）、甲状腺瘤等良性肿瘤也常见高摄取。因此，需要与CT图像进行对比，确认体格检查的结果。

· 严格来说，单凭图像往往难以区分生理性摄取与恶性肿瘤。筛查性检查有时可能难以诊断，建议重新检查，与临床医师的沟通很重要。

必读

· Sheikhbahaei S, et al.Diagnostic accuracy of follow-up FDG PET or PET/CT in patients with head and neck cancer after definitive treatment: a systematic review and meta-analysis. AJR Am J Roentgenol 2015; 205: 629-39.

· Goel R, et al.Clinical practice in PET/CT for the management of head and neck squamous cell cancer. AJR Am J Roentgenol 2017; 209: 289-303.

· Lowe VJ, et al. Multicenter trial of [18F]fluorodeoxyglucose positron emission tomography/computed tomography staging of head and neck cancer and negative predictive value and surgical impact in the N0 neck: results from ACRIN 6685. J Clin Oncol 2019; 37: 1704-12.

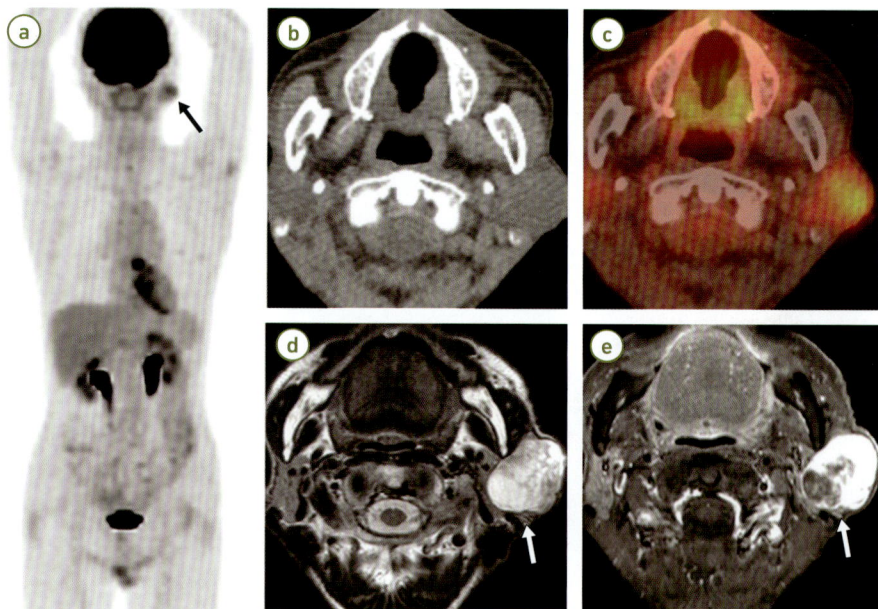

图4.5　腮腺多形性腺瘤（60余岁，男性）
a. PET/CT（MIP图像）；b. PET/CT（CT图像）；c. PET/CT（融合图像）；d. T2加权；e. 增强T1加权

为寻找食管癌转移灶进行FDG-PET/CT检查。在左侧腮腺中发现肿块（图a黑色箭头），可见略不均匀的高摄取。MRI检查可见T2加权图像中高信号（图d白色箭头），可见不均匀但部分较强的增强（图e白色箭头）。活检提示腮腺多形性腺瘤

头颈部检查的实用性

· 多数头颈部肿瘤的摄取性较强，如鳞状细胞癌（**图4.6**）和恶性淋巴瘤（**图4.7**）。头颈部检查对分期诊断和复发诊断非常有用。尤其是手术后一些结构在解剖学上并不一定左右对称，因此头颈部检查对于单凭形态难以识别的复发灶的检出很有价值。

· 治疗前的PET/CT检查可能提供对临床有用的信息，如术前化疗效果判断和预后评估。

分期诊断

· 如前所述，多数肿瘤的摄取性较强，在找到原发灶后进行转移灶评估时，头颈部检查对淋巴结转移和远处转移均有较高的诊断能力（**图4.6**）。但应注意假阳性的可能性，尤其是评估颈部淋巴结时。

· 评估远处转移中的肺转移时，小病灶的摄取性可能因病灶体积较小而被低估，因此，**CT（肺窗）的阅片不容忽视**。

复发诊断

· FDG-PET/CT检查也可用于头颈部肿瘤治疗后的复发诊断（**图4.8**）。但是，在放化疗早期的检查中，其假阳性率可能增高，应尽可能在治疗结束至少12周后进行检查。

· 由于存在患有多发癌以及出现复发相关症状的可能性，因此长期随访很有价值。

· Nakamoto Y, et al. Normal FDG dis-tribution patterns in the head and neck: PET/CT evaluation. Radiology 2005; 234: 879-85.

· Rohde M, et al. Up-front PET/CT changes treatment intent in patients with head and neck squamous cell carcinoma. Eur J Nucl Med Mol Imaging, 2018; 45: 613-21.

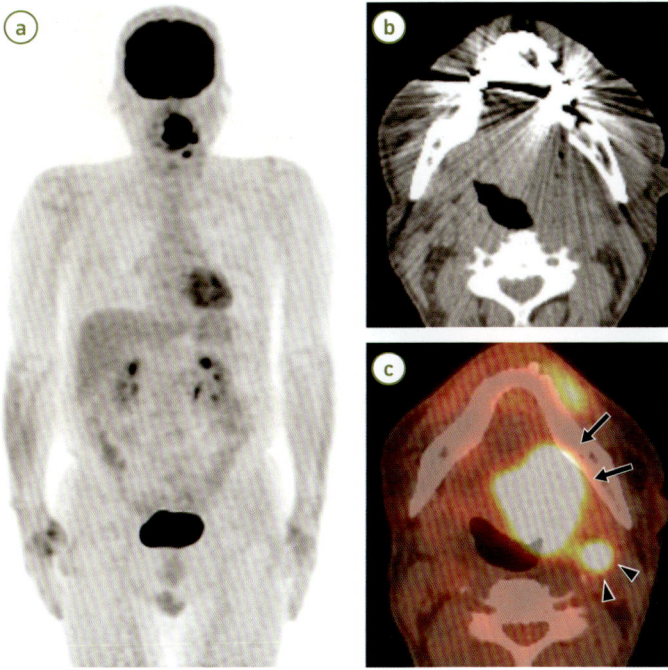

图4.6　口咽癌的分期诊断（60余岁，男性）
a. PET/CT(MIP图像)；
b. PET/CT(CT图像)；
c. PET/CT(融合图像)
以对口咽癌进行分期诊断为目的进行了FDG- PET/CT检查。原发灶可见高强度的巢状摄取（黑色箭头），在CT图像中难以辨别的左下颌下缘淋巴结转移也清晰可见（黑色三角箭头）

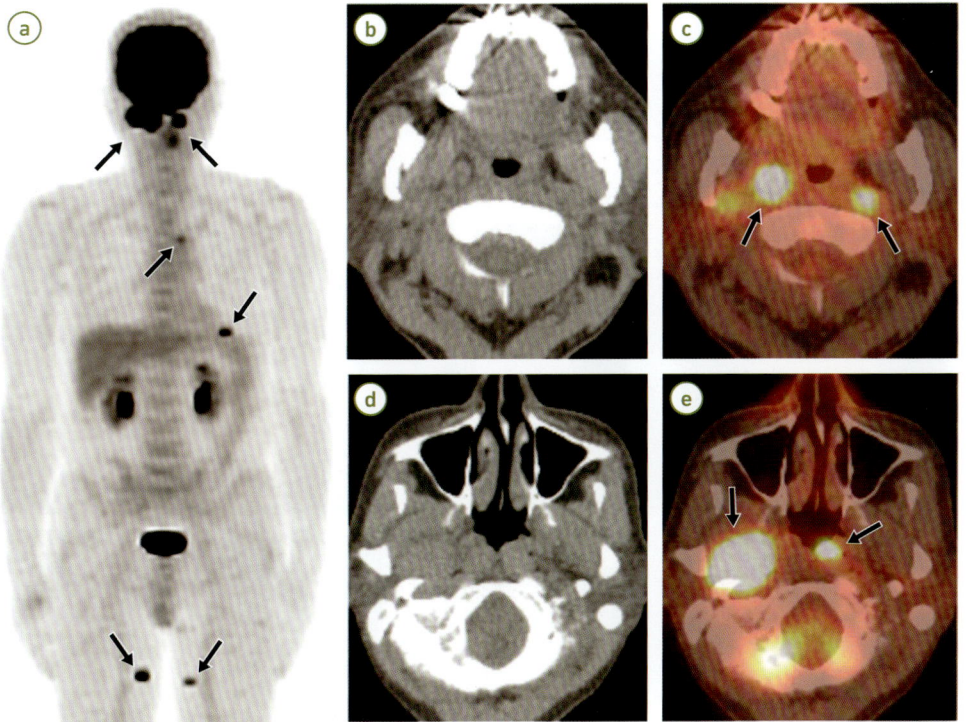

图4.7　头颈部恶性淋巴瘤（60余岁，男性）
a. PET/CT(MIP图像)；b. PET/CT(CT图像)；c. PET/CT(融合图像)；d. PET/CT(CT图像)；e. PET/CT(融合图像)
患者因咽部不适症状加重就诊。内镜检查发现左侧口咽后壁肿块，活检诊断为恶性淋巴瘤（弥漫性大B细胞淋巴瘤），以分期诊断为目的进行了FDG- PET/CT检查。鼻咽壁、双侧咽旁间隙区域、纵隔淋巴结、胸背部和下肢皮下等部位可见疑似病灶浓聚（黑色箭头）

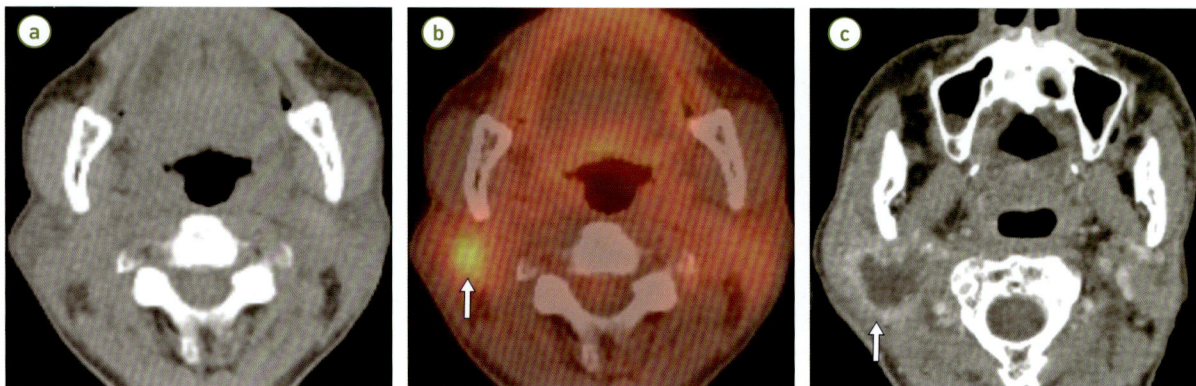

图4.8   口咽癌的复发诊断（70余岁，男性）

a. PET/CT(CT图像)；b. PET/CT(融合图像)；c. 半年后的增强CT图像

以评估口咽癌的复发和转移为目的进行FDG- PET/CT检查，虽然单独的CT图像难以辨别，但怀疑有转移（图b白色箭头）。随后的增强CT图像提示右侧腮腺有深部淋巴结转移（图c白色箭头）

疗效判断

- FDG–PET/CT检查在恶性淋巴瘤的疗效判断方面的作用已被认可。
- 虽然FDG–PET/CT检查在鳞状细胞癌的疗效判断方面也有一定的作用，但目前不推荐使用，有待继续积累病例和研究以编写指南。

其他

- 有时会先发现淋巴结转移，但经体格检查或CT检查后判断为原发灶不明的恶性肿瘤，可通过FDG–PET/CT检查确定头颈部原发灶（图4.9）。

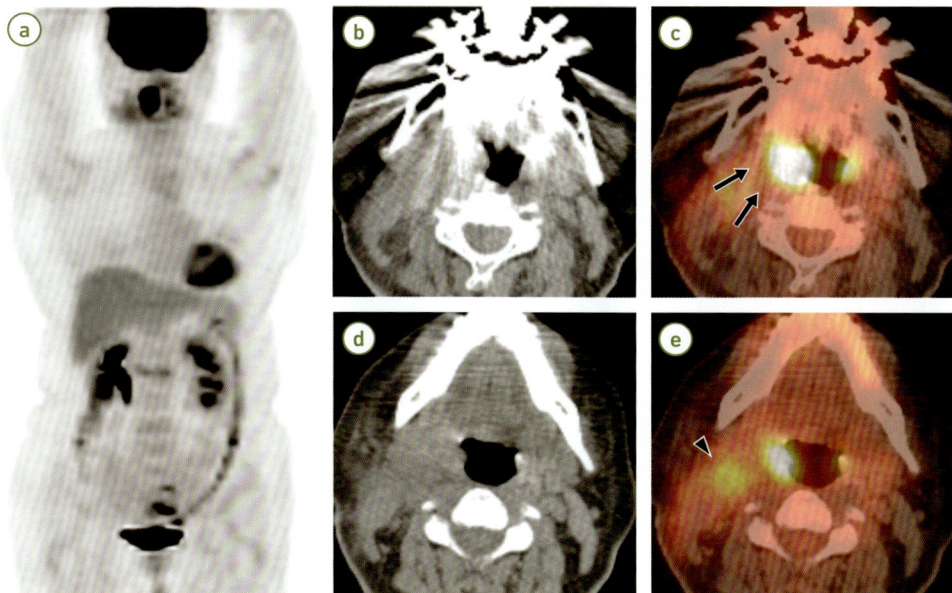

图4.9   寻找原发灶不明癌的原发部位（70余岁，男性）

a. PET/CT(MIP图像)；b. PET/CT(CT图像)；c. PET/CT(融合图像)；d. PET/CT(CT图像)；e. PET/CT(融合图像)

首发表现为右颈淋巴结肿大的病例。切除一个肿大淋巴结后检出鳞状细胞癌，但体格检查、上消化道内镜检查和CT检查均无法确定原发部位，判断为原发灶不明癌，进行了FDG- PET/CT检查。将淋巴结切除术后变化考虑在内，除颈部淋巴结肿大（黑色箭头）浓聚外，可见轻度肿大的右侧扁桃体（黑色三角箭头）浓聚。扁桃体切除术后确认其为右侧扁桃体原发的鼻咽部癌

· 此外，头颈部鳞状细胞癌患者常有饮酒、吸烟等危险因素，无论是分期诊断还是复发诊断都要在**阅片时注意是否存在多发癌**（图4.10）。

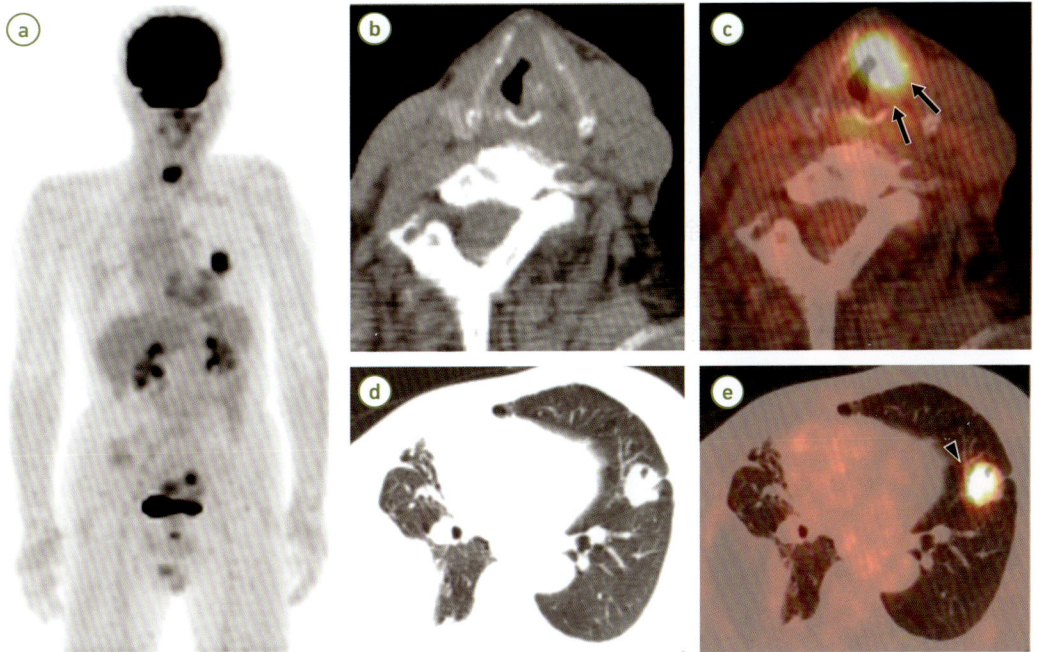

图4.10 多发癌（70余岁，男性）
a. PET/CT(MIP图像)；b. PET/CT(CT图)；c. PET/CT(融合图像)；d. PET/CT(CT图像)；e. PET/CT(融合图像)

以喉癌治疗前分期诊断为目的进行了FDG- PET/CT检查。左肺舌段可见有周围组织牵引的肿块，并伴有巢状高摄取（黑色箭头）。此处与喉一同被检查并被诊断为肺癌（黑色三角箭头）。右侧可见陈旧性结核性胸膜炎

关键点

· 虽然FDG-PET/CT检查在寻找病灶方面已被证实有效，但未来可能在预测疗效和放化疗效果的早期判断方面发挥作用。

04 核医学检查
$^{99m}TcO_4^-$ 唾液腺闪烁显像

概述

· 唾液腺闪烁显像的方法是注射可被唾液腺摄取的放射性药物并对其分布进行成像，是一种可以**分别评估两侧腮腺和下颌下腺的功能、大小及形态**的检查方法。

检查原理

· 唾液腺排泄管内壁的上皮细胞中存在Na^+/I^-同向转运体，可以吸收血液中的单价阴离子并分泌到唾液中。放射性药物$^{99m}TcO_4^-$通过这种机制被吸收到唾液腺中并被分泌出去，从而可以通过闪烁显像评估唾液腺的摄取和分泌功能。

检查方法

· 虽然对预处理的需求较低，但建议在检查前1小时左右禁食以减少对唾液腺的刺激。

· 经静脉注射185~370 MBq的$^{99m}TcO_4^-$，约10分钟后对包括腮腺和下颌下腺在内的面部区域进行10分钟的平面（前表面/侧面）成像。

· 第一次成像后，给予受检者柠檬汁或维生素C片剂刺激唾液分泌，并通过再次成像来评估分泌情况。

· 可以在静脉注射后至刺激唾液分泌前后的时间进行动态成像，并对唾液腺进行闪烁计数，制作时间-放射性曲线用于动态解析。

正常图像（图4.11）

· 静脉注射放射性药物后，可迅速在双侧腮腺和下颌下腺观察到对称性摄取，摄取量随时间推移而增加。腮腺和下颌下腺的摄取率基本相同，很多时候腮腺较强。舌下腺没有摄取显像。

· 刺激唾液腺分泌唾液后，腮腺和下颌下腺的摄取迅速减弱、浓聚区域缩小，唾液中的放射性成分可在口腔内确认。

· 正常成像范围内除唾液腺外，还可见甲状腺的弥漫性生理性摄取。

适应证

· 干燥综合征（Sjögren syndrome）中，通常以评估唾液腺功能减退的有无和程度为目的进行显像。唾液腺闪烁显像也适用于急性-慢性唾液腺炎，在唾液腺结石症中也可用于评估唾液腺的功能（如分泌能力）。

· 唾液腺肿瘤常有摄取缺损，诊断意义较低，但**Warthin瘤和腮腺嗜酸性腺瘤可见高摄取**，有助于鉴别诊断。

干燥综合征（图4.12）

· 唾液腺摄取反映了其功能减退，可被用作诊断标准。有研究表明，唾液腺对分泌刺激的反应性降低的程度反映了病症的严重程度。

MEMO

刺激唾液分泌的注意事项

唾液腺显像检查的过程中给予受检者柠檬汁、柠檬酸、维生素C片剂等刺激唾液腺分泌。若在检查开始时提前说明这一点，则刺激唾液分泌前受检者会因条件反射而分泌唾液，不利于检查，因此最好不要提前通知受检者将刺激唾液腺分泌。

· 厚生労働省研究班, 編. シェーグレン
症候群（SjS）改訂診断基準. 1999.
· Shizukuishi K, et al. Scoring analysis
of salivary gland scintigraphy in
patients with Sjögren's syndrome.
Ann Nucl Med 2003; 17: 627-31.
· Ogura I, et al. Submandibular sialo-
lithiasis with CT and scintigraphy: CT
values and salivary gland excretion in
the submandibular glands. Imaging
Sci Dent 2017; 47: 227-31.

唾液腺结石症（图4.13，4.14）

· 主要发生在下颌下腺。功能可以相对维持时提示存在分泌功能障碍，在刺激唾液腺分泌唾液后仍有高摄取残留。若病程较长导致功能减退，则可见相关腺体局限性摄取减弱。

Warthin 瘤（图4.15）

· 好发于腮腺，常为多发性。常可见肿瘤部位的高摄取，在刺激唾液腺分泌唾液后仍有摄取残留，因此刺激唾液分泌后的对比度更高，可以更好地显影。

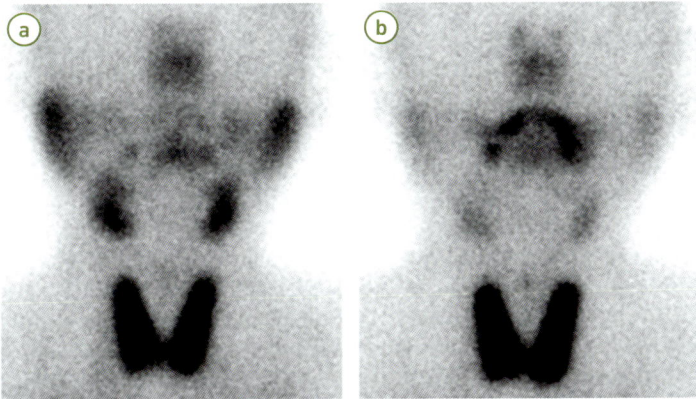

图4.11 正常图像（50余岁，女性）
a. 刺激唾液腺分泌唾液前的闪烁图像；
b. 刺激唾液腺分泌唾液后的闪烁图像
双侧腮腺、下颌下腺可见左右对称的摄取，刺激唾液腺分泌唾液后摄取迅速减弱、浓聚区域缩小

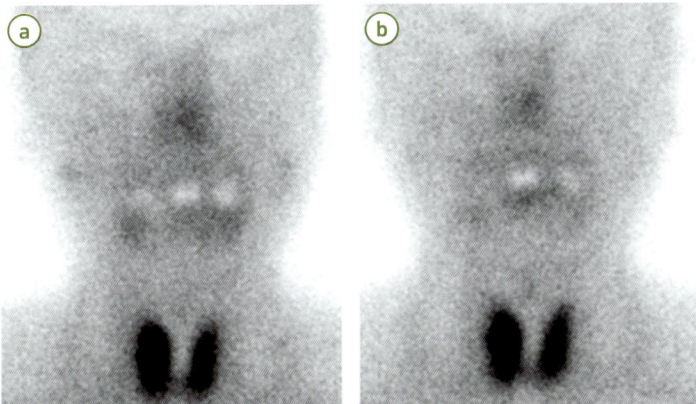

图4.12 干燥综合征（60余岁，女性）
a. 刺激唾液腺分泌唾液前的闪烁图像；
b. 刺激唾液腺分泌唾液后的闪烁图像
双侧腮腺、下颌下腺的弥漫性摄取异常降低

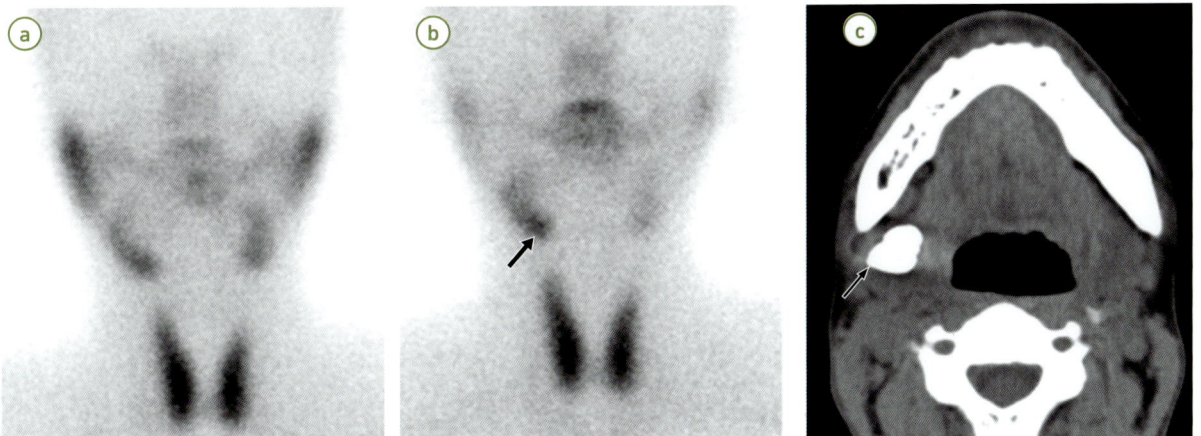

图4.13 唾液腺结石症（40余岁，女性）
a. 刺激唾液腺分泌唾液前的闪烁图像；b. 刺激唾液腺分泌唾液后的闪烁图像；c. CT图像
图a中未显示异常表现，在图b和图c中可见结石所在的右侧下颌下腺内的摄取残留（黑色箭头），反映了分泌功能障碍

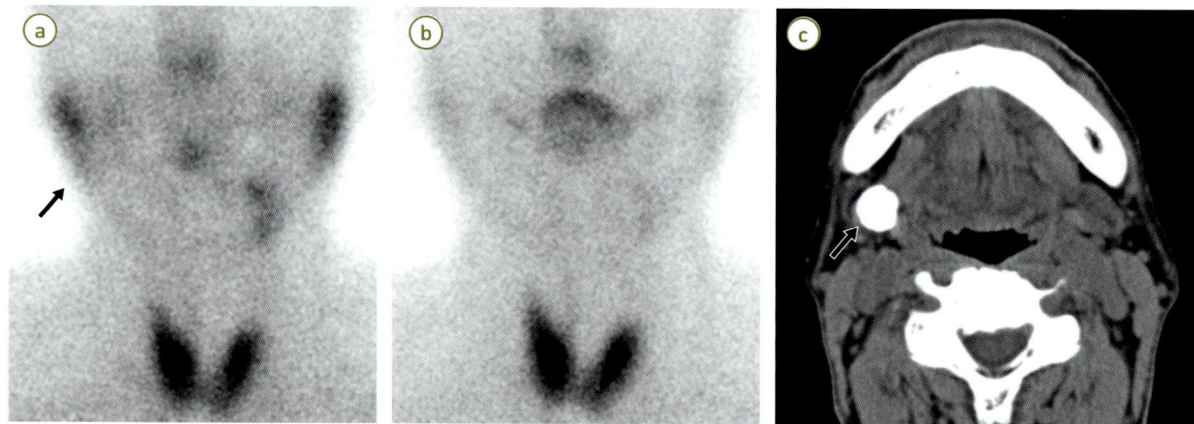

图4.14　唾液腺结石症（右侧下颌下腺）（60余岁，男性）

a. 刺激唾液腺分泌唾液前的闪烁图像；b. 刺激唾液腺分泌唾液后的闪烁图像；c. CT图像

由于长期存在唾液腺结石（黑色箭头），右侧下颌下腺功能减退，图a中可见局限性的摄取降低。其他腺体无异常，图b无法识别异常表现

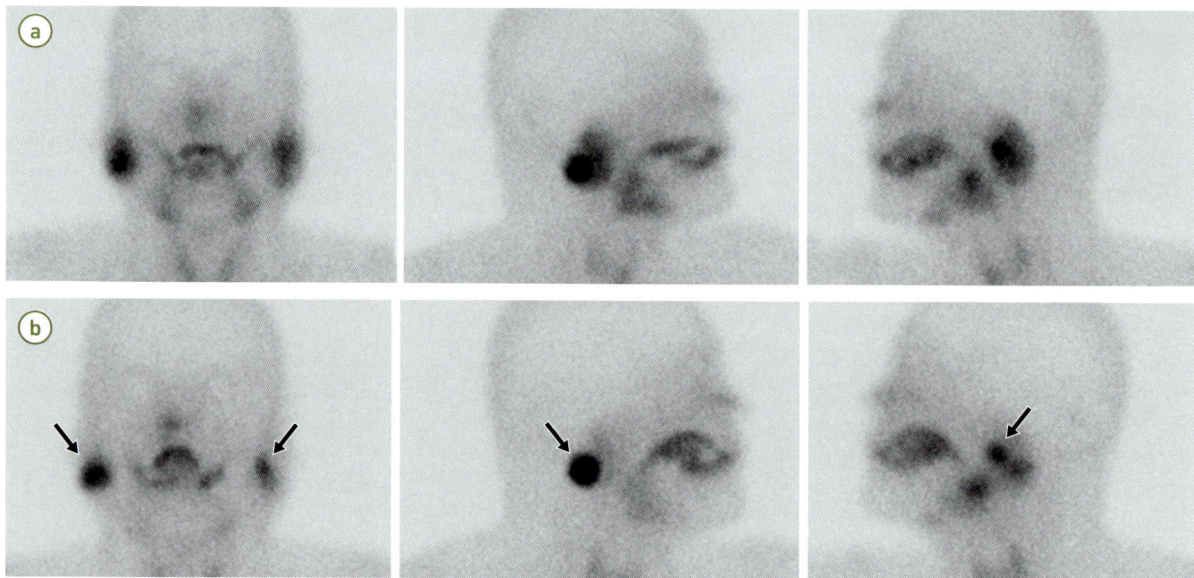

图4.15　Warthin瘤（50余岁，男性）

a. 刺激唾液腺分泌唾液前的闪烁图像；b. 刺激唾液腺分泌唾液后的闪烁图像

图a可见双侧腮腺内结节状高摄取，图b可见更加明确的显影（黑色箭头）。双侧活检均诊断为Warthin瘤

关键点

· 注射放射性药物$^{99m}TcO_4^-$、刺激唾液腺分泌唾液后进行检查可以评估腮腺、下颌下腺的形态与功能。

04 核医学检查
^{123}I、$^{99m}TcO_4^-$ 甲状腺闪烁显像

📎 **MEMO**

限制碘摄入

^{123}I闪烁显像中使用的放射性药物的含碘量非常低,如果在检查前不限制碘的摄入则无法获得合适的检查图像。据研究,日本人的平均碘摄入量是$750 \sim 2000 \mu g/d$,但进行^{123}I闪烁显像前的摄入量应该限制在$200 \mu g/d$以下。要避免进食海产品,如海藻、鱼类和贝类。其他如日式酱汁、含琼脂的加工类食品也需要注意。还必须避免使用碘造影剂等含碘药物(详见Giovanella L, et al. EANM practice guideline/ SNMMI procedure standard for RAIU and thyroid scintigraphy. Eur J Nucl Med Mol Imaging 2019; 46: 2514-25.)。

检查要点

- 甲状腺显像是一种通过注射可被甲状腺摄取的放射性药物并对其分布进行成像的检查方法,可**评估甲状腺功能和形态**。
- 可根据甲状腺内放射性药物的摄取程度评估其功能,根据摄取区域评估甲状腺的大小、位置和形态。

检查原理

- 甲状腺会主动吸收血液中的I^-,有机化后合成甲状腺激素并分泌出去。给予放射性药物^{123}I(半衰期13.2小时)后进行闪烁显像,并通过其摄取情况评估甲状腺功能。
- 注射放射性药物$^{99m}TcO_4^-$(半衰期6小时)后,它会以与放射性碘相同的方式进入甲状腺,也可以用于评估甲状腺功能。

两种药剂的差异及正确使用方法

- 给予放射性药物^{123}I后,它会在甲状腺中有机化并进入激素合成过程。因此,可以通过给药后早期(3小时后)成像来评估甲状腺的离子摄取能力,通过晚期(24小时后)成像来评估有机化和激素合成能力。检查前必须限制碘摄入。
- 使用$^{99m}TcO_4^-$时,可在给药20~30分钟后成像以**评估离子吸收能力**。由于没有被有机化,其**无法用于评估甲状腺的激素合成能力**。
- $^{99m}TcO_4^-$甲状腺显像时,在检查前不需要限制碘摄入。拥有$^{99}Mo-^{99m}Tc$发生器且能进行核医学检查的医疗机构可在需要时快速完成检查。

检查方法

^{123}I闪烁显像
- 检查前需要限制碘摄入至少1周(通常是2周)。
- 口服含^{123}I($3.7 \sim 7.4$ MBq)的胶囊。
- 给药3~6小时后和24小时后以甲状腺为中心进行颈部前侧面成像。

$^{99m}TcO_4^-$闪烁显像
- 无需预处理。
- 静脉注射$^{99m}TcO_4^-$($74 \sim 185$ MBq)。
- 给药20~30分钟后以甲状腺为中心进行颈部前侧面成像。
- 计算甲状腺摄取率时,^{123}I和$^{99m}TcO_4^-$两种闪烁显像要分别计算给药量与甲状腺的闪烁计数之比。

正常图像

- ^{123}I、^{99m}TcO$_4^-$均可见甲状腺内均匀摄取。
- ^{123}I的甲状腺摄取率，3小时后为5%～15%、24小时后为10%～40%，^{99m}TcO$_4^-$的甲状腺摄取率为0.5%～4%。两者在腮腺和下颌下腺中均可见生理性摄取。

适应证

- 常用以鉴别甲状腺功能亢进中的Basedow病（Graves病）和破坏性甲状腺炎（通常很难用其他方法鉴别）。
- 此外，也用于对Basedow病（Graves病）进行口服放射性碘疗法之前的功能诊断、给药量评估，对功能性甲状腺结节（Plummer病等）和异位甲状腺进行定位和功能诊断等。

Basedow病（Graves病）（图4.16，4.17）

- 甲状腺双叶可见弥漫性肿胀、浓聚。峡部的上方有时可见锥体叶显影。
- 唾液腺中的生理性摄取会因甲状腺的摄取而受抑制。

破坏性甲状腺炎（亚急性甲状腺炎、无症状甲状腺炎等）（图4.18）

- 通常情况下，甲状腺内几乎无摄取。
- 虽然各种类型的慢性甲状腺炎的摄取程度不相同，但破坏程度高的急性发作期也可表现为弥漫性摄取降低。

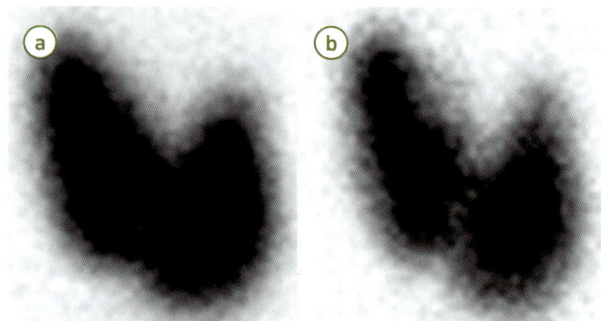

图4.16　Basedow病（Graves病）（30余岁，女性）
a. 给药3小时后的^{123}I闪烁图像；b. 给药24小时后的^{123}I闪烁图像
摄取率，3小时后65.3%，24小时后75.9%

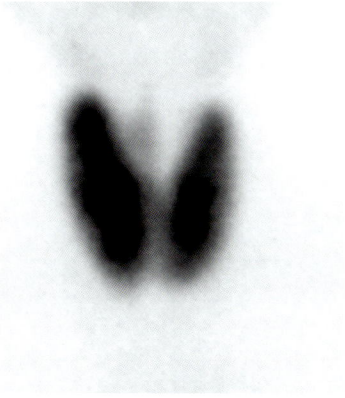

图4.17　Basedow病（Graves病）（50余岁，女性）
$^{99m}TcO_4^-$闪烁图像
摄取率为18.7%

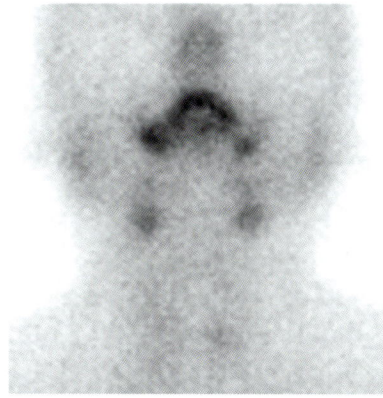

图4.18　亚急性甲状腺炎（60余岁，女性）
$^{99m}TcO_4^-$闪烁图像
可见唾液腺、口腔内生理性摄取

Plummer病（图4.19）

- 结节可自主分泌甲状腺激素，故表现为甲状腺功能亢进。
- 也被称为自主功能性甲状腺结节（autonomously functioning thyroid nodule，AFTN）。
- 可见与结节轮廓一致的浓聚，其他正常甲状腺组织中的摄取受抑制。

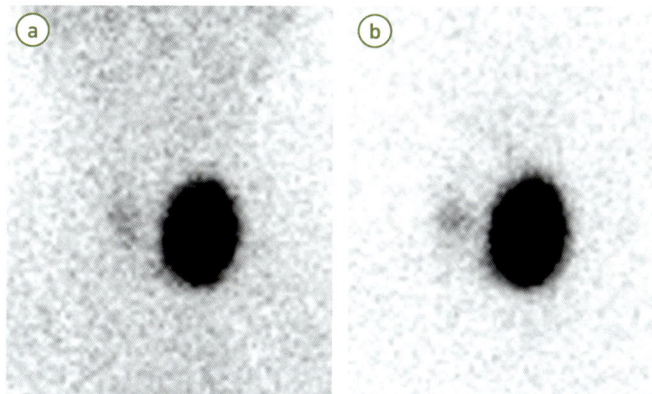

图4.19　Plummer病（60余岁，女性）
a. 给药3小时后的^{123}I闪烁图像；b. 给药24小时后的^{123}I闪烁图像
甲状腺左叶可见肿块状高摄取。摄取率，3小时后10.5%，24小时后47.7%

关键点

- $^{99m}TcO_4^-$和^{123}I可用于评估甲状腺的形态和功能，以及甲状腺功能亢进的鉴别诊断。

04 核医学检查
⁹⁹ᵐTc–(H)MDP骨显像

术语表

药物相关性颌骨坏死 (medication-related osteonecrosis of the jaw, MRONJ)
由抗骨吸收药物或血管生成抑制剂引起的颌骨坏死的总称。

抗骨吸收药物相关性颌骨坏死 (antiresorptive agents-related osteonecrosis of the jaw, ARONJ)
由双膦酸盐制剂或地舒单抗引起的颌骨坏死的总称。

双膦酸盐相关性颌骨坏死 (bisphosphonate-related osteonecrosis of the jaw, BRONJ)
由用于骨转移和骨质疏松症的双膦酸盐制剂导致的难治性颌骨坏死。

地舒单抗相关性颌骨坏死 (denosumab-related osteonecrosis of the jaw, DRONJ)
由用于骨转移和骨质疏松症的单克隆核因子κB受体活化因子配体（receptor activator of NF κB ligand, RANKL）地舒单抗(denosumab)导致的顽固性颌骨坏死。

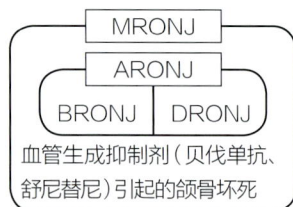

```
┌──────────────────────┐
│       MRONJ          │
│  ┌────────────────┐  │
│  │     ARONJ      │  │
│  │ ┌──────┬─────┐ │  │
│  │ │BRONJ │DRONJ│ │  │
│  │ └──────┴─────┘ │  │
│  └────────────────┘  │
└──────────────────────┘
```
血管生成抑制剂（贝伐单抗、舒尼替尼）引起的颌骨坏死

必读

· 颚骨壊死検討委員会，編. 骨吸収抑制薬関連顎骨壊死の病態と管理. 顎骨壊死検討委員会ポジションペーパー 2016.

检查要点

· 给予放射性药物磷酸化合物制剂，使骨代谢亢进部位显像，用来寻找骨转移灶和评估骨髓炎。

检查原理

· 由于其被骨的羟基磷灰石晶体化学吸附并在骨代谢亢进的部位摄取更多，因此在寻找原发性和转移性骨肿瘤方面的表现优异，也可以评估骨髓炎和活动性关节炎。

· 在骨折和衰老伴随的骨变性等病理情况下也会被摄取，疾病特异性低。

检查方法

· 静脉注射555～740 MBq（15～20 mCi）的⁹⁹ᵐTc–MDP（锝亚甲基双膦酸盐）或⁹⁹ᵐTc–HMDP（锝羟基亚甲基双膦酸盐），2～3小时后用γ照相机对药物摄取分布进行成像。

· （H）MDP是一种膦酸盐化合物，给药3小时后约30%被骨摄取，50%以上从肾脏随尿液排出。

· 通常在进行全身成像时，嘱患者仰卧位，使用位于腹侧和背侧位置的探测器从头顶扫描至脚趾，并根据需要追加特定部位的成像（特定局部图像）或旋转探测器的SPECT成像。

· 头颈部成像经常以评估上、下颌骨骨髓炎为目的，通常以上、下颌骨为中心进行特定局部成像和SPECT成像。

· 近年来SPECT/CT一体机已经普及，SPECT与CT获得的形态学信息常一起用于评估病变（图4.20，4.21）。

MEMO

三时相骨显像

骨显像有3种：给药2~3小时后的延迟相、给药60秒后的血流相和给药5~15分钟后拍摄的软组织相（或称血池相），合称三时相骨显像。三时相骨显像可评估骨髓炎。虽然很早就确立了方法论，但缺少可信度高的文章讨论与目前临床主流使用的多层CT和MRI等影像诊断相比，三时相骨显像对上、下颌骨坏死和骨髓炎的诊断精度和对治疗方案的影响。

· Bolouri C, et al. Performance of orthopantomography, planar scintigraphy, CT alone and SPECT/CT in patients with suspected osteomyelitis of the jaw. Eur J Nucl Med Mol Imaging 2013; 40: 411-7.
· Ruggiero SL, et al. American association of oral and maxillofacial surgeons position paper on medication-related osteonecrosis of the jaw-2014 update. J Oral Maxillofac Surg 2014; 72: 1938-56.
· Wong KK, et al. Dynamic bone imaging with 99mTc-labeled diphosphonates and 18F-NaF: mechanisms and applications. J Nucl Med 2013; 54: 590-9.
· Shi X, et al. Diffuse hepatic and splenic uptake of Tc-99m methylene diphosphonate on bone scintigraphy after intravenous administration of gadolinium-containing MRI contrast. Clin Nucl Med 2011; 36: 178-82.
· Hommeyer SH, et al. Skeletal nonvisualization in a bone scan secondary to intravenous etidronate therapy. J Nucl Med 1992; 33: 748-50.
· Morris PG, et al. Intravenous bisphosphonate therapy does not acutely alter nuclear bone scan results. Clin Breast Cancer 2010; 10: 33-9.

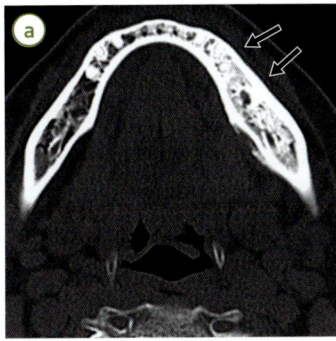

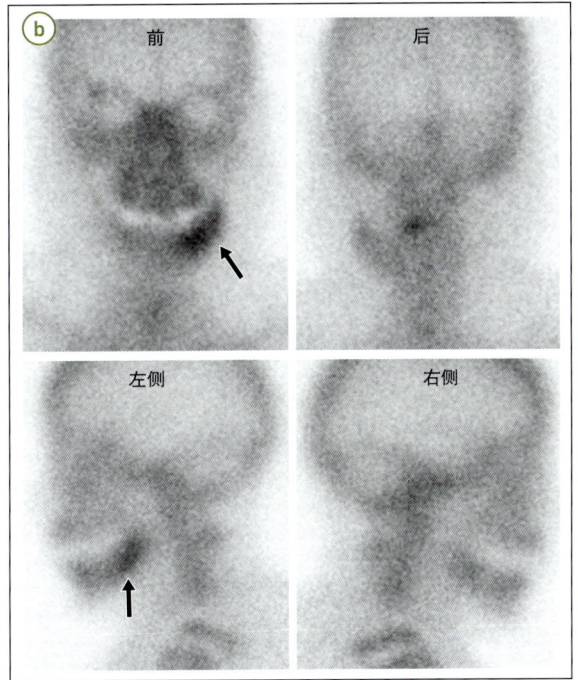

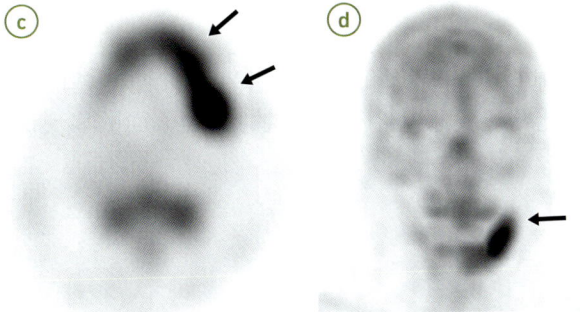

图4.20 乳腺癌手术后使用双膦酸盐制剂和地舒单抗引起的下颌骨骨髓炎（40余岁，女性）
a. CT；b. 骨显像平面；c. SPECT横断面；d. MIP
可见颌骨正中到左下的大范围骨硬化（图a黑色箭头），以及与其一致的浓聚（图b～d黑色箭头）

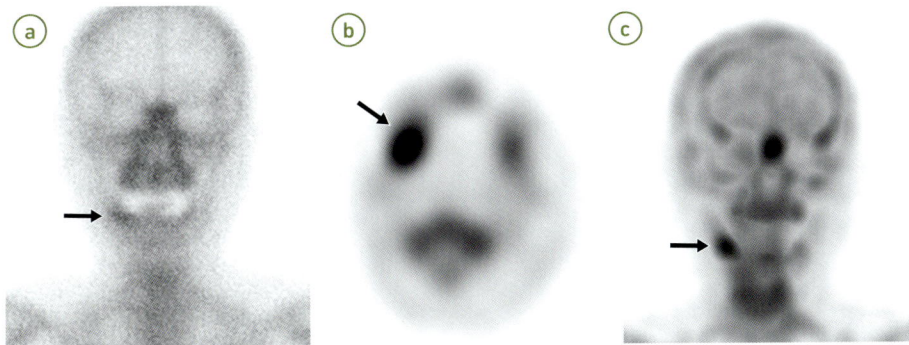

图4.21 右侧根尖周炎（80余岁，女性）
a. 骨显像平面；
b. SPECT横断面；
c. MIP
炎性灶呈阳性（黑色箭头）

你知道吗？

检查顺序
骨显像检查不需要特殊的预处理。有文献报道，在骨显像前因增强MRI注射Gd-DTPA时，Gd-DTPA与膦酸盐化合物形成胶质，会使肝和脾中的摄取增加。虽然骨摄取的降低似乎没有在图像中表现出来，但骨的异常摄取可能与肝、脾重叠并对诊断产生不利影响，因此最好调整检查顺序。此外，据报道，给予第一代双膦酸盐制剂替膦酸盐后进行骨显像会减少骨的摄取。虽然第三代双膦酸盐制剂佐瑞膦酸盐（Zometa）对其没有影响，但若可能应避免在骨检查前给予双膦酸盐制剂。

关键点
· 因乳腺癌等癌症的骨转移使用双膦酸盐制剂后，以评估骨髓炎为目的进行骨显像时，可能在颅骨和颈椎中看到意想不到的转移性病变，因此要注意追加检查。反之，若在寻找骨转移进行的骨显像中见到颌骨浓聚，要注意它可能反映的不是骨转移而是骨髓炎。

05

超声检查
原理及设备

超声检查原理

术语表

声阻抗
声阻抗是相对于声波的介质特有阻值。声阻抗（Z）= 介质特有的声速（c, m/s）× 介质的密度（ρ, kg/m³）。

- 超声是超出人类可听频率（20 kHz）的声波，医学超声检查中使用的超声频率约为2 MHz~30 MHz。超声进入体内接触到声学性质不同的组织界面后，一部分会被反射，剩余部分会穿透过去。超声检查接收该反射波（回声）并对内部结构和血流进行成像。

- 回声的强度由反射边界组织的特异性声阻抗差异决定。由于骨和气的声阻抗与软组织明显不同，大部分超声在这些边界处被反射。因此，骨或气后方的回声减弱，称为暗区（声影）。

- 超声频率越高则超声图像的分辨率越高，但回声衰减程度越大，因此难以观察深处区域。一般甲状腺、乳腺等浅表器官的检查使用7 MHz~15 MHz的频率，腹部器官、心脏等较深的部位使用2.5 MHz~6 MHz的频率。

- 超声检查大致分为超声层析成像法和用于测量血流的多普勒法。超声层析成像法中使用最多的B型超声，操作时慢慢移动探头发射和接收超声，重复多次。B型超声可将回声的强度转化为辉度并实时表现为二维图像，在深度方向根据超声的发射和接收时间计算距离，在水平方向根据与移动距离的比例显示位置信息。

- 多普勒法是一种将声束发射到血管和组织后利用血液中的血细胞成分引起的多普勒效应测量血流速度和方向并成像的方法。

- 彩色多普勒法是将血液平均流速和方向等信息与B型等超声层析成像进行叠加使其表现为彩色的方法。

- 功率多普勒法是彩色多普勒法的一种，但它不表现血流速度或方向，而是表示多普勒信号的反射强度。它对声束相对于血流的角度的依赖性较小，特点是小血管或低流速的血流也可以显像。

- 医用超声对人体无害，超声检查最大的优点是无创，具有简单、实时、价格低廉等优点。因此，超声检查不仅可用于儿童、良性疾病和详细检查，还常用于筛查和随访观察。

- 超声检查的缺点是依赖操作者，缺乏再现性和客观性。

- 超声检查的实时性使超声引导下的各种介入性检查和治疗成为可能。超声引导下细针穿刺细胞学检查（fine needle aspiration cytology，FNAC）是详细检查甲状腺结节性病变的必要检查。

颈部浅表区域的超声检查设备

- 诊断设备最好是帧率可以保证在10 Hz/s以上的电子扫查设备。
- 探头必须是电子线性探头，频率至少为10 MHz，中心频率在7 MHz以上。对于较瘦的成年人或儿童，建议准备中心频率为12 MHz~14 MHz的探头。所用探头的视野范围应在4 cm左右，轻便易握，平移、角度变化、旋转等操作方便。
- 甲状腺高度肿大或进行颈部巨大肿块的检查时，中心频率为4 MHz~6 MHz的复合型探头可能有利于观察。
- 观察甲状腺或浅表区域时，通过设置基础的增益、动态范围、焦点等初始值，可以在相同条件下开始检查。
- 应确认探头的镜头表面是否有明显的划痕或磨损。
- 此外，应查看屏幕上位于图像显示区域左侧或右侧边缘的灰度标杆，并确认是否表示为最低辉度到最高辉度。

MEMO

增益和动态范围的调整

将接收到的超声信号进行一定程度增幅的设置是增益调整。增加增益则整体辉度增加，但增加过多会放大噪声，细微变化的观察会变得困难。若降低增益则整体辉度降低、图像变暗，而降低过多则必要信息也会无法显示。为了获得合适的图像，设置增益值使其没有过度或不足从而整体可被清晰显示非常重要。动态范围是可以显示接收回声的范围，升高时图像色调丰富且柔和，降低时图像对比度强。

你知道吗？

超声弹性成像

超声弹性成像是一种使用超声以无创方式对组织硬度进行成像的技术，包括2种方法：①对组织加压后测量其应变并对其相对硬度进行成像；②对组织加振后测量剪切波的传播速度并对其绝对硬度进行成像。加压方法分为手动加压和声辐射压力加压。在日本，使用超声弹性成像评估肝纤维化已被纳入医保范围，对乳房区域的超声弹性成像也正逐渐成为常规检查。在头颈部区域，超声弹性成像已被探讨用于诊断甲状腺结节或淋巴结转移以及评估弥漫性甲状腺肿的硬度。

关键点

- 超声检查时，超声频率越高则分辨率越高，但回声衰减也随之增加，这使深处区域难以观察。软组织与骨或空气的交界处声阻抗差异较大，大部分超声被反射，后部回声衰减使深处区域的观察变得困难。

· 小笠原正文. 使用装置. 日本乳腺甲状腺超音波医学会·甲状腺用語診断基準委員会 编. 甲状腺超音波診断ガイドブック, 改訂第3版. 南江堂. 東京, 2016.

05 超声检查
颈部超声检查技巧

检查体位

· 基本上使用仰卧位，颈部伸展即可。应确认受检者有无颈椎疾病、背痛和腰痛，为了采取疼痛较轻的体位，应在观察受检者的同时进行调整。

· 对于腰背弯曲的老年人，应使用枕头或毛巾垫高头侧，采取负担较轻的体位。

· 检查腮腺区、下颌、外颈时，让面部转到受检侧或相反侧可使超声较易入射。

探头的操作、扫查

· 同一个探头，若可选择使用频段，应优先考虑空间分辨率高的频段。患部较深时为了达到足够深度，应降低频段设定进行观察。

· 为了使超声垂直射入，应在保持颈部表面皮肤与探头之间密封性的同时进行扫查。

· 使用彩色多普勒法或功率多普勒法进行检查时，过度压迫可能会干扰血流使其无法被正确描记，因此应一边调节压迫力度，一边进行检查。

· 观察下颌时应使探头平行于下颌，向上略微压迫扫查。

· 观察锁骨上窝时应使探头平行于锁骨，向下略微压迫扫查。

超声检查的伪影

多重反射（混响伪影）

· 多重反射指超声在彼此平行的强反射界面上重复反射，产生的伪影称为混响伪影。由于无法区分仅反射一次和多次反射后的回声，需要根据发送和接收间的时间计算并显示距离，因此会在反射界面后方显示条状虚拟图像。此现象易出现在囊肿或淋巴结内部等相对均匀的低回声区中，在靠近体表的区域也易见到，在超声衰减的深处区域则很少见。

· 颈部由于存在甲状腺和气管内腔间的界面，气管内腔可见多重反射。当因甲状腺囊肿中储存黏性胶质的微小颗粒产生多重反射时，会出现彗星征（图5.1）。

声影（acoustic shadow）

· 超声无法穿透能够强力反射超声的结构（骨、钙化等）或吸收超声能量的结构（空气、高度纤维化等）。在此部分得到的无回声区被称为声影。声影可出现在甲状腺结节内沉积的钙化灶后方（图5.2）。

MEMO

多重反射的处理方法
稍微倾斜探头，避免声束垂直于反射界面。
声影和侧边声影的处理方法
部分设备不仅具有在垂直方向上，还具有在多个方向上发送和接收超声、合成并创建图像的空间合成功能，可减少声影和侧边声影。

后方回声增强

- 超声衰减和反射较少的组织或没有衰减和反射的结构后方会形成高辉度区域。颈总动脉和颈内静脉等大血管或囊肿可见后方回声增强（图5.1）。
- 也可能出现在恶性淋巴瘤等细胞密度高的肿瘤中。

侧边声影

- 在声速不同的球形边界表面，超声声束的折射导致声束无法到达的外侧缘后方区域内形成伪影。通常见于有包膜的光滑的良性结节（图 5.1）。

旁瓣伪影

- 从振荡器发出的超声声束主要沿垂直方向发射（主束），但实际上在主束周围也会斜向发出微弱的声束（旁瓣）。
- 若旁瓣的路径上有反射体则会与主束的回声信号同时传回，表现为主束方向有反射体，这被称为旁瓣伪影。

镜像伪影

- 存在强反射体时，可能产生像镜子一样的前后、上下对称的虚像，称为镜像伪影（镜面反射）。
- 颈部可见横跨气管壁的上下对称虚像。

晕染伪影

- 彩色多普勒法中血流信号超出血管边界的现象，血流显示超出了实际血流区域。

MEMO
镜像伪影的处理方法
可以调整探头的角度。

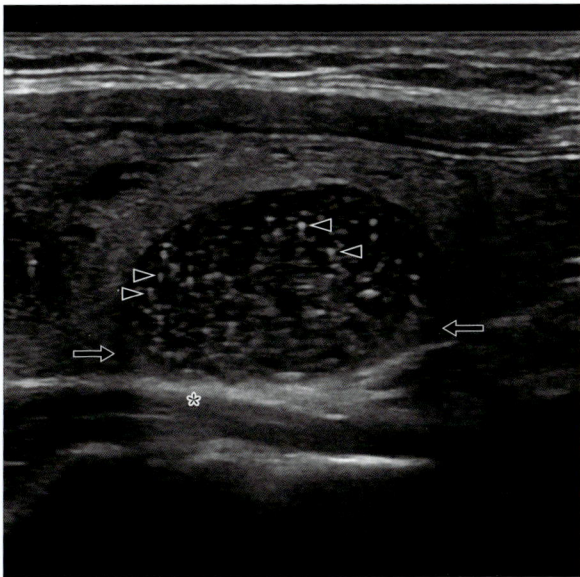

图5.1　彗星征，后方回声增强，侧边声影（60余岁，男性）
甲状腺胶质囊肿内点状回声后方可见彗星状的白色条纹（彗星征，黑色三角箭头）。囊肿的背面可见后方回声增强（*）。外侧缘可见无回声区（黑色箭头）

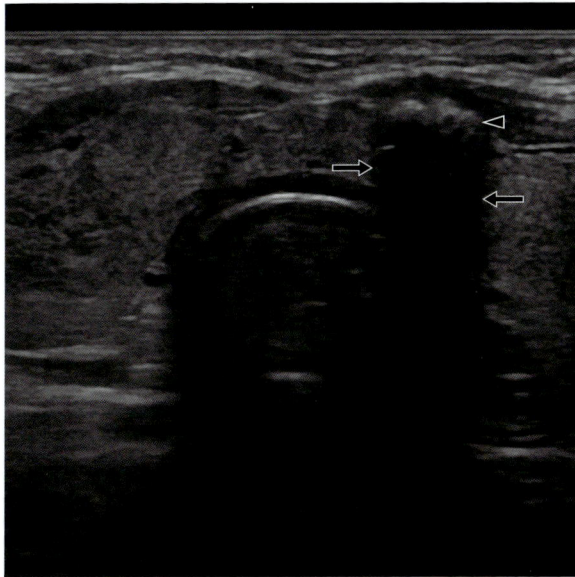

图5.2　声影（70余岁，女性）
甲状腺结节内钙化灶（黑色三角箭头）后方可见无回声区（黑色箭头）

05 超声检查
应用举例：甲状腺

必读

- 村上 司, 志村浩己. びまん性病变. 日本乳腺甲状腺超音波医学会・甲状腺用語診断基準委員会編. 甲状腺超音波診断**ガイドブック**, 改訂第3版. 南光堂, 東京, 2016, p47-8.
- 鈴木眞一. 結節性病变. 日本乳腺甲状腺超音波医学会・甲状腺用語診断基準委員会, 編. 甲状腺超音波診断**ガイドブック**, 改訂第3版. 南江堂, 東京, 2016, p48-54.

- Miyauchi A. Clinical trials of active surveillance of papillary microcarcinoma of the thyroid. World J Surg 2016; 40: 516-22.
- Haugen BR, et al. 2015 American Thyroid Association Management Guidelines for Adult Patients with Thyroid Nodules and Differentiated Thyroid Cancer: The American Thyroid Association Guidelines Task Force on Thyroid Nodules and Differentiated Thyroid Cancer. Thyroid 2016; 26: 1-133.
- Tessler FN, et al. ACR Thyroid Imaging, Reporting and Data System（TI-RADS）: White Paper of the ACR TI-RADS Committee. J Am Coll Radiol 2017; 14: 587-95.
- 日本超音波医学会用語・診断基準委員会・超音波医 2011; 38: 667-8.

正常图像（图5.3）

- 甲状腺的横断面图像是从受检者的足侧观察断面所显示的图像，矢状面图像是从受检者右侧观察断面所显示的图像，图像的左侧是受检者的上方，右侧是下方。
- 甲状腺的左右侧叶通过中间的峡部相连，整体呈蝶形。超声检查横断面图像表现为以峡部为中心的平缓的山形，内部均匀，回声水平高于胸骨甲状肌等颈前肌或胸锁乳突肌。
- 气管前壁呈高回声，气管内腔可见多重反射。甲状腺外侧可见呈圆形的颈总动脉及其外侧呈椭圆形的颈内静脉。气管背侧的左侧可见颈段食管。甲状腺上动脉从甲状腺上极至下极走行，甲状腺下动脉在甲状腺外侧的背侧分为上极和下极两支。

甲状腺的大小

- 健康成年人的甲状腺，侧叶横径1~2 cm，长径4~5 cm，厚1~1.5 cm，峡部厚2~3 mm。以此为参考，超出以上范围时诊断为肿大。

甲状腺弥漫性病变的超声诊断

- 甲状腺弥漫性病变的诊断基础是症状和血液检查。
- 超声检查的目的是评估病变状况、有无结节性病变以及测量甲状腺体积，为首选影像学检查。
- 引起弥漫性病变的甲状腺疾病包括单纯性甲状腺肿、毒性弥漫性甲状腺肿（Graves病）、慢性甲状腺炎、无痛性甲状腺炎、亚急性甲状腺炎、恶性甲状腺肿等，肿瘤性病变则包括恶性淋巴瘤及弥漫性硬化型乳头状癌。
- 弥漫性病变的超声检查除了进行有无甲状腺的肿大或萎缩的观察外，也会评估甲状腺实质的回声水平、均匀性及血流，日本乳腺甲状腺超声医学会根据这些评估项目制作了弥漫性病变的超声诊断流程图（图5.4）。
- 在毒性弥漫性甲状腺肿中，虽然甲状腺弥漫性肿大，但超声检查可见正常至明显肿大的图像。腺体实质通常不均匀且回声水平降低。未经治疗的毒性弥漫性甲状腺肿在多普勒法中可见弥漫性明显增强的血流信号（图5.5）。
- 慢性甲状腺炎则呈现为边缘钝化、表面凹凸不平的分叶状结构、弥漫性肿大（图5.6）。内部回声水平弥漫性降低，整体粗糙且不均匀。终末期慢性甲状腺炎，甲状腺可能萎缩（图5.7）。
- 亚急性甲状腺炎可见与压痛和硬结部位一致的虫蚀状至地图状低回声区（图5.8）。发病时有单叶局部炎症和疼痛，对侧叶也

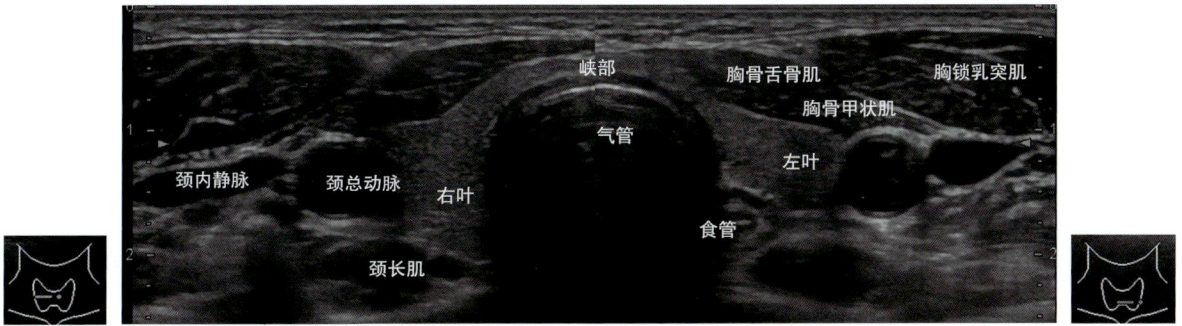

图5.3 正常甲状腺的超声图像

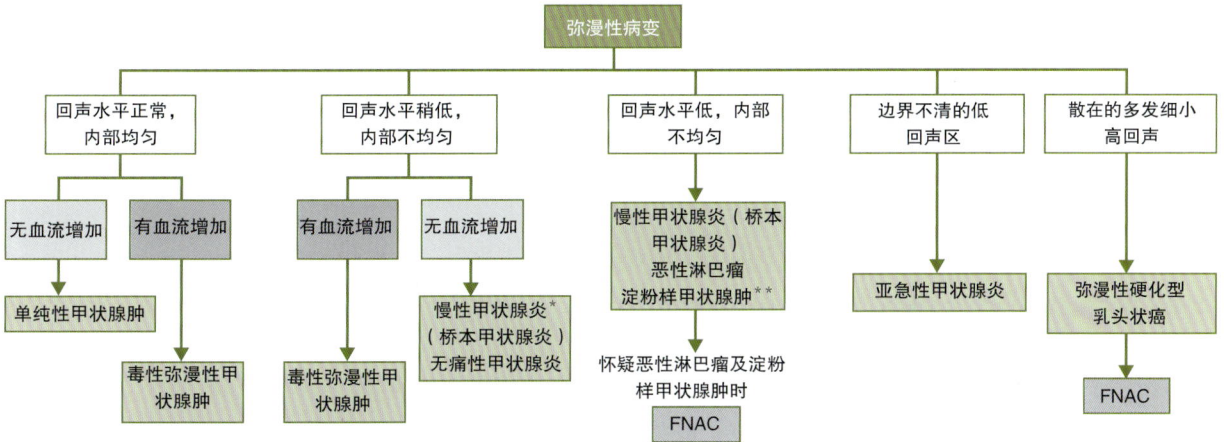

图5.4 弥漫性病变的超声诊断流程图

注：FNAC，细针穿刺细胞学检查。

　*，功能减退的病例，有时可见血流增加。

　**，若有脂质沉积则有时呈现为高回声水平。

改编自村上　司，志村浩己. びまん性病变. 日本乳腺甲状腺超音波医学会·甲状腺用語診断基準委員会 編. 甲状腺超音波診断ガイドブック，改訂第3版. 南光堂，東京，2016, p47-8.

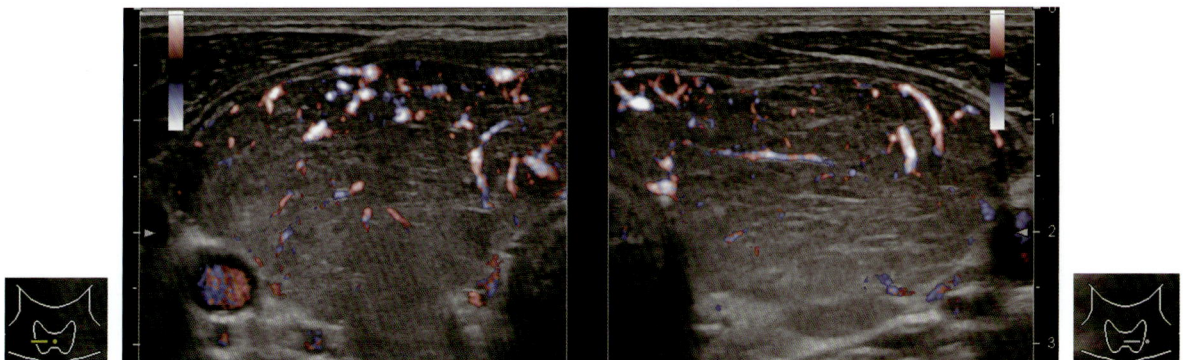

图5.5 毒性弥漫性甲状腺肿（30余岁，男性）

多普勒超声图像，甲状腺弥漫性肿大，可见整体血流增强

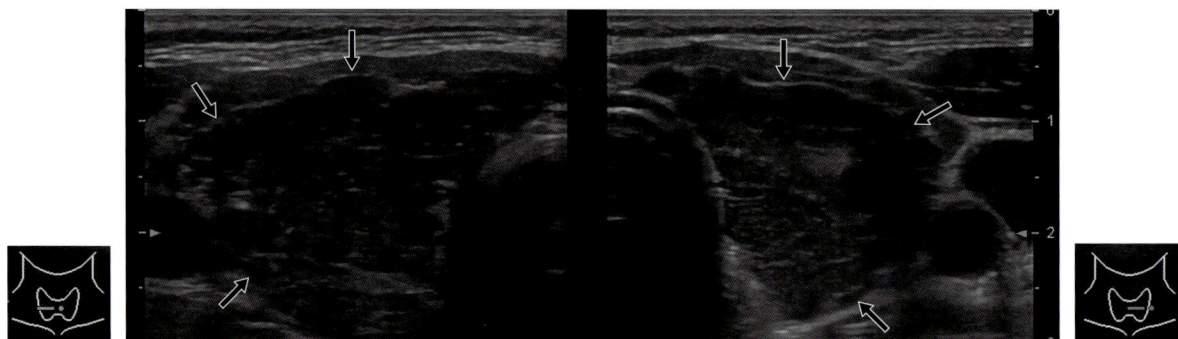

图5.6　伴有弥漫性肿大的慢性甲状腺炎（50余岁，女性）
甲状腺弥漫性肿大，腺体实质不均匀，回声水平降低（黑色箭头）

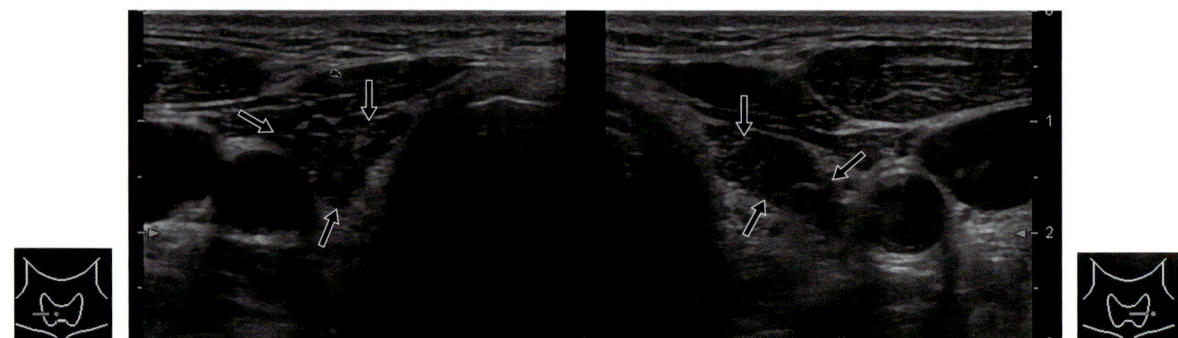

图5.7　伴有萎缩的终末期慢性甲状腺炎（60余岁，男性）
甲状腺实质呈高度萎缩变形（黑色箭头）

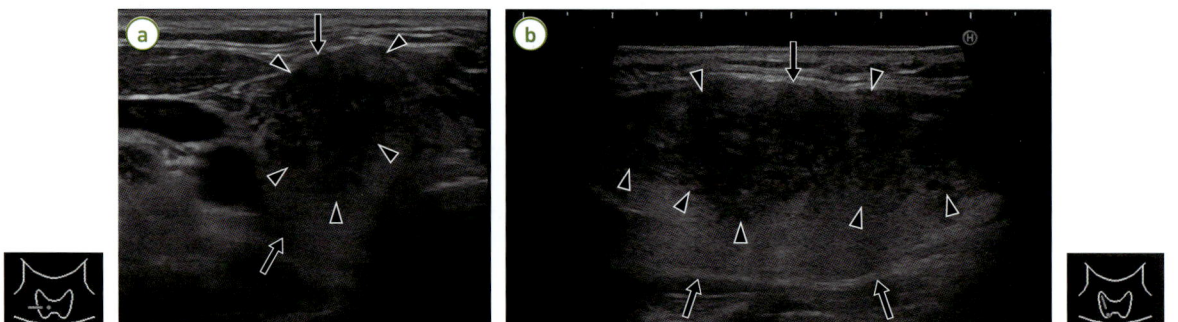

图5.8　亚急性甲状腺炎（50余岁，女性）
a. 超声横断面；b. 同部位矢状面
甲状腺肿大（黑色箭头），右叶可见边界不清的低回声区（黑色三角箭头）

可能逐渐出现症状，超声检查也可见对侧叶内与压痛部位一致的低回声区（Creeping现象）。

甲状腺结节的超声诊断

- 甲状腺超声检查经常意外发现结节，其中多数为良性。即便是恶性的，10 mm以下的"微小癌"一般不会增大，几乎无进展。因此，并非所有甲状腺结节都需要FNAC或手术，世界各国的相关指南均指出可随访观察。

- 日本乳腺甲状腺超声医学会将甲状腺结节分为囊性结节和实性结节，并制定了用于决定治疗方案的诊断流程（图5.9，

5.10）。根据超声诊断标准（**表5.1**），对于5~10 mm的高度怀疑为恶性的实性肿块，建议进行FNAC。对于10~20 mm的实性肿块，即使有一项表现是恶性的或多普勒法可见血流进入结节，也应进行FNAC，但对于没有疑似恶性表现的结节不推荐进行FNAC。大于20 mm的实性肿块均推荐进行FNAC。

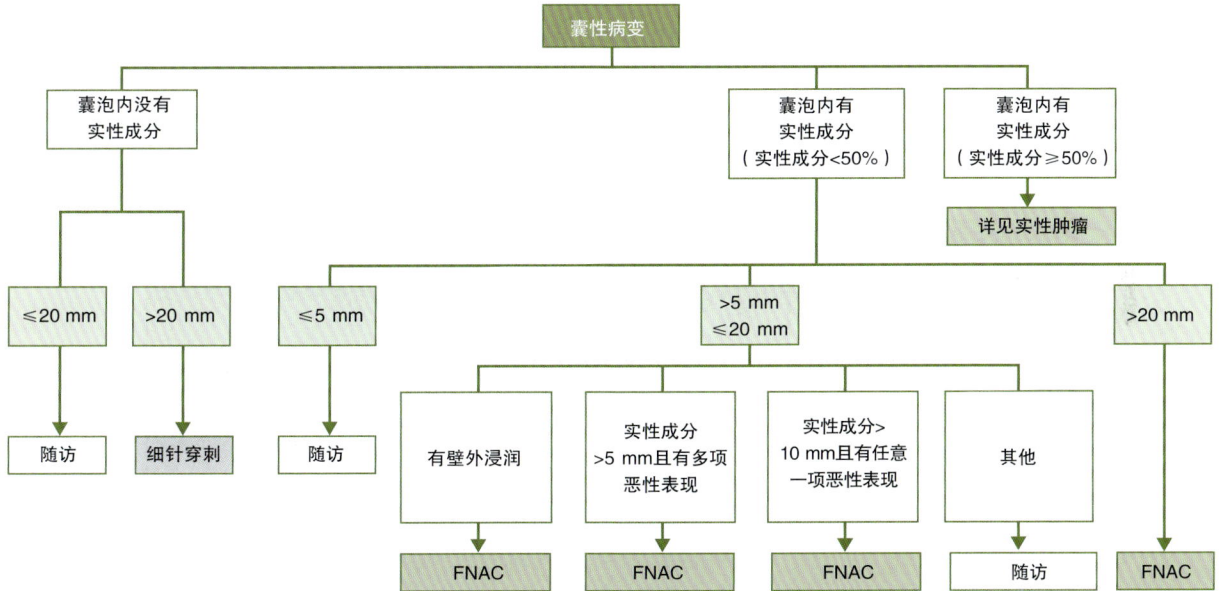

图5.9 囊性病变的超声诊断流程图

改编自村上　司, 志村浩己. びまん性病变. 日本乳腺甲状腺超音波医学会·甲状腺用語诊断基準委員会 編. 甲状腺超音波诊断ガイドブック, 改訂第3版. 南光堂, 東京, 2016, p47-8.

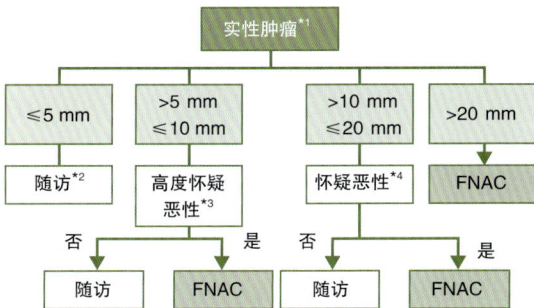

图5.10 实性肿瘤的超声诊断流程图

注：*1，有多个结节时，应按照各结节的囊性和实性标准，表现为海绵状（spongiform pattern）或蜂窝状（honeycomb pattern）的增生性结节（腺瘤样结节，腺瘤样甲状腺肿），若小于20 mm则仅超声随访，若达到20 mm则进行FNAC。

*2，怀疑有颈部淋巴结转移或远处转移，或因CEA、降钙素升高怀疑有髓样癌时，应穿刺。

*3，参照甲状腺结节超声诊断标准，高度怀疑恶性（几乎所有项目为恶性）。

*4，参照甲状腺结节超声诊断标准，任意一项表现为恶性或当通过多普勒法可见进入结节的血流（渗透性血流）时。

改编自村上　司, 志村浩己. びまん性病变. 日本乳腺甲状腺超音波医学会·甲状腺用語诊断基準委員会 編. 甲状腺超音波诊断ガイドブック, 改訂第3版. 南光堂, 東京, 2016, p47-8.

表5.1 甲状腺结节（肿块）的超声诊断标准

表现类型	主要表现				次要表现	
	形状	边界的清晰性、性状	内部回声		细小高回声	边界低回声区
			回声水平	均匀性		
良性表现	规则	清晰、光滑	高-低	均匀	无	规则
恶性表现	不规则	不清晰、粗糙	低	不均匀	多发	不规则/无

注：将超声表现的客观性评估中有用性较高（明确的）的表现称为"主要表现"。虽然在占恶性肿瘤90%的乳头状癌中较为典型，但仍将与主要表现相比具有统计学意义的发现率低的表现称为"次要"。

改编自铃木眞一. 結節性病变. 日本乳腺甲状腺超音波医学会·甲状腺用語诊断基準委員会 編. 甲状腺超音波诊断ガイドブック, 改訂第3版. 南江堂, 東京, 2016, p48-54.

- 超声诊断标准中的"恶性表现"是假设为甲状腺乳头状癌时的表现。通常乳头状癌的超声图像（图5.11）表现为形状不规则、边界不清晰、内部回声低、多发细小高回声。若怀疑为乳头状癌，需要确认有无腺外浸润、周围组织浸润或颈部淋巴结转移。

- 甲状腺滤泡状癌和甲状腺滤泡状腺瘤由于在临床及影像学上难以鉴别，故统称为滤泡状肿瘤。滤泡状腺瘤的超声图像（图5.12）通常为圆形或椭圆形、形状规则、边界处可见低回声区。由于微小浸润性滤泡状癌具有相同的形态，很难通过图像进行鉴别。与乳头状癌相比，滤泡状癌钙化（可产生高回声）的发生率较低。滤泡状腺瘤多在增大时出现囊肿形成。

- 甲状腺未分化癌内体积大的肿块多可见提示出血或坏死的囊泡。因肿瘤较大，甲状腺整体可能呈弥漫性低回声。病程长的分化癌可能转化为未分化癌，因此，肿块中常可见粗大钙化灶，有助于与恶性淋巴瘤相鉴别。

- 甲状腺髓样癌表现为实性的低回声肿块，从良性滤泡状腺瘤到类似乳头状癌的恶性所见有多种表现。内部因淀粉样蛋白沉积或钙化常伴有高回声。甲状腺髓样癌好发于两叶上极，有遗传性，两叶多发较为普遍。

- 甲状腺恶性淋巴瘤的内部回声水平极低，后方回声增强为其特征（图5.13）。病变形状不规则、边界清晰但不光滑（清晰且粗糙），虽然被视为结节，但可能在甲状腺整体内弥漫性存在。因多个结节接近后增大，边缘上的残存正常组织可能呈向内突入样。没有因钙化导致的高回声。

- 甲状腺腺瘤样甲状腺肿是甲状腺内结节多发导致的增生性病变。超声检查中经常会出现多个小的腺瘤结节。结节边界多缺乏低回声区，性质上非常多样化，包括囊性、混合性和实性（图5.14）。囊泡部分的性质也有多种，从无回声到有时可见因胶质而呈彗星样的回声，或有时可因出血、囊泡内容物浓缩等原因与实性成分混淆。

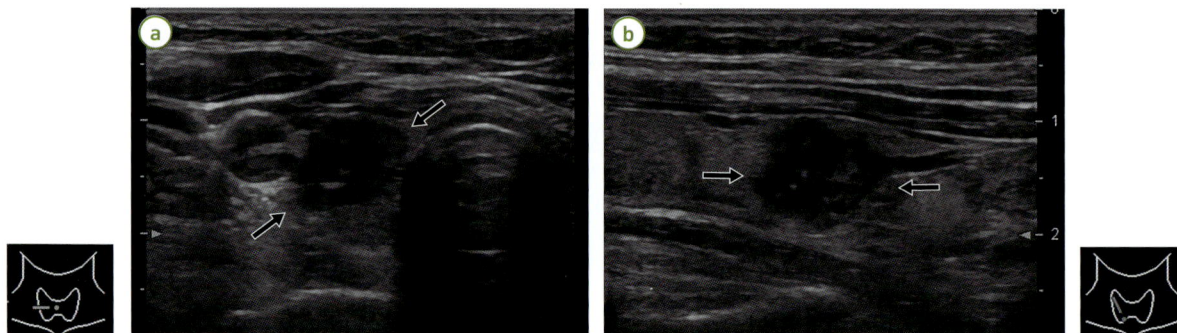

图5.11　甲状腺乳头状癌（50余岁，女性）
a. 超声横断面；b. 同部位矢状面
可见甲状腺右叶边界不清晰、粗糙且不均匀的低回声结节（黑色箭头）。内部可见点状的细小高回声

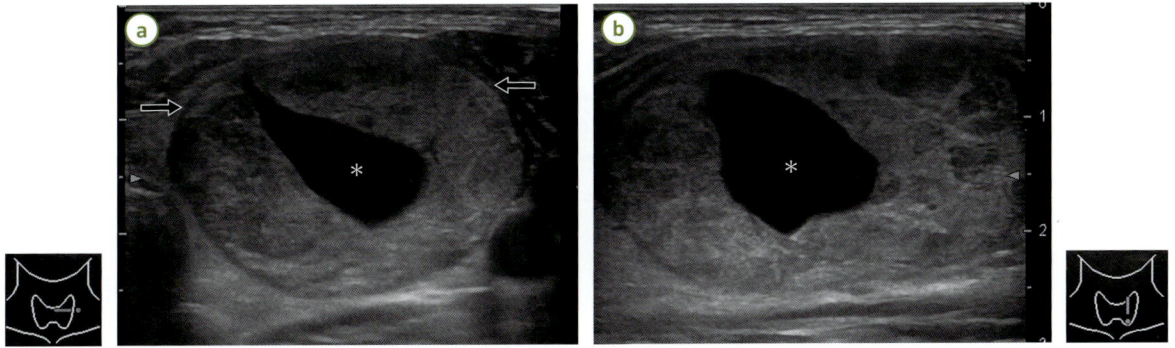

图5.12 伴有囊泡形成的滤泡状腺瘤（50余岁，女性）
a. 超声横断面；b. 同部位矢状面
边界处可见低回声带（黑色箭头），清晰且平滑。内部回声水平稍低或呈等回声，伴有囊泡形成（＊）

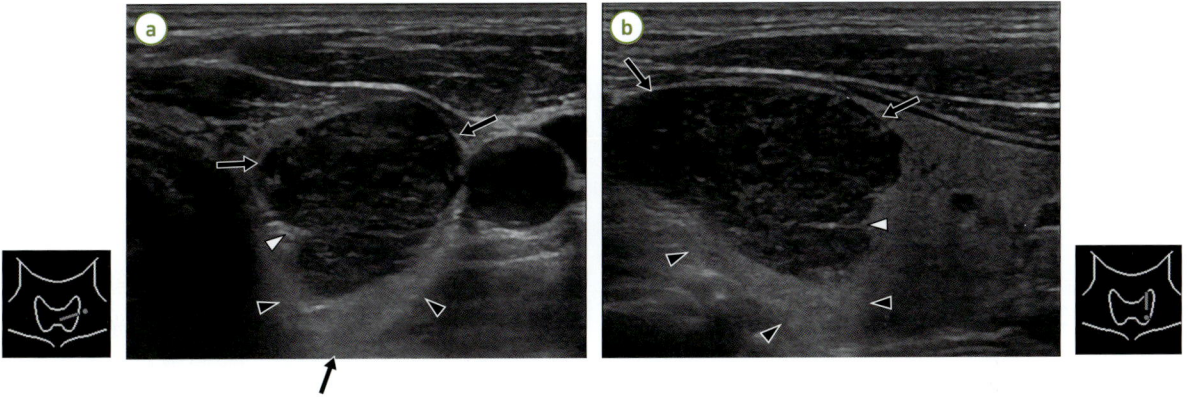

图5.13 甲状腺原发恶性淋巴瘤（80余岁，女性）
a. 超声横断面；b. 同部位矢状面
甲状腺左叶可见分叶状肿块（黑色箭头），内部回声低，后方回声增强（黑色三角箭头），边缘可见向内突入（白色三角箭头）

MEMO

甲状腺影像报告和数据系统

甲状腺影像报告和数据系统（Thyroid Imaging Reporting & Data System,TI-RADS）由美国放射学会（ACR）于2012年建立。TI-RADS基于超声表现，以优化甲状腺结节处理和建立报告系统为目的，评估5类表现（成分、回声、形状、边缘、钙化灶），根据总分将甲状腺结节的风险分为5个级别（TR1，良性；TR2，不可疑；TR3，轻度可疑；TR4，中度可疑；TR5，高度可疑），从而指导医疗决策（FNAC或随访）。

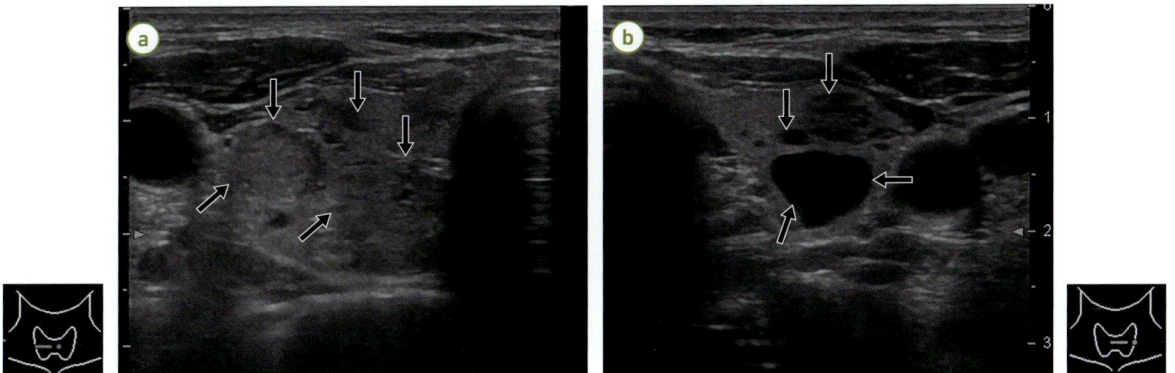

图5.14 甲状腺腺瘤样甲状腺肿（50余岁，女性）
甲状腺左、右侧叶可见多发等-低回声结节或囊性结节（黑色箭头）

05 超声检查
应用举例：淋巴结

必读

· Prativadi R, et al. Chapter 5 Ultrasound characteristics of benign vs malignant cervical lymph nodes. Seminars in Ultrasound CT MRI 2017; 38: 506–15.

正常图像

- 正常淋巴结的长径为1~2 cm，可见扁平且细长的纺锤形断面。皮质均匀且回声水平较低，淋巴门区域呈高回声（图5.15）。
- 用多普勒法观察时，可以观察到从淋巴门朝向皮质的放射状流入血流。
- 颈部淋巴结具有阻止外界致病因子从口腔和鼻腔侵入的作用，长期受到炎性或其他刺激，因此正常淋巴结也会经常显影。重要的是确认左右侧差异和周围变化，再做出判断。

炎性淋巴结肿大

- 非特异性淋巴结炎、反应性增生是由颈部的炎性刺激引起的反应性淋巴结肿大。除病毒感染和对化学物质的反应外，还可见于慢性甲状腺炎和Basedow病（Graves病）。超声检查中表现为椭圆形或扁平形，可见淋巴门结构，多普勒法可显示以淋巴门为中心的丰富血流。
- 急性化脓性淋巴结炎由口腔或咽部黏膜、颈部皮肤等部位的细菌导致的原发感染引起。超声检查可见与疼痛部位一致的肿大淋巴结，但因炎症扩散到周围组织故边界变得模糊。当淋巴结内外部形成脓肿时形成无回声区。
- 结核性淋巴结炎在感染早期无痛，与其他炎性淋巴结肿大相似。随着进展，内部可见坏死或钙化等特征性表现。若甲状腺无异常、淋巴结可见钙化或伴有坏死的囊性改变，则可以考虑结核性淋巴结炎。

肿瘤性疾病引起的淋巴结肿大

淋巴结转移

- 在转移的早期阶段，转移灶在淋巴结包膜下方或淋巴窦中增殖。随着转移灶的体积增大，淋巴门受压而移位，因此淋巴门的高回声区偏心变形，若进一步发展则回声消失。
- 当转移灶占据淋巴结时，可见到厚度增加、纵横比较大的类圆形或圆形肿块。淋巴结包膜可以保留到出现包膜外浸润为止，边界常清晰且光滑（图5.16）。
- 内部回声可反映原发病灶的病变，鳞状细胞癌淋巴结转移时，可出现坏死或囊性改变，其内部回声变得不均匀。
- 甲状腺乳头状癌淋巴结转移时，病变淋巴结内可见钙化引起的点状高回声或囊泡形成产生的无回声区（图5.17）。在甲状腺中发现乳头状癌时，即使淋巴结很小，若有点状高回声或囊肿形成则也应怀疑淋巴结转移。

· Zhao H, Li H. Meta-analysis of ultrasound for cervical lymph nodes in papillary thyroid cancer: Diagnosis of central and lateral compartment nodal metastases. Eur J Radiol 2019; 112: 14–21.

恶性淋巴瘤

- 早期阶段，淋巴结的结构未被破坏，并逐渐肿大，呈椭圆形或类圆形。其超声图像通常难以与反应性、炎性淋巴结肿大相鉴别。
- 内部由于细胞增殖，回声水平很低但保持均匀。后方回声增强也是其特征（图5.18）。
- 常为双侧且多发，多个肿大淋巴结呈串珠状、铺路石状重叠为其特征。
- 多普勒法中，虽然从淋巴门进入淋巴结的血管扩张，但在周边区域也可见到来自多方向的血流信号。

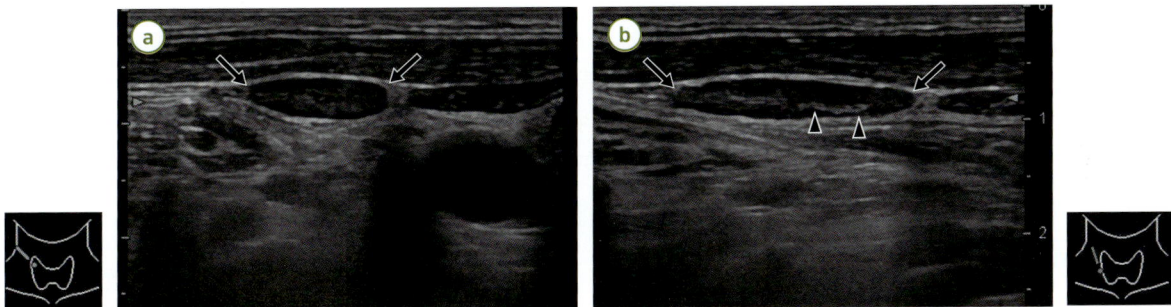

图5.15　正常淋巴结（60余岁，男性）
a. 超声横断面；b. 同部位矢状面
可见扁平且细长的纺锤形断面（黑色箭头）。皮质的回声水平低，淋巴门区域呈高回声（黑色三角箭头）

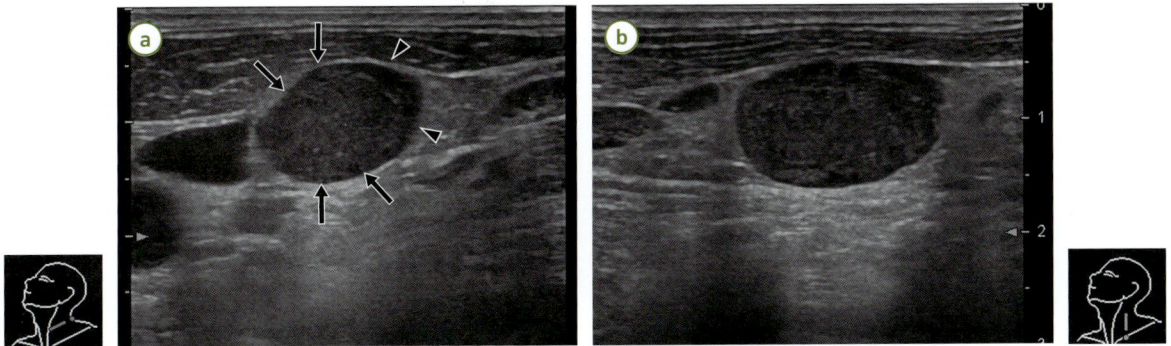

图5.16　淋巴结转移（鳞状细胞癌）（70余岁，男性）
a. 超声横断面；b. 同部位矢状面
淋巴结内部大部分被转移灶占据。转移灶（黑色箭头）比淋巴结（黑色三角箭头）的回声水平稍高

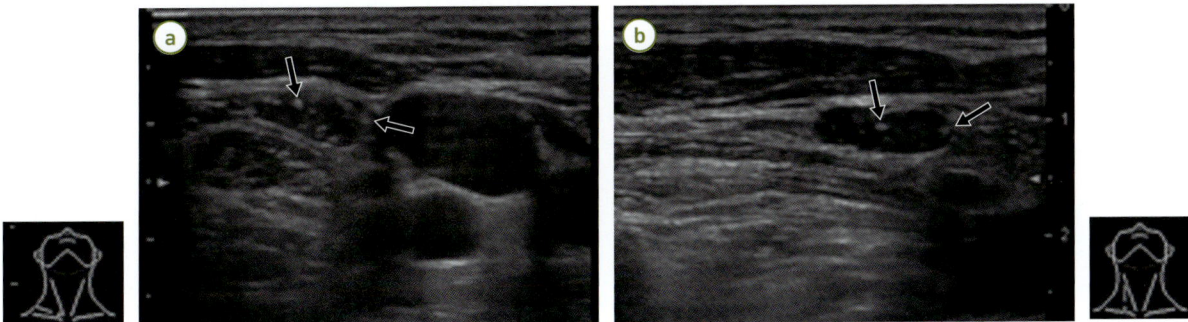

图5.17　淋巴结转移（甲状腺乳头状癌）（40余岁，女性）
a. 超声横断面；b. 同部位矢状面
内部多发钙化，引起点状高回声（黑色箭头），可诊断为淋巴结转移

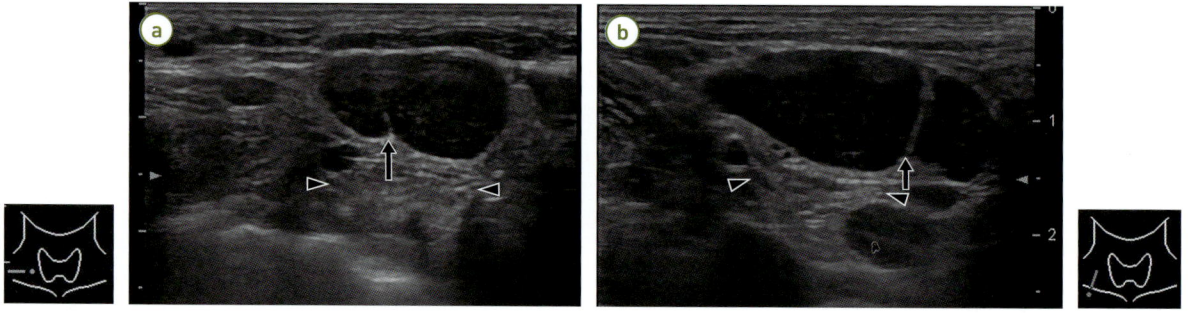

图5.18　恶性淋巴瘤（70余岁，男性）

a. 超声横断面；b. 同部位矢状面

淋巴结轮廓有凹痕，同时可见肿大（黑色箭头）。内部回声低，后方回声增强（黑色三角箭头）

05 超声检查
应用举例: 甲状旁腺、唾液腺(腮腺、下颌下腺)

必读

· 村上 司. 副甲状腺腺瘤·過形成·囊胞. 日本乳腺甲状腺超音波医学会·甲状腺用語診断基準委員会, 編. 甲状腺超音波診断ガイドブック, 改訂第3版. 南光堂, 東京, 2016, p135-9.

· 古川まどか, 古川政樹. 頭頸部エコーアトラス. 診断と治療社, 2016.

· 古川まどか. 耳下腺·顎下腺. 日本乳腺甲状腺超音波医学会·甲状腺用語診断基準委員会, 編. 甲状腺超音波診断**ガイドブック**, 改訂第3版. 南光堂, 東京, 2016, p154-7.

· 山田惠子. 副甲状腺·唾液腺疾患の超音波診断. 画像診断 2013; 33: 291-301.

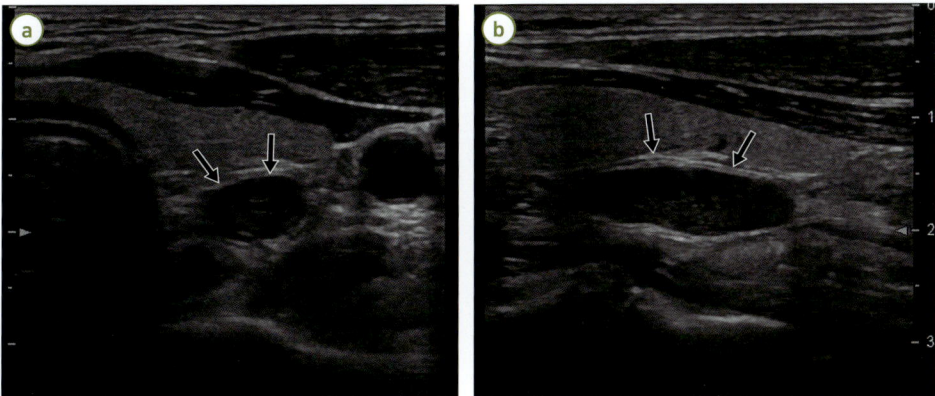

甲状旁腺

· 正常甲状旁腺的长径约为3mm,**但由于脂肪组织丰富,与甲状腺实质或周围脂肪的声阻抗无差异,很难通过超声检查显像**。

· 导致原发性甲状旁腺功能亢进症的甲状旁腺病变,80%~85%是单腺腺瘤,约10%是由于增生引起的多腺病变,约4%是多发腺瘤,约1%是甲状旁腺癌。

· 继发性甲状旁腺功能亢进症的病因多为肾性,多个甲状旁腺因增生而肿大。

· 甲状旁腺腺瘤由于腺体内脂肪量减少、均质细胞成分增加,因此回声水平低于甲状腺,超声下可被观察到(图5.19)。形状多为扁平或椭圆形,但也有球形、泪滴形、多结节形等。有清晰的包膜结构,由于与甲状腺包膜重叠而被增强。**边界上可见线性高回声图像**。内部常表现为均质低回声,但增大后可能伴有囊性变性或钙化,内部回声水平可能提高并变得不均匀。

· 增生引起的多腺病变的超声图像虽然与甲状旁腺腺瘤具有相同表现,但其常比腺瘤的病变更微小,故难以显像。

图5.19 左下甲状旁腺腺瘤(40余岁,男性)
甲状腺左叶背侧可见扁平的低回声肿块,与甲状腺之间有清晰的线状高回声区(黑色箭头)

- 多普勒法观察腺瘤和增生，肿大的甲状旁腺中可见丰富的血流信号。由于内部可见血流信号，因此与甲状腺囊性病变的鉴别较为容易。**腺瘤和增生还常与正常或反应性肿大的淋巴结相混淆**，淋巴结在淋巴门的高回声区可见血流信号。
- 甲状旁腺癌的体积常比腺瘤或增生大，容易显像。甲状旁腺癌呈分叶状或不规则形态，内部不均匀，与甲状腺的边界处的线性高回声常不清晰。
- 大多数真性先天性甲状旁腺囊肿发生在左下方，影像学诊断时可能意外发现为不含实性成分的囊肿。

唾液腺（腮腺、下颌下腺）

正常图像

- 将探头置于耳郭前方及下方以观察横断面图像，腮腺容易显像。腮腺的前方位于下颌及咬肌浅层，后方可见与胸锁乳突肌相连的倒三角形均匀高回声图像（**图5.20**）。当腮腺因年龄增长发生脂肪变性时，可能因实质回声辉度增加、深部回声衰减导致显像不佳。
- 将探头平行于下颌骨放置观察横断面图像，可见下颌下腺表现为颈动脉分叉前方、下颌骨下缘内侧的倒三角形均匀高回声图像（**图5.21**）。下颌下腺周围有很多淋巴结，往往很难鉴别下颌下腺病变与颌下淋巴结病变。

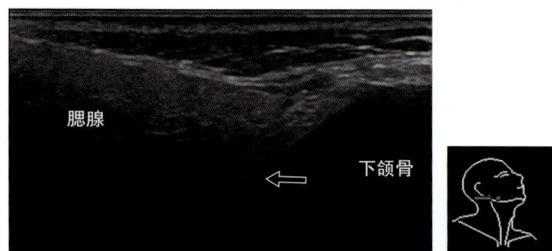

图5.20　发生脂肪变性的右侧腮腺（60余岁，女性）
该处的深叶因回声衰减而变得不清晰（黑色箭头）

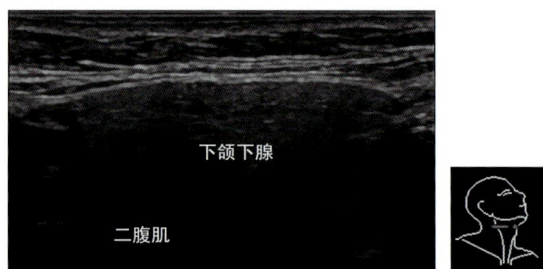

图5.21　正常左侧腮腺（60余岁，女性）

炎性疾病

- 唾液腺炎性疾病包括细菌感染引起的急性化脓性唾液腺炎、腮腺炎病毒引起的流行性腮腺炎、儿童中可见到的复发性腮腺炎、唾液腺结石引起的伴有唾液分泌障碍的急性或慢性炎症、干燥综合征或IgG4相关性疾病引起的自身免疫性疾病等。
- 与其说各疾病有独特的超声表现，不如说根据炎症时期或病理情况可见特征性超声表现。
- 炎症细胞浸润部位呈低回声，血流量增加。脓肿形成时可见低回声区中混杂着高回声区。
- 唾液腺结石症中，扩张的导管内可见伴有声影的高回声，导管可见扩张。炎症会导致腺组织肿大，若炎症转为慢性则可见萎缩。
- 干燥综合征早期无异常超声表现。随着病程进展，唾液腺肿大，内部可见散在的2~3 mm低回声区，末期唾液腺萎缩。应注意是否合并恶性淋巴瘤。
- 慢性硬化性下颌下腺炎（Küttner瘤）属于IgG4相关性疾病之一，双侧下颌下腺或腮腺肿大。可见腺实质变得不均匀，表现为散在的斑状、网状低回声区（图5.22），或局部不均匀低回声区。

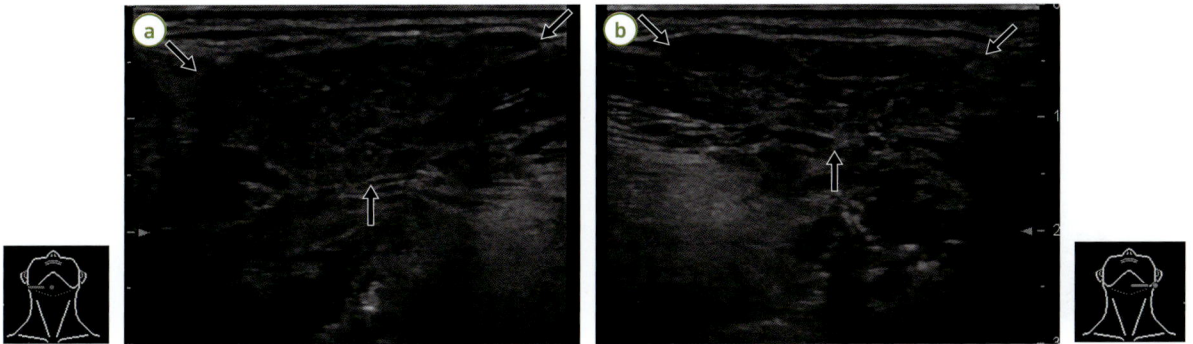

图5.22　IgG4相关性疾病（80余岁，男性）
双侧腮腺边缘可见凹凸不平、内部可见多发斑状低回声区（黑色箭头）

肿瘤性病变

- 多形性腺瘤和沃辛瘤是常见的良性肿瘤，两者均常表现为形状规则、伴有后方回声增强的低回声肿块。沃辛瘤为扁平的少有分叶的卵形，常混杂囊肿或间隔结构（**图**5.23）。多普勒法下，多形性腺瘤的血流信号稀疏，沃辛瘤的血流则很丰富。

- 唾液腺恶性肿瘤的典型超声表现为形状不规则、边界不清、内部回声不均匀。应注意低度恶性肿瘤的表现可能与良性肿瘤高度相似。

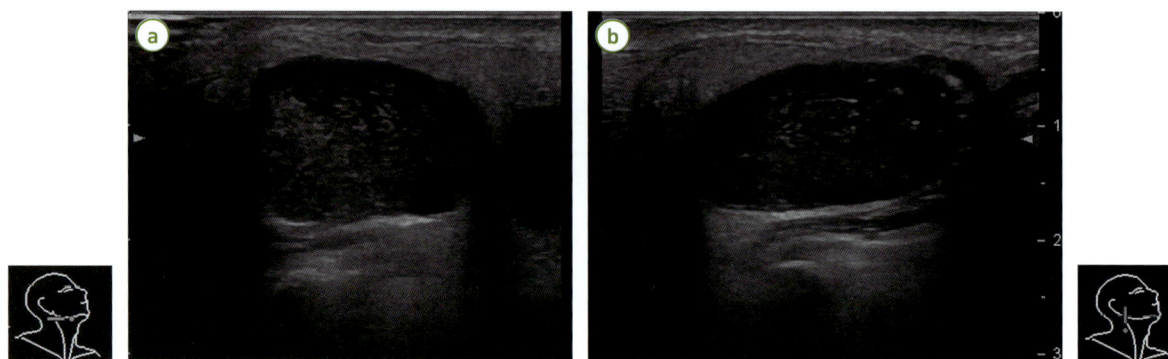

图5.23　右侧腮腺沃辛瘤（60余岁，男性）
右侧腮腺可见边缘平滑的椭圆形低回声肿块，内部可见囊泡形成

疾病篇

06

颅底、海绵窦、Meckel腔、Gasser神经节
正常解剖与影像学解剖

· Patron V, et al. The forgotten foramina: a study of the anterior cribriform plate. Surg Radiol Anat 2015; 37: 835-40.
· Ulutas M, et al. Surgical anatomy of the cavernous sinus, superior orbital fissure, and orbital apex via a lateral orbitotomy approach: a cadaveric anatomical study. Acta Neurochir（Wien）2016; 158: 2135-48.（脑外科系の論文だが，局所解剖の把握に役立つ）

概述

- 颅底（图6.1）是颅内与面和五官及颈部之间的骨性间隔。
- 颅底有多个起伏及孔、裂、管，临床意义重大。
- **本节将介绍部分结构的"寻找方法及补充说明"，可以之为参考，先找到孔、裂、管。**
- 若无另外说明，"寻找方法及补充说明"使用CT平扫的横断面图像、骨窗。
- 其他结构将与疾病一起介绍。

颅前窝

盲孔（foramen cecum）（图6.2）
寻找方法及补充说明

- 寻找颅前窝正中的板状突起［鸡冠（crista galli）］。
- 盲孔是鸡冠腹侧的小孔，位于额筛缝上。
- 通常由纤维组织或残留硬脑膜封闭，但有1.4%未闭合。

筛板（图6.3）
寻找方法及补充说明

- 为鸡冠左右的薄板状结构，有许多小孔。
- 观察冠状面时见到的凹陷被称为嗅窝（olfactory fossa），其下方为嗅裂。
- 嗅神经、筛前动脉、筛前神经从筛前孔中通过。

颅中窝（图6.4，6.5）

视神经管与眶上裂
寻找方法及补充说明

- 前床突为蝶骨小翼后缘内侧的对称性突起，其内侧为视神经管，外侧为眶上裂。
- 眶上裂由后内向前外方向走行，是相对较大的裂隙。
- 视神经管内有视神经和眼动脉走行。
- 眶上裂内有第Ⅲ、Ⅳ、V-1（眼支）、Ⅵ 对脑神经，眼上静脉，眶上裂动脉走行。

圆孔（图6.6，6.7）
寻找方法及补充说明

- 位于眶上裂的正下方，容易找到。
- 冠状面上可在蝶窦外侧观察到，但圆孔也可在蝶窦内走行。圆孔是鼻内窥镜手术术前CT检查的重要观察部位。
- 内有三叉神经上颌支（V-2）、圆孔动脉走行。
- 受骨折、肿瘤浸润、真菌感染等影响，会出现三叉神经上颌支

（Ⅴ-2）症状（图6.7）。

卵圆孔、棘孔、Arnold管、Vesalius孔、翼管、破裂孔、颈动脉（图6.4）

寻找方法及补充说明

- 一边拖动CT骨窗的横断面图像和冠状面图像，一边大致观察各孔、裂及周围的骨结构。
- 蝶骨大翼内侧最大的孔为卵圆孔，后外侧有棘孔。

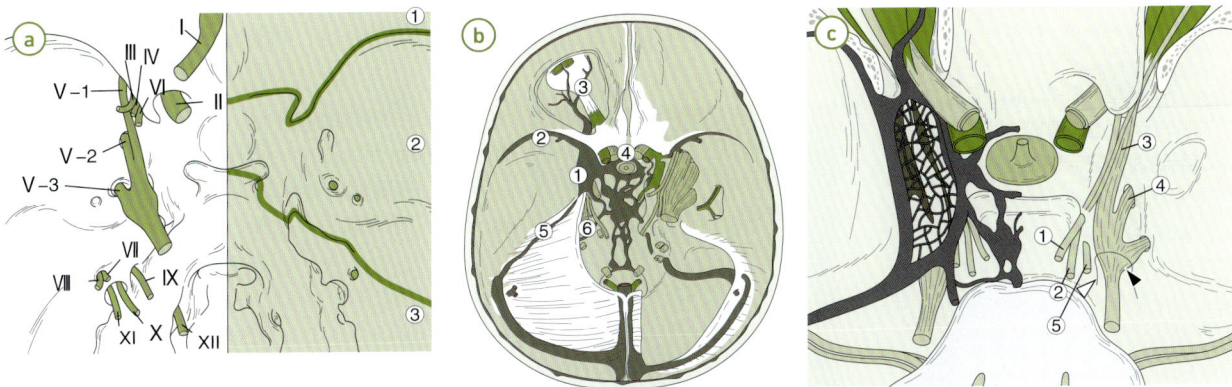

图6.1　颅底及脑神经

a. 蝶骨缘前方为颅前窝（①），蝶骨缘至颞骨岩部缘-鞍背为颅中窝（②），颅中窝背侧为颅后窝（③）

b. 去除脑实质后的颅底示意图。海绵窦（①）接受来自蝶顶窦（②）的血流，前方与眼上静脉和眼下静脉（③）、内侧与海绵间窦（④）、后方与岩上窦（⑤）、侧后方与岩下窦（⑥）相连。海绵间窦及岩下窦与基底静脉丛相连

c. 第Ⅲ（①）、Ⅳ（②）、Ⅴ-1（③）、Ⅴ-2（④）、Ⅵ（⑤）对脑神经走行在海绵窦内。海绵窦深处有Meckel腔（白色三角箭头），内部有Gasser神经节（黑色三角箭头）

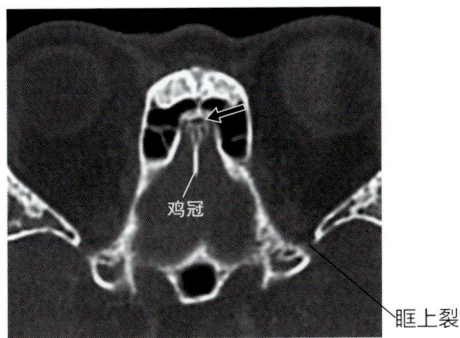

鸡冠

眶上裂

图6.2　盲孔（黑色箭头）

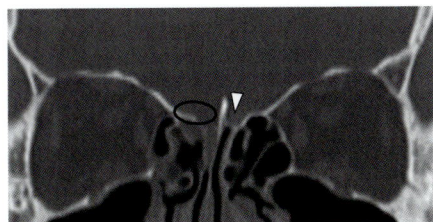

图6.3　筛板（圆圈）与嗅窝（白色三角箭头）

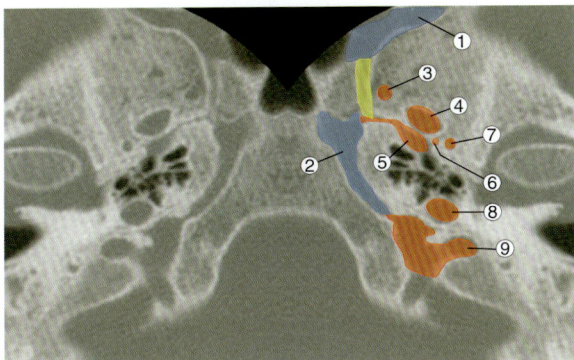

图6.4　颅中窝

蓝色：翼腭窝（①）与岩斜裂（②）

黄色：翼状神经管

红色：Vesalius孔（③），卵圆孔（④），破裂孔（⑤），Arnold管（⑥），棘孔（⑦），颈动脉管（⑧），颈静脉孔（⑨）

· 卵圆孔内有三叉神经下颌支（V-3）和脑膜副动脉走行，棘孔内有脑膜中动脉和V-3的硬脑膜分支走行。

· 棘孔缺损时，应考虑是否存在残留的镫骨动脉。

· 卵圆孔和棘孔之间的小孔是Arnold管。

· 卵圆孔前内侧的小孔是Vesalius孔。导静脉在其中走行，翼丛可能有灌注缺陷。

· 卵圆孔内侧形状不规则的孔为破裂孔（**图6.8**）。

· 翼管连接破裂孔和翼腭窝，翼管动脉、翼管神经在其中走行。

· 颈动脉管与破裂孔相连，斜向内侧走行，颈内动脉在其中走行。

你知道吗？
残留的镫骨动脉是颈外动脉的分支，会进入眼眶。头颈部栓塞术或动脉灌注疗法期间应特别注意。

MEMO

上颌返回动脉
上颌动脉是颈外动脉的终末支，分为第1段、第2段和第3段。在第3段向内侧或前方发出分支，也有朝向后方的动脉分支，包括翼管动脉、眶下动脉和圆孔动脉。因相较于第1、2段的走行方向，这些动脉向后走行，因此被称为上颌返回动脉。

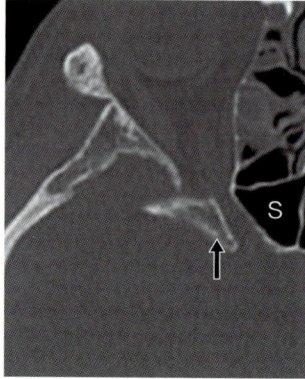

图6.5　右侧视神经管
斜位横断面
明确视神经管后方的状态，内侧可见蝶窦（S），外侧可见前床突（黑色箭头）

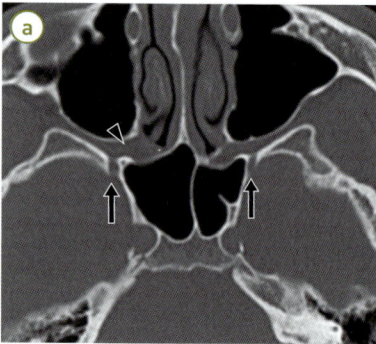

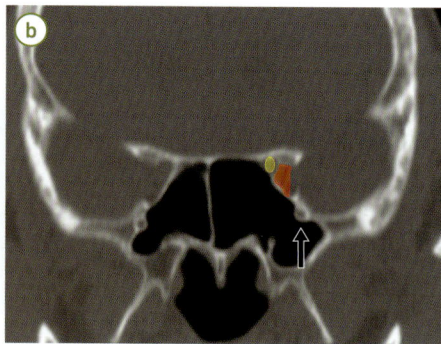

图6.6　圆孔
a. 可见圆孔（黑色箭头），通常相对于体轴横断面斜向走行，因此较难以这种方式观察到。腹侧有翼腭窝（黑色三角箭头）
b. **冠状面**
圆孔通常位于与蝶窦接触的位置，但也可能在蝶窦（S）内被骨壁（黑色箭头）包绕。上方可见眶上裂（红色），内侧可见视神经管（黄色）

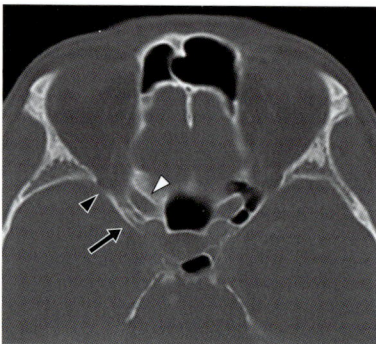

图6.7　眶上裂及视神经管
前床突（黑色箭头）外侧为眶上裂（黑色三角箭头），内侧为视神经管（白色三角箭头）

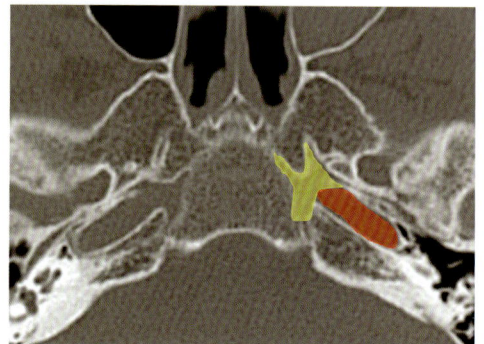

图6.8　破裂孔及颈动脉管
黄色：破裂孔
红色：颈动脉管

· Hong HS, et al. Enhancement pattern of the normal facial nerve at 3.0 T temporal MRI. Br J Radiol 2010; 83: 118–21.

术语表

血管球瘤
起源于自主神经节（副神经节）的良性肿瘤。在颅底区域可发生在鼓室和颈静脉球部，分别被称为鼓室球瘤和颈静脉球瘤。

颅后窝

岩枕裂（petro–occipital fissure）
寻找方法及补充说明
- 是斜坡和岩尖部最前端之间的裂隙，表现为楔形凹陷。
- 是海绵窦的流出通路之一，岩下窦（inferior petrosal sinus）位于其中。
- 岩下窦中蜗水管静脉流入。

内耳道（图6.9）
寻找方法及补充说明
- 与颞骨岩部后方的内耳门相连，呈棒状或囊状。
- 颅内–内耳道的入口称为内耳门，内耳门–外侧终末的内耳道底称为内耳道。
- 面神经、前庭蜗神经、迷路动静脉在其中走行。
- 面神经通过面神经管进入中耳。

颈静脉孔（图6.10，6.11）
寻找方法及补充说明
- 位于颈动脉管颅底入口部的背侧、斜坡的外侧。
- 由于是斜向走行，所以看起来不像孔。
- 被颈静脉孔内突起分为腹侧（神经部）和背侧（静脉部）。
- 神经部内有第Ⅸ、Ⅹ、Ⅺ对脑神经及岩下窦走行。
- 静脉部内有颈内静脉走行。

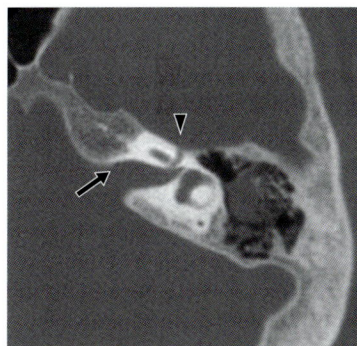

图6.9　内耳道（黑色箭头）和面神经管（黑色三角箭头）

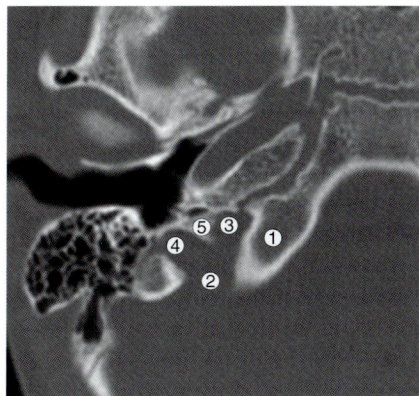

图6.10　颈静脉孔（一）
①为颈静脉结节，②为颈静脉孔，③为神经部，④为静脉部，⑤为颈静脉棘。神经部中有第Ⅸ、Ⅹ对脑神经通过，静脉部中有第Ⅺ对脑神经通过。颈静脉棘将神经部和静脉部分开

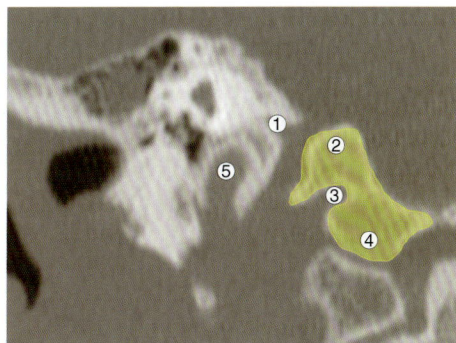

图6.11　颈静脉孔（二）
骨窗冠状面
①为前庭导水管，②为颈静脉结节，③为舌下神经管，④为枕髁，⑤为颈静脉球，黄色为鹰征（eagle sign）

前髁汇合处

前髁汇合处（anterior condylar confluence）位于颈静脉球的前内侧壁、舌下神经管的外侧，是长约4 mm、高约2 mm的憩室样结构，其形成大量的导出静脉和静脉网，是颅后窝重要的脑静脉回流通路之一，也被称为颞骨锥体汇合处（petrosal confluence）。

· Tanoue S, et al. Venous structures at the craniocervical junction: anatomical variations evaluated by multidetector row CT. Br J Radiol 2010; 83: 831-40.

· 颈静脉球（jugular bulb）常有静脉球高位、颈静脉裂开、憩室样突出等异常。

舌下神经管（图6.12）

寻找方法及补充说明

· 枕髁（图6.12黑色三角箭头）的正上方可见倒"八"字样的对称性结构。

· 舌下神经、咽升动脉的舌下神经管支、髁前静脉（舌下神经管静脉丛）在其中走行。

· 增强T1加权图像中静脉丛被增强，其内部的被增强的结构考虑为舌下神经。

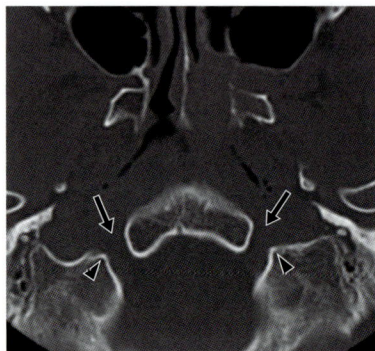

图6.12　舌下神经管（黑色箭头）

关键点

· 首先学习的是寻找基本结构的方法，而不是阅片方法，这样可以加深对影像解剖学的理解。

· 虽然很难一次性记住，但可以随时打开本章查阅。

06 颅底、海绵窦、Meckel腔、Gasser神经节 成像要点

概述

- 骨、脂肪、动脉、静脉、脑脊液、神经等结构密集，呈现复杂的形态。
- CT和MRI提供的信息有很大不同。
- CT具有比MRI更高的空间分辨率，擅长对脂肪组织的轻微密度异常和骨浸润的显影。
- MRI可用于软组织病变的定性诊断和病变蔓延的详细诊断。

CT（图6.13）

- 以筛查为目的则进行平扫。
- 若怀疑有肿瘤或炎症，则进行增强检查，基础成像范围是额窦至枢椎齿突水平或更大范围。
- 对横断面和冠状面图像的观察是必不可少的。
- 根据需要追加矢状面图像，层厚应在2 mm以下。
- 通过软组织窗和骨窗进行观察。

MRI（图6.14）

- 使用头部用线圈。
- 若怀疑存在肿瘤，则横断面图像的基础成像范围是全脑至枢椎齿突水平。
- 必须进行T1加权（无脂肪抑制）成像。
- 要注意由气化前床突、鞍背和蝶窦引起的磁化率伪影。
- 肿瘤或炎症应追加增强检查。
- 表6.1列举了序列的例子。

注意事项

CT

- 沿圆孔、卵圆孔或翼管等小孔的病变会影响周围的骨结构。
- 必须在骨窗观察有无骨的病变。
- 正常的翼腭窝表现为脂肪密度，要注意有无混浊。
- Meckel腔内有Gasser神经节及其分支和脑脊液，健康个体的显示为低密度。
- 应仔细观察与软组织肿块接触的骨皮质有无轻微浸润和骨硬化表现。

MRI

- 非增强T1加权图像中正常是白色的部位呈白色以外的颜色是高度提示其具有病理性的重要表现。应尽可能熟悉蝶骨大翼、斜坡、鞍背、翼腭窝处由骨髓脂肪引起的T1高信号。

MEMO

增强三维-SSFP具有良好的增强对比度，可以进行脑神经显影，因此对包含颅后窝在内的区域的精细检查非常有用（图6.15，6.16）。

- Sheth S, et al. Appearance of normal cranial nerves on steady-state free precession MR images. Radiographics 2009; 29: 1045–55.
- 荒木 力. MRI完全解说, 第2版. 学研メディカル秀潤社, 東京, 2014.

· 当使用脂肪抑制法进行头颈部的T1加权成像时，颅底病变的检
出常变得困难。
· 出现增强效果的部分是病理性的。
· 相比于横断面图像，冠状面图像会在从头到脚的方向上以较长的
长度成像。需要注意下颌骨等在横断面图像中没有成像的部位。

关键点

· T1加权图像对于该区域的MRI检查很重要。
· 要确认正常情况下表现为白色的区域是否依然呈白色。

表6.1　MRI序列示例

成像方法	序列	TR/TE（ms）	FA（°）	层厚（mm）	备注
T1加权横断面	FSE法	500/13	69	2	
T1加权冠状面	FSE法	429/13	90	2	*
T2加权横断面	FSE法	3800/83	150	2	
弥散加权	EPI法	4000/80	90	5	
增强三维-GRE	GRE法	3.62/1.35	15	0.7	
三维-SSFP（增强或非增强）	GRE法	5.3/2.67	64	0.6	**

注：*，成像时间较长，要适当调整成像范围或层厚。
　　**，不同品牌设备的名称不同，通常用于观察神经与血管的关系，增强后成像的话可以得到良好的对比度。

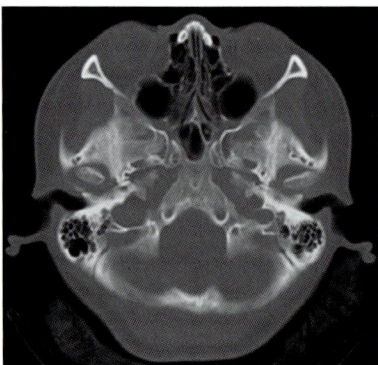

图6.13　头部CT平扫
若以2 mm以下的层厚
进行良好的成像，则可
以在蝶骨大翼水平观察
到数个孔、管和裂

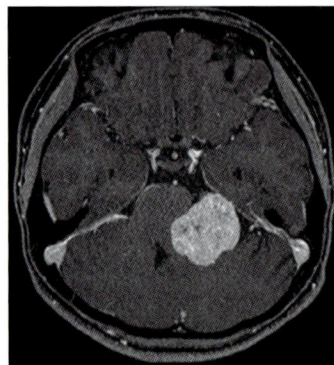

图6.14　增强GRE
桥小脑角听神经鞘
瘤，可见病灶处良好
的增强效果

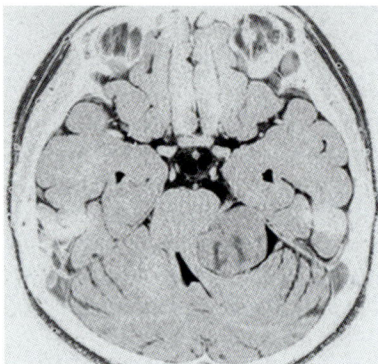

图6.15　三维-SSFP
肿瘤腹侧可见受压的三叉
神经主干

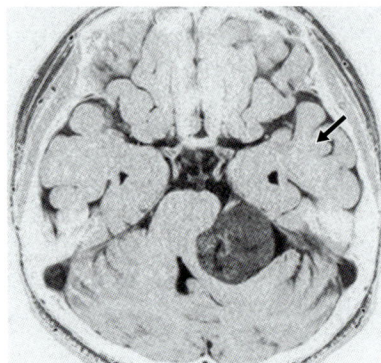

图6.16　增强三维-SSFP
因图像对比度取决于T2*/
T1，通过增强可获得良好的
组织对比度。与图6.15相比，
三叉神经（黑色箭头）与肿瘤
之间的对比度差异很明显

06

颅底、海绵窦、Meckel腔、Gasser神经节
脊索瘤

概述

- 从脊索的残留组织发展而来的肿瘤。
- 罕见，发病率为每年1/100万。
- 增大速度极为缓慢。
- 组织学上为良性，但因有治疗抵抗性，临床上视为恶性。

临床表现及影像学表现（图6.17，6.18）

- 主要症状是增大后肿块的占位效应导致的脑神经症状。
- 脊髓受压会导致脊髓症状和脊髓神经根症状。
- 治疗基本上是通过手术完全切除。
- 重离子治疗适用于不适合切除的骨软组织肿瘤。

CT

- 典型表现为以斜坡正中部为中心的膨胀性生长的低密度肿块，以蝶枕软骨联合（spheno-occipital synchondrosis）为中心。
- 边界清晰，边缘呈分叶状。
- 肿块表现出不均匀的增强效果。

MRI

- 边界清晰的分叶状肿块。
- 在T1加权图像中呈低信号。
- 在T2加权图像中表现为高信号，伴有低信号的条索状和网状结构。
- ADC值约为 10×10^{-3} mm^2/s。
- 增强T1加权图像混合了增强不良区域及高度增强区域。
- 若肿瘤中有大量坏死组织或黏蛋白则增强效果较差。
- 血管造影可以确认受压的椎基底动脉，但滋养动脉不清晰。

鉴别诊断

- **软骨肉瘤**：表现为粗大钙化，若呈分散分布则应首先怀疑，发生部位及ADC值有助于鉴别。
- **转移性骨肿瘤**：黏液性腺癌的转移也呈现相同的影像学表现。
- **颅内脊索瘤**：信号相似但通常为较小的病变。

术语表

蝶枕软骨联合
蝶枕软骨联合为蝶骨及枕骨的软骨交界（图6.19黑色箭头），25岁时闭锁。

✐ MEMO

软骨联合存在多种骨中心，是了解颅中窝发育的关键。

你知道吗？

脊索瘤是一种来源于残留脊索组织的肿瘤。残留脊索组织也存在于鼻咽部，由此出现的囊性病变为Tornwaldt囊肿，发生于鼻咽上后壁正中部。

- Welzel T, et al. Diagnostic accuracy of DW MR imaging in the differentiation of chordomas and chondrosarcomas of the skull base: A 3.0-T MRI study of 105 cases. Eur J Radiol 2018; 105: 119-24.
- Deconde AS, et al. Metastatic disease to the clivus mimicking clival chordomas. J Neurol Surg B Skull Base 2013; 74: 292-9.
- Almefty K, et al. Chordoma and chondrosarcoma: similar, but quite different, skull base tumors. Cancer 2007; 110: 2457-67.

关键点

- 由残留的脊索组织发展而来，发生于正中部，边界清晰，呈膨胀性。
- 在T2加权图像呈中高信号，内有网状低信号，增强效果不均匀。

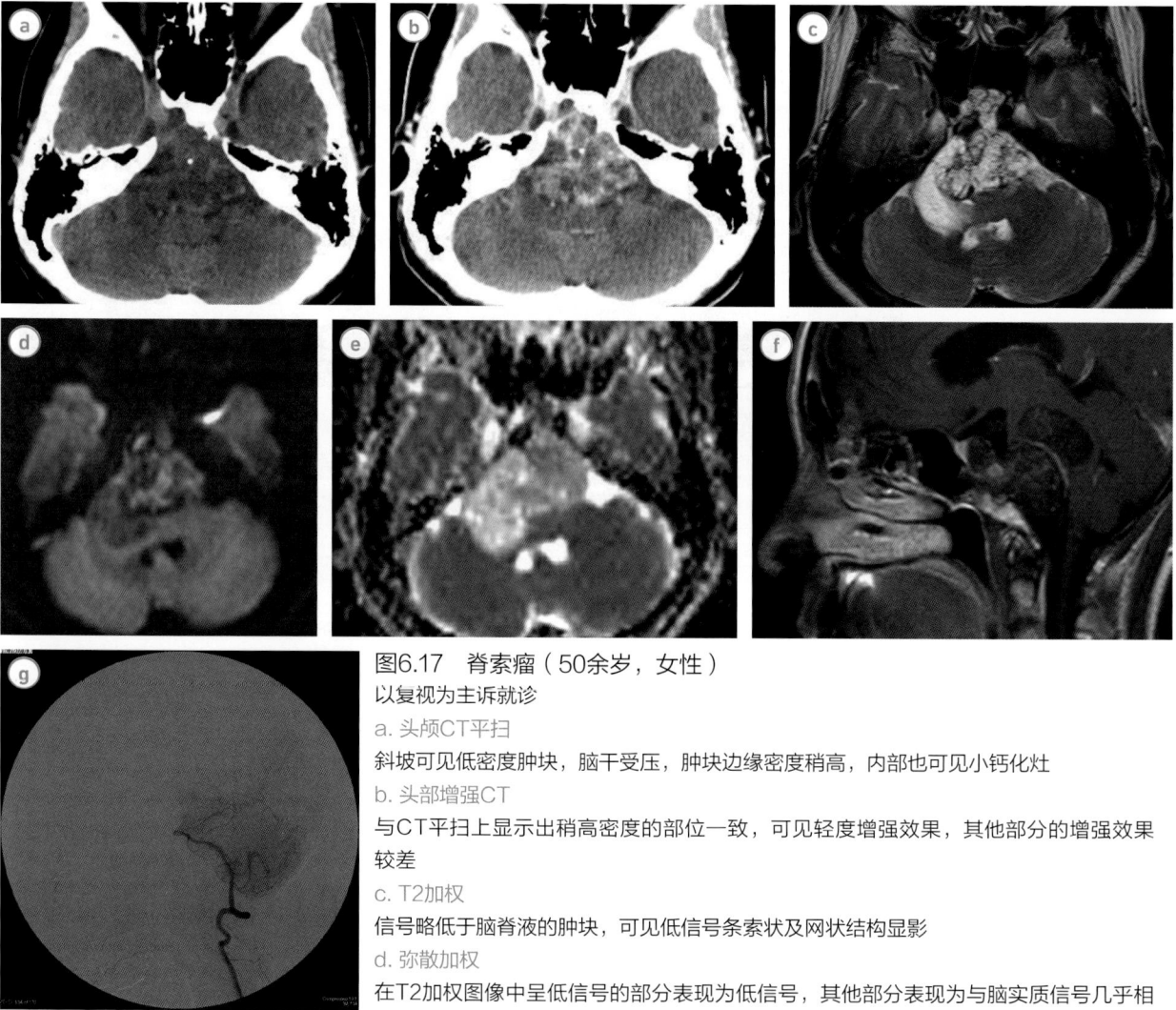

图6.17　脊索瘤（50余岁，女性）

以复视为主诉就诊

a. 头颅CT平扫

斜坡可见低密度肿块，脑干受压，肿块边缘密度稍高，内部也可见小钙化灶

b. 头部增强CT

与CT平扫上显示出稍高密度的部位一致，可见轻度增强效果，其他部分的增强效果较差

c. T2加权

信号略低于脑脊液的肿块，可见低信号条索状及网状结构显影

d. 弥散加权

在T2加权图像中呈低信号的部分表现为低信号，其他部分表现为与脑实质信号几乎相同的不均匀信号

e. ADC图

表现不均匀的信号强度，ADC值较低的部位为$0.75×10^{-3}$ mm²/ s

f. 增强T1加权矢状面

考虑可能是斜坡来源的肿块，内部伴有网状的稍增强效果

g. 左椎动脉造影

椎基底动脉被压迫向背侧，未见肿瘤明显显影

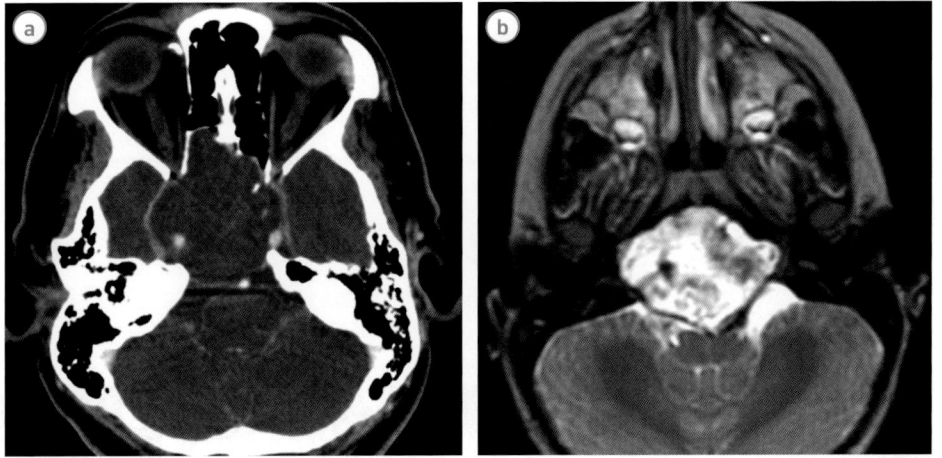

图6.18　脊索瘤（30余岁，女性）

a. 增强CT

以斜坡为中心的低密度肿块造影效果不佳，呈隆起性变化，但没有浸润

b. T2 加权

肿块位于斜坡正中间，在T2加权图像中病变主体为高信号，混杂了不均匀的低信号

（图片由Harnsberger RH教授提供）

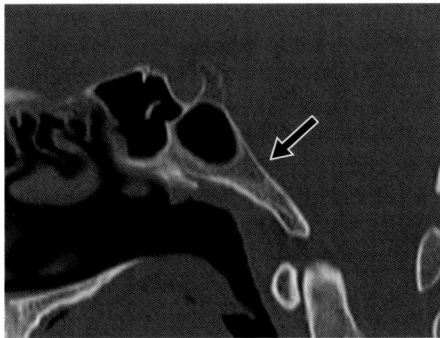

图6.19　蝶枕软骨联合（黑色箭头）

06 颅底、海绵窦、Meckel腔、Gasser神经节
软骨肉瘤

术语表

"癌"是上皮来源的恶性肿瘤，"肉瘤"是非上皮来源的实体恶性肿瘤，"癌症"是同时包括了非实体瘤在内的恶性肿瘤的总称。间叶系统软骨细胞来源的恶性肿瘤为软骨肉瘤。

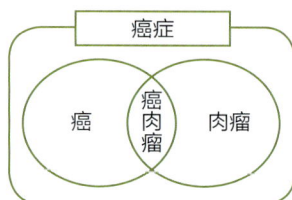

癌症

癌　癌肉瘤　肉瘤

MEMO

由于进展缓慢，可能进行考虑生活质量的非根治性切除而不是完全切除。要在报告中详细记载向周围组织浸润的程度。

· Welzel T,et al.Diagnostic accuracy of DW MR imaging in the differentiation of chordomas and chondrosarcomas of the skull base: A 3.0-T MRI study of 105 cases. Eur J Radiol 2018; 105: 119-24.
· Almefty K, et al. Chordoma and chondrosarcoma: similar, but quite different, skull base tumors. Cancer 2007; 110: 2457-67.

概述

· 形成肿瘤性软骨的间叶源性恶性肿瘤。
· 发病率仅次于骨肉瘤。
· 发生在纤维软骨与其他组织的交界处。
· 除一开始就以软骨肉瘤的形式出现外，还可能由良性软骨肿瘤恶变引起。

临床表现及影像学表现（图6.20，6.21）

· 多见于30~50岁。
· 多见于骨盆、股骨、肱骨，头颈部则在斜坡附近较多。
· 以头痛或下位脑神经麻痹为首发症状。
· 常为缓慢进展性。

CT / MRI的相同表现

· 以岩枕裂（图6.22）为中心并伴有钙化的孤立性肿块。
· 也可发生在蝶鞍或蝶筛交界处（spheno-ethmoidal junction）（图6.22）。

CT

· 岩枕裂处有隆起性肿块，可见骨浸润。
· 50%以下的患者会有软骨基质，可见环状和弧形钙化。

MRI

· 在T2加权图像中呈现清晰的高信号，在T1加权图像中呈现低信号。
· 与透明软骨成分之间的纤维成分一致，边缘处或病变内呈分隔样增强。
· 软骨部分的增强效果较弱。
· 扩散限制较差，ADC值较高。

鉴别诊断

· **脊索瘤**：需要首先鉴别的疾病；脊索瘤常发生于正中部，很难与巨大肿瘤鉴别；钙化的有无及性状、ADC值有助于鉴别。
· **黏液性腺癌的转移灶**：难以鉴别，最好追加全身筛查。

关键点

· 在软骨交界处的T2加权图像上的高信号肿瘤，要考虑是否为软骨肉瘤或脊索瘤，之后再继续鉴别。

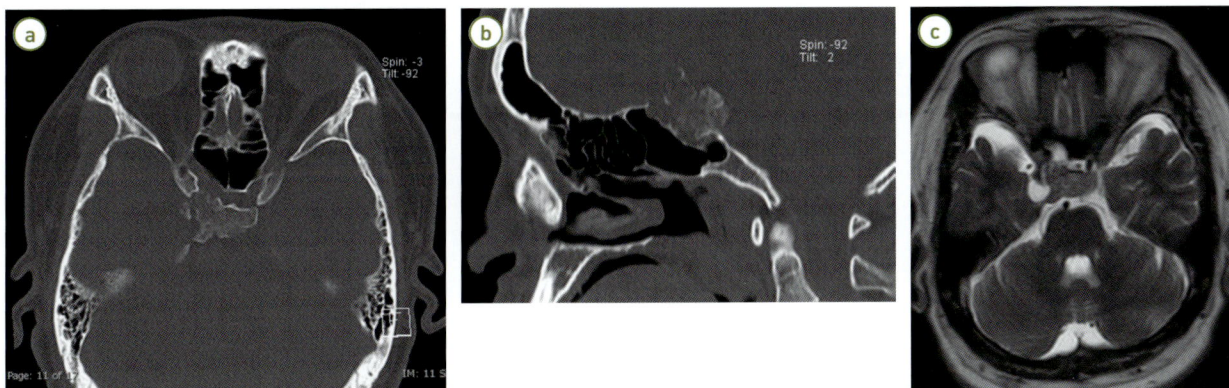

图6.20　蝶鞍部软骨肉瘤（30余岁，男性）

a. CT(骨窗)

鞍背不均匀性肿大，皮质密度部分降低

b. CT矢状面（骨窗）

可见骨性成分及软组织密度混杂的肿瘤

c. T2加权

肿瘤以低信号区域为主体，伴有稍高信号区域

d. 增强T1加权

可见清晰的增强效果

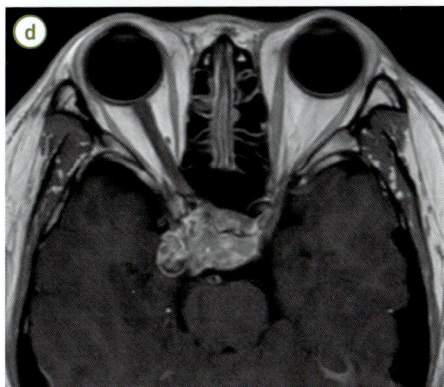

图6.21　岩斜裂内发生的软骨肉瘤（40余岁，男性）

a. T2加权

可见表现为明显高信号的边界清晰的肿块（黑色箭头）

b. 初次手术6年后的增强T1加权

有局部复发，超出正中部至斜坡对侧的肿瘤从腹侧压迫延髓（黑色箭头）

你知道吗？

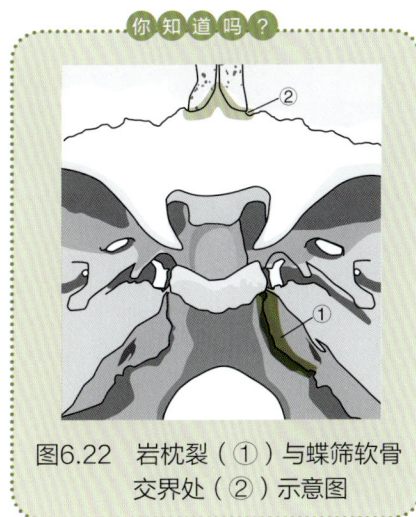

图6.22　岩枕裂（①）与蝶筛软骨交界处（②）示意图

06 颅底、海绵窦、Meckel腔、Gasser神经节
转移性骨肿瘤

你知道吗？

发生颅骨转移时，平均生存期约为2.5年。

MEMO

阅片时常使用T2加权图像或FLAIR图像，可能忽视了T1加权图像的重要性。头部MRI中应注意骨病变的可能性，一定要养成阅读T1加权图像的习惯。

术语表

骨小梁间转移
已经存在的骨小梁内未见有意义的影像学表现但已经发生肿瘤细胞浸润，因此无法通过X线片、CT或骨显像进行诊断。常见于小细胞肺癌、肝癌、胰腺癌等。

· Chamoun R, et al. Surgical approaches for resection of vestibular schwannomas: translabyrinthine, retrosigmoid, and middle fossa approaches. Neurosurg Focus 2012; 33: E9.
· Deconde AS, et al. Metastatic disease to the clivus mimicking clival chordomas. J Neurol Surg B Skull Base 2013; 74: 292-9.

必读

· Laine FJ, et al. CT and MR imaging of the central skull base. Radiographics 1990; 10: 797-821.

概念

· 肿瘤远处转移所形成的病变。
· 转移性骨肿瘤在骨肿瘤中的占比最大（图6.23~6.26）。
· 造血器官肿瘤患者可能发生颅骨浸润或形成肿块。
· 白血病中见到的由骨内向骨外形成的肿块，被称为绿色瘤（chloroma）。

临床表现及影像学表现（图6.23~6.26）

· 颅底的转移比脊椎更为少见，在约4%的癌症患者中发生。
· 多数在其他部位也可见骨转移。
· 常见的原发癌有前列腺癌、乳腺癌、肺癌和甲状腺癌。
· 有成骨型骨转移、溶骨型骨转移、骨小梁间转移、混合型骨转移等表现型。
· 62%的首发症状为外展神经麻痹等脑神经症状。
· 36%的骨肿瘤被发现有原发癌。
· 儿童常可见神经母细胞瘤、肉瘤等。
· 表6.2展示了典型的影像学表现。
· 脊椎和颅底中骨小梁间转移较多，CT平扫通常难以识别。
· 通常可以通过微调骨窗图像的条件在CT中观察到。
· 在MRI的T1加权图像中骨髓脂肪高信号消失是其诊断要点。
· 有时弥散加权成像也很有用。

鉴别诊断

· **骨内脑膜瘤**：CT上可能与前列腺癌的转移癌相似。
· **脊索瘤**：在MRI的T2加权图像中与斜坡的黏液性肿瘤的转移癌类似。
· 其他鉴别诊断包括骨髓瘤、浆细胞瘤、骨纤维性发育不良、骨软骨瘤、软骨肉瘤等。

关键点

· 有已知的恶性肿瘤时，应考虑此疾病的可能性。
· 阅片时要考虑可能发生弥漫性骨转移。

表6.2 不同类型骨转移的影像学表现

类型	CT	MRI	首选方式
成骨型骨转移	骨/骨髓的密度增加	脂肪信号下降	CT>MRI
溶骨型骨转移	骨/骨髓的密度下降	脂肪信号消失	CT<MRI
骨小梁间转移	骨髓的密度增加 纵隔窗中密度稍增加	脂肪信号消失	MRI

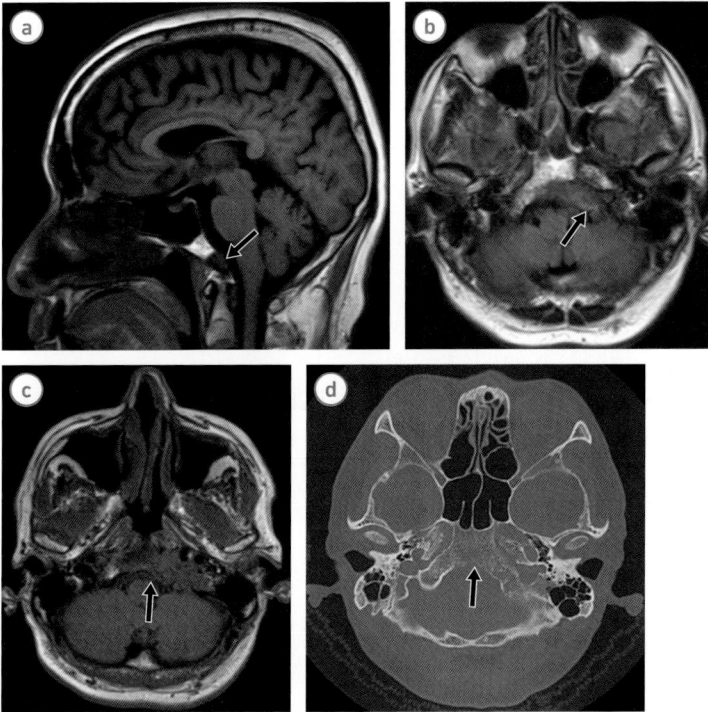

图6.23　主诉不明的头部MRI筛查（60余岁，男性）

a. T1 加权矢状面

斜坡下方在T1加权图像中信号消失（黑色箭头）

b. FLAIR

在T1加权图像中呈低信号的病变在FLAIR图像中显示为稍低信号（黑色箭头）

c. 3个月后再次扫描，T1加权横截面

可见从斜坡向颈静脉孔进展的异常信号（黑色箭头），从舌下神经管周围到颞骨锥体周围间隙形成了软组织肿块（未显示），全身精细检查中发现进展期前列腺癌

d. CT平扫（骨窗）

可见斜坡密度略有下降及骨皮质变薄（黑色箭头），仅通过这张图片可能很难诊断

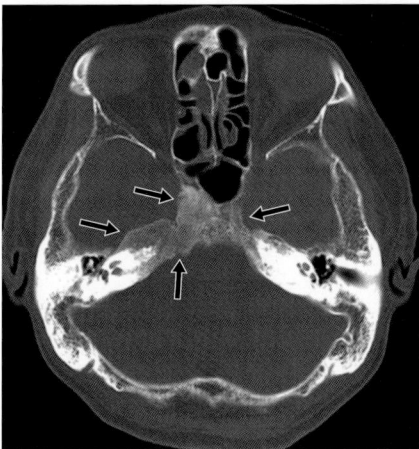

图6.24　进展期肺癌（70余岁，男性）

CT平扫（骨窗）

右侧颞骨岩部最前端肿大，伴有毛玻璃样密度增加，病变穿过岩枕裂到达斜坡及蝶骨（黑色箭头）

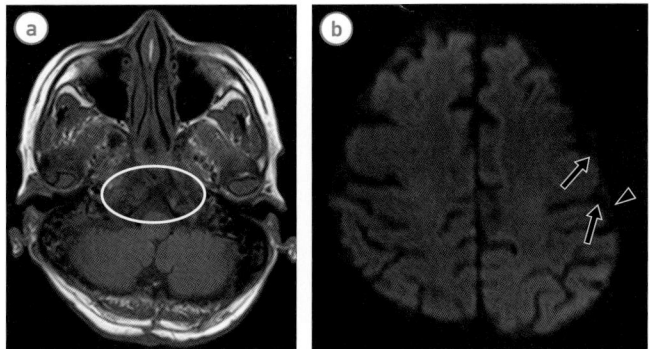

图6.25　进展期乳腺癌（60余岁，女性）

a. T1 加权

斜坡骨髓信号不均匀降低，提示转移（圆圈）

b. 弥散加权

脑表面可见异常信号，考虑是脑膜播散（黑色箭头），板障及皮肤中也可见异常信号，考虑是转移（黑色三角箭头），必须注意在弥漫性骨转移中，板障的异常信号乍一看似乎是正常的

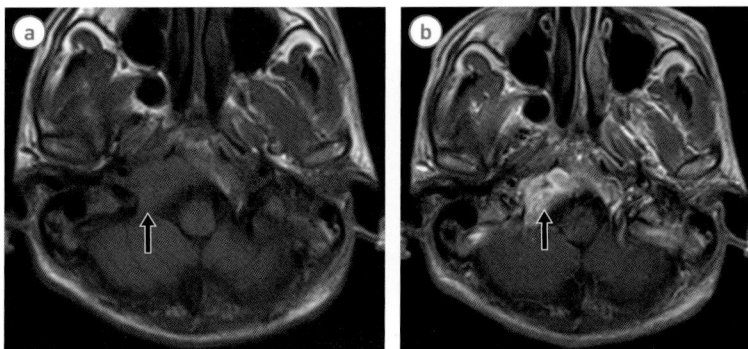

图6.26　进展期肺癌（30余岁，男性）

a. T1加权

斜坡右侧的脂肪信号消失，提示肿瘤形成（黑色箭头）

b. 增强T1加权

肿瘤可见明显的增强效果，考虑为转移性骨肿瘤（黑色箭头）

06 颅底、海绵窦、Meckel腔、Gasser神经节
骨纤维性发育不良

术语表
骨纤维性发育不良和纤维性发育不良直译fibrous dysplasia则为后者，但现在两者混淆使用，有时也写为纤维性（骨）发育不良。搜索论文时，前者数量很多。

MEMO
CT适用于观察神经孔狭窄，MRI适用于观察神经。

你知道吗？
由于是伴有未成熟骨形成的纤维性组织，因此MRI较难显示信号。间质可见并可被轻微增强，因此为了观察增强效果可使用减影图像。

· Yang L, et al. Prevalence of different forms and involved bones of craniofacial fibrous dysplasia. J Craniofac Surg 2017; 28: 21–5.
· WagnerVP, etal.Malignant transformation of craniomaxillofacial fibro-osseous lesions: A systematic review. J Oral Pathol Med 2019; 48: 441–50.

概念

· 骨皮质萎缩，骨髓肿大膨胀，骨组织被纤维组织取代。
· 因伴有未成熟骨形成的纤维组织异常增生而起病。
· 占日常遇到的骨肿瘤的5%~7%。
· 虽然占比在1%以下非常稀少，但可能转化为恶性。
· 恶性转化可见临床症状或影像学表现的变化。

临床表现及影像学表现（图6.27~6.29）

· 在青春期及成年后发病。
· 有单发性、多发性和 McCune-Albright综合征3种表现型。
· 根据病变部位、隆起性变化的有无及程度，可能出现面部畸形、视力障碍、耳聋、鼻塞、疼痛、感觉障碍、咬合不全等症状。

CT

· 骨膨大、皮质变薄、骨髓密度增加。
· 骨窗中，不同类型的表现如下。
混合型（50%）：高密度区和低密度区混杂。
硬化型（25%）：均匀的毛玻璃样密度增加。
囊肿型（25%）：中心可见透亮影。

MRI

· 在T1加权图像中表现为与肌肉的信号强度相等的低信号。
· CT图像中典型的毛玻璃样密度增加部位在T2加权图像中表现为低信号，也可能因囊肿、钙化、脂肪等而表现出多种信号。
· 增强效果各不相同，但有些较为明显。
· 大多数通过CT很容易诊断，先进行MRI检查时，会显示出各种非特异性信号，因此经常因怀疑（恶性）骨肿瘤而进行精细检查。

鉴别诊断

· **Paget病**：患者多为老年人，好发于颞骨，有棉絮状表现（cotton-wool appearance）等是鉴别要点。
· **钙化性纤维瘤**：类似囊肿型，较厚的骨性边缘及内部低密度区等是鉴别要点。
· **骨内脑膜瘤**：与本病的影像学表现相似，若呈板状扩散，即斑块状脑膜瘤则可鉴别。
· **转移瘤**：类似混合型，发生在颅底则多为前列腺癌或乳腺癌。
· **软骨肉瘤**：病变沿岩枕裂发展，应注意T2加权图像中的信号。
· **巨细胞瘤**：类似硬化型，因出血表现为T2、T2*缩短。

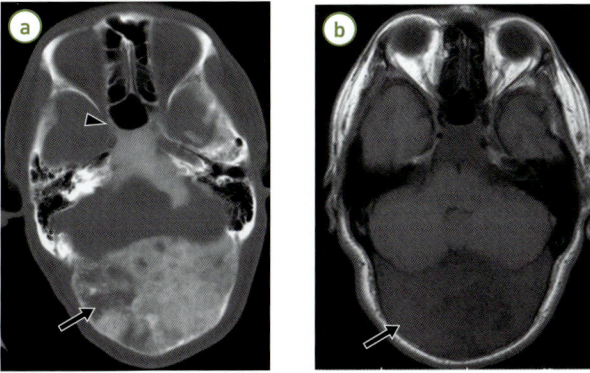
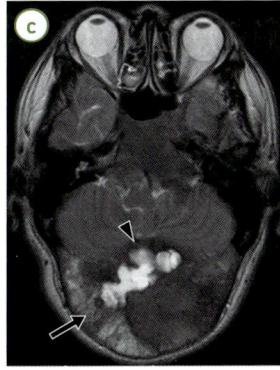

图6.27　骨纤维性发育不良
　　　　　（30余岁，男性）

以头后部隆起为主诉就诊

a. CT平扫

枕骨膨大，并伴有内部不均匀的毛玻璃样密度增加（黑色箭头），斜坡至蝶骨也可见毛玻璃样密度增加（黑色三角箭头）

b. T1加权

可见比灰质信号强度稍低的不均匀低信号蔓延（黑色箭头）

c. T2 加权

主要表现为低信号，伴有不均匀高信号区（黑色箭头）和囊性高信号区（黑色三角箭头）

d. 99mTc-HMDP骨显像

可见膨大的骨及核素摄取增加，头后部活检提示骨纤维性发育不良

图6.28　骨纤维性发育不良（50余岁，女性）

以左眼眶外伤为主诉就诊

a. CT平扫（骨窗）

偶然见到膨大的蝶骨、斜坡、枕骨（黑色箭头）

b. T2加权

虽然液体成分明显（黑色箭头），但结合CT表现，综合诊断为骨纤维性发育不良

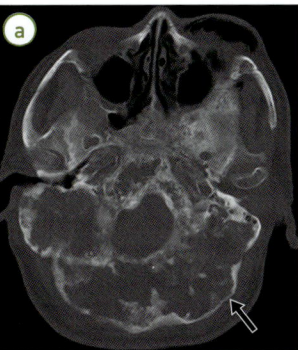
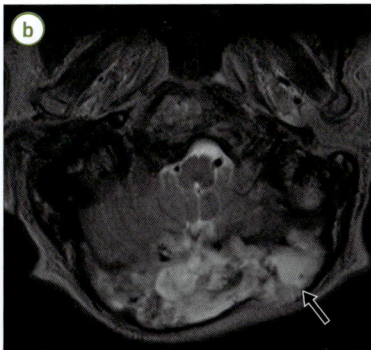

图6.29　骨纤维性发育不良（40余岁，女性）

a. CT平扫（骨窗）

右侧颞骨及蝶骨中可见毛玻璃样密度增加和骨膨大（黑色箭头），伴有囊泡样影（黑色三角箭头）

b. T1加权

可见与病变表现一致且比灰质信号强度稍低的低信号区（黑色箭头）

c. T2加权

病灶呈不均匀高信号，结合CT表现诊断为骨纤维性发育不良

d. 脂肪抑制增强T1加权

可见以囊性病变的边缘为主体的增强效果

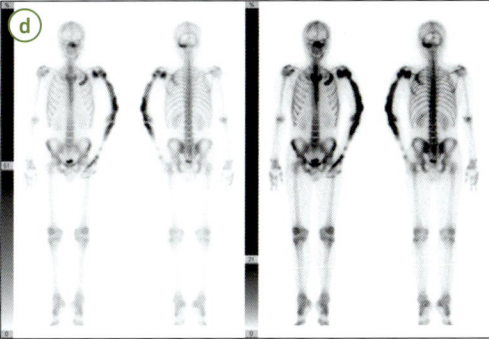

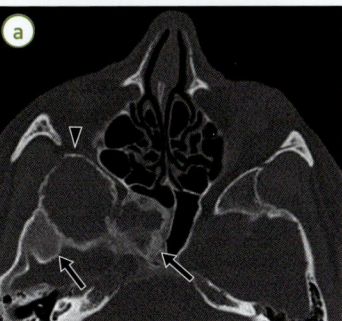
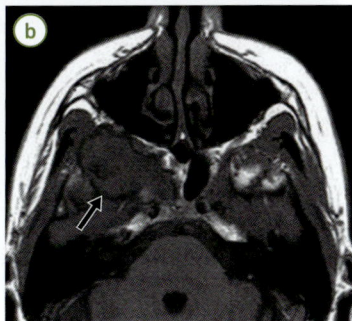
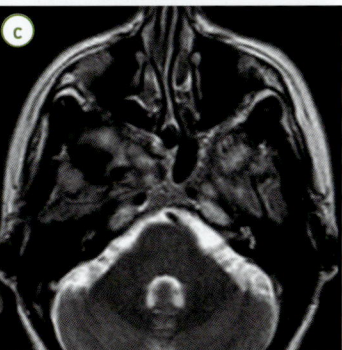
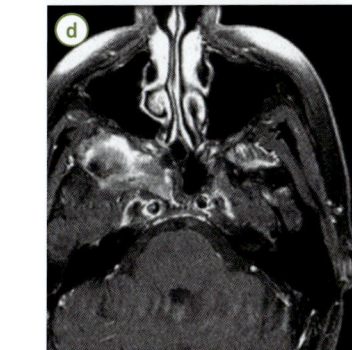

> **关键点**
>
> · 骨纤维性发育不良不是均匀的毛玻璃影，更多的是低密度区或伴有囊肿。
> · 神经症状是由于神经通过的孔、裂和间隙变窄而压迫神经导致。有症状时应注意受影响神经的走行路径。

06 颅底、海绵窦、Meckel腔、Gasser神经节 恶性肿瘤的神经周围扩散

术语表

周围神经浸润与神经周围扩散

周围神经浸润是病理学术语，不应写在影像诊断报告中。与此相对，神经周围扩散是放射学术语，区分两者很重要。

✐MEMO

放射治疗期间若有神经周围扩散则会影响临床靶区。为了进行准确的治疗，医师阅片时应非常细心。

✐MEMO

Garcin综合征

多发性单侧脑神经麻痹综合征，不伴有视乳头水肿或颅内压增高，没有肢体感觉异常或运动障碍。该综合征被法国神经学家Garcin发现，故称Garcin综合征。

你知道吗？

伴有神经周围扩散时，局部复发率比不伴有高约3倍，存活率减少30%。

概述

· 属于恶性肿瘤进展形式的一种。
· 从附近的神经沿外周及中枢神经进展，通常向中枢神经系统发展（约70%）。
· 日常诊疗中，头颈部肿瘤中鳞状细胞癌的发病率最高。
· 腺样囊性癌最可能发生神经周围扩散，但发生率远低于鳞状细胞癌。

临床表现及影像学表现（图6.30~6.32）

· 可能出现受累神经的相应症状，但30%~45%的神经受累是无症状的。
· 有时原疾病不明确，神经症状可能成为发现原疾病的契机。
· 表现为颅骨内神经周围扩散的恶性肿瘤预后不佳。
· 发生率最高的是三叉神经第三支（Ⅴ-3），其次是三叉神经第二支（Ⅴ-2）和面神经（Ⅶ）。
· 虽然少见，但也可发生于其他脑神经。
· CT和MRI可观察到神经孔扩大。
· CT无法观察到骨浸润。
· 在MRI的T1加权图像和T2加权图像上可以观察到增粗的神经。
· 薄层脂肪抑制增强GRE或增强SSFP的灵敏度高，但应仔细观察以免将伴行血管的增强效果与神经周围扩散相混淆。
· 可见周围脂肪组织密度及信号不均匀。
· 早期可见受累神经支配区域的肌肉肿胀和水肿的变化。
· 晚期可见受累神经支配区域的肌肉萎缩或脂肪替代。

鉴别诊断

· 原发疾病主要为鳞状细胞癌、腺样囊性癌、恶性淋巴瘤、神经鞘瘤、小儿横纹肌肉瘤等。

关键点

· 在头颈部恶性肿瘤的影像学诊断中，应多考虑神经周围扩散的可能性。
· 肿瘤与神经有接触时，应仔细确认沿神经走行路径有无扩散。
· 为了准确把握进展范围，应尽量在注意头颈部神经走行路径的同时进行阅片。

· 尾尻博也，ほか. 頭頸部画像診断に必要不可欠な臨床・画像解剖. 学研メディカル秀潤社，東京，2015.
· Bakst RL, et al. Perineural invasion and perineural tumor spread in head and neck cancer. Int J Radiat Oncol Biol Phys 2019; 103: 1109–24.

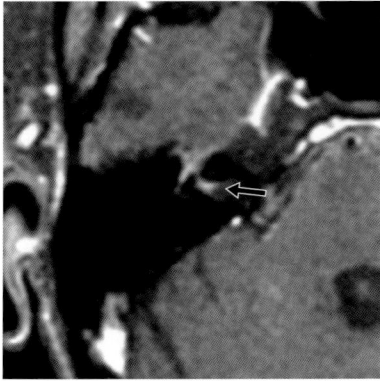

图6.30 右侧腮腺腺样囊性癌（40余岁，女性）

脂肪抑制增强GRE

沿面神经的周围神经扩散，内耳道内可见增强效果（黑色箭头），面神经中膝状神经节的增强效果是正常的，但在内耳道中枢侧的增强效果是异常表现，应与听神经瘤和Ramsay-Hunt综合征相鉴别

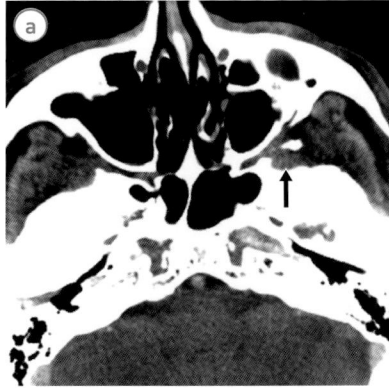

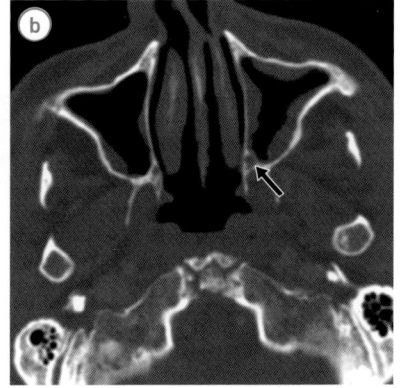

图6.31 腭癌（60岁，男性）

a. 增强CT

左侧翼腭窝脂肪组织消失并伴有软组织影（黑色箭头），是神经周围扩散的表现

b. 增强CT（骨窗）

左侧腭大孔可见扩大（黑色箭头）

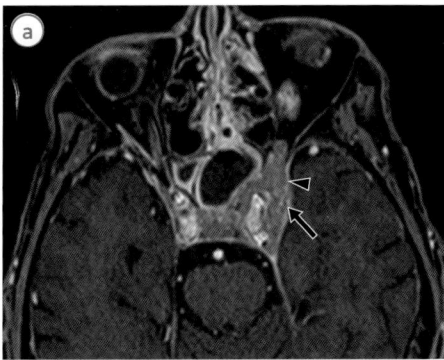

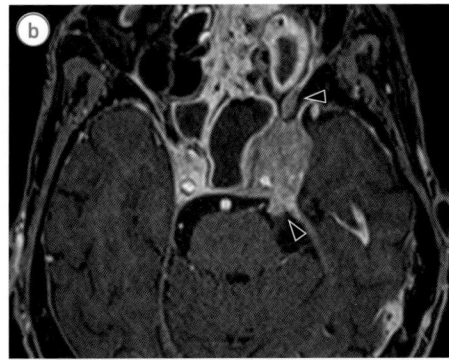

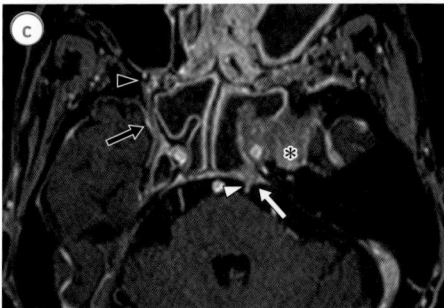

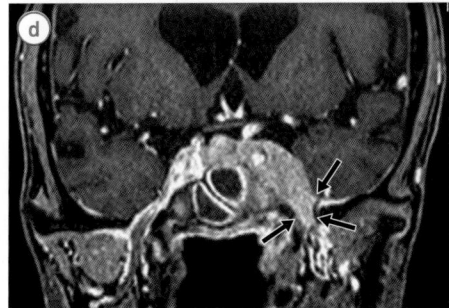

图6.32 神经周围扩散（60余岁，女性）

以复视为主诉就诊

a. 脂肪抑制增强GRE

可见肿块占据左侧海绵窦（黑色箭头），沿左侧眶上裂进展（黑色三角箭头）并延伸至眶尖

b. 脂肪抑制增强GRE

沿左侧眶下裂、左侧三叉神经干进展

c. 脂肪抑制增强GRE

沿左侧翼管（黑色箭头）、翼腭窝（黑色三角箭头）、Dorello管（白色箭头）、左外展神经（白色三角箭头）进展，左侧Meckel腔（＊）中可见肿块，考虑为进展

d. 重建的冠状面

肿块沿左侧卵圆孔进展（黑色箭头）

07 眼眶
正常解剖与影像学解剖

必读

· Nguyen VD, et al. Demystifying orbital emergencies: A Pictorial review. Radiographics 2017; 37: 947–62.
· Purohit BS, et al. Orbital tumors and tumor–like lesions: exploring the armamentarium of multiparametric imaging. Insights Imaging 2016; 7: 43–68.
· 藤田晃史, ほか. 1. 眼窩. 頭頸部画像診断に必要不可欠な臨床·画像解剖, 尾尻博也 編著. 学研メディカル秀潤社, 2015, p8–20.

概述

· **眼球**：晶状体、玻璃体、前房。
· **肌锥**（图7.1）：眼外肌的纤维性筋膜鞘融合形成锥形的包膜。
· **肌锥内区**（图7.1）：肌锥内侧的结构，包括神经（视神经、动眼神经、外展神经、眼神经的分支鼻睫神经）、眼动脉。
· **肌锥外区**（图7.1）：肌锥与眶骨膜之间的结构，包括神经（眼神经的分支泪腺神经、额神经、滑车神经）、泪腺。
· **眶尖**：眼眶后方部位，由视神经管及眶上裂组成，与海绵窦及颅内相连。
· **眶骨结构**：前方是眶骨缘，后方是眶尖的四角锥体，眶壁由上壁、下壁、内壁和外壁组成。

眼球（图7.2，7.3）

· 晶状体由于含有高浓度蛋白质，在CT中呈高密度，在T1加权图像中呈轻度高信号，在T2加权图像中呈明显低信号。
· 玻璃体和前房显示为均匀的与脑脊液的浓度及信号强度相同的浓度、信号。
· 眼球壁由内侧分为3层：视网膜、葡萄膜（脉络膜、睫状体、虹膜）、巩膜。
· 葡萄膜与视网膜在T1加权图像上呈轻度高信号，可通过对比剂被增强，两者无法区分。巩膜在T1和T2加权图像中呈低信号。
· 巩膜前方被球结膜覆盖，后方被由稀疏结缔组织构成的Tenon囊覆盖。Tenon囊是眼球与眼球后脂肪的边界，Tenon囊与巩膜之间的潜在腔隙被称为Tenon腔。
· 成年人眼球的直径为23~24 mm。

术语表

Tenon腔（图7.4）
Tenon囊与巩膜之间的潜在腔隙，炎症或肿瘤累及该部位时，Tenon腔扩大，可通过CT及MRI识别。可因巩膜炎、眼内炎和特发性眼眶炎症（炎性假瘤）等炎症扩散或恶性黑色素瘤和视网膜母细胞瘤等肿瘤浸润而被观察到。

泪腺

· 位于肌锥外、眼眶上外侧，分为上睑提肌上方的眶部及下方的睑部。睑部位于眼睑内，眶部位于眼眶上外侧的泪腺窝内。
· 呈现出均匀的密度、信号及增强效果。

眼外肌（图7.5，7.6）

· 6条肌肉：上直肌、下直肌、内直肌、下斜肌（**动眼神经支配**）、上斜肌（**滑车神经支配**）、外直肌（**外展神经支配**）。
· 下斜肌以外的肌肉起源于围绕视神经孔及眶上裂内侧缘的Zinn环，并附着于巩膜。
· 下斜肌起始于眶下缘内侧，向后外侧走行，经过下直肌下方，附着于外直肌附着点下方的巩膜。

MEMO

眼眶隔膜

由走行于眼眶边缘的骨膜到睑板的弹性结缔组织形成的膜，将眼眶前方及眼眶内容物分隔开，起到防止眼眶外炎症扩散到眼眶内的作用。

· 正常时也可见增强效果。

· **本章插图中的简称所代表的结构：** A，前房；C，角膜；CB，睫状体；Ch，脉络膜；DS，鞍背；I，虹膜；IOC，眶下神经管；IOF，眶下裂；IOM，下斜肌；IRM，下直肌；L，晶状体；LPSM，上眼睑提肌；LRM，外直肌；MRM，内直肌；OA，眼动脉；OC，视神经管；ON，视神经；OS，眼眶隔膜；PPF，翼腭窝；R，视网膜；S，巩膜；SOF，眶上裂；SOM，上斜肌；SOV，眼上静脉；SRM，上直肌；V，玻璃体；Z，睫状体。

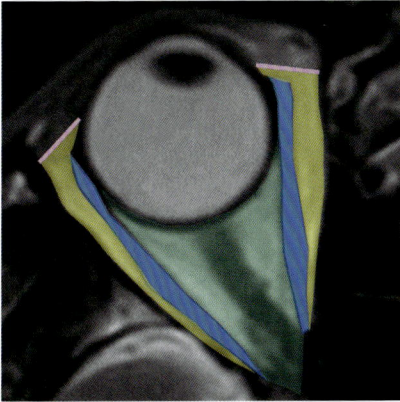

图7.1 眼眶的分区
黄色为肌锥外区，绿色为肌锥内区，蓝色为肌锥（眼外肌），粉色为眼眶隔膜

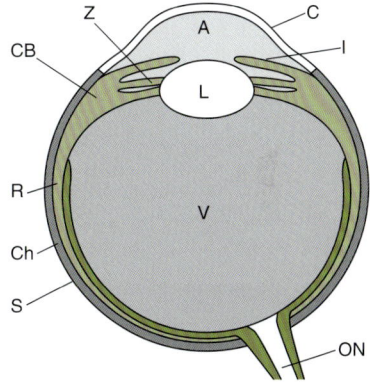

图7.2 眼球示意图（右眼球）

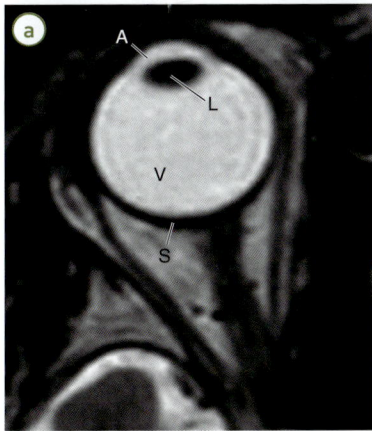

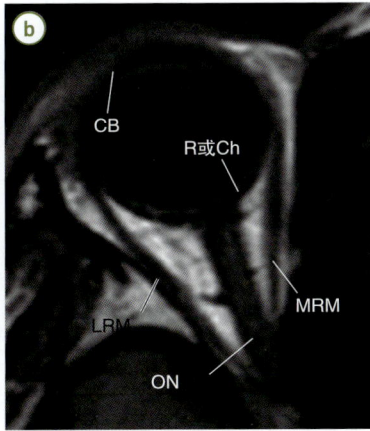

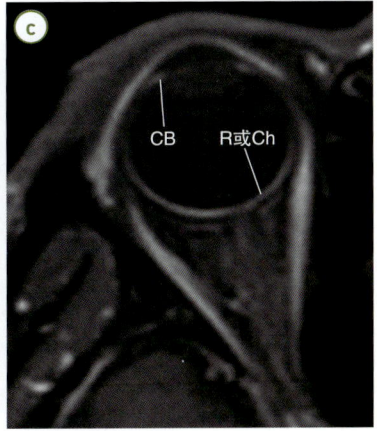

图7.3 眼眶MRI
a. T2加权；b. T1加权；c. 脂肪抑制增强T1加权

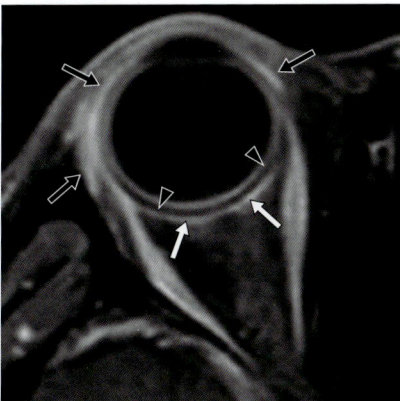

图7.4 Tenon腔：巩膜炎（30余岁，男性）
脂肪抑制增强T1加权
炎症扩散至Tenon腔。可见沿巩膜的广泛增强效果（黑色箭头），沿Tenon囊的增强效果（白色箭头），以及巩膜及Tenon囊之间扩大的Tenon腔（黑色三角箭头）

视神经（图7.7~7.9）

- 视神经与脑脊液一起被由脑脊膜延伸出的视神经外鞘包裹。
- 视神经在眼球中央凹内侧4~5 mm处的视神经乳头位置穿过眼球壁，进入眼眶。

血管

- 眼动脉为颈内动脉的分支，穿过视神经管与视神经伴行。
- 眼上静脉在内眦处与面静脉和眼角静脉吻合，沿眶上壁内侧走行，穿过眶上裂，汇入海绵窦。
- 眼上静脉无瓣膜，直接与海绵窦相通。

关键点

- 了解主要病变在眼球、肌锥、肌锥内区和肌锥外区中的位置很重要（表7.1）。

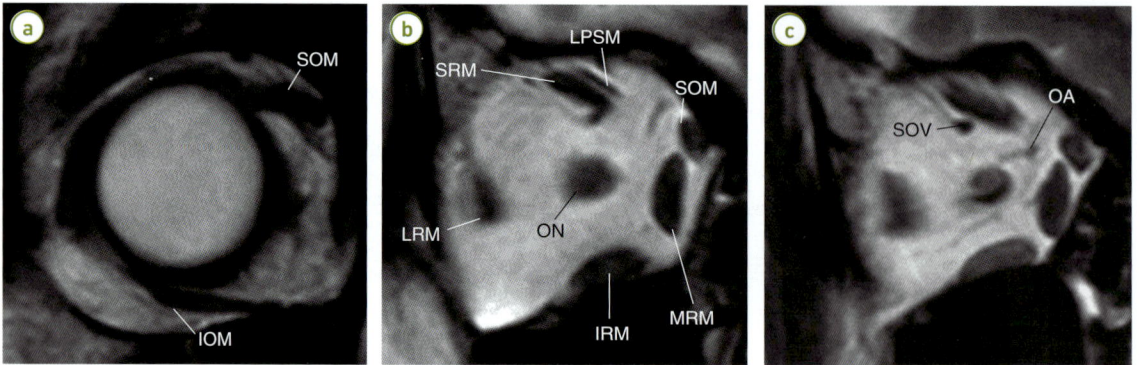

图7.5　眼眶MRI（T2加权冠状面）
a~c. 眼眶前方至后方

表7.1　不同区域可能出现的病变（根据眼眶内分区）

眼球	肌锥内区	肌锥外区	肌锥	多个部位
葡萄膜（主要在脉络膜）： ·恶性黑色素瘤、转移性肿瘤、血管瘤、骨瘤 视网膜： ·视网膜母细胞瘤	视神经： ·视神经胶质瘤 视神经外鞘： ·脑脊膜瘤 眼眶内脂肪： ·血管畸形、恶性淋巴瘤、IgG4相关性眼病、特发性眼眶炎症、孤立性纤维瘤、转移性肿瘤等 血管： ·静脉瘤、颈内动脉海绵窦瘘	泪腺： ·多形性腺瘤、腺样囊性癌、恶性淋巴瘤、IgG4相关性眼病、结节病、干燥综合征、特发性眼眶炎症、转移性肿瘤等 其他： ·皮样囊肿、血管畸形、横纹肌肉瘤、神经鞘瘤等	·甲状腺眼病、恶性淋巴瘤、IgG4相关性眼病、特发性眼眶炎症、转移性肿瘤等	·血管畸形、恶性淋巴瘤、横纹肌肉瘤、特发性眼眶炎症、IgG4相关性眼病、转移性肿瘤等

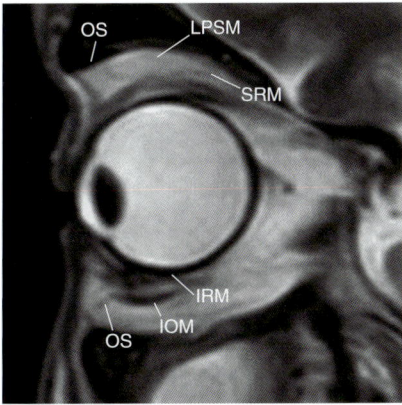

图7.6 眼眶MRI（T2加权矢状面）

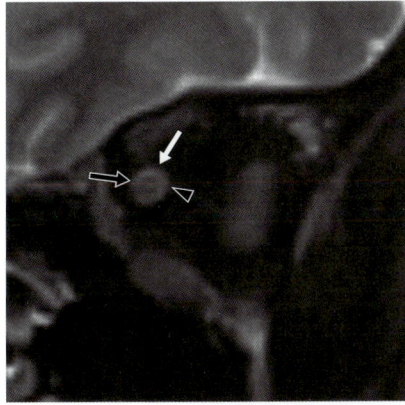

图7.7 眼眶MRI（STIR冠状面）

视神经外鞘

中心部位为视神经（黑色箭头）；视神经周围的高信号区域为脑脊液（白色箭头）；最外侧为蛛网膜（黑色三角箭头）

> **你知道吗？**
>
> 眼眶内生理性钙化（图7.10）
> 滑车钙化：眼眶内上缘的滑车钙化。
> 巩膜钙化：内直肌及外直肌附着点可见钙化，被认为是退行性变化。
> 钙化玻璃疣：视神经乳头的钙化，视网膜色素变性上皮下有透明样物质聚集和钙化，是老年性黄斑变性的前驱病变，通常为双侧，但有时是单侧。

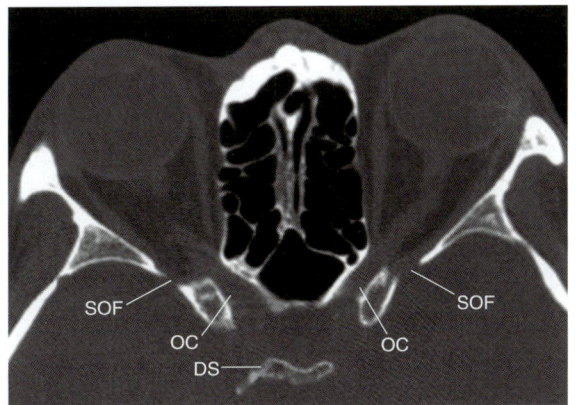

图7.8 眼眶CT（骨窗）

图7.9 眼眶CT冠状面（骨窗）

a. 眼眶前部；
b. 眶尖

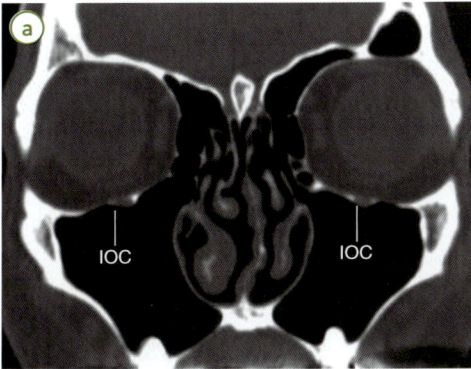

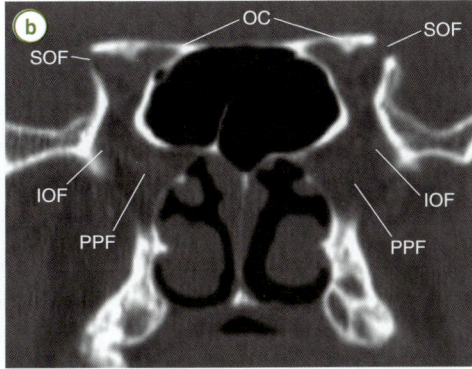

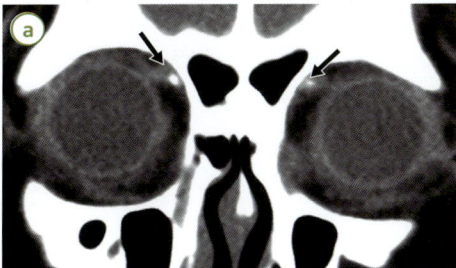

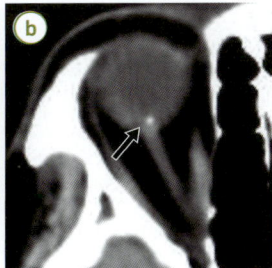

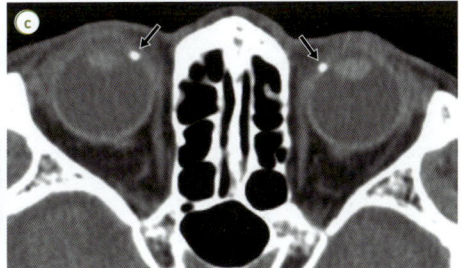

图7.10 生理性钙化
箭头所指表示钙化
a. 滑车钙化（40余岁，女性）；
b. 钙化玻璃疣（60余岁，女性）；
c. 巩膜钙化（90余岁，女性）

07 眼眶
成像要点

必读

· 日本医学放射線学会, 编. 画像診断ガイドライン, 2016年版. 頭頸部領域の標準的撮像法. 金原出版, 東京, 2016. p108-9.
· Nguyen VD, et al. Demystifying orbital emergencies: A pictorial review. Radio-graphics 2017; 37: 947-62.

MEMO

伴有钙化的眼眶内肿瘤的鉴别诊断

眼球内多见视网膜母细胞瘤（图7.11）、脉络膜骨瘤、眼球痨，肌锥内区多见海绵状血管畸形，肌锥外区多见血管畸形和泪腺多形性腺瘤。

术语表

DIXON法

水脂肪分离图像不易受到磁场不均匀的影响，可以在大范围内进行均匀的脂肪分离抑制，同时可以获取水脂肪分离图像。

关键点

· 评估眼球内肿瘤推荐使用MRI，但若怀疑儿童有视网膜母细胞瘤应优先考虑CT检查。
· 在肿瘤及炎症中，对病变是否进展到海绵窦或颅底以及是否有神经周围扩散及其程度的评估也很重要。

概述

· **CT**：拍摄时间短，可评估是否存在钙化（图7.11）、金属或异物，可进行骨折评估。
· **MRI**：具有高组织对比度分辨率，对晶状体没有辐射，可评估眼球中的小病变，可通过信号和弥散加权成像评估病变的性质。
· **MRI禁忌证**：有金属异物的情况。
· **增强检查**：评估肿瘤、炎症或血管病变时进行。

CT（表7.2）

· 范围包含眼眶的全部。与鼻窦成像的流程相同。
· 以平扫为基础，肿瘤和部分炎性病变进行增强检查。
· 除了横断面和冠状面，还应根据需要追加与视神经平行的斜矢状面重建图像。
· 通过软组织窗和骨窗进行评估。
· 层厚基本在3 mm以下，遇到骨折等需要评估骨的情况时，最好使用层厚1 mm的重建图像。

MRI（表7.3）

· 使用头部用线圈在包括眼眶的全部的范围进行成像。
· 主要获取层厚在3 mm以下的横断面和冠状面图像，评估沿视神经和视神经外鞘的病变时，追加与其平行的斜矢状面图像。
· 需要对眼球内病变进行详细评估时，可以使用三维重建图像。
· 眼眶区域的脂肪抑制图像受到由鼻窦内空气导致的磁化率伪影的强烈影响，STIR图像对磁场不均匀性有很强的抵抗力，但信噪比（signal to noise ratio，SNR）较低，也可用其他脂肪抑制方法，如DIXON法。
· 扩散加权图像也可用于肿瘤性质的评估和脓肿的检出（图7.12）。
· 肿瘤或一部分炎性病变需要进行增强检查，**怀疑有血管畸形或泪腺肿瘤等肿块时，应考虑进行动态增强检查。**
· **需要追加头部MRI的情况**：怀疑有多发性硬化的视神经炎或视神经脊髓炎等脑内病变；怀疑转移性病变的脑转移；颅内硬脑膜病变等。
· **需要追加MRA的情况**：怀疑海绵窦瘘。

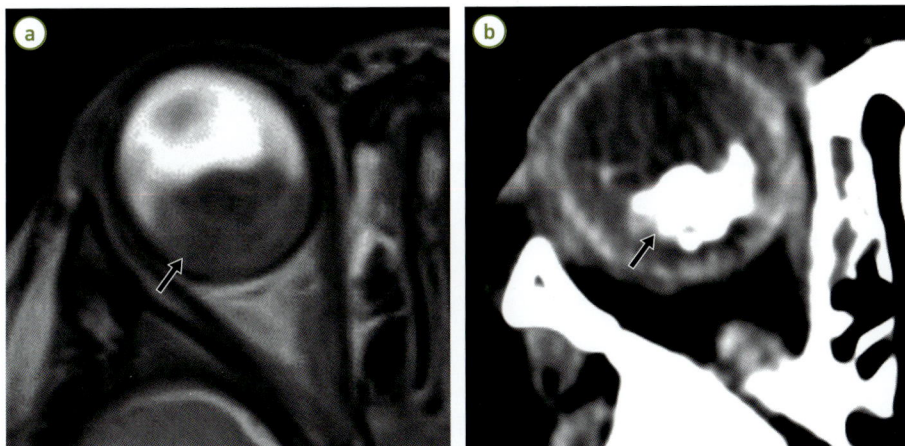

图7.11 视网膜母细胞瘤
（2岁，女性）

a. T2加权
右侧眼球肿大，可观察到T2加权图像中内部呈低信号的肿块（黑色箭头）

b. CT
可见肿块内的钙化（黑色箭头），较易诊断为视网膜母细胞瘤

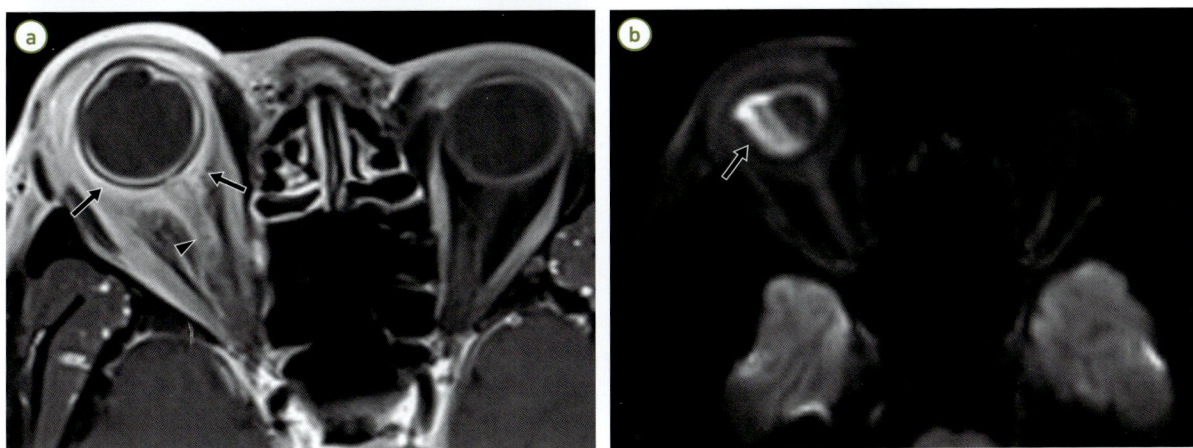

图7.12　内因性眼内炎，玻璃体脓肿（60余岁，男性）

a. 脂肪抑制增强T1加权
右侧眼球壁全周性肥厚，视网膜、葡萄膜、巩膜可见弥漫性增强效果，可观察到从Tenon囊（黑色箭头）沿视神经外鞘（黑色三角箭头）的大范围增强效果

b. 弥散加权
右侧玻璃体内可见高信号区域，怀疑有肿瘤（黑色箭头）

表7.2　眼眶CT参数举例

成像方法	层厚（mm）	FOV（mm）	WW/WL	备注
软组织窗（横断面、冠状面）	1~3	160	300/40	根据需要追加斜矢状面图像
骨窗（横断面、冠状面）	1~3	160	1500/350	根据需要追加斜矢状面图像

表7.3　眼眶MRI序列举例

成像方法	序列	层厚（mm）	FOV（mm）	参考
T1加权（横断面、冠状面）	SE	3	150~180	NA
T2加权（横断面）	TSE	3	150~180	NA
STIR或脂肪抑制T2加权（冠状面）	FSE、DIXON等	3	150~180	NA
脂肪抑制增强T1加权（横断面、冠状面）	SE	3	150~180	根据需要追加斜矢状面图像

07 眼眶
恶性黑色素瘤

必读

· Houle V, et al. AIRP best cases in radiologic pathologic correlation: Choroidal melanoma. Radiographics 2011; 31: 1231–6.
· Tailor TD, et al. Orbital neoplasms in adults: Clinical, radiologic, and pathologic review. Radiographics 2013; 33: 1739–58.

你知道吗？

注意是否存在无色素性恶性黑色素瘤（amelanotic melanoma），其约占恶性黑色素瘤的20%。这种情况下，在T1加权图像中无法见到特征性的高信号区域，T1加权图像上呈低信号。

术语表

Bruch膜
位于脉络膜的最内侧，为视网膜与脉络膜之间的边界。虽然在影像学上无法识别Bruch膜，但源自脉络膜的肿瘤突破此膜并波及视网膜后，可见特征性收窄表现。视网膜色素上皮层与Bruch膜之间的沉积物被称为玻璃膜疣。

MEMO

肿瘤的黑色素含量越高，预后越差。因此，T1加权图像的信号强度与预后相关，T1加权图像上强的高信号提示预后不良。

概述

· 恶性黑色素瘤是成年人最常见的眼内原发性恶性肿瘤（约占75%）。
· 来源于葡萄膜（脉络膜、睫状体、虹膜）中的黑色素细胞。
· 存在种族差异，虹膜色素较淡及眼球黑素细胞增多症是危险因素。

临床表现及影像学表（图7.13~7.15）

· 好发于50余岁，没有性别差异。
· 发病部位为**脉络膜（约占85%）**、睫状体（约占10%）、虹膜（约占5%）。
· 虹膜恶性黑色素瘤的预后优于其他部位的恶性黑色素瘤。
· 脉络膜恶性黑色素瘤表现为视力下降、视野缺损、视力模糊和飞蚊症等，也可能无症状。
· 在脉络膜恶性黑色素瘤的致死病例中约有一半的死因是转移性肿瘤。转移最常发生在**肝脏（约占90%）**，也可发生于肺、骨和皮肤。
· MRI增强检查非常适用于诊断。
· **在脉络膜中发展的肿瘤会变成圆顶状的突起肿块，进一步发展时会突破Bruch膜，并呈现为具有特征性蘑菇样或伴有收窄的肿瘤。**
· 经常发生继发性视网膜脱离。

CT

· 边界清晰的高密度肿块。
· 钙化很少见，但是可能在治疗后出现。

MRI

· **肿块在T1加权图像中呈高信号，在T2加权图像中呈低信号。**这种信号变化反映了黑色素的顺磁性。
· 可见增强效果。
· MRI非常适合评估眼球外浸润，对视网膜脱离的检查也比CT更为敏感。

鉴别诊断

· 与脉络膜转移癌（原发癌常为肺癌或乳腺癌）、脉络膜血管瘤、脉络膜骨瘤、视网膜母细胞瘤相鉴别。
· **脉络膜转移**：与伴有出血的肿瘤的信号模式相同，因此二者难以鉴别。**脉络膜转移癌好发于后极附近，常沿脉络膜平坦而广泛地扩散，双侧多见**，询问患者癌症的病史也很重要。
· **脉络膜血管瘤、脉络膜骨瘤**：鉴别要点为血管瘤在T2加权图像中呈强高信号，骨瘤在CT图像中可见钙化。
· **视网膜母细胞瘤**：根据患者年龄、肿块中的钙化情况很容易鉴别。

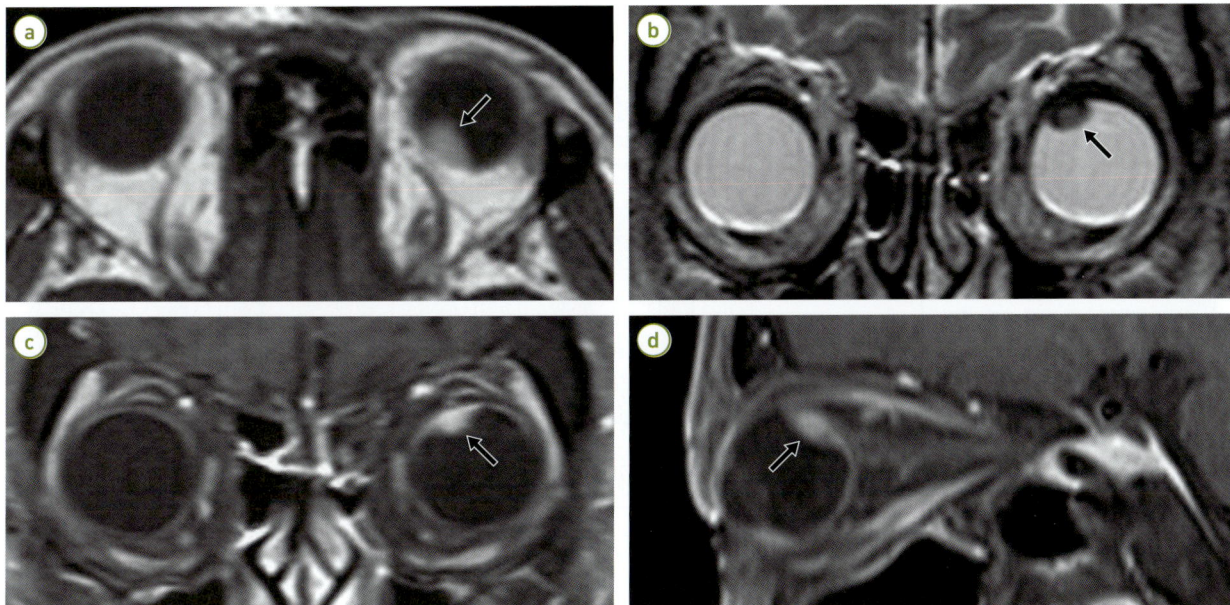

图7.13　脉络膜恶性黑色素瘤（60余岁，男性）
a. T1 加权；b. T2 加权冠状面；c. 脂肪抑制T1加权冠状面；d. 同部位的矢状面
左眼球后上部可见在T1加权图像中呈高信号、在T2加权图像中呈低信号的圆顶状突起肿块（黑色箭头），增强后可见增强效果，考虑是恶性黑色素瘤的特征性表现

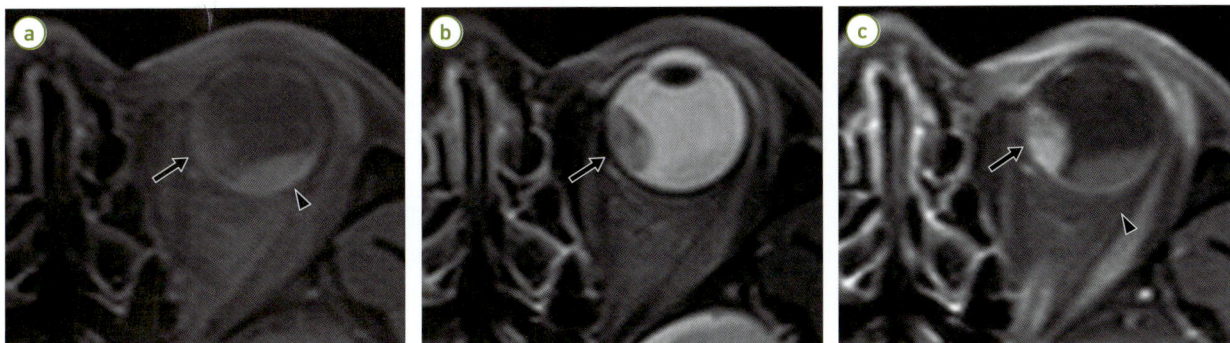

图7.14　脉络膜恶性黑色素瘤（80余岁，男性）
a. 脂肪抑制T1加权；b. T2 加权；c. 脂肪抑制增强T1加权
左眼球内壁可见在脂肪抑制T1加权图像中呈稍高信号、在T2加权图像中呈低信号的增强后可见增强效果的突起肿块（黑色箭头），后部可见在脂肪抑制T1加权图像中呈高信号的液体潴留（黑色三角箭头），提示合并蛋白质密度较高的视网膜下液体潴留及视网膜脱离

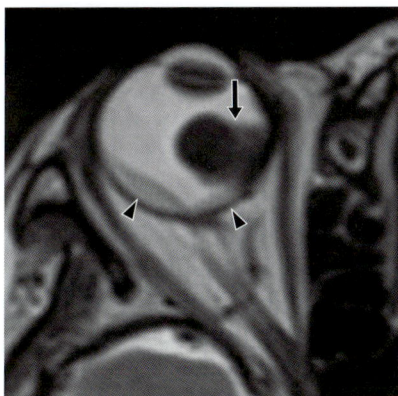

图7.15　脉络膜恶性黑色素瘤（70余岁，女性）

T2加权
右眼球内可见在T2加权图像中呈低信号的较大的突起肿块，肿块中可观察到收窄（黑色箭头），推测其突破脉络膜最内层的Bruch膜并有进展，可见视网膜脱离（黑色三角箭头）

关键点

· 在T1加权图像上呈高信号、在T2加权图像上呈低信号的圆顶状特征性眼内肿瘤。
· 有视网膜脱离时，仅凭CT平扫通常难以识别肿瘤。可通过MRI或增强MRI确认存在被增强的肿块。

07 眼眶
泪腺的多形性腺瘤

必读

· Tailor TD, et al. Orbital neoplasms in adults: Clinical, radiologic, and pathologic review. Radiographics 2013; 33: 1739-58.
· Purohit BS, et al. Orbital tumours and tumour-like lesions: exploring the armamentarium of multiparametric imaging. Insights Imaging 2016; 7: 43-68.

术语表

多形性腺瘤
又称良性混合瘤（benign mixed tumor），混合有上皮细胞增殖和黏液瘤样、透明样和软骨样等间质性结构，呈现多种组织学特征。

MEMO

泪腺多形性腺瘤的活检
怀疑是多形性腺瘤时，活检可能引起肿瘤细胞扩散，导致复发或恶变。因此不进行活检或部分切除。

你知道吗？

泪腺的正常大小
在横断面图像上测量时，长为14.0~18.0 mm，宽为3.3~4.7 mm，泪腺随着年龄的增长而缩小。

· Bulbul E, et al. Evaluation of lacrimal gland dimensions and volume in Turkish population with computed yomography. J Clin Diagn Res 2016; 10: TC06.

概述

· 多形性腺瘤最常见的是泪腺的上皮肿瘤（约占60%），第二常见的是腺样囊性癌（约占30%）。

临床表现及影像学表现（图7.16）

· 好发于30~50岁，没有性别差异。
· 呈缓慢增大趋势。
· 症状为无痛、缓慢进行性复视，眼球向下压迫并偏移。
· 治疗方法主要为外科治疗，若肿瘤完全切除则预后良好。因包膜破裂或不完全切除引起的肿瘤细胞分散可能导致复发或恶变。
· 好发于泪腺的眶部（位于眼眶上外侧部的泪腺窝中）。
· 肿瘤边界清晰，呈圆形或椭圆形。
· 内部密度或信号因肿瘤的组织构成（细胞密度和间质性结构的程度）而异。细胞成分较多则为均匀的密度和信号强度，若有囊性变性则呈不均匀性。

CT

· 多数在CT平扫及增强CT上呈均匀密度。
· 可能伴有细小钙化灶。
· 因其生长缓慢，与泪腺窝相邻的骨会发生波浪状的**骨重塑**（bone remodeling）。

MRI

· 在T1加权图像上呈低信号、在T2加权图像上呈高信号。
· 在T2加权图像上有时可见囊性变性。
· 弥散加权图像中ADC值高于腺样囊性癌和恶性淋巴瘤（良恶性泪腺肿瘤鉴别阈值为1.0×10^{-3} mm^2/s）。
· 动态增强可见逐渐增加的增强效果。

鉴别诊断

· 与泪腺腺样囊性癌、恶性淋巴瘤（图7.17）、特发性眼眶炎症（炎性假瘤）、IgG4相关性眼病、结节病（图7.18）、肉芽肿性多血管炎（granulomatosis with polyangitis）和干燥综合征相鉴别。
· **泪腺腺样囊性癌**：肿瘤边缘处表现，是否存在内部不均匀、骨侵蚀和**骨破坏**、神经周围扩散引起的泪腺神经肿胀及影像效果等是鉴别的要点。
· **恶性淋巴瘤**：在弥散加权成像中ADC值明显降低。
· **恶性淋巴瘤、特发性眼眶炎症、IgG4相关性眼病、结节病、肉芽肿性多血管炎、干燥综合征**：常为双侧，常可见其他眶内/眶外组织的病变。

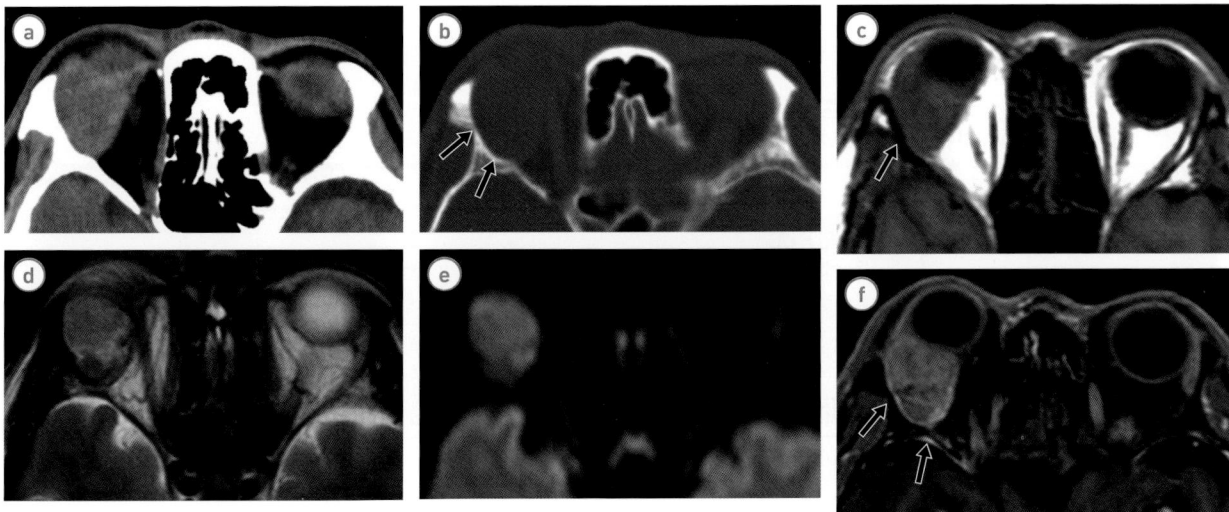

图7.16 泪腺多形性腺瘤（40余岁，男性）

a. CT平扫（软组织窗）；b. 同部位（骨窗）

右眼眶上外侧的泪腺窝内可见边界清晰、内部密度均匀的软组织密度肿块。在与肿块相连的眼眶外侧壁上可见波浪状的压迫样变化（黑色箭头），考虑是骨重塑

c. T1加权；d. T2加权；e. 弥散加权（b=1000）；f. 脂肪抑制增强T1加权；g. 同部位的冠状面

肿块在T1加权图像上呈低信号，在T2加权图像上呈不均匀的高信号，其内部混杂低信号区。在弥散加权图像中呈高信号，ADC值为1.3×10^{-3} mm²/s。增强后肿块内部可见均匀的增强效果。与CT图像所见相同，泪腺窝的骨上可见骨重塑（黑色箭头）。肿块使眼球被向内侧下方压迫

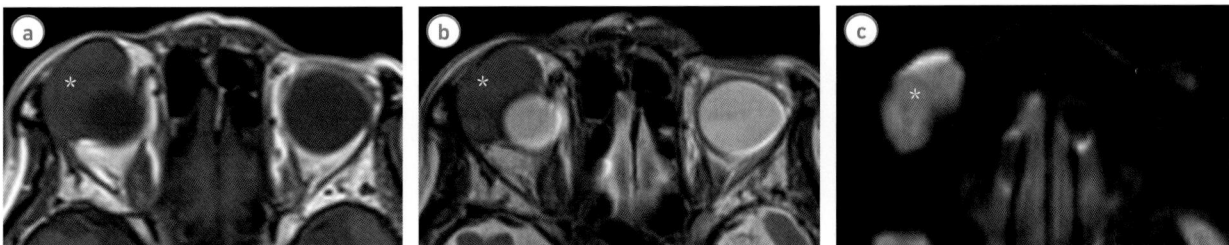

图7.17 泪腺恶性淋巴瘤（80余岁，女性）

a. T1加权；b. T2加权；c. 弥散加权（b=1000）

可见右侧泪腺肿大，在T1、T2加权图像上呈低信号的肿块（＊）在弥散加权图像中呈高信号，ADC值为0.5×10^{-3} mm²/s

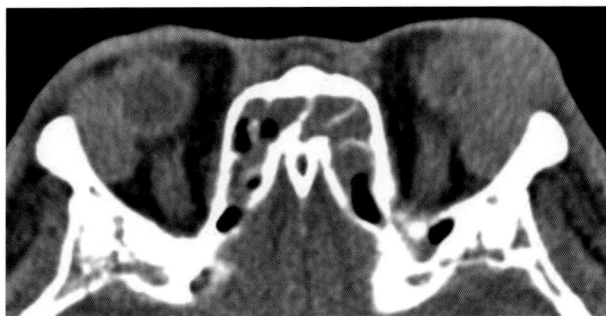

图7.18 结节病（70余岁，男性）

CT平扫

可见两侧泪腺肿大

07　眼眶

眼眶内海绵样血管畸形

必读

· Smoker WRK, et al. Vascular lesions of the orbit: More than meets the eye. Radiographics 2008; 28: 185–204.
· Tailor TD, et al. Orbital neoplasms in adults: Clinical, radiologic, and pathologic review. Radiographics 2013; 33: 1739–58.

概述

· 成年人中最常见的眼眶内血管畸形和血管病变。
· 以前被称为海绵状血管瘤（cavernous hemangioma）。
· 静脉先天性异常发育，血管平滑肌变成单层并失去收缩性，导致血液在异常拉伸的静脉腔中滞留。

临床表现及影像学表现（图7.19，7.20）

· 发生于10~70岁，好发于40余岁，男女比例为3∶7。
· 症状为进展缓慢的无痛性突眼，随着肿块的增大会出现复视和视野缺损。
· 经常是无症状时通过头部CT/MRI检查偶然发现。
· 有文献表明，其与蓝色橡皮疱痣综合征(blue rubber bleb nevus syndrome)及Maffucci综合征有关。
· 大多采取保守治疗，但若有严重的眼球突出或视神经受压症状则切除病灶。复发极为罕见，预后良好。
· **大多数（80%）发生在肌锥内。**
· 肿块呈椭圆形或卵圆形，边界清晰。
· 压迫周围结构，但没有浸润表现。
· 在极少数情况下，可能通过眶尖或眶上裂进展至颅骨。

CT

· 边界清晰、内部均匀的密度与肌肉密度相等或略高于肌肉密度的肿块。
· 内部可能伴有小钙化灶（静脉石）。
· 由于有缓慢生长趋势，相邻的骨骼可能会出现波浪状骨重塑。

MRI

· 病灶在T1加权图像中呈低信号，**在T2加权图像中呈明显高信号。**
· 病灶较大时，T2加权图像中的肿块内可见到隔膜结构。
· **动态增强检查时可在中央区域见到缓慢的增强效果，增强的延迟相显示增强效果的区域有所扩大。**

鉴别诊断

· 与淋巴管畸形（图7.21）、静脉曲张（图7.22）、恶性淋巴瘤、视神经胶质瘤、视神经外鞘脑膜瘤、眶内神经鞘瘤等相鉴别。
· 眶内的其他血管畸形或血管病变包括淋巴管畸形、颈动脉海绵窦瘘、静脉曲张等，需要评估眼动脉、眼上下静脉、海绵窦扩张的状况以及是否存在异常血管流空。
· 应在多个断面检查肿块与视神经、视神经外鞘、其他眶内神经的关系。
· 评估肿块内部的信号和增强模式。

MEMO

蓝色橡皮疱痣综合征
特征是全身性静脉血管畸形合并以消化道疾病为主的内脏疾病。皮肤病变呈蓝色，形似橡皮球。
Maffucci综合征
以四肢为主的多发性静脉血管畸形，并发多发性软骨瘤。

你知道吗？

青春期、怀孕和分娩期间的海绵样血管畸形
有文献表明，激素和细胞因子等血管生成因子导致海绵样血管畸形增大。在这些时期，有时本病会因突然出现的突眼症状而被发现。

关键点

· 若在T2加权图像上见到边界清晰且具有明显高信号的肌锥内肿块，则应怀疑为海绵样血管畸形。
· 追加包含动态检查在内的增强检查，若可见到从中心扩散的缓慢的增强效果，则是典型的海绵样血管畸形。

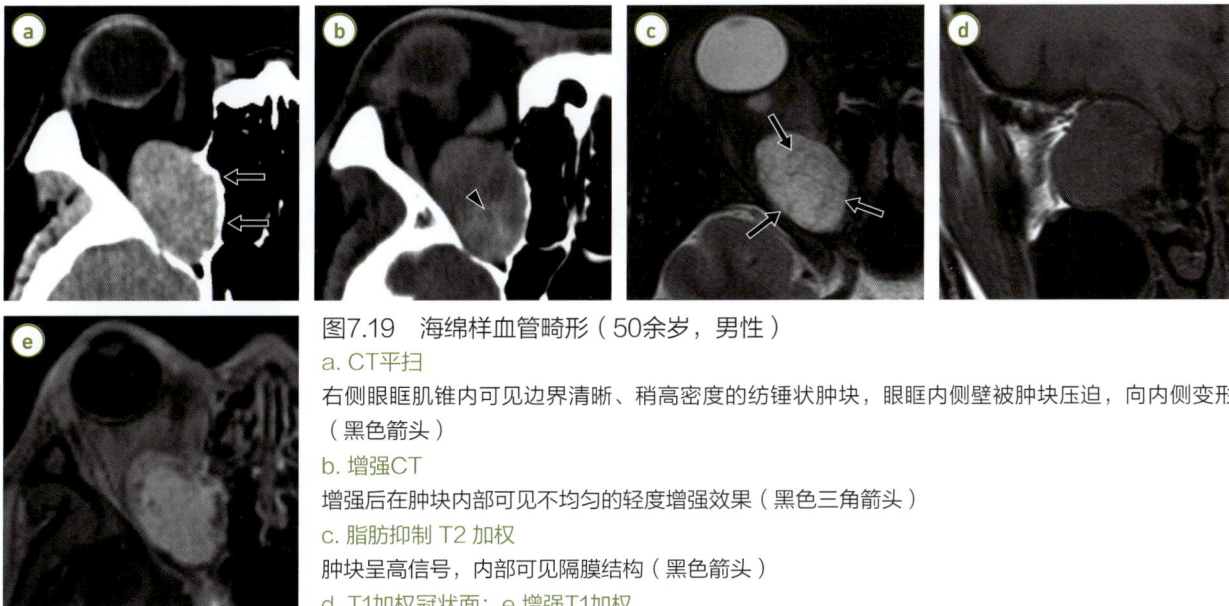

图7.19　海绵样血管畸形（50余岁，男性）

a. CT平扫

右侧眼眶肌锥内可见边界清晰、稍高密度的纺锤状肿块，眼眶内侧壁被肿块压迫，向内侧变形（黑色箭头）

b. 增强CT

增强后在肿块内部可见不均匀的轻度增强效果（黑色三角箭头）

c. 脂肪抑制 T2 加权

肿块呈高信号，内部可见隔膜结构（黑色箭头）

d. T1加权冠状面；e.增强T1加权

肿块呈均匀的低信号，增强后可见较强的增强效果

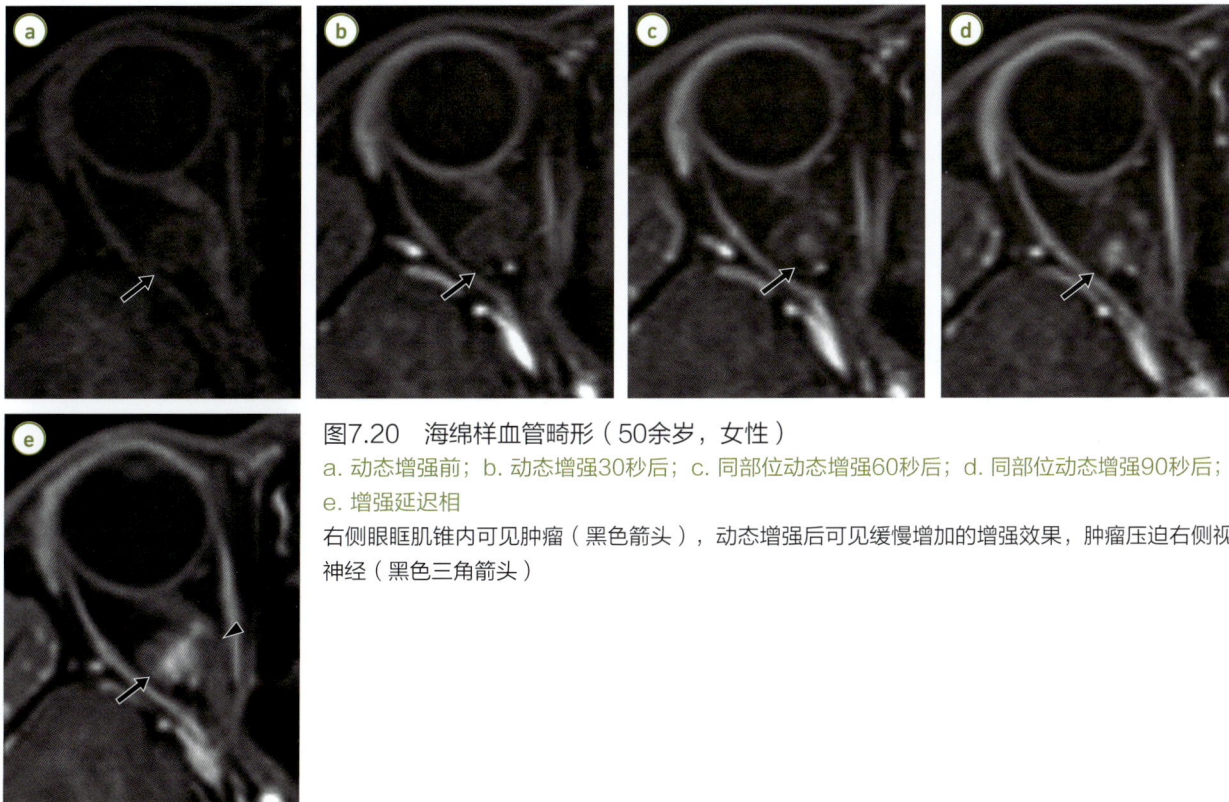

图7.20　海绵样血管畸形（50余岁，女性）

a. 动态增强前；b. 动态增强30秒后；c. 同部位动态增强60秒后；d. 同部位动态增强90秒后；e. 增强延迟相

右侧眼眶肌锥内可见肿瘤（黑色箭头），动态增强后可见缓慢增加的增强效果，肿瘤压迫右侧视神经（黑色三角箭头）

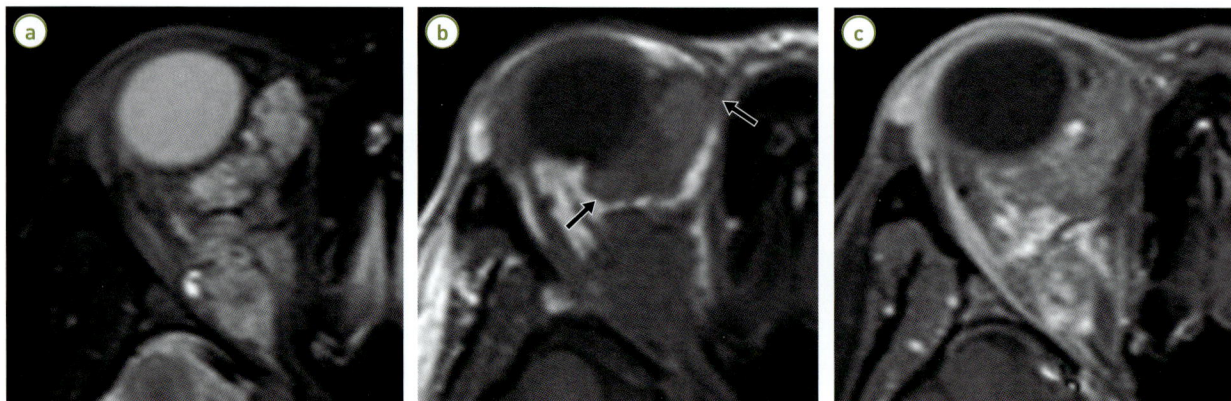

图7.21　眼眶内淋巴管畸形（复发病例）（30余岁，女性）
a. 脂肪抑制T2加权；b. T1加权；c. 脂肪抑制增强T1加权
右侧眼眶肌锥内可见在T2加权图像上呈高信号的多房样形状不规则的肿块。其在T1加权图像上大部分呈低信号，但部分可见稍高信号区域（黑色箭头），考虑混杂着不同时期的出血，增强后可见不均匀的增强效果

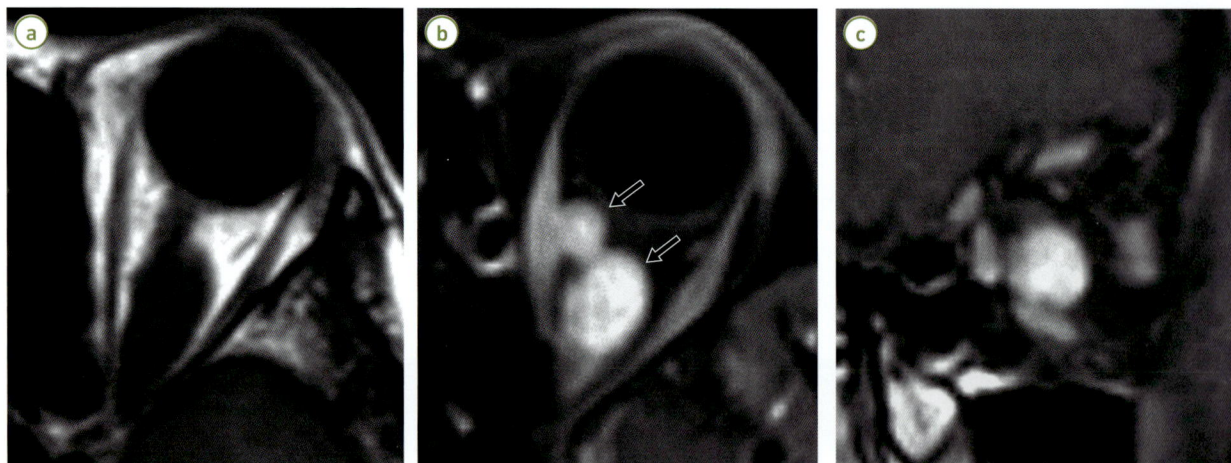

图7.22　眼眶内静脉曲张（60余岁，女性）
a. T1加权；b. 脂肪抑制T1加权；c. 脂肪抑制T1加权冠状面
左侧眼眶肌锥内可见在T1加权图像上呈低信号的纺锤状病灶，形态迂曲、蜿蜒（黑色箭头），造影后呈均匀的强烈增强效果，可诊断为眼下静脉曲张

07 眼眶
眼球破裂、晶状体脱位、眼眶爆裂性骨折、异物

眼球破裂

概述

- 钝性外伤或锐器穿孔性外伤引起的角膜或巩膜开放性伤口。
- 钝性外伤是因前房或玻璃体出血及眼球变形引起眼内压升高，导致角膜缘（最薄、最脆弱的部位）出现撕裂伤。
- 锐器穿孔性外伤是由尖锐物体导致的撕裂伤。
- 根据撕裂的部位和大小，眼内组织可能脱出，发生眼球脱垂。

临床表现及影像学表现（图7.23~7.26）

- 可通过眼科查体及检查进行诊断，因外伤性白内障、前房出血或玻璃体出血等原因难以进行眼科查体时，可以使用CT或MRI进行影像学诊断。
- 并发症包括感染性眼内炎和交感性眼炎等。
- 治疗方式为紧急行角膜或巩膜缝合术，若不治疗则可能失明。眼球后部的损伤经常导致永久性视力减退。

CT
- 可见眼球变形、眼球体积缩小等。
- 伴有眼内压降低的**眼球后壁变平：扁平轮胎征（flat tire sign）、蘑菇征（mushroom sign）**。
- **前房体积变化**：眼球前部破裂会导致前房变窄。眼球后部破裂则眼内压降低，引起晶状体下沉，导致前房扩大。
- 眼球内容物向外周漏出。
- 眼球内有气泡或异物。
- 合并出血（前房、玻璃体）、视网膜脱离、脉络膜脱离、晶状体脱位（lens dislocation）等。

MRI
- CT是眼外伤的首选影像学检查。
- 若不能排除金属异物则禁行MRI。

鉴别诊断

- 过去的手术导致的眼球变形或人工异物。
- 眼眶内血肿或肿瘤的压迫导致的眼球变形。

> **关键点**
> · 轻微的眼球破裂（globe rupture）表现很容易被忽视，因此应在多个断面（横断面、矢状面和冠状面）上仔细评估前房的深度、体积及眼球的形状。

你知道吗？

视网膜脱离与脉络膜脱离
视网膜脱离严重时，可呈以后极为中心的"V"字形。脉络膜脱离呈凸状，因动静脉或神经的支持作用，眼球后1/3处的视神经乳头附近无法被观察到。后极是否保留是视网膜脱离与脉络膜脱离的鉴别要点。

MEMO

前房深度
前房的深度（从角膜后表面至晶状体前表面的距离）平均为3.1 mm。若与此相差0.8 mm以上则为异常。

· Yuan WH, et al. CT of globe rupture: Analysis and frequency of findings. AJR Am J Roentgenol 2014; 202: 1100-7.

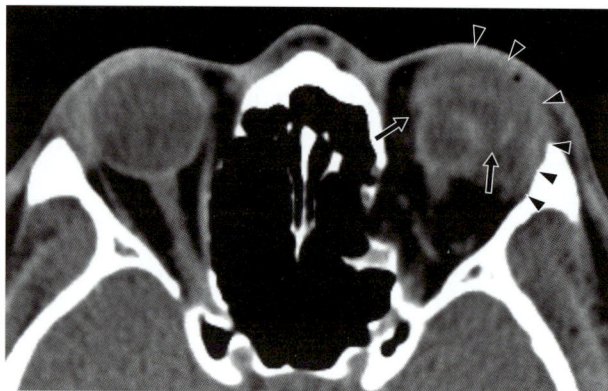

图7.23　眼球破裂（40余岁，男性）
CT平扫

饮酒后跌倒。与右眼球相比，左眼球略微变形，巩膜断裂变形（黑色箭头），眼球内容物向外周漏出（黑色三角箭头）

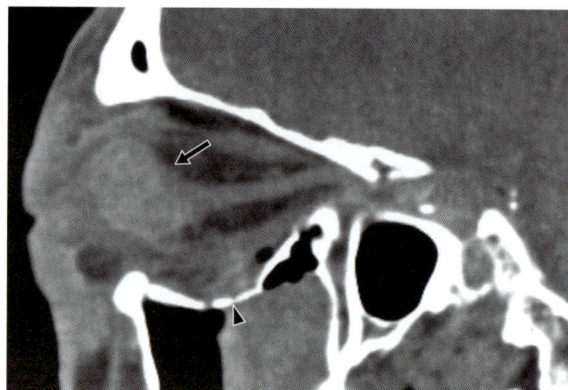

图7.24　眼球破裂（50余岁，男性）
CT平扫（矢状面）

饮酒后跌倒。右眼球变形，尤其是后壁变扁平（扁平轮胎征，黑色箭头），眼球内呈高密度，伴有玻璃体出血，还可见右侧眶底骨折（黑色三角箭头）

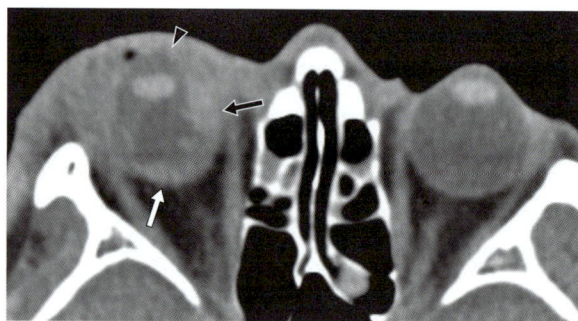

图7.25　眼球破裂（60余岁，男性）
CT平扫

跌倒后右眼受力。右眼球纵向变形，右侧前房扩大（黑色三角箭头），晶状体向后偏移。还可见脉络膜脱离、出血（黑色箭头）和视网膜脱离、出血（白色箭头）

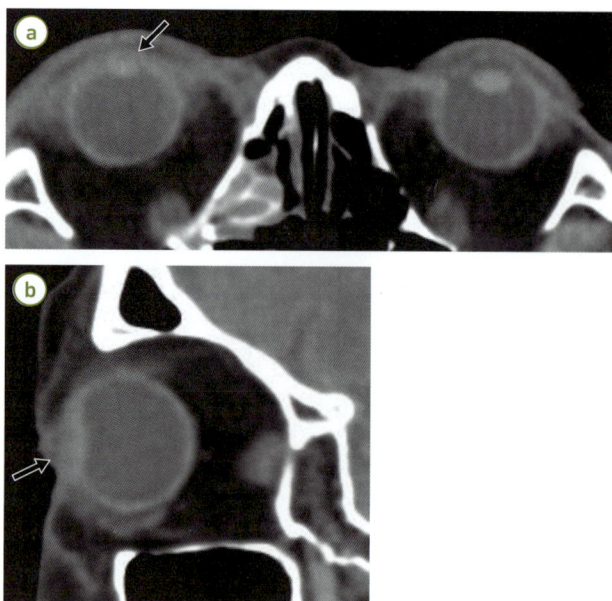

图7.26　眼球破裂（60余岁，男性）
a. CT平扫；b. 同部位矢状面

右眼受力。右侧前房体积明显缩小（黑色箭头），矢状面图像可见眼球前表面扁平，是眼球破裂的表现

晶状体脱位

概述

- 晶状体的支撑组织睫状小带（Zinn小带）断裂，晶状体移位。
- 大致分为睫状小带部分断裂导致的**半脱位**和完全断裂导致的**完全脱位**。
- 完全脱位分为晶状体落入前房的前脱位和晶状体落入玻璃体的后脱位，后脱位较常见。

术语表

Weill-Marchesani综合征

表现为先天性小晶状体、短颈、身材矮小、手指及脚趾短的综合征，容易继发青光眼。

关键点

· 晶状体半脱位可能较轻微且易被漏诊，因此不仅要在横断面图像中进行评估，还要在冠状面和矢状面图像中进行评估。

· 外伤性晶状体脱位常伴有其他眼部或眼眶外伤（如眼球破裂、玻璃体出血、眼眶骨折等）。

· 双侧晶状体脱位提示遗传性疾病。

临床表现及影像学表现（图7.27，7.28）

· 病因大致分为先天性和后天性，后天性病因往往是外伤。

· **后天性**：发生于钝性眼外伤或眼球破裂之后，常为单侧；还可因高度近视、年龄增长导致的睫状小带脆弱引起。

· **先天性**：遗传性疾病（Marfan综合征、Weill-Marchesani综合征、Ehlers-Danlos综合征、高胱氨酸尿症），双侧可见。

· 前脱位时，瞳孔闭锁导致的急性青光眼可能引起并发症，是紧急手术的指征。后脱位的情况下，可能会因睫状体的刺激导致虹膜睫状体炎。

· 严重脱位者会行晶状体切除术并植入人工晶状体。

· 脱位指晶状体完全落入玻璃体或前房。

· 半脱位指由睫状小带的部分断裂引起的晶状体移位。

鉴别诊断

· CT中呈高密度的眼内异物。

· 过去的手术导致的人工异物。

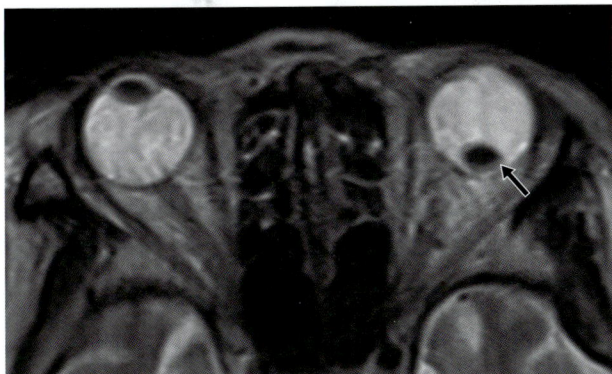

图7.27 晶状体脱位（70余岁，女性）
T2加权
左侧晶状体落入玻璃体内（黑色箭头）

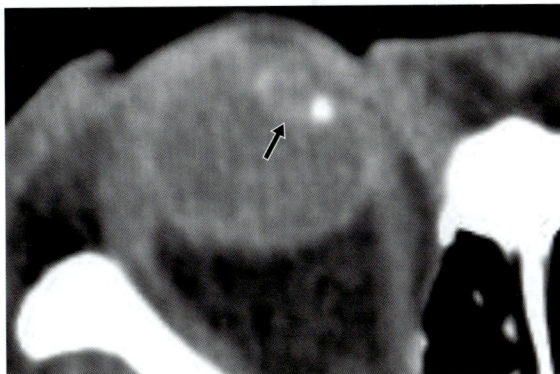

图7.28 晶状体半脱位（40余岁，男性）
CT平扫
右侧晶状体斜向移位（黑色箭头），考虑是半脱位的表现。高密度结构并非金属异物

眼眶爆裂性骨折

MEMO

击入性骨折（blow-in fracture）

眼眶壁的骨碎片移位至眶内的罕见的骨折类型，多见于眶上壁骨折。眼眶腔变窄，会导致眼球突出、眼球运动异常和复视等。

概述

· 眼眶爆裂性骨折（orbital blow-out fracture）是眼眶前方的外伤导致眶内压升高，使眼眶壁的骨碎片偏离至眼眶外（爆裂性）的骨折。

· 是最常见的眼眶骨折类型。

术语表

闭合性骨折（图7.31）
可见于儿童的骨折。骨并
没有粉碎，受伤后断端会
恢复到原来的位置。发生
这种情况时脱垂的眼外肌
等组织很容易被嵌顿，可
能导致绞窄和坏死。下直
肌向上颌窦脱出并从眶
内消失被称为"missing
muscle综合征"。

临床表现及影像学表现（图7.29~7.31）

- 好发部位为眼眶下壁（眶下神经管至鼻侧的骨壁较薄，尤其是下壁的内侧部分）及内壁。
- 眼眶下壁骨折时下直肌活动受限，导致眼球向上看时出现复视的症状；内壁骨折时内直肌活动受限，导致眼球向外侧看时出现复视的症状。
- 此外，可能出现眼痛、眼睑肿胀、眼球运动障碍、面颊感觉异常（眶下神经病变）、恶心、呕吐、心动过缓（迷走神经反射）及眼球突出（水肿及出血）等。
- 若没有眼外肌或眶内脂肪组织的疝入则可能无症状。
- 儿童的骨骼可塑性强，容易发生线性骨折和闭合性骨折（trap-door type）。
- 受伤后约2周开始愈合，此期间应采取保守治疗（如使用抗生

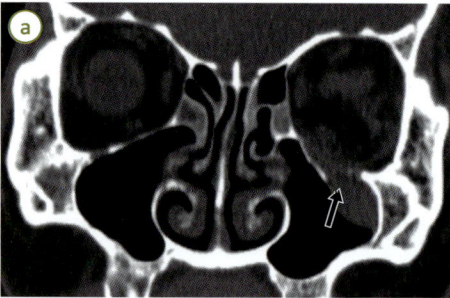 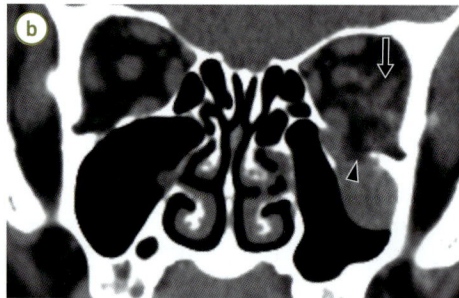

图7.29　眼眶爆裂性骨折（下壁）（60余岁，女性）
a. CT平扫冠状面（骨窗）；
b. 同部位（软组织窗）
从马上摔下后面部受力。可见左侧眶下壁骨折（图a黑色箭头），眶内脂肪组织脱垂至上颌窦内（黑色三角箭头）。眼球后脂肪组织密度不均匀增加（图b黑色箭头），考虑是血肿

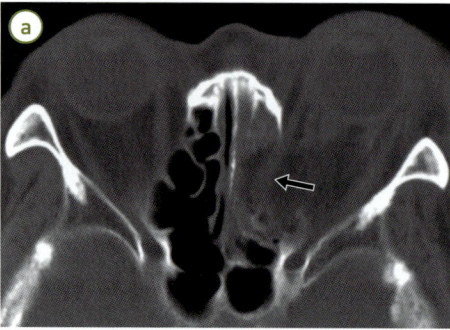 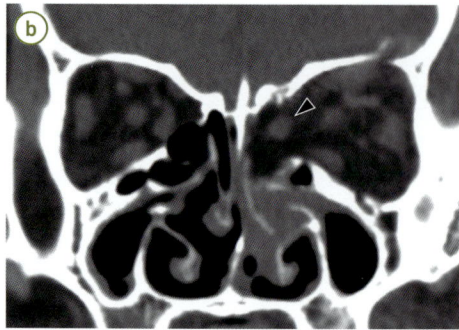

图7.30　眼眶爆裂性骨折（内壁）（70余岁，女性）
a. CT平扫（骨窗）；b. 同部位冠状面（软组织窗）
跌倒后面部受力。左侧眶内壁可见骨折（黑色箭头），内直肌（黑色三角箭头）及眶内脂肪组织向筛窦内脱垂

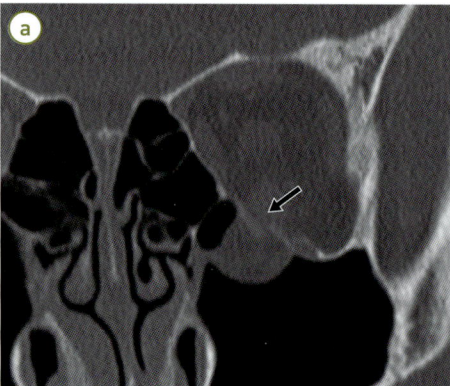 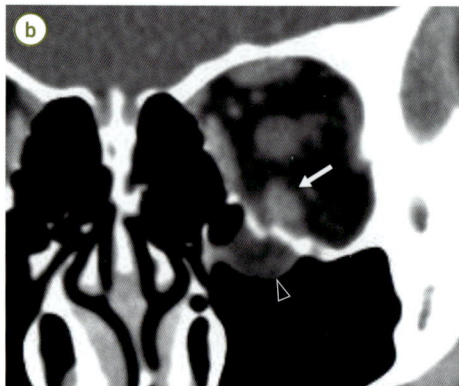

图7.31　眼眶爆裂性骨折（闭合性骨折）（10余岁，女性）
a. CT平扫冠状面（骨窗）；b. 同部位（软组织窗）
跌倒后面部受力。左侧眶下壁可见骨折（黑色箭头），骨碎片恢复到正常位置。眶内脂肪组织（黑色三角箭头）脱垂至上颌窦中。下直肌（白色箭头）轻度肿胀，考虑有损伤

素）。若有动眼神经障碍或眶下神经病变残留，则应择期手术。

- 迷走神经反射无法纠正、早期就有重度眼球凹陷或发生绞窄时，应进行急诊手术。
- CT是首选检查方法，MRI可用于评估颅内并发症及软组织。
- 可伴有眶壁骨折及骨碎片向眶外移位。
- 可伴有骨折部位的眶内脂肪组织或眼外肌脱垂、血肿导致的眶内脂肪组织密度增加、眼外肌损伤导致的眼外肌肿胀。
- 眶壁骨折时还可能观察到：眶内气肿或血肿、鼻窦内血肿，眶上壁骨折时可见颅内气肿。

鉴别诊断

- 筛骨纸样板（眶内壁）先天性缺损（图7.32）。
- 眶内壁先天性缺损，眶内脂肪组织可出现偏移。
- 通常难以与陈旧性骨折相鉴别。

关键点

- 在骨窗及软组织窗下，进行包含冠状面在内的多断面观察。
- 为了避免漏诊闭合性骨折或轻微骨折，应确认有无眶内脂肪组织混浊或气肿、鼻窦内血肿。

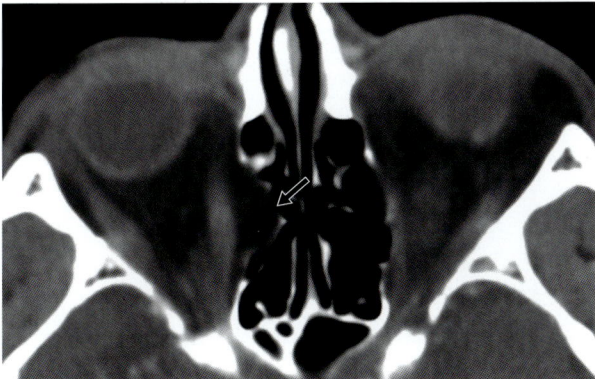

图7.32　筛骨纸样板先天性缺损（70余岁，男性）
CT平扫
右侧眶内壁可见部分缺损，以及眶内脂肪组织突出（黑色箭头）。内直肌无偏移。患者没有外伤史

异物

概述

- 眼球内异物指异物误入眼球。
- 眼球外异物指较长的异物从内眼角进入而避开眼球，累及眼眶深区（肌锥外区或眶尖），误入眼球外。

临床表现及影像学表现（图7.33~7.35）

- **眼球内异物**：爆炸或使用工具（钻头、锯子、锤子等）时铁质异物飞散入眼球内，或锋利的物体（刀、剪、玻璃屑、木屑等）导致的穿透性外伤。

必读

· Sung EK, et al. Injuries of the globe: What can the radiologist offer? Radiographics 2014; 34: 764-76.
· Nguyen VD, et al. Demystifying orbital emergencies: A pictorial review. Radiographics 2017; 37: 947-62.
· Hallinan JTPD, et al. Eye globe abnormalities on MR and CT in adults: An anatomical approach. Korean J Radiol 2016; 17: 664-73.

· **眼球外异物**：细长且锋利的物体（木屑、铅笔、筷子等）刺入。
· 并发症包括眼球破裂、眼内炎、全眼球炎和眶内蜂窝织炎。尤其是有木屑时合并感染的可能性很高。
· 治疗方式为紧急取出异物并给予抗生素。
· 原则上禁用MRI，首选CT。

CT

· **高密度异物**：木炭（铅笔芯）、玻璃、铁、木屑（受伤10天以上时）、石子。
· **低密度异物**：塑料、木屑进入眼眶内后短时间内。
· **木屑会因周围的炎症等原因吸收水分，因此密度会随时间而变化。**受伤后短时间内容易与脂肪或气肿等混淆，因此要十分小心。

鉴别诊断

· 既往手术导致的眼球内异物、眼球外异物。

关键点

· 调整窗宽及窗高对于评估CT上呈低密度的塑料或木屑等眶内异物很重要。异物在CT上显示不清晰时，可进行MRI检查。

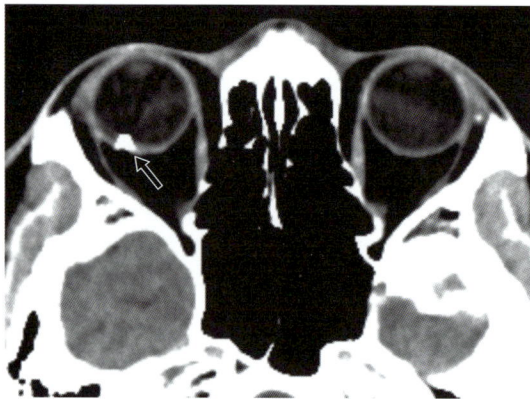

图7.33　眼球内异物（20余岁，男性）
CT平扫
石屑溅入眼中。右侧玻璃体内可见高密度区域（黑色箭头），考虑是异物（石屑）

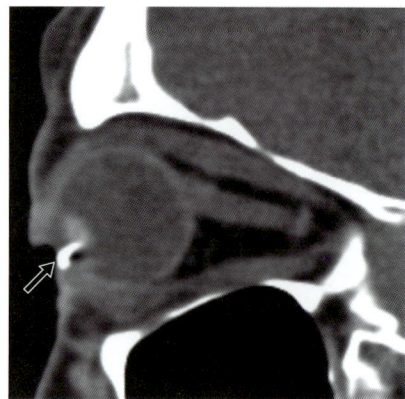

图7.34　眼球内异物（50余岁，男性）
CT平扫矢状面
制作椅子时金属丝弹起并刺入右眼球。右侧前房至晶状体可见高密度金属异物（黑色箭头）

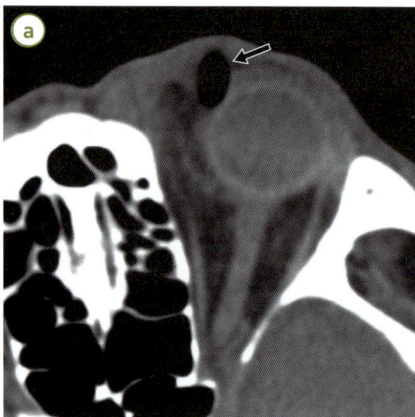

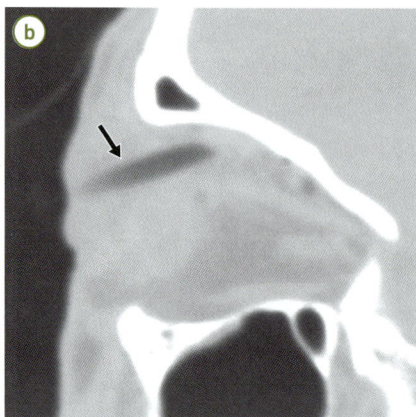

图7.35　眼球外异物（70余岁，男性）
a. CT平扫（软组织窗）；b. 同部位矢状面（窗宽、窗高调整后）
左眼被筷子刺入。可见从左侧内眼角避开眼球穿透至肌锥外区眼眶上部的异物（黑色箭头所示为筷子）。异物在软组织窗下为接近空气密度的低密度，在窗宽、窗高调整后呈低于空气密度的低密度

07 眼眶
视神经炎

必读

· Wingerchuk DM, et al. International consensus diagnostic criteria for neuromyelitis optica spectrum disorders. Neurology 2015; 85: 177-89.
· Nguyen VD, et al. Demystifying orbital emergencies: a pictorial review. Radiographics 2017; 37: 947-62.

术语表

视神经脊髓炎和视神经脊髓炎谱系疾病
视神经脊髓炎的诊断标准是符合视神经炎、急性脊髓炎的诊断标准及以下3项中的2项：①脊髓病变连续扩散到3个椎体水平以上；②脑部MRI表现不满足多发性硬化的诊断标准；③抗AQP4抗体呈阳性。视神经脊髓炎谱系疾病包括符合视神经脊髓炎诊断标准及虽然具有视神经脊髓炎特征但不符合其诊断标准的疾病，比如仅有视神经炎的抗AQP4抗体阳性的病例或抗AQP4抗体阴性多病例等。

你知道吗？

视神经周围炎及双轨征
视神经周围炎是以视神经外鞘炎为主的疾病，与视神经炎不同。可见视神经外鞘增厚和沿视神经外鞘的增强效果［双轨征（tram-track sign）］。在冠状面图像中，也被称为甜甜圈征（donut configuration）。可出现双轨征的疾病除视神经周围炎外，还包括特发性眼眶炎症、视神经外鞘脑膜瘤、结节病、白血病和淋巴瘤等。

概念

· 视神经炎是视神经的炎性疾病的总称。
· 狭义的视神经炎指**多发性硬化（multiple sclerosis，MS）**或**视神经脊髓炎（multiple sclerosis，NMO）、视神经脊髓炎谱系疾病（NMO stable disease，NMOSD）**引起的视神经的炎性疾病和特发性视神经炎。
· 广义上的视神经炎除上述情况外，还包括自身免疫性疾病［系统性红斑狼疮（systemic lupus erythematosus，SLE）、干燥综合征、抗中性粒细胞胞质抗体（antineutrophil cytoplasmic autoantibody，ANCA）相关性血管炎］或感染（病毒、真菌、梅毒）引起的视神经的炎性疾病。

临床表现及影像学表现（图7.36，7.37）

· 好发于20~40岁的女性。
· 有急性发作性视力减退及视野缺损（通常为中央暗点）、视觉异常、眼痛。
· 往往是单侧发生，但视神经脊髓炎谱系疾病可能伴有视交叉受损，也可导致双侧视神经炎。
· 血液检查常包括对感染、**抗水通道蛋白4（AQP4）抗体**和其他自身免疫性疾病的检查。
· 激素冲击疗法是治疗视神经炎的首选方法，排除感染十分重要。
· 使用CT评估难度较大，增强MRI检查效果最佳。

CT

· 可见视神经肿胀及增强效果。

MRI

· 在STIR图像和脂肪抑制T2加权图像中，视神经呈高信号。
· 在脂肪抑制增强T1加权图像中可见视神经的增强效果。
· 急性期可见视神经肿胀。
· 慢性期可见视神经萎缩、视神经周围的蛛网膜下腔扩张。

鉴别诊断

· 与视神经胶质瘤、视神经外鞘脑膜瘤、视神经周围炎（图7.38）等相鉴别。
· **视神经胶质瘤**：可见视神经的纺锤状肿块。
· **视神经外鞘脑膜瘤、视神经周围炎**：可见沿视神经的肿块及增强效果。

关键点

· 视神经可见异常信号区域或增强效果。
· 视神经炎的病因（多发性硬化、视神经脊髓炎谱系疾病、感染、肿瘤）对诊断很重要。
· 必要时建议行脑和脊髓MRI等检查。

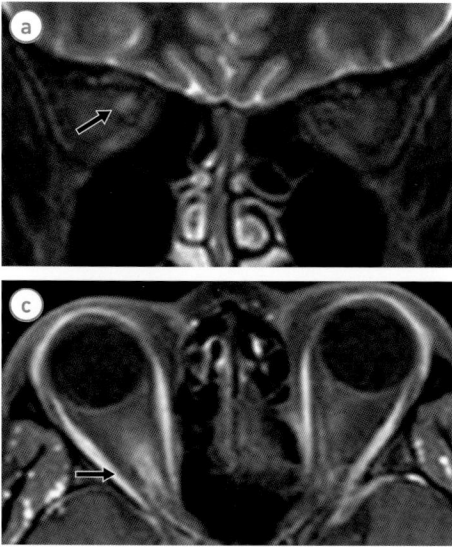

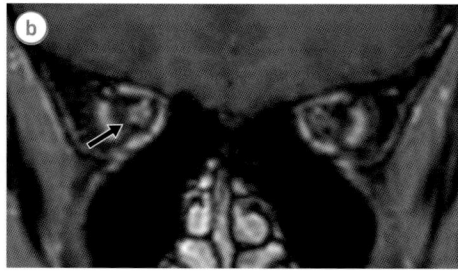

图7.36　视神经炎（50余岁，女性）

a. STIR冠状面

右侧视神经呈高信号（黑色箭头）

b. 脂肪抑制增强T1加权冠状面；c. 同部位横断面

可见右侧视神经的增强效果（黑色箭头）

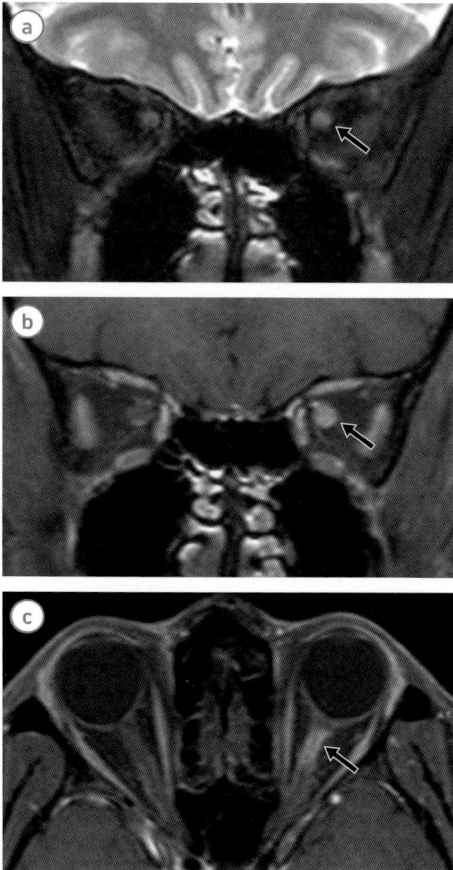

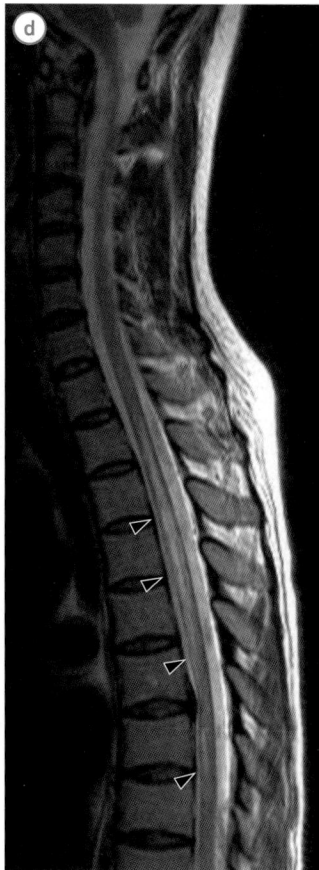

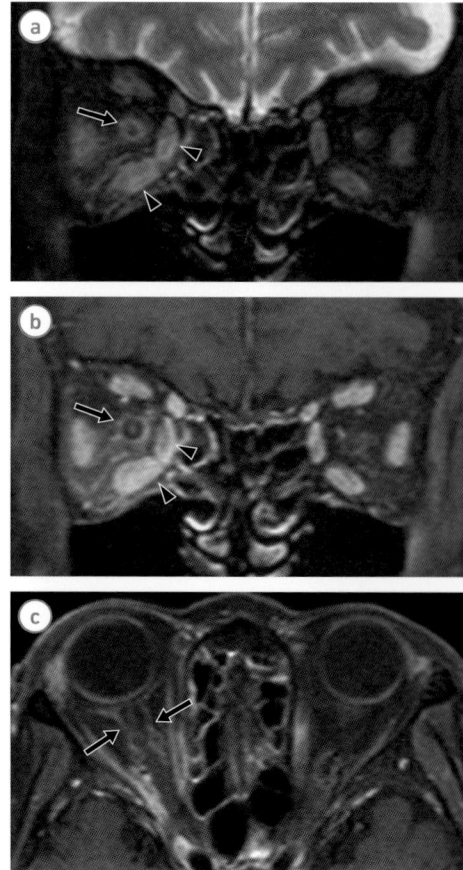

图7.37　视神经脊髓炎（50余岁，女性）

a. STIR冠状面；b. 脂肪抑制T1加权冠状面；c. 同部位横断面

左侧视神经在STIR图像上呈高信号，增强后可见增强效果（黑色箭头）

d. 脊椎T2加权矢状面

T2~T8水平的脊髓内可见连续高信号区域（黑色三角箭头），抗AQP4抗体呈阳性，诊断为视神经脊髓炎

图7.38　视神经周围炎（80余岁，女性）

a. STIR冠状面；b. 脂肪抑制增强T1加权冠状面；c. 同部位横断面

在STIR图像上，右侧视神经周围的高信号区域很明显（图a黑色箭头）。增强后可见沿视神经外鞘的增强效果（甜甜圈征，图b、c黑色箭头）。右侧下直肌和内直肌中可见肿胀和信号增强（图a、b黑色三角箭头）

07 眼眶
Tolosa-Hunt综合征

必读

· Schuknecht B, et al. Tolosa-Hunt syndrome: MR imaging features in 15 patients with 20 episodes of painful ophthalmoplegia. Eur J Radiol 2009; 69: 445-53.

MEMO

Tolosa-Hunt综合征的诊断标准［国际头痛疾病分类第3版（ICHD-Ⅲ）中的诊断标准］
（A）单侧眼眶或眶周疼痛，且满足（C）。
（B）经MRI或活检确认的海绵窦、眶上裂或眶内肉芽肿性炎。同时伴有神经（第Ⅲ对、第Ⅳ对、第Ⅵ对脑神经中的一条或多条）麻痹。
（C）头痛与肉芽肿性炎同侧，且头痛与神经（第Ⅲ对、第Ⅳ对、第Ⅵ对脑神经中的一条或多条）麻痹同时出现或在2周内相继出现。

术语表

特发性眼眶炎症（炎性假瘤）
眼眶的非肿瘤性、非感染性、非肉芽肿性病变。根据病变的主要部位，分为泪腺型、眼外肌型、眼周型、视神经周围型和眶尖型，首选激素治疗。

概述

· 以眼痛，尤其是眶后痛及眼球运动障碍为主要症状的综合征。
· 从海绵窦延伸至眶上裂的非特异性炎性肉芽肿为其病因。
· 激素治疗非常有效。
· 排除其他器质性疾病非常重要。

临床表现及影像学表现（图7.39，7.40）

· 单侧眼眶或眶周疼痛。
· 眼眶疼痛伴有神经［动眼神经（Ⅲ）、滑车神经（Ⅳ）、三叉神经（眼支，V-1）和外展神经（Ⅵ）中的一条或多条］麻痹。
· 也有三叉神经（除V-1）、视神经（Ⅱ）、面神经（Ⅶ）、听神经（Ⅷ）受累的文献报道。
· 激素治疗可改善症状及影像学表现。
· 相比于CT，MRI尤其是增强MRI对病变的检出更适合。

CT

· 常可见海绵窦（尤其是海绵窦前部）增大。
· 可见造影剂的均匀增强效果。

MRI

· 可见海绵窦增大，病灶在T1加权图像上呈低信号，在T2加权图像上呈与灰质信号相等至较低的信号，可见均匀的增强效果。
· 可进展至眶上裂或眶尖。
· 病变可能从眶尖沿视神经外鞘进展。
· 相邻的硬脑膜可见增厚和增强效果。
· 相邻的硬脑膜病变可进展至颅中窝的硬脑膜。
· 随着病变进展，颈内动脉海绵窦部的动脉壁可能增厚，引起内腔变窄。

鉴别诊断

· 与从海绵窦进展至眶上裂和眶尖的疾病相鉴别。
· 伴有神经周围扩散的疾病（头颈部恶性肿瘤、恶性淋巴瘤、IgG4相关性疾病）、急性侵袭性真菌性鼻窦炎（图7.41）、特发性眼眶炎症（炎性假瘤）、肉芽肿性多血管炎等。
· **恶性肿瘤导致的神经周围扩散**：可见原发灶。
· **恶性淋巴瘤或IgG4相关性疾病**：常为双侧发生，其他部位可见广泛病变。
· **急性侵袭性真菌性鼻窦炎**：发生在免疫功能低下的患者身上，从鼻窦黏膜增厚发展至骨、周围软组织、血管。病灶在T2加权图像上呈低信号。

- **特发性眼眶炎症（炎性假瘤）**：眶尖型进展至海绵窦时，表现出与Tololsa-Hunt综合征相似的症状和影像学表现。
- **肉芽肿性多血管炎**：主要累及鼻腔、鼻窦和眼眶的肉芽肿性病变，是以C(PR-3)-ANCA阳性为特征的自身免疫性疾病。在进展期病例中，病变累及中枢神经系统，可见硬脑膜增厚及增强效果。

关键点

- 普通头部MRI检查可能漏诊。
- 因症状怀疑Tolosa-Hunt综合征时，应进行以眼眶和海绵窦为中心的增强MRI检查。
- 应检查有无单侧眼痛。

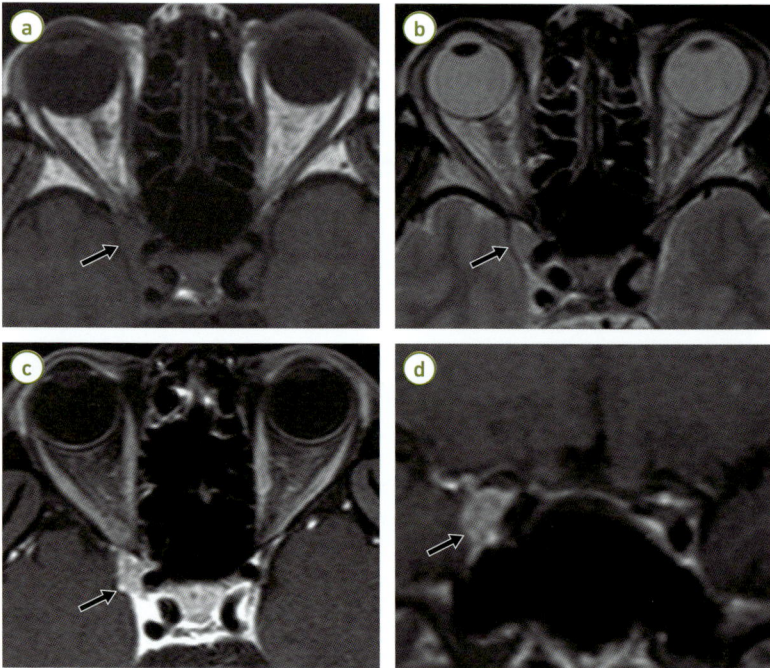

图7.39　Tolosa-Hunt 综合征（60余岁，女性）
a. T1 加权；b. T2加权；c. 脂肪抑制增强T1加权；d. 同部位冠状面
以右眼疼痛为主诉，第Ⅲ、Ⅳ对脑神经麻痹。右侧海绵窦前部增大（黑色箭头），该部位在T1加权图像上呈低信号，在T2加权图像上呈与灰质信号强度相等的信号，可见均匀增强效果（黑色箭头）。患者主诉为右眼疼痛，诊断为Tolosa-Hunt综合征

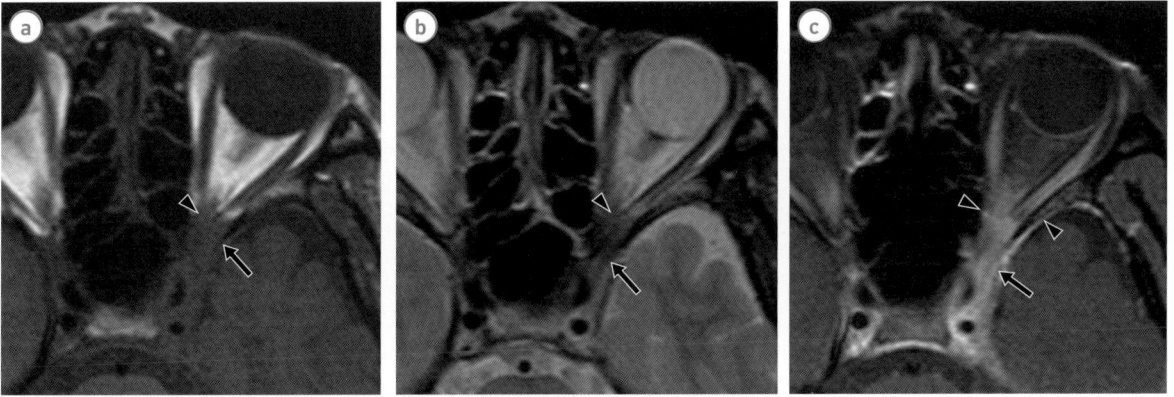

图7.40　Tolosa-Hunt 综合征（30余岁，男性）

a. T1加权；b. T2加权；c. 脂肪抑制增强T1加权

因反复的左眼眶疼痛及复视行详细检查。在左侧海绵窦前部至眶上裂（黑色箭头）和眶尖（黑色三角箭头）处，可见在T1和T2加权图像上呈低信号、均匀增强的病灶。与海绵窦相连的颅中窝硬脑膜可见轻度增厚及增强效果（黑色三角箭头）

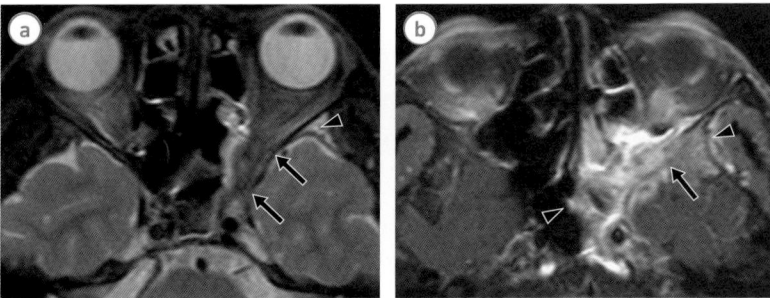

图7.41　急性侵袭性真菌性鼻窦炎（50余岁，男性）

因左眼眶疼痛、左眼视力下降及复视行详细检查，患有糖尿病和肝硬化

a. 脂肪抑制T2加权

在脂肪抑制T2加权图像上，可见从左侧海绵窦至眶上裂和眶尖的低信号病变（黑色箭头），蝶骨可见高信号区域（黑色三角箭头）

b. 脂肪抑制增强T1加权

在增强后的图像上可见病变从蝶窦（黑色三角箭头）向蝶骨（黑色三角箭头）及翼腭窝（黑色箭头）广泛浸润

07 眼眶
甲状腺眼病

必读

· 「バセドウ病悪性眼球突出症の診断基準と治療指針」の作成委員会編. バセドウ病悪性眼球突出症（甲状腺眼症）の診断基準と治療指針 2018.

· Mayer E, et al. Serial STIR magnetic resonance imaging correlates with clinical score of activity in thyroid disease. Eye (Lond) 2001; 15: 313-8.

MEMO

眼球突出的标准（图7.42）
眼球的位置通过晶状体水平的颧间线（interzygomatie line）（左右颧骨的连线）至眼球后表面的距离或颧间线至角膜表面的距离进行测定及评估。颧间线至眼球后表面的距离在5 mm以下或颧间线到角膜表面的距离在21 mm以上为眼球突出。

术语表

甲状腺眼病的活动性评估：临床活动评分
临床活动评分（clinical activity score, CAS）包含以下内容：①眼眶疼痛；②眼球运动时疼痛；③眼睑发红；④眼睑肿胀；⑤结膜充血；⑥结膜水肿；⑦泪腺肿胀。至少符合以上7项中的3项是激素冲击疗法和放射治疗的指征。

概述

· 甲状腺眼病是与Basedow病（Graves病）或很少见的桥本甲状腺炎等甲状腺功能障碍疾病相关的眼眶组织自身免疫性疾病。

· 因TSH受体、IGF-1（胰岛素样生长因子）受体和眼外肌抗原等自身抗原的自身免疫机制，眼外肌或球后脂肪组织出现炎症而发病。

· 影像学诊断中识别眼球突出和眼外肌增粗对于诊断很重要。

· MRI可用于评估甲状腺眼病活动性、诊断视神经病变。

临床表现及影像学表现（图7.43~7.47）

· 好发于30~50岁，男女比例为1：5，好发于女性，是成年人眼球突出的最常见原因。

· 症状包括复视（尤其是因下直肌损伤导致眼球向上方看时出现复视）、眼睑回缩和眼球突出等。严重病例会出现因眼外肌增粗引起的压迫性视神经损害。

· 常可见双侧眼球突出，也可为单侧眼球突出。

· 在组织学上，被认为由淋巴细胞浸润和黏多糖沉积引起。

· 本病多发生在甲状腺功能亢进时，约10%的病例发生在甲状腺功能低下或正常时，本病的发生可能与甲状腺疾病的发病时间无相关性。

· 急性期采用免疫抑制疗法（激素冲击疗法）或眼眶放射治疗，慢性期采用眼眶减压术等外科治疗。

· 一般使用组织分辨率高、可评估甲状腺眼病活动性的MRI检查，存在MRI禁忌证或有眼眶减压术史的患者应使用CT进行影像学评估。

· 双侧的多发性眼外肌增粗为其特征，下直肌和内直肌增粗较多见。增粗常发生在肌腹，眼球处的肌腱通常正常。

· 若冠状面上眼外肌的厚度大于视神经的直径，或厚度在5 mm以上，则判定为增粗。

· 经常可见眶内脂肪组织增生。

CT

· 增粗的眼外肌内可见低密度区域，由炎症或黏多糖沉积引起。慢性期肌肉内可见脂肪沉积。

MRI

· T2加权图像、STIR图像：急性期（活动期）中增粗的眼外肌呈高信号；慢性期肌肉内纤维化，呈低信号。MRI还可用于诊断眼外肌增粗导致的视神经病变或视神经压迫及压迫程度。

· 增强后图像：急性期（活动期）中眼外肌可见明显增强效果。

关键点

· 即使没有甲状腺功能障碍，影像学诊断可见双侧眼球突出、眼外肌增粗时也应怀疑甲状腺眼病。

· MRI对评估甲状腺眼病活动性很有帮助。

鉴别诊断

· 与特发性眼眶炎症（炎性假瘤）（**图7.48**）、IgG4相关性眼病、恶性淋巴瘤等相鉴别。

· **特发性眼眶炎症**：多为单发性，也常累及肌腱附着处。

· **特发性眼眶炎症、IgG4相关性眼病、恶性淋巴瘤**：眼外肌以外的眶内、外组织的病变也很常见。

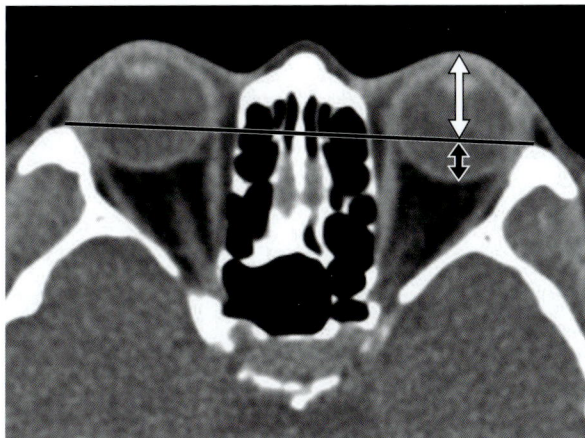

图7.42　眼球突出的测定、评估法
黑线为颧间线，白色双向箭头为颧间线至眼球前表面的距离（<21mm），黑色双向箭头为颧间线至眼球后表面的距离（<5mm）

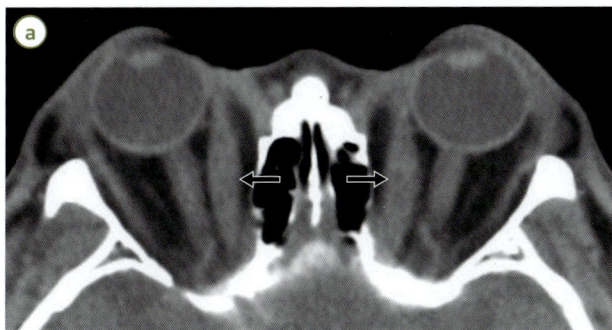

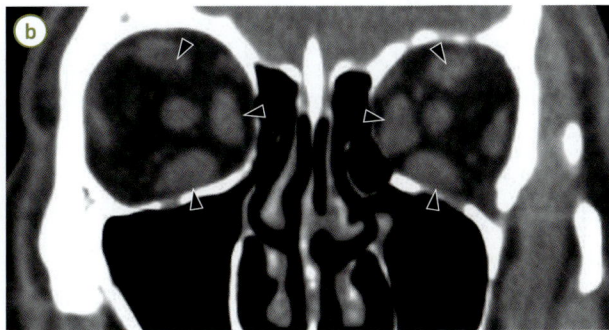

图7.43　甲状腺眼病（60余岁，男性）
a. CT平扫；b. 同部位冠状面
可见双侧眼球突出，双侧内直肌的肌腹中心增粗（黑色箭头），以及双侧内、上、下直肌增粗（黑色三角箭头）

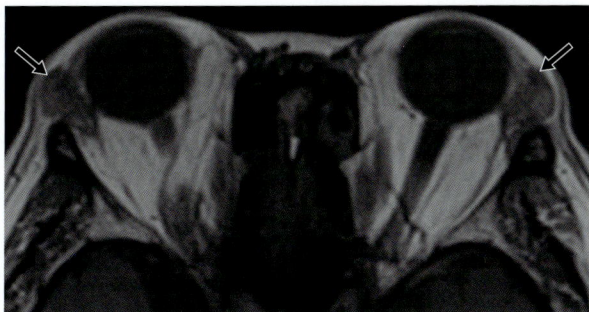

图7.44　甲状腺眼病（60余岁，女性）
T1加权
双侧眼球突出，可见眶内组织脂肪增生，双侧泪腺（黑色箭头）向前压迫

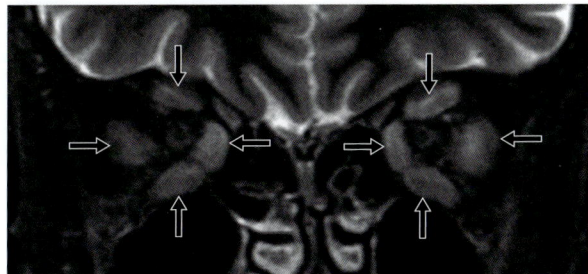

图7.45　甲状腺眼病（活动期）（50余岁，女性）
STIR冠状面
可见双侧内、外、上、下直肌增粗（黑色箭头），这些肌肉呈高信号，提示病灶处在活动期

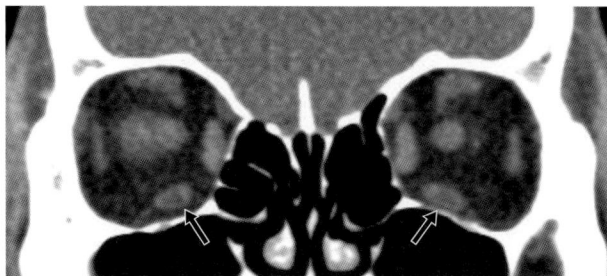

图7.46　甲状腺眼病（慢性期）（60余岁，男性）
CT平扫冠状面
甲状腺眼病治疗后，眼外肌增粗有所减轻，双侧下直肌可见低密度区域（黑色箭头），考虑是脂肪沉积，这是慢性期的表现

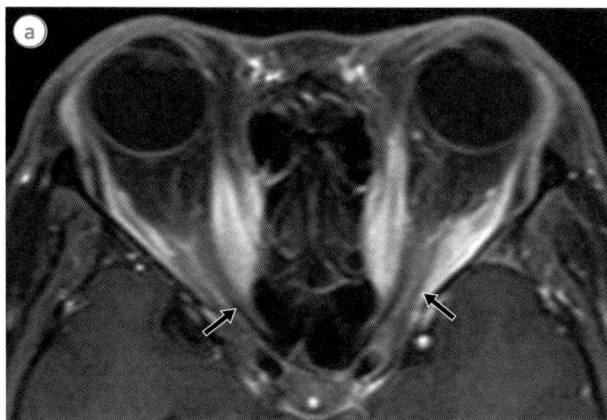

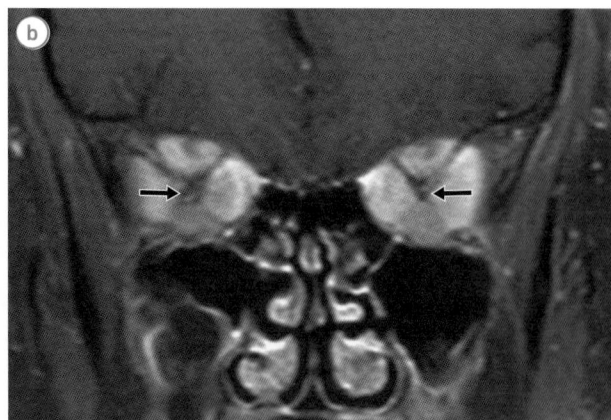

图7.47　甲状腺眼病，视神经损害（30余岁，女性）
a. 脂肪抑制增强T1加权；b. 同部位冠状面
双侧眼外肌增粗并可见增强效果，双侧视神经（黑色箭头）被增粗的眼外肌压迫

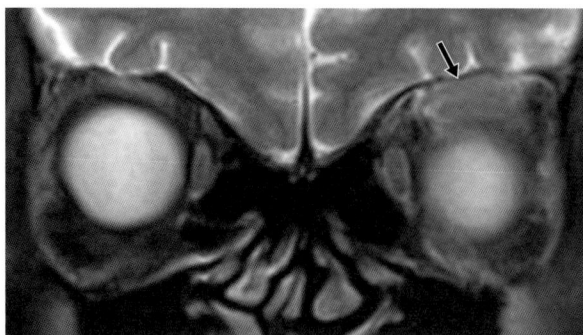

图7.48　特发性眼眶炎症（40余岁，女性）
脂肪抑制T2加权冠状面
左侧上直肌（黑色箭头）可见增粗

07 眼眶

眼眶IgG4相关性疾病多器官淋巴组织增生综合征

术语表

Mikulicz病
又称米库利奇病，是典型的头颈部IgG4相关性疾病，可见双侧或单侧的泪腺或唾液腺无痛性肿胀。

MEMO

IgG4相关性眼病的诊断标准
（1）影像学表现为泪腺肿大、三叉神经肿胀、眼外肌肿大，眼部组织可见各种肿块、肿大、肥厚性病变。
（2）组织病理学上可见明显的淋巴细胞浸润和浆细胞浸润，有时可见纤维化。可见IgG4阳性浆细胞，IgG4阳性细胞与IgG阳性细胞的比率在40%以上，或高倍视野（400×）内有至少50个IgG4阳性细胞，常可见生发中心。
（3）血清学结果为高IgG4血症（>1.35 g/L）。
确诊组（definite）：（1）+（2）+（3）。
可能组（probable）：（1）+（2）。
疑似组（possible）：（1）+（3）。

必读

· Fujita A, et al. IgG4-related disease of the head and neck: CT and MR imaging manifestations. Radio-graphics 2012; 32: 1945-58.
· Toyoda K, et al. MR imaging of IgG4-related disease in the head and neck and brain. AJNR Am J Neuroradiol 2012; 33: 2136-9.

概述

· IgG4相关性疾病由IgG4阳性浆细胞及淋巴细胞的明显浸润和纤维化引起，可见全身各器官同时（或先后）出现的肿大或结节、肥厚性病变。
· 引起眼眶病变的IgG4相关性疾病包括Mikulicz病、眼外肌肥大、三叉神经增粗等，统称为IgG4相关性眼病。

临床表现及影像学表现（图7.49~7.52）

· 好发于50~70岁，发病率没有性别差异。
· IgG4相关性眼病的病灶通常位于泪腺、三叉神经周围和眼外肌，也可出现在视神经周围、眼眶脂肪组织、巩膜和泪管等部位。
· 80%的IgG4相关性眼病病例可见泪腺肿大。
· 症状常为无痛性进行性眼球突出，有时可见复视或视野缺损。
· 时间及空间的多发性为其特征。
· 对激素治疗反应良好，随着激素的使用逐渐减少或停止，可能出现反复发作并转为慢性病程。
· 双侧或单侧的泪腺及眼外肌增粗。
· 沿神经的病变常见且为其特征，可见眶内神经（尤其是眶下神经）的增粗或增强效果、眶下神经管或神经孔的扩大。病灶也可累及翼腭窝或海绵窦、Meckel腔。
· 有时在肌锥或肌锥内、外区可见到病灶。

CT
· 病变为均匀的软组织密度，呈均匀的增强效果。

MRI
· 在T1加权图像上呈低信号，在T2加权图像上呈低至中等信号。T2加权图像中的低信号区反映病变的纤维化。
· 病灶呈均匀信号，呈均匀的增强效果。
· 弥散加权成像的ADC值：IgG4相关性眼病的ADC值大于恶性淋巴瘤的。

鉴别诊断

· 泪腺肿大：结节病、干燥综合征、恶性淋巴瘤、特发性眼眶炎症（炎性假瘤）等。
· 神经肿胀：鳞状细胞癌、腺样囊性癌、恶性淋巴瘤等的周围神经浸润。
· 肌肉肿胀：甲状腺眼病、特发性眼眶炎症等。
· IgG4相关性眼病可合并其他头颈部病变，如慢性硬化性唾液腺炎（Küttner瘤）、木样甲状腺炎、垂体病变、硬脑膜增厚等。

· IgG4相关性疾病的时间及空间的多发性为其特征，怀疑头颈部区域存在该病时，需要寻找全身病变，尤其是胰腺、胆管、肺、肾和腹膜后的病变。即使发生部位不同，也会出现相似的影像学表现。

关键点

· 怀疑IgG4相关性眼病时，应测定血清IgG4水平并检查头颈部及内脏是否存在IgG4相关病变。

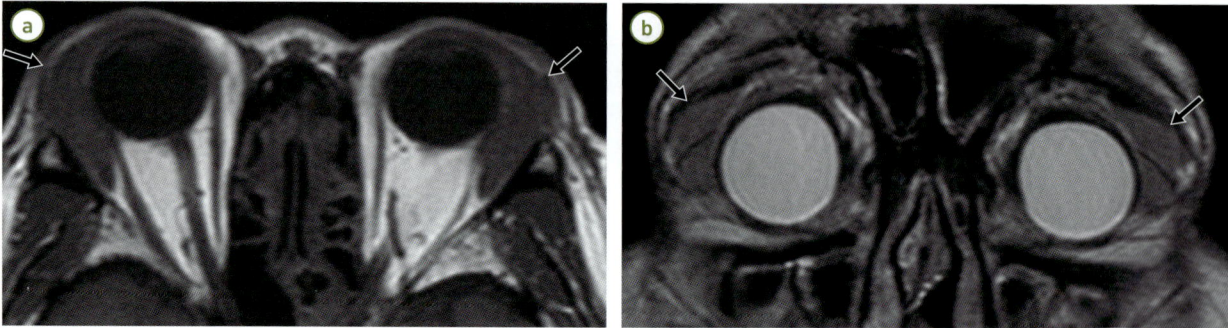

图7.49 IgG4相关性眼病（60余岁，男性）
a. T1加权；b. T2加权冠状面
双侧泪腺（黑色箭头）肿大。肿大的泪腺在T1、T2加权图像中呈均匀的轻度低信号

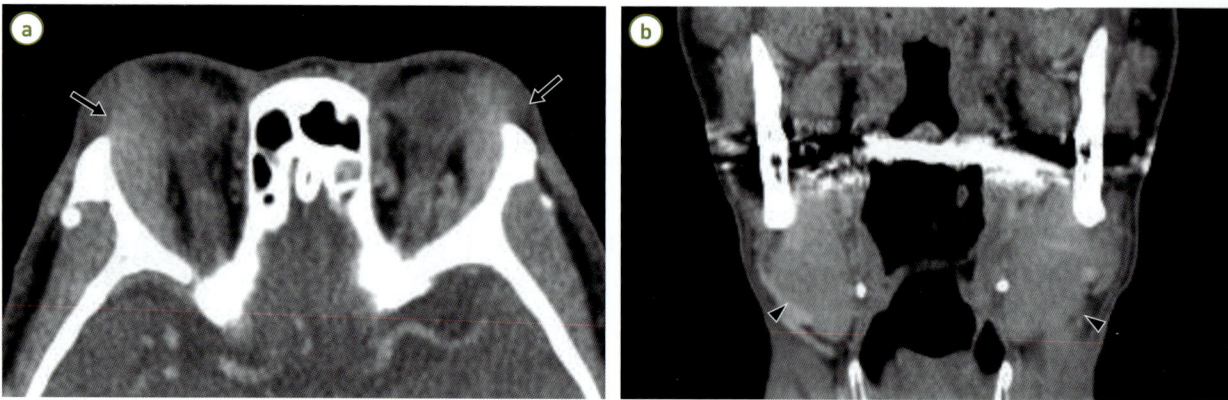

图7.50 IgG4相关性眼病：Mikulicz病（70余岁，男性）
a. 增强CT；b. 同部位冠状面
可见双侧泪腺（黑色箭头）及唾液腺（黑色三角箭头）肿大，泪腺、唾液腺均呈均匀的增强效果

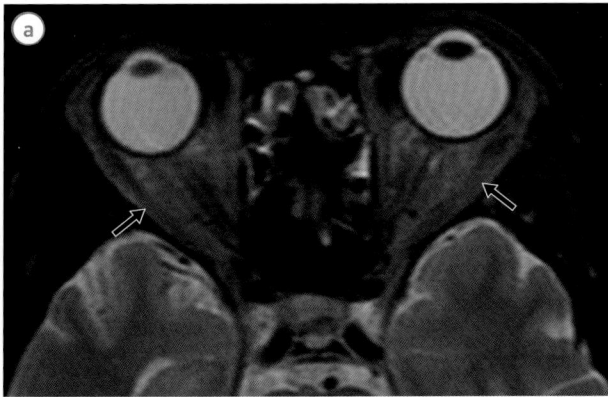

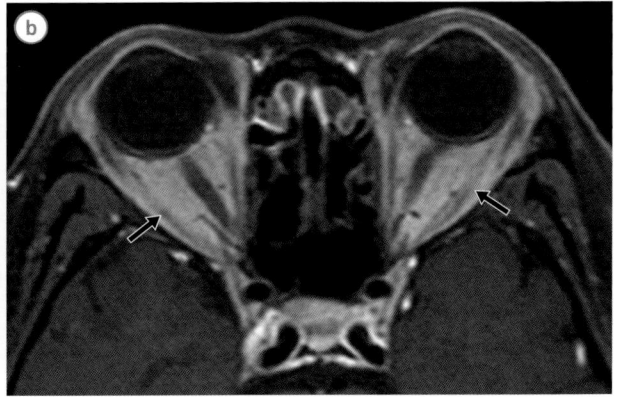

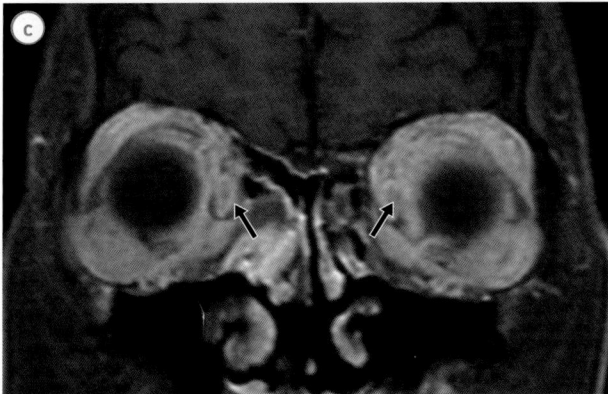

图7.51 IgG4相关性眼病（60余岁，男性）

a. 脂肪抑制T2加权；b. 脂肪抑制增强T1加权；c. 同部位冠状面

可见双侧眼眶内弥漫性信号增强的脂肪组织及呈均匀增强效果的病变，眼外肌也可见信号延长及增强效果（黑色箭头）

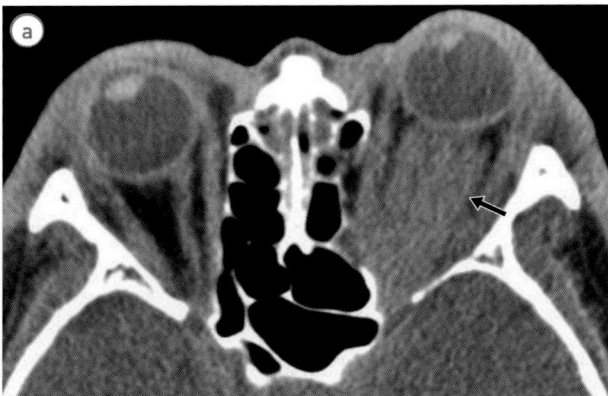

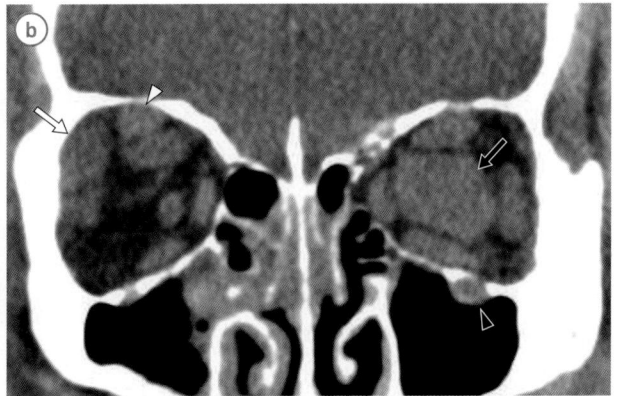

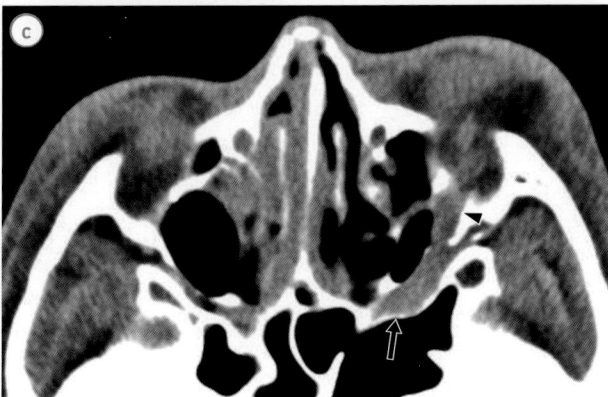

图7.52 IgG4相关性眼病（40余岁，男性）

a. CT平扫；b. 同部位冠状面；c. 同部位横断面（翼腭窝水平）

左侧眼球突出，左侧视神经周围及肌锥内可见密度与肌肉密度相等的形状不规则的软组织肿块（图a、b黑色箭头），左侧眶下神经管（黑色三角箭头）扩张，翼腭窝（图c黑色箭头）也可见连续性病变。右侧额神经（图b白色三角箭头）及右侧泪腺也可见肿大（图b白色箭头）

08 鼻窦
正常解剖及影像学解剖

必读

· O'Brien WT Sr, et al. The preoperative sinus CT: Avoiding a "CLOSE" call with surgical complications. Radiology 2016; 281: 10–21.

概述

- **鼻腔**：位于面部正中，颅底与上腭之间，鼻咽部前方。
- **鼻窦**：毗邻鼻腔，并通过天然开口与鼻腔相通。鼻窦被黏膜覆盖，内有腺体组织、血管、神经等结构。
- **大部分鼻窦是气腔**：这些腔被骨壁隔开，通过骨壁的支撑作用来保持形状。
- **额窦、上颌窦、前筛窦**：开口于中鼻道（图8.1a、d）。
- **后筛窦**：开口于上鼻道（图8.1d）。
- **蝶窦**：开口于蝶筛隐窝。

鼻腔

- 上端为筛板，下端为硬腭，外侧上部为眶内壁，下部为上颌窦内壁。
- 前方为鼻前庭，后方经鼻后孔延伸至鼻咽部。
- 鼻中隔前方由软骨构成，后方由骨构成。
- 上、中、下鼻甲：鼻腔外侧壁上的棚状隆起，将鼻腔分为上、中、下鼻道。
- 鼻甲的基部：上、中鼻甲的基部为筛骨，下鼻甲的基部为鼻腔侧壁。

鼻窦（图8.1）

上颌窦

- 位于鼻腔外侧、眼眶下方，是最大的鼻窦。
- 内侧上方有天然开口，开口内缘有钩突。
- 窦口鼻道复合体（ostiomeatal unit，OMU）包括上颌窦、天然开口、钩突、中鼻甲、半月裂孔、筛漏斗和筛泡，是行内镜下鼻窦手术（endoscopic sinus surgery，ESS）时的重要解剖学标志。
- 行慢性鼻窦炎的ESS时，若有鼻中隔偏曲则矫正，根据需要处理中鼻甲，多数情况下需要切除钩突。

额窦

- 位于额骨内外板之间及两侧。
- 多为2个腔，有时为多腔，约10%的额窦不存在气腔或气化不良。
- 排泄通路：经鼻额管，开口于中鼻道。ESS难以接近额窦。
- 对于额窦骨壁缺损或伴有破坏的病变，应考虑使用MRI进行精细检查。

前筛窦、后筛窦

- 为鼻腔处上方的筛骨内的气腔。
- 上部为筛板，内部为垂直板，筛窦内有6~18个小室。
- 外侧为眶内壁，上方为颅前窝，外侧为眼眶。
- 前、后筛窦的边界为基板。

本章插图中的简称所代表的结构：AES，前筛窦；ANC，鼻丘气房（异常概率高）；BL，基板；C，斜坡；CB，颧骨；CG，鸡冠；CP，筛板；DR，牙根；DS，鞍背；EB，筛泡；FS，额窦；HP，硬腭；HS，半月裂孔；INC，下鼻甲；INM，下鼻道；ION，眶下神经；IOS，眶下裂；IOW，眶下壁；LMW，上颌窦外侧壁；MMW，上颌窦内侧壁；MNC，中鼻甲；MNM，中鼻道；MNO，上颌窦天然开口；MOW，眶内壁（纸样板）；MS，上颌窦；NB，鼻骨；NFC，鼻额管；NLD，鼻泪管；NP，鼻咽腔；NS，鼻中隔；O，眼眶；OC，嗅裂；PCP，后床突；PES，后筛窦；PPF，翼腭窝；SER，蝶筛隐窝；SOF，眶上裂；SPF，蝶腭孔；SNC，上鼻甲；SS，蝶窦；UP，钩突；ZA，颧骨弓。

红色结构为必须记住的解剖学部位，蓝色结构为除红色外，对恶性肿瘤影像诊断来说很重要的解剖学部位。

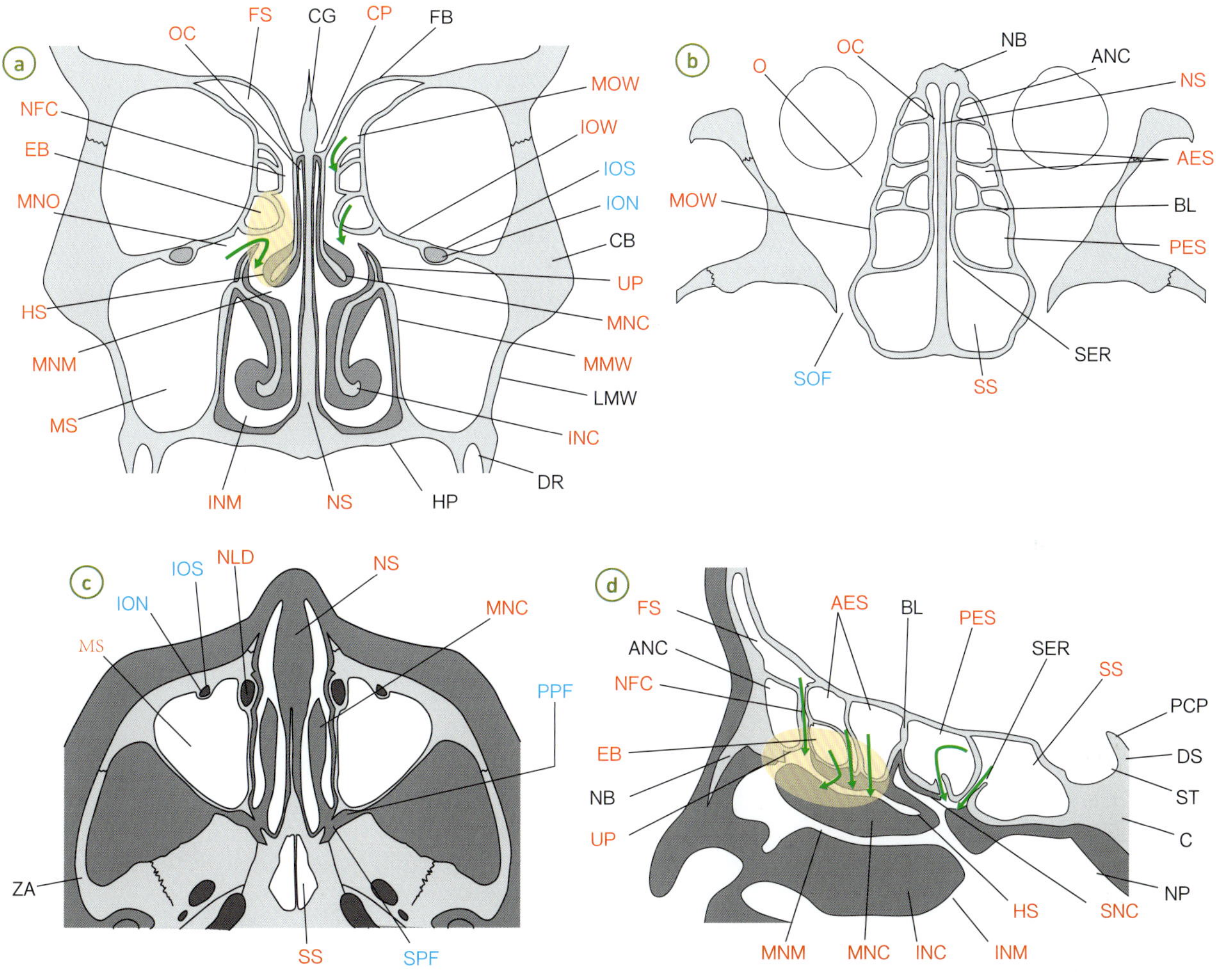

图8.1 鼻窦的解剖
a. 包含窦口鼻道复合体（OMU）的冠状面；b. 眼眶水平的横断面；c. 上颌窦水平的横断面；d. 旁正中矢状面

■ 为OMU、前筛窦、上颌窦、额窦的开口部与交通通路；■ 为鼻黏膜

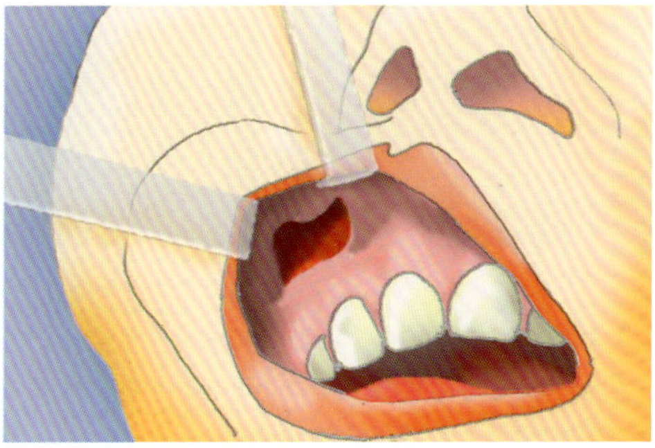

图8.2 Caldwell-Luc法

MEMO

为详细检查慢性鼻窦炎而进行CT检查时，检查目的是找到鼻窦炎病灶并确定治疗方案。也就是说，CT检查不仅决定了手术方式，还具有掌握正常解剖学变异和排查不可测的并发症的作用。在以检查鼻窦炎为目的的CT检查中，"可见鼻窦炎"之类的诊断报告是没有意义的。

· Shpilberg KA, et al. CT of anatomic variants of the paranasal sinuses and nasal cavity: Poor correlation with radiologically significant rhinosinusitis but importance in surgical planning. AJR Am J Roentgenol 2015; 204:1255–60.
· Sievers KW, et al. Paranasal sinuses and nasopharynx CT and MRI. Eur J Radiol 2000; 33: 185–202.

你知道吗？

鼻周期（图8.3）
鼻腔及筛骨气房中，黏膜的增厚和收缩会以约30分钟为周期进行左右交替重复。因此实际图像中，鼻黏膜的厚度经常存在左右差异。单侧鼻黏膜增厚通常没有病理学意义。

关键点

· 从CT下观察基本解剖开始，增加对正常解剖学变异的认识，这对治疗很重要。

· 前筛窦的排泄通路为中鼻道，后筛窦的为上鼻道。

筛前孔
· 眼动脉外周支——筛前动脉由此穿过。
· 在冠状面图像中可以相对容易地找到筛前孔。
· 筛前动脉的走行与ESS术中的动脉损伤密切相关。

筛泡
· 在上颌窦天然开口上方，是前筛窦内最大的气房。

鼻丘气房（agger nasi cell）
· 是筛骨气房中最前方的气房。
· 大约90%的概率可见。
· 额窦ESS时的重要解剖学标志。

鼻泪管
· 在内眼角的内侧下缘，从泪囊向下走行。
· 开口于下鼻道。
· 即使含气也不一定是病理性的。

蝶窦
· 蝶骨体下方的对称性气腔。
· 颅中窝的重要结构集中在其周围。
· 上方有蝶鞍，后方有斜坡，上外侧有海绵窦和视神经管，下方有鼻咽。
· 外侧有圆孔，下方有翼管。
· 蝶窦的排泄通路经蝶筛隐窝通向上鼻道。

正常的解剖学变异

· 除了图8.4所示，正常变异还有各种类型，如鼻中隔内气腔、视神经管的骨壁缺损或骨壁过多、额窦气化不良等。
· 尤其是在慢性鼻窦炎患者的CT中，需要积极地描述任何可能在治疗上造成问题的变异。

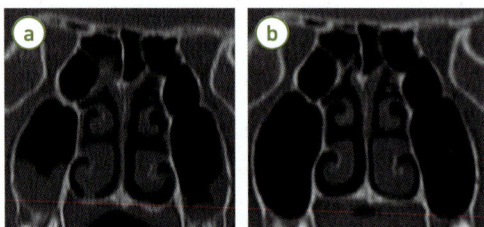

图8.3　鼻周期
a. 鼻窦CT平扫冠状面（骨窗）
右侧鼻黏膜整体增厚，上颌窦因慢性鼻窦炎而气化不良（长期服用小剂量大环内酯类药物之前）
b. 约3个月后的CT平扫冠状面（骨窗）
左侧鼻黏膜增厚因鼻周期引起，无病理学意义

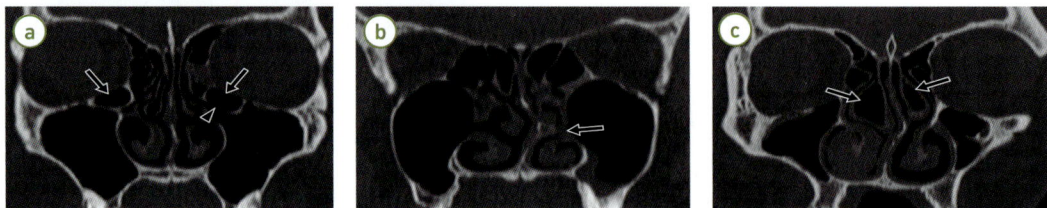

Haller气房
位于眼眶内下方的气房（黑色箭头），上颌窦的天然开口开口于其下内侧（黑色三角箭头），行ESS时应注意是否有眶内并发症

鼻中隔偏曲、鼻中隔骨赘
鼻中隔左侧突出，较大的鼻中隔骨赘可能导致中鼻道变窄（黑色箭头）

泡状鼻甲（concha bullosa）
中鼻甲的含气腔（黑色箭头），有时中鼻道会变窄

图8.4　正常的解剖学变异

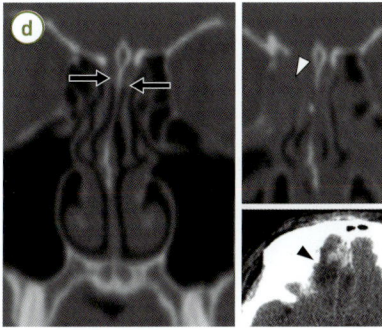

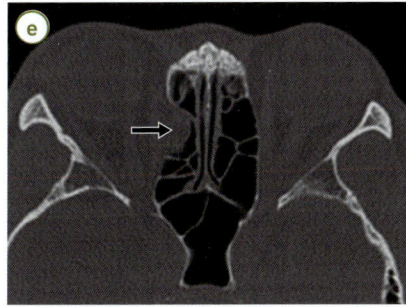

下筛板
眼眶的赤道平面以下的筛板（黑色箭头）。应注意行ESS时的颅内并发症。右图显示由手术导致的筛板骨折（白色三角箭头）和脑挫伤（黑色三角箭头）

眶内壁骨缺损（黑色箭头）
陈旧性爆裂性骨折（有时被认为是先天性缺陷），应注意行ESS时的眶内并发症

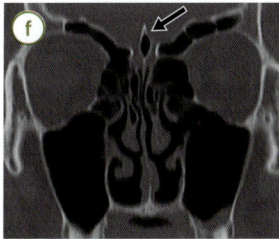

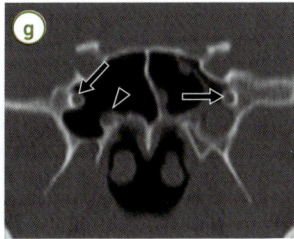

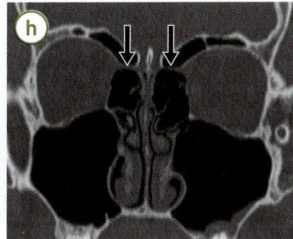

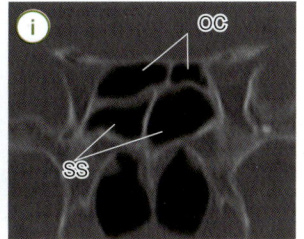

鸡冠气化（黑色箭头）
发生炎症时，可能导致前额疼痛，CT中气体表现消失

位于蝶窦的圆孔（黑色箭头）和翼管（黑色三角箭头）
行ESS时需要注意避免损伤三叉神经第二支和翼管动脉

筛骨前切迹
眼动脉的分支筛前动脉在此走行（黑色箭头），行ESS时易发生筛前动脉损伤

Onodi气房
可见后筛窦的蝶窦上方进展，行ESS时需要注意避免损伤视神经

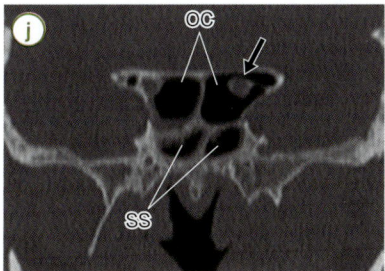

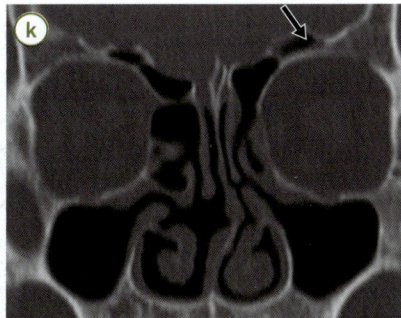

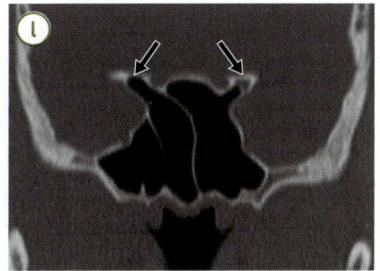

前床突的气腔，Onodi气房内走行的视神经管（黑色箭头）
行ESS时易发生视神经管损伤

眶上筛房（黑色箭头）
行ESS时容易发生眶内并发症

前床突的气腔（黑色箭头）
行ESS时易发生视神经、颈内动脉损伤

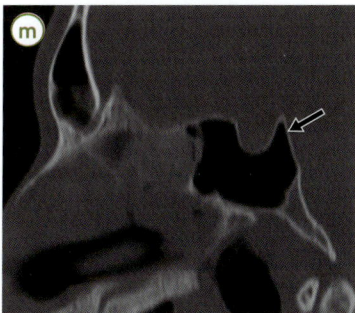

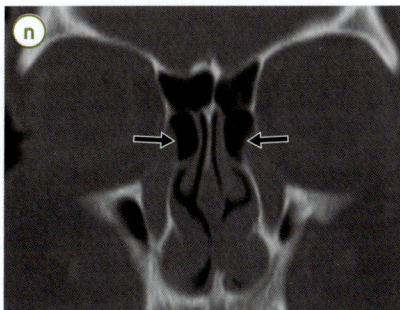

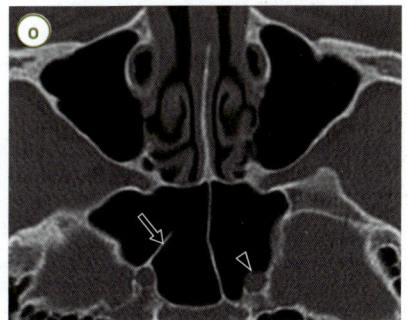

后床突的气腔（黑色箭头）
行ESS或垂体手术时，有时会发生骨损伤、脑脊液漏出

图8.4　正常解剖学变异（续）

鼻丘气房
位于鼻腔壁最前方的鼻窦小房（黑色箭头）。行ESS时要注意避免损伤眼眶、鼻泪管

从右颈动脉管向洞内突起的膜状骨（黑色箭头）、左颈动脉前内侧部的骨壁缺损（黑色三角箭头）
两者在ESS、垂体手术时容易发生颈内动脉损伤

08 鼻窦
成像要点

必读

- Mafee MF, et al. Imaging of rhinosinusitis and its complications: plain film, CT, and MRI. Clin Rev Allergy Immunol 2006; 30: 165-86.
- Hähnel S, et al. Relative value of MR imaging as compared with CT in the diagnosis of inflammatory paranasal sinus disease. Radiology 1999; 210: 171-6.
- Aribandi M, et al. Imaging features of invasive and noninvasive fungal sinusitis: a review. Radiographics 2007; 27: 1283-96.

MEMO

因怀疑鼻窦炎而进行了CT检查，但MRI中已明确显示肿瘤，复查CT可能提供对临床有帮助的报告。一个很好的例子是，曾在CT后进行的MRI检查中观察到了内翻性乳头状瘤，再次进行CT检查时发现了表现为轻微骨增厚的肿瘤底部。

你知道吗？

2017年1月，《头颈部肿瘤WHO分类》（第4版）发行，新分类中鼻窦方面的内容可以参考P123进行查询。

术语表

假体
假体是用于补充身体缺陷部位的形状和功能的人造材料的总称。头颈部区域具有代表性的假体为人工牙冠、种植牙、义齿等口腔科假体，还包括义眼、义耳等美学假体以及附在永久性气管造口上的人工鼻等功能性假体。

概述

- 鼻窦内的含气腔、骨和软组织复杂混合，在CT上表现出良好的对比度。
- CT和MRI上无法看到正常的鼻窦黏膜。
- 鼻黏膜在CT和MRI上清晰可见。
- CT在显示含气腔较小的软组织病变或轻度骨侵蚀、骨折线、钙化等方面表现出色，是首选的影像学检查（图8.5）。
- 慢性鼻窦炎的内镜下鼻窦手术，术前CT可清楚地显示受累腔、正常变异、鼻窦炎的并发症等，对术式的决定、并发症的预防有重要作用。
- CT还有助于检出钙化病变、曲霉菌病的菌球。
- 嗜酸性粒细胞性鼻窦炎、过敏性真菌性鼻窦炎中受累鼻窦内的致敏性黏蛋白在CT上呈高密度。
- CT上的息肉、囊肿、黏膜增厚和肿瘤等表现出相似的软组织密度。MRI可用于辨别这些软组织病变。
- 鼻窦的肿瘤、肉芽肿病变和真菌感染是MRI的良好适应证（图8.6）。
- 增强MRI可良好地显示肿瘤、炎症的定位和颅内进展。

CT（表8.1）

- 筛查为平扫检查，肿瘤筛查主要使用增强CT。
- 对于鼻窦，骨窗CT是最基本的，必要时应追加软组织窗阅片。
- 阅片时优先评估冠状面和横断面图像。
- 观察鼻窦—鼻腔的交通通路时矢状面图像也很有用。
- 为了减少部分容积伪影，层厚应不超过2 mm。

MRI（表8.2）

- 使用头部用线圈，成像范围应包括鼻窦。
- 因含气腔多，容易出现磁化率伪影，应避免滥用脂肪抑制法。
- 肿瘤和炎症主要使用增强扫描。
- 平扫、动态增强T1加权图像中的信号变化可能对定性诊断有所帮助。
- 若因伪影导致脂肪抑制T2加权图像不合适，则应考虑STIR成像（但应注意信噪比可能降低）。

关键点

- 临床上炎症表现较少的软组织病变向鼻窦外进展时，应考虑恶性肿瘤的可能，建议通过MRI进行仔细检查。

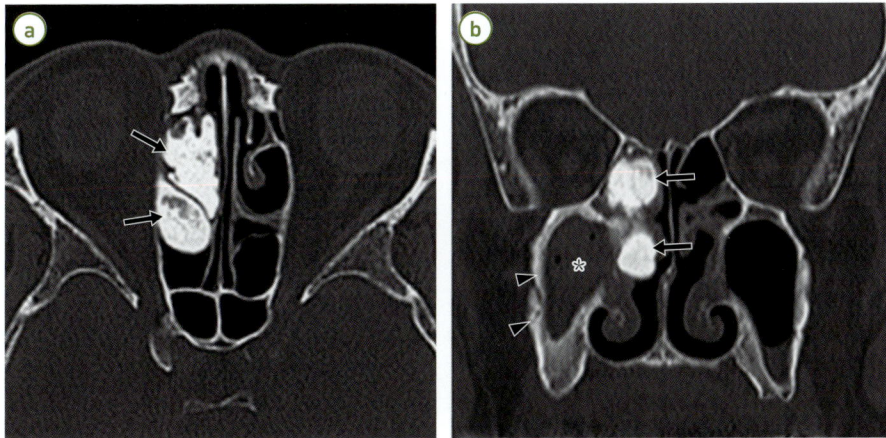

图8.5 筛窦、鼻腔内的骨瘤（20余岁，男性）

a. CT平扫（骨窗）；b. 同部位冠状面（骨窗）

可见右侧前筛窦和后筛窦、右中侧鼻道的骨瘤（黑色箭头）及右侧上颌窦的阻塞性鼻窦炎（＊），右侧上颌窦骨壁明显增厚（黑色三角箭头），提示慢性病程

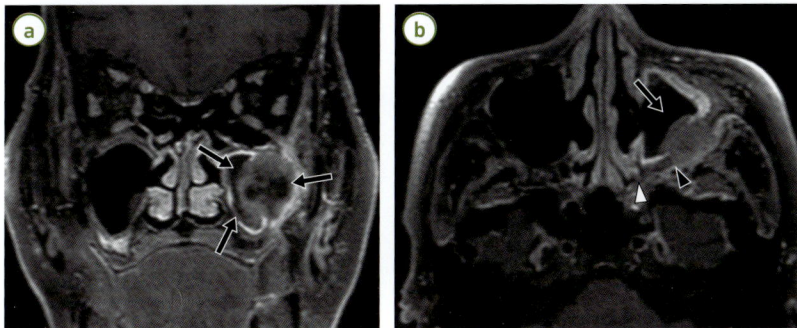

图8.6 上颌窦癌（60余岁，男性）

a. 脂肪抑制 T1 加权冠状面

左侧上颌窦外侧壁可见性质不均匀的实性肿块（黑色箭头），周围可见骨质破坏

b. 脂肪抑制对比增强 T1 加权

从肿瘤后内侧（黑色三角箭头）至翼腭窝（白色三角箭头）可见异常信号，提示左上颌窦癌沿上颌神经（V-2）的神经周围扩散。MRI比CT具有更高的软组织对比分辨率，尤其是脂肪抑制增强T1加权图像可清楚地显示神经周围扩散

表8.1 鼻窦CT参数举例

表示方法	层厚（cm）	层间隔	FOV（mm）	WW/WL	备注
软组织窗（横断面、冠状面）	1～2	←	160	350/30	必要时追加矢状面图像
骨窗 （横断面、冠状面）	1～2	←	160	4000/50	必要时追加矢状面图像

注：扫描范围包括全鼻腔。
引自日本医学放射線学会 编. 画像診断ガイドライン, 2016年版. 金原出版, 東京, 2016.

表8.2 鼻窦MRI序列举例

成像方法	序列	TR/TE（ms）	层厚（mm）	其他
T2加权横断面	FSE法	4000/85	3	
T1加权横断面	SE法	460/10	3	
T2加权冠状面	FSE法	4000/85	3	
T1加权冠状面	SE法	420/10	3	
增强T1加权冠状面或冠状面（动态）＊	三维FSPGR法	7.6/4.2	3	病灶主要在单侧，则选择冠状面；主要在正中，则选择横断面
增强T1加权横断面	SE法	460/10	3	

注：＊，必要时使用脂肪抑制法。
引自日本医学放射線学会 编. 画像診断ガイドライン, 2016年版. 金原出版, 東京, 2016.

08 鼻窦
上颌窦癌

必读

· Masaya K, et al. Imaging characteristics of malignant sinonasal tumors. J Clin Med 2017; 6: 116.

术语表

神经周围扩散（perineural spread）

神经周围扩散是肿瘤沿周围神经的神经内膜、神经束膜、神经外膜进行扩散的一种病理状态，在病理学上不同于周围神经浸润。虽然从发生率来说最常见于鳞状细胞癌，但其可以发生在任何恶性肿瘤中。可进展到神经的中枢侧或外周侧，进展到中枢侧者约占70%。

出现神经周围扩散时，局部复发率增高，5年生存率降低。也有文献表明，覆盖神经周围扩散部位的放疗可以改善预后，因此对扩散范围的准确影像学评估非常重要。

有时可见位于神经支配区域的肌肉的去神经性改变（周围神经扩散的间接表现）。去神经支配的肌肉早期增粗，后期萎缩，在T2加权图像上呈高信号。

概述

· 在鼻窦恶性肿瘤中约占80%。
· 组织学类型中，鳞状细胞癌最为常见（50%以上）。

临床表现及影像学表现

· 60%以上的鼻窦恶性肿瘤发生在上颌窦。
· 组织学类型中鳞状细胞癌最为常见，其他类型包括腺癌和腺样囊性癌等。
· 好发年龄为60～80岁，男女比例为（1.25～3）：1，多见于老年男性。
· 吸烟和慢性鼻窦炎是危险因素。
· 预后与T因子相关（表8.3）。
· 影像学检查的作用是判断良恶性、确定肿瘤进展范围、决定活检最佳部位。
· 分期诊断需要评估软组织进展和骨浸润两方面。首选增强CT和增强MRI的综合评价。
· 上颌窦在解剖学上靠近周围神经，应注意评估三叉神经第二分支（V-2）的神经周围扩散（图8.7）。阅片时应观察这些脑神经的走行区域。有时可见非连续性病变（skip lesion），因此要检查整体的神经走行。

CT（图8.8a、b，8.9a）

· 鳞状细胞癌表现为骨质破坏性肿块。
· 腺样囊性癌等生长缓慢的肿瘤可能在受累鼻窦中表现出膨胀性变化。
· 颈部组织间隙中脂肪组织的消失、神经孔的扩大提示神经周围扩散。

MRI（图8.8c、d，8.9b、c，8.10）

· 继发性鼻窦炎引起的黏膜增厚、液体潴留较易与肿瘤边界相鉴别。
· 黏膜增厚和液体潴留在T2加权图像上呈高信号。
· 肿瘤在T2加权图像上呈中等信号，可见增强效果。
· 在神经周围扩散中可见脂肪组织信号消失和沿脑神经走行的增强效果。脂肪抑制增强T1加权图像是最有用的，通过三维成像可进行更详细的评估。

鉴别诊断

· 与恶性淋巴瘤、恶性黑色素瘤等恶性肿瘤以外的鼻窦恶性肿瘤相鉴别。上颌窦癌并没有特异性表现，必须行病理学检查。
· T1期病变可能难以与息肉或炎性黏膜增厚相鉴别。

· Dean KE, et al. Imaging review of new and emerging sinonasal tumors and tumor–like entities from the fourth edition of the World Health Organization Classification of Head and Neck Tumors. AJNR Am J Neuroradiol 2019; 40: 584-90.

你知道吗？

鼻窦癌有多种组织学分类。最常见的鳞状细胞癌分为角化型和非角化型，一部分非角化型可能与人乳头瘤病毒（human papilloma virus，HPV）相关。一部分与HPV相关的癌症具有与腺样囊性癌相似的性质，因此有人提出了具有腺样囊性癌特征的HPV相关性癌（HPV–related carcinoma with adenoid cystic-like fetures）的概念。目前，作为完全不同的疾病，HPV相关多表型鼻窦癌（HPV-related multiphenotypic sinonasal carcinoma）的概念也已被提出。腺癌分为肠型和非肠型。非肠型腺癌中有部分组织学类型为透明细胞癌，显示出与肾细胞癌相似的病理学检查结果。其他组织学类型包括神经内分泌癌、淋巴上皮癌和未分化癌。此外，2017年修订的WHO分类重新定义了睾丸癌（nuclear protein in testis carcinoma，NUT carcinoma）中的核蛋白、SMARCB1缺陷型鼻窦癌（SMARCB1–deficient sinonasal carcinoma）的组织型及癌以外的良恶性肿瘤。

有时放射科医师的意见会为诊断提供重要信息，因此了解肿瘤的最新组织学分类及影像学表现等特征非常重要。关于鼻窦肿瘤的WHO分类及影像学表现，推荐阅读Dean KE, et al. Imaging review of new and emerging sinonasal tumors and tumor-like entities from the fourth edition of the World Health Organization Classification of Head and Neck Tumors. AJNR Am J Neuroradiol 2019; 40: 584-90.

✐ MEMO

翼腭窝

翼腭窝是上颌窦后壁与蝶骨翼突之间的沿体轴方向的间隙。随着向下方延伸，前后宽度变窄。翼腭窝在上下、前后和左右方向开口，可作为肿瘤神经周围扩展的通路。前上方通过眶下裂进入眼眶，后上方通过圆孔进入颅内；内侧通过蝶腭孔与鼻腔相通，外侧通过翼上颌裂与颞下窝相通；下方通过腭大孔和腭小孔进入口腔。

关键点

· 肿瘤的定位和进展范围要使用CT和MRI确定。
· 神经周围扩散的评估很重要，若上颌神经（V-2）的走行区域有肿瘤，则应沿完整的神经走行进行检查。

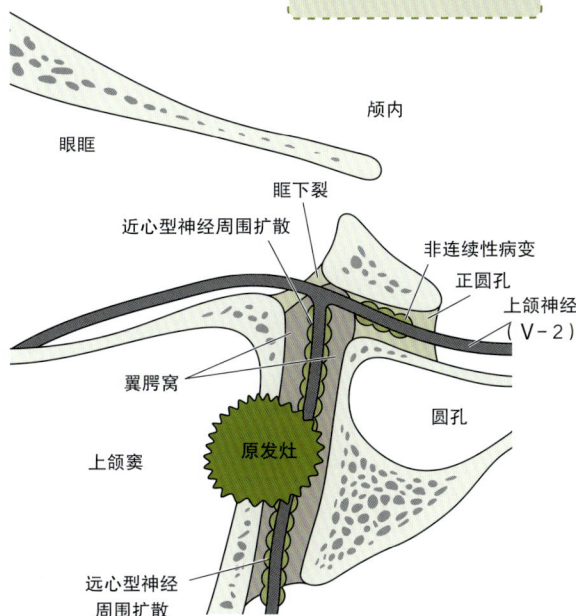

图8.7 神经周围扩散

上颌窦后壁与蝶骨翼突之间有被称为翼腭窝的倒三角锥形细长间隙，是富含脂肪纤维的稀疏间隙，内有三叉神经第二分支（上颌神经，V-2）和上颌动脉走行。中枢侧通过圆孔到达颅内，外周侧是上腭和面颊部感觉支。上颌窦后壁的癌易侵犯翼腭窝神经，引起神经周围扩散

表8.3 上颌窦癌的TNM分期

分期	说明
T-原发肿瘤	
TX	无法评估原发肿瘤
T0	无原发肿瘤
Tis	原位癌
T1	局限于上颌窦黏膜，无骨吸收或骨破坏
T2	有骨吸收或骨破坏，包括进展至硬腭或中鼻道的病变，但不包括进展至上颌窦后壁及翼突的肿瘤
T3	浸润至以下任一处：上颌窦后壁、皮下组织、眶底、眶内壁、翼窝、筛窦
T4a	浸润至以下任一处：眶内容物前壁、面颊部皮肤、翼突、颞下窝、筛板、蝶窦、额窦
T4b	浸润至以下任一处：眶尖、硬脑膜、脑、颅中窝、三叉神经第二分支以外的脑神经、鼻咽部、斜坡
N-区域淋巴结	
NX	无法评估区域淋巴结
N0	无区域淋巴结转移
N1	同侧单发淋巴结转移最大径不超过3 cm，无结外浸润
N2a	同侧单发淋巴结转移直径大于3 cm但不超过6 cm，无结外浸润
N2b	同侧多发淋巴结转移，最大直径不超过6 cm，无结外浸润
N2c	双侧或对侧多发淋巴结转移，最大直径不超过6 cm，无结外浸润
N3a	最大直径大于6 cm的淋巴结转移，无结外浸润
N3b	临床上有结外浸润*
M-远处转移	
M0	无远处转移
M1	有远处转移

注：*，有皮肤浸润、与下层肌肉或邻近结构有强结合的软组织浸润时，或者有神经浸润的临床表现时，则归类为临床上的结外浸润，视正中淋巴结为同侧淋巴结。

引自日本頭頸部癌学会 編. 頭頸部癌取扱い規約，第6版. 金原出版，東京，2018.

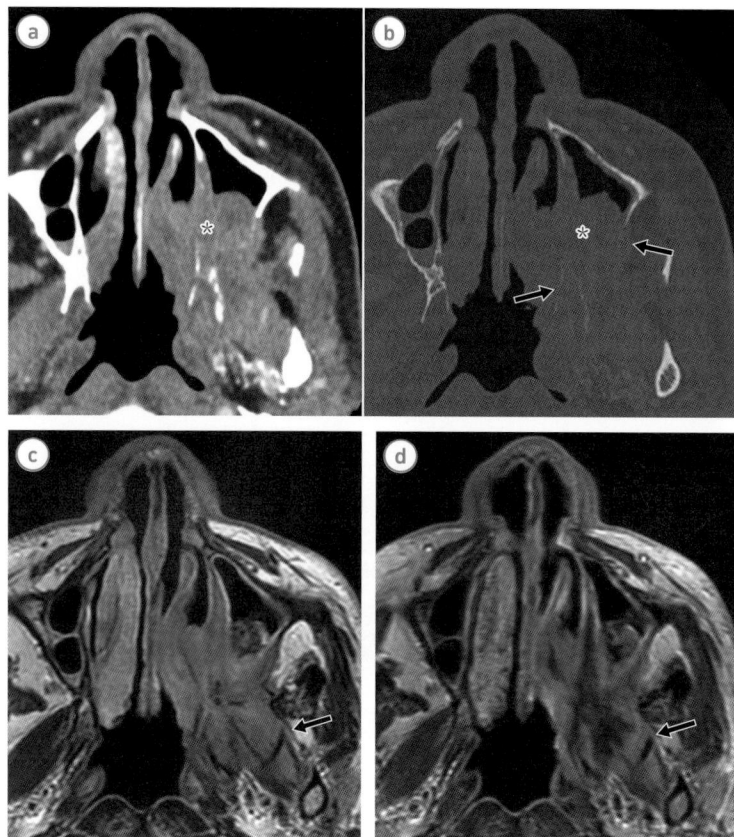

图8.8　上颌窦癌（60余岁，男性）
1个月前出现鼻出血、上唇麻木、牙关紧闭
a. 增强CT；b. 同部位（骨窗）
可见以左侧上颌窦后壁为中心的软组织密度肿
块（＊），以及上颌窦后壁和翼突的骨质破坏
（黑色箭头）
c. T2加权；d. 增强T1加权
在T2加权图像中，肿块呈现出介于肌肉和脂肪
之间的不均匀的信号强度。可见提示内部坏死
的增强不佳区域，表明肿块已浸润至左侧翼外
肌（黑色箭头）

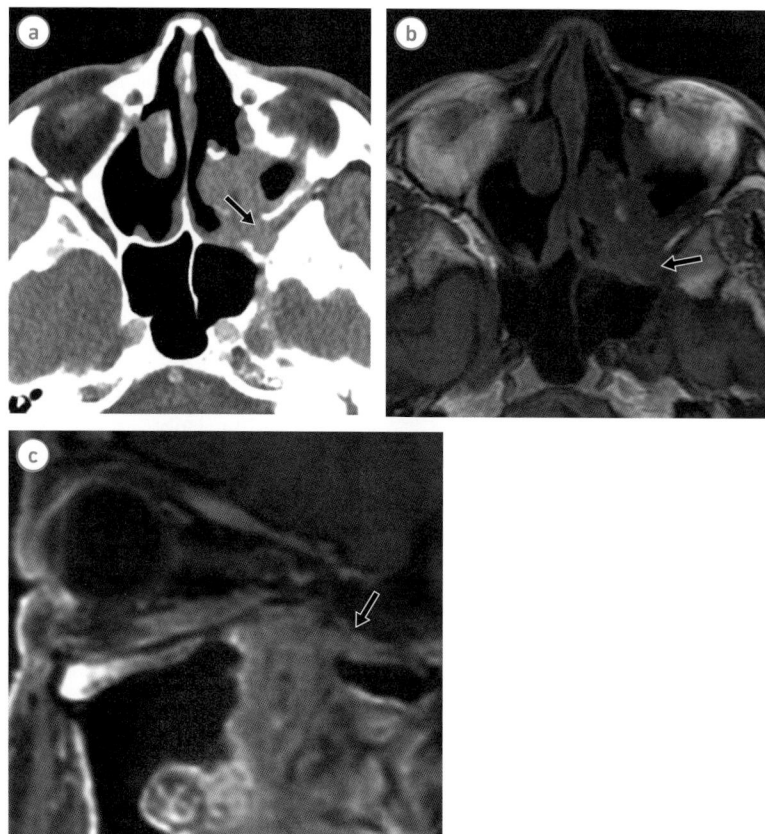

图8.9　左侧三叉神经第二分支神经周
　　　　围扩散（与图8.8病例相同）
a. CT平扫
左侧翼腭窝脂肪组织密度消失、扩大（黑色
箭头），与健侧相比较易辨认
b. T1加权
左侧翼腭窝的脂肪组织信号消失（黑色
箭头）
c. 脂肪抑制增强T1加权矢状面
左侧翼腭窝至圆孔可见增强效果（黑色箭
头），可与图8.7进行对比

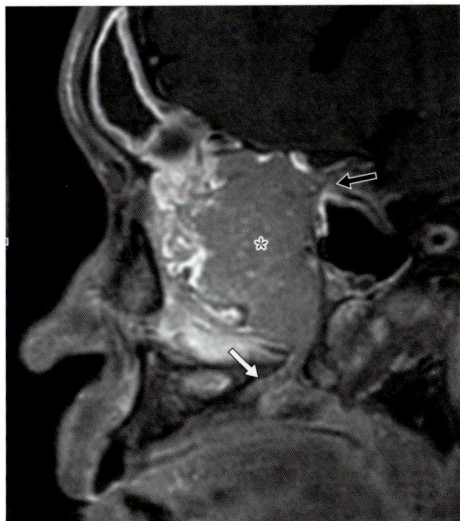

图8.10　神经周围扩散（60余岁，男性）
脂肪抑制增强T1加权矢状面
2个月前左右出现右侧鼻出血。可见右侧上颌窦癌
（＊），翼腭窝沿腭大管可见增强效果，提示外周侧的
神经周围扩散（白色箭头），在圆孔中也可见中枢侧
神经周围扩散（黑色箭头）

08 鼻窦
恶性黑色素瘤

必读

· Wong VK, et al. Clinical and imaging features of noncutaneous melanoma. AJR Am J Roentgenol 2017; 208: 942–59.

MEMO

脑血流显像中使用的 ^{123} I-IMP可在恶性黑色素瘤中被强摄取。接受 ^{123} I-IMP闪烁显像的患者可能偶然发现患有鼻窦或葡萄膜的恶性黑色素瘤。

你知道吗？

在头颈部原发性黏膜恶性黑色素瘤中，发生在鼻窦的肿瘤多来源于假复层纤毛柱状上皮，发生在口腔的肿瘤多来源于复层鳞状上皮。比较两者的病理学检查结果，前者的肿瘤大小比后者的大，并含有更多的黑色素，息肉样病变常伴有溃疡和坏死。后者往往肿瘤体积更小、无色素黑色素瘤的情况更多，对周围组织的浸润更少。有趣的是，即使是同为黏膜原发的恶性黑色素瘤，也会因起源自不同的黏膜组织而表现出不同的形态。

术语表

无色素黑色素瘤

恶性黑色素瘤由于瘤内黑色素沉积，肉眼观察呈黑色。然而，有些并没有呈黑色，病理学检查也没有在肿瘤内观察到黑色素。这种恶性黑色素瘤被称为无色素黑色素瘤。恶性黑色素瘤的黑色素沉积程度因肿瘤而异。应注意与之相对应的肉眼和影像学表现也存在多样性。在MRI中可见的无色素黑色素瘤中有半数以上在组织学上被确认含有少量黑色素。

概述

· 来源于黏膜组织中黑色素细胞的恶性上皮细胞肿瘤。
· **恶性程度高**，复发及转移率高。

临床表现及影像学表现（图8.11~8.13）

· 症状中鼻塞和鼻出血较常见。
· 最常见的发病时间是70余岁，但可发生在青少年至老年的各个年龄段。
· 发生率无性别差异。
· 起源于头颈部的恶性黑色素瘤最常见于鼻窦（66%）。
· 好发于中、下鼻甲附近的鼻中隔。
· 采用与皮肤恶性黑色素瘤不同的临床分期系统（表8.4）。
· 可行手术的病灶原则上应予以切除。
· 无法手术时可以选择质子放疗，有时会选择重离子治疗。
· 在恶性程度较高的肿瘤中，淋巴结转移（29%~39%）及远处转移（53%）的检查非常重要。
· 远处转移多按肺、脑、软组织、胃肠道、骨、皮肤的顺序发生。

CT（图8.13a）

· 可见非特异性软组织密度肿块。
· 可用于评估骨质破坏。

MRI（图8.11，8.12，8.13b~d）

· 可见因黑色素引起的顺磁效应。与其他固体成分相比，肿瘤在T1加权图像中呈高信号，在T2加权图像中呈比其他实性成分不均匀的低信号。
· 肿瘤内出血也被认为是导致在T1加权图像上呈高信号的原因。
· 实性成分可见增强效果。
· **40%是无黑色素的无色素黑色素瘤**。肿瘤在T1加权图像中的信号强度与脑实质的信号强度相等，在T2加权图像中呈中等信号，可见增强效果。
· 由于MRI表现无特异性，通常无法与其他鼻窦恶性肿瘤相鉴别。

鉴别诊断

· **其他鼻窦恶性肿瘤**：较难与无色素黑色素瘤进行影像学鉴别。

关键点

· MRI检查，在T1加权图像中呈高信号，在T2加权图像中呈低信号为其特征。
· 无色素黑色素瘤的表现是非特异性的。
· 局部进展范围及转移灶的诊断非常重要。

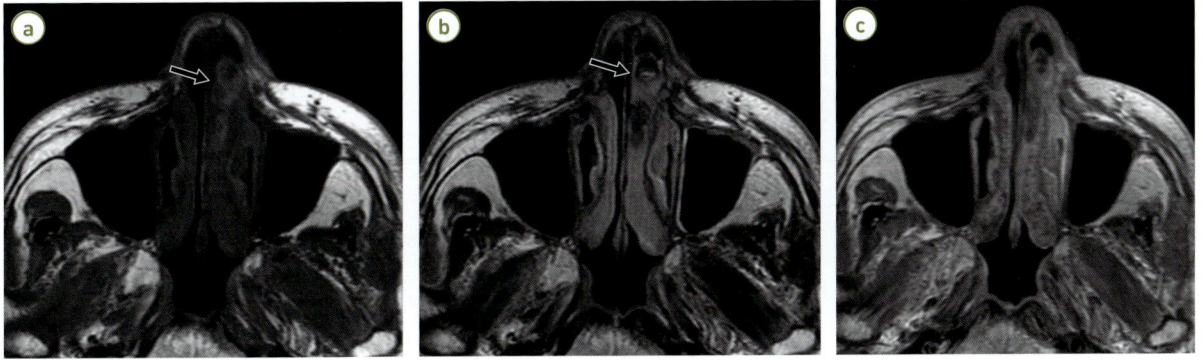

a. T1加权
肿块在T1加权图像中，部分呈高信号（黑色箭头）

b. T2加权
肿块呈不均匀的信号强度，增强效果不佳的低信号区域提示出血或坏死（黑色箭头）

c. 增强T1加权
肿块呈不均匀的增强效果

图8.11　左侧鼻前庭发生的恶性黑色素瘤（80余岁，男性）
患者因左鼻反复出血至医院就诊

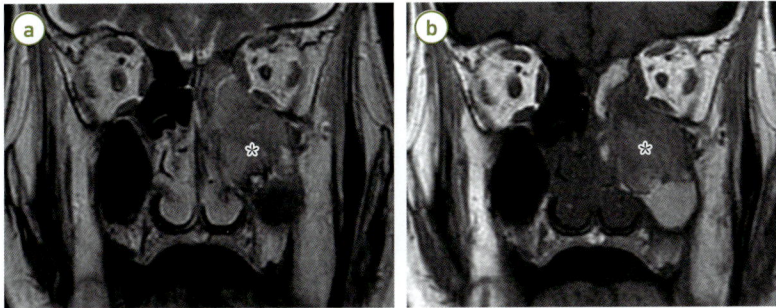

图8.12　恶性黑色素瘤（70余岁，男性）
反复鼻出血3个月

a. T2加权冠状面
左侧上颌窦、中鼻道和筛窦中可见肿块（*），内部呈不均匀的信号强度

b. T1加权冠状面
肿块内部（*）可见黑色素沉积及出血，因此呈不均匀的高信号。在T1加权图像中呈高信号的区域在T2加权图像中信号强度较低

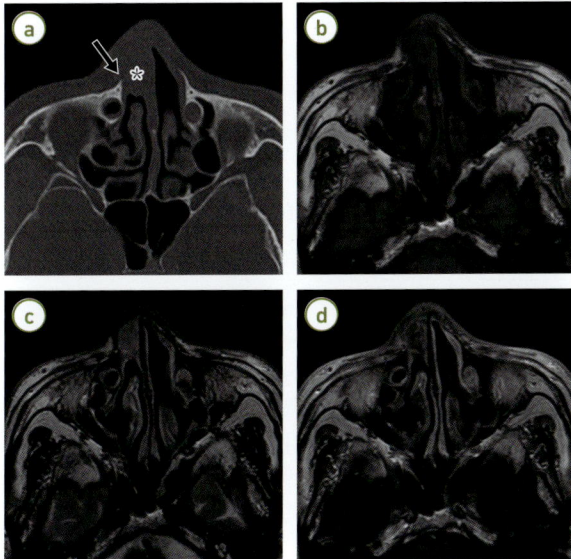

图8.13　恶性黑色素瘤（70余岁，男性）
反复鼻出血1个月，虽然影像学图像上是无色素黑色素瘤的表现，但在切除标本中组织学上可见少量黑色素

a. CT平扫（骨窗）
右侧鼻前庭中可见软组织密度肿块（*），右侧上颌骨额突可见骨质破坏（黑色箭头）

b. T1加权
肿块呈均匀的与肌肉信号强度相等的信号

c. T2加权
肿块呈介于肌肉和脂肪信号之间的中等程度信号

d. 增强T1加权
肿块呈不均匀的增强效果

表8.4　恶性黑色素瘤的临床分期

临床分期	说明
T3	局限于上皮和（或）黏膜下层（黏膜病变）
T4a	浸润至软组织、软骨、骨或皮肤
T4b	浸润至以下任何部位：硬脑膜、颅底、下位脑神经（Ⅸ、Ⅹ、Ⅺ、Ⅻ）、咀嚼肌间隙、颈动脉、椎前间隙、纵隔
N1	有区域淋巴结

引自日本頭頸部癌学会，编. 頭頸部癌取扱い規約，第6版. 金原出版，東京，2018.

08 鼻窦

嗅神经母细胞瘤

必读

· Dublin AB, Bobinski M. Characteristics of olfactory neuroblastoma（esthesio-neuroblastoma）. J Neurol Surg B Skull Base 2016; 77: 1–5.

· Som PM, et al. Sinonasal esthesio-neuroblastoma with intracranial extension: Marginal tumor cysts as a diagnostic MR finding. AJNR Am J Neuroradiol 1994; 15: 1259–62.

MEMO

硬脑膜很容易因各种原因变厚。嗅神经母细胞瘤导致的硬脑膜增厚，若是小于5 mm的薄而光滑的改变，则可能是反应性变化。

你知道吗？

嗅神经母细胞瘤中可见到颅内肿瘤边缘出现瘤样囊肿。从病理学上讲，其并非真正的囊肿，而是出血、坏死或黏液变性的组织。脑膜瘤也可能伴有囊性成分，这种囊肿是由坏死、出血、黏液变性和蛛网膜下腔的脑脊液潴留引起的。两者均在T2加权图像上呈高信号，具有相似的影像学表现。

术语表

小圆细胞肿瘤
组织学上由细胞质含量较少的类圆形未分化细胞组成的肿瘤的总称。除了神经母细胞瘤，还包含恶性淋巴瘤、未分化癌、横纹肌肉瘤和恶性黑色素瘤。此类肿瘤的影像学表现通常是非特异性的，难以鉴别。

概述

· 嗅区黏膜上皮产生的神经嵴来源的恶性肿瘤。
· 容易从特征性起源部位进展至颅骨。

临床表现及影像学表现（图8.14～8.16）

· 约占鼻窦恶性肿瘤的3%。
· 发病高峰在10～30岁和50～70岁，呈双峰型，发病率无性别差异。
· 由于嗅区黏膜上皮分布于鼻腔顶部、筛骨筛板、鼻中隔上1/3及上鼻甲，故多发生于这些区域。
· 青少年患者，病变在组织学上往往是高度恶性的。
· 有独特的临床分期（表8.5，8.6）。
· 放射治疗也有用，治疗方式主要是手术和放射治疗相结合。

CT（图8.15a、c）

· 可见具有相对均匀的软组织密度的肿块。
· 对于筛板及眶骨变化的评估较为有用，可见骨质破坏或黏液瘤样膨胀性变化。
· 可通过筛板的小孔发生无骨质破坏的颅内进展。

MRI（图8.14，8.15b，8.16）

· 可用于评估肿瘤进展的范围。
· 颅内进展需在增强T1加权图像的冠状面和矢状面上评估。
· 在脂肪抑制增强T1加权图像中，对于不伴有骨质破坏的颅内进展的诊断较为容易。
· 硬脑膜增厚厚度大于5 mm或呈结节样提示肿瘤浸润。
· 颅内肿瘤进展中的边缘出现瘤样囊肿是其特征。

鉴别诊断

· 与鳞状细胞癌、未分化癌或恶性黑色素瘤等小圆细胞肿瘤相鉴别。当缺乏特征性表现时，很难通过影像学检查来鉴别。
· 在无骨质破坏的情况下，需要排除乳头状瘤及起源于鼻腔或前颅底的脑膜瘤。
· 难以与鼻腔内残留的鼻息肉相鉴别，两者内镜检查结果可能相似。

关键点

· 以鼻腔顶部为中心扩散的肿瘤，应与嗅神经母细胞瘤相鉴别。
· 颅内进展的评估通过增强MRI进行。

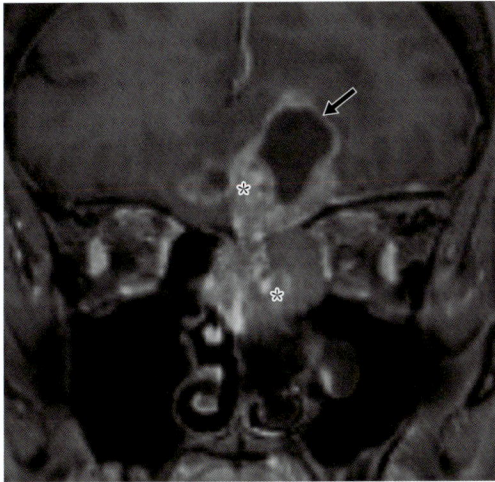

图8.14 嗅神经母细胞瘤（50余岁，男性）
脂肪抑制增强T1加权冠状面
反复左鼻出血2年。可见进展至上鼻道、筛窦及颅内的
肿块（*），颅内可见边缘出现瘤样囊肿（黑色箭头）

表8.5 改进的Kadish分期系统

分期	病变的进展范围
A期	局限于鼻腔
B期	局限于鼻腔及鼻窦
C期	越过鼻窦向外进展
D期	有淋巴结转移或远处转移

表8.6 Dulguerov分期系统

分期	病变的进展范围
T1	局限于不包含最上部筛骨小房的鼻窦（蝶窦除外）
T2	局限于蝶窦和鼻窦，或向筛骨筛板进展
T3	有眶内进展或越过颅前窝（无硬脑膜浸润）
T4	脑内浸润
N0	无颈部淋巴结转移
N1	有颈部淋巴结转移
M0	无远处转移
M1	远处转移

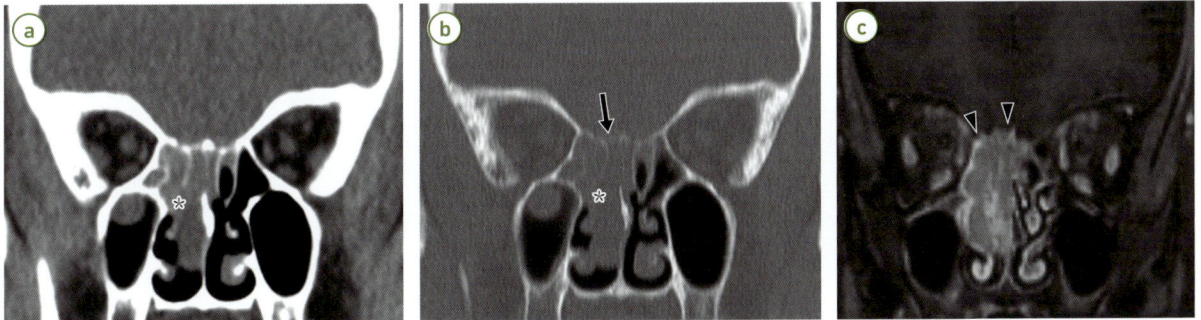

图8.15 嗅神经母细胞瘤（70余岁，女性）
a. CT平扫冠状面；b. CT平扫冠状面（骨窗）；c.脂肪抑制增强T1加权冠状面
鼻塞1年，嗅觉障碍5个月。a、b.肿瘤（图a、b*）引起的颅底骨质破坏并不清晰（图b黑色箭头）；b.筛板至颅内的进展清晰
可见（黑色三角箭头）

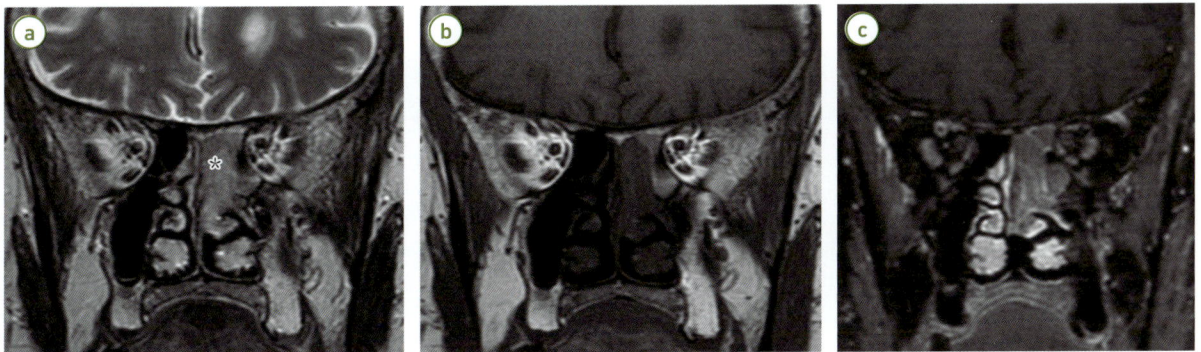

图8.16 嗅神经母细胞瘤（70余岁，女性）
a. T2加权冠状面；b. T1加权冠状面；c. 脂肪抑制增强T1加权冠状面
反复左鼻出血2个月。可见局限于左侧筛窦、鼻腔的肿块（*），病变在T1加权图像中呈与肌肉信号强度相等的信号，在T2加权
图像中呈高信号，可见增强效果。因其无特异性表现，很难与其他鼻窦肿瘤相鉴别

08 鼻窦
内翻性乳头状瘤

必读

· Lee DK, et al. Focal hyperostosis on CT of sinonasal inverted papilloma as a predictor of tumor origin. AJNR Am J Neuroradiol 2007; 28: 618-21.

术语表

乳头状瘤
鼻窦乳头状瘤起源于支持腔内的假复层纤毛柱状上皮，占所有鼻窦肿瘤的0.4%～4.7%，其中约半数是内翻性乳头状瘤（inverted papilloma）。尽管有假说称是由HPV/EBV感染或慢性炎症等原因引起的，但目前病因尚未明确。

MEMO

即使内翻性乳头状瘤呈典型的影像学表现，也可能在组织摘除后的病理学检查中提示鳞状细胞癌。

你知道吗？

虽然乳头状瘤是良性肿瘤，但对^{18}F-FDG常有强摄取，有时会在^{18}F-FDG-PET/CT检查中偶然发现。因此，^{18}F-FDG-PET/CT对判断癌变的存在与否没有意义。

表8.7　Krouse分期

分期	病变的进展范围
T1	局限在鼻腔内
T2	筛窦、上颌窦内侧壁及上壁
T3	上颌窦后外侧壁、下壁、前壁，额窦，蝶窦
T4	向鼻窦外发展，混合恶性肿瘤

· Yan CH, et al. Imaging predictors for malignant transformation of inverted papilloma. Laryngoscope 2019; 129: 777-82.

概述

· 罕见的鼻窦上皮肿瘤（占鼻窦肿瘤的0.4%～4.7%）。
· 虽然是良性肿瘤，但会恶变。

临床表现及影像学表现（图8.17～8.19）

· 好发于40～80岁，男女比例为（2～4）：1。
· 好发于鼻腔外侧壁至中鼻道，并向邻近的上颌窦和筛窦进展。
· 黏膜上皮细胞向黏膜下基质呈内翻性增生。
· 临床分期使用Krouse的分期系统（Krouse分期）（表8.7）。
· Krouse分期中20%的T3期病变和35%的T4期病变会复发。
· 治疗方式为将包括基底在内的病变组织完全切除。
· 因为恶变不仅为同步性，有时会为异时性（复发时），因此需要术后长期随访。

CT（图8.17，8.18a，8.19c）

· 肿块呈非特异性软组织密度。
· 分叶状的隆起性病变应考虑是否为内翻性乳头状瘤。
· 可见肿瘤基底部骨增厚（63.2%）。手术方法因肿瘤基底部而异，因此对肿瘤基底部的识别非常重要。

MRI（图8.18b，8.19a、b、d）

· 可用于评估肿瘤进展范围。
· T2加权图像和增强T1加权图像中的脑回状条纹影（convoluted cerebriform pattern）为其特征。
· 鼻窦外浸润、骨质破坏、内部坏死、脑回样改变缺失提示恶性肿瘤并发症。
· 高度扩散限制区域的存在也提示恶性肿瘤。内翻性乳头状瘤的ADC值约为1.5×10^{-3} mm^2/s，ADC值在1.12×10^{-3} mm^2/s以下时常为恶性肿瘤。

鉴别诊断

· 与鳞状细胞癌、腺样囊性癌相鉴别（参见"上颌窦癌"部分）。
· 鼻腔息肉：可通过T2加权图像的信号强度及病变内部增强效果进行鉴别。

关键点

· MRI有助于区分肿瘤和继发性炎症变化。
· 若提示有恶性肿瘤并发症的可能性，应积极、详细地描述。
· CT中的骨增厚提示为肿瘤的基底部。

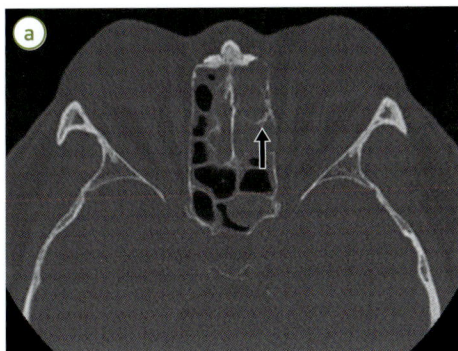

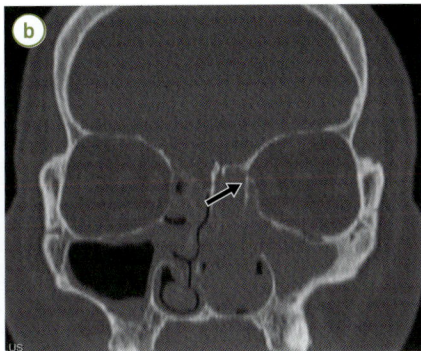

图8.17 内翻性乳头状瘤（50余岁，男性）

a. CT平扫（骨窗）；

b. CT平扫冠状面（骨窗）

鼻塞3年，近期症状加重。左侧筛窦、中鼻道和上颌窦中可见软组织影。左侧眼眶内壁的筛骨纸样板附近可见局限性骨增厚（黑色箭头）。手术时在同部位确认了肿瘤基底部

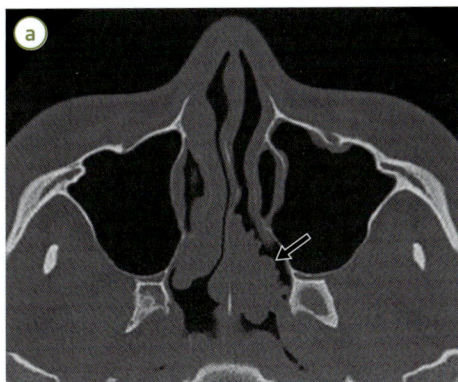

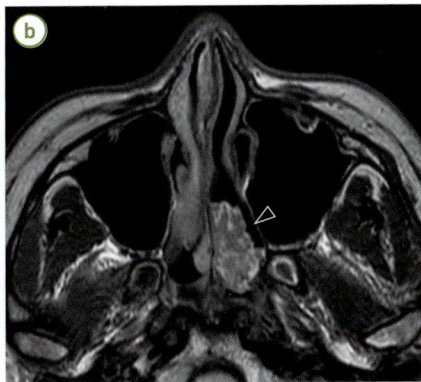

图8.18 内翻性乳头状瘤（40余岁，男性）

左侧鼻塞、头痛3年

a. CT平扫（骨窗）

可见分叶状隆起性病灶，其形状提示乳头状瘤（黑色箭头）

b. T2加权

可见与CT所示分叶状形状相对应的具有脑回状条纹影的肿块（黑色三角箭头）

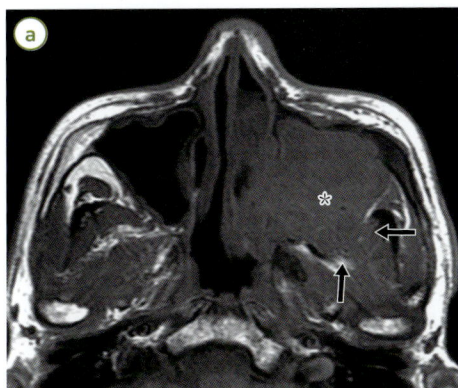

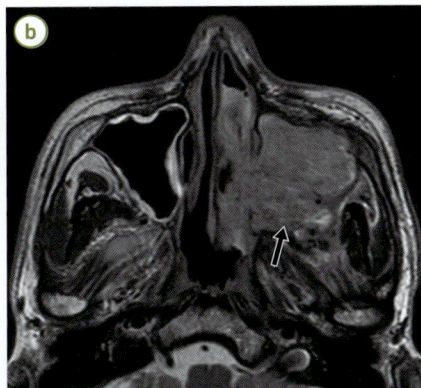

图8.19 鳞状细胞癌（70余岁，男性）

左侧鼻塞约4年，因伴有左侧面颊部疼痛就诊

a. T1加权

左侧上颌窦内可见肿块（＊），超出后沿外侧壁进展至左侧翼腭窝及咀嚼肌间隙（黑色箭头）

b. T2加权

左侧翼腭窝进展部位的脑回样改变并不清晰（黑色箭头）

c. CT平扫

左侧上颌窦后外侧壁可见广泛的骨质破坏（黑色三角箭头）

d. ADC图

肿块内部的ADC值为0.8×10^{-3} mm^2/s（黑色五角星）左右的低值。进行了肿块切除术。病理学上大部分为鳞状细胞癌，仅在某些情况下可见内翻性乳头状瘤

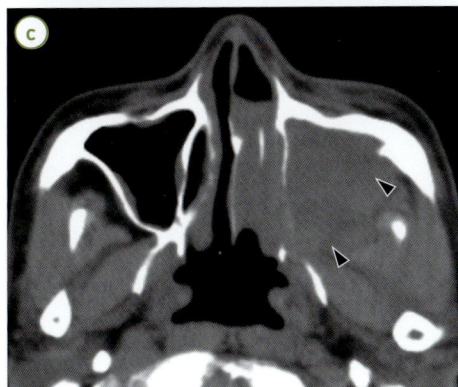

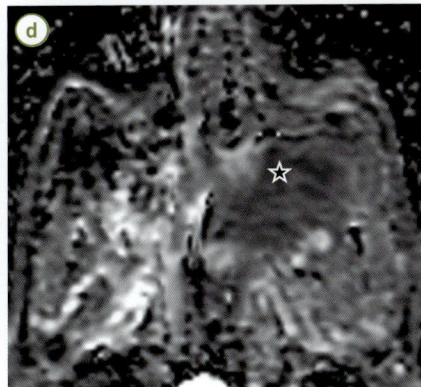

08 鼻窦
NK/T细胞淋巴瘤

必读

· King AD, et al. MR imaging of nasal T-cell/natural killer cell lymphoma.AJR Am J Roentgenol 2000; 174: 209-11.

· Ooi GC, et al. Nasal T-cell/natural killer cell lymphoma: CT and MR imaging features of a new clinicopathologic entity. AJR Am J Roentgenol 2000; 174: 1141-45.

术语表

鼻型结外NK/T细胞淋巴瘤
鼻型结外NK/T细胞淋巴瘤（ENKL）曾被称为致命性中线肉芽肿，大多数来源于NK细胞，但在石蜡包埋标本的病理学检查中无法区分NK细胞型和T细胞型，因此使用了NK/T的术语。在实际的病理学诊断中，NK细胞标志物表达的有无及EBV的存在与否是其与其他淋巴瘤相鉴别的依据。这类肿瘤主要起源于结外器官，除鼻腔外还发生在皮肤、肝、脾和胃肠道中。

MEMO

EBV阳性的老年人的B细胞恶性淋巴瘤也可能伴有坏死和溃疡。当其发生在鼻腔内或鼻腔周围时，与结外NK/T细胞淋巴瘤的鉴别比较困难。

概述

· 好发于鼻腔的结外淋巴瘤。
· **好发于淋巴结外的器官**为其特征点。

临床表现及影像学表现

· 有地区特异性，东亚和中、南美洲的发病率较其他地区的高。
· 发病中位年龄在50余岁，与其他淋巴瘤相比患者趋于年轻化。
· 与Epstein-Barr病毒（EBV）相关，几乎所有病例均为EBV阳性。
· 分期与其他恶性淋巴瘤同样基于Lugano分期（**表8.8**）。
· 大约70%仅局限于鼻腔及其周围和颈部淋巴结。
· 治疗为化疗联合放疗。
· 复发率高，预后差。
· 与其他恶性淋巴瘤相同，为内部均匀的弥漫性浸润性病变。
· **常伴有周围组织的坏死和破坏**，可累及上腭或鼻咽部。
· 对诊断和治疗来说，活体组织检查必不可少，因此找出进展范围或实性成分非常重要。软组织间分辨率高的MRI很有帮助。
· ^{18}F-FDG PET/CT有助于疗效的评估。

CT（图 8.20a~c）

· 可见非特异性软组织密度肿块。
· 有时可见围绕骨壁的广泛肿瘤进展（transosseous spread）。
· 经常可见到骨质破坏（44.7%）。

MRI（图8.20d~g）

· 在T1加权图像上呈与肌肉信号大致相等的信号，在T2加权图像上呈介于肌肉及脂肪信号之间的信号，表现均匀。
· 与其他恶性淋巴瘤相同，扩散限制强为其特征。
· 坏死严重时，信号强度变得不均匀，通常很难与其他恶性肿瘤或血管炎相鉴别。

鉴别诊断

· 与小唾液腺癌、恶性黑色素瘤、髓外浆细胞瘤等小圆细胞肿瘤相鉴别。
· 坏死、组织破坏严重时，与肉芽肿性多血管炎、浸润性真菌性鼻窦炎等相鉴别。

关键点

- 若可见鼻腔内性质均匀、有强扩散限制的肿块，则应与NK/T细胞淋巴瘤相鉴别。
- 严重的坏死和组织破坏的表现也提示NK/T细胞淋巴瘤。
- 为了进行准确的组织学活检，对进展范围和实性成分的详细描述非常重要。

你知道吗？

NK细胞是负责先天免疫的重要细胞毒性淋巴细胞，是与B细胞和T细胞不同谱系的淋巴细胞。识别在自身正常细胞中表达的主要组织相容性复合物（major histocompetibility complex，MHC）I类分子，并攻击不表达 MHC-I类分子的肿瘤细胞或感染细菌及病毒的细胞。拥有与B细胞和T细胞经历抗原受体的基因重排不同的攻击细胞的特性（自然杀伤，natural killing），这种特性是NK细胞名称的由来。

T细胞的名字来源于它们在胸腺（thymus）中成熟。T细胞有多种类型，NK/T细胞淋巴瘤是由细胞毒性T细胞引起的。细胞毒性T细胞不同于NK细胞，只有在抗原呈递细胞标记抗原后，才会表现出抗原特异性细胞毒活性。这种细胞毒活性以记忆T细胞的形式储存。当再次识别相同的抗原时，会产生更快、更强的免疫反应。

表8.8　Lugano分期

分期	病变部位	结外疾病状态
I期	1个淋巴结病变或邻近淋巴结病变的集合	不伴有淋巴结病变的结外器官病变
II期	膈肌一侧2个以上淋巴结病变的集合	伴有 I 期至 II 期淋巴结病变，与邻近淋巴结相连的局灶性结外器官病变
II期（大包块）	伴有大包块的 II 期病变	不适用
III期	膈肌两侧多发淋巴结病变或伴有脾受累的膈肌上方多发淋巴结病变	不适用
IV期	淋巴结病变及与之不连续的结外器官病变	不适用

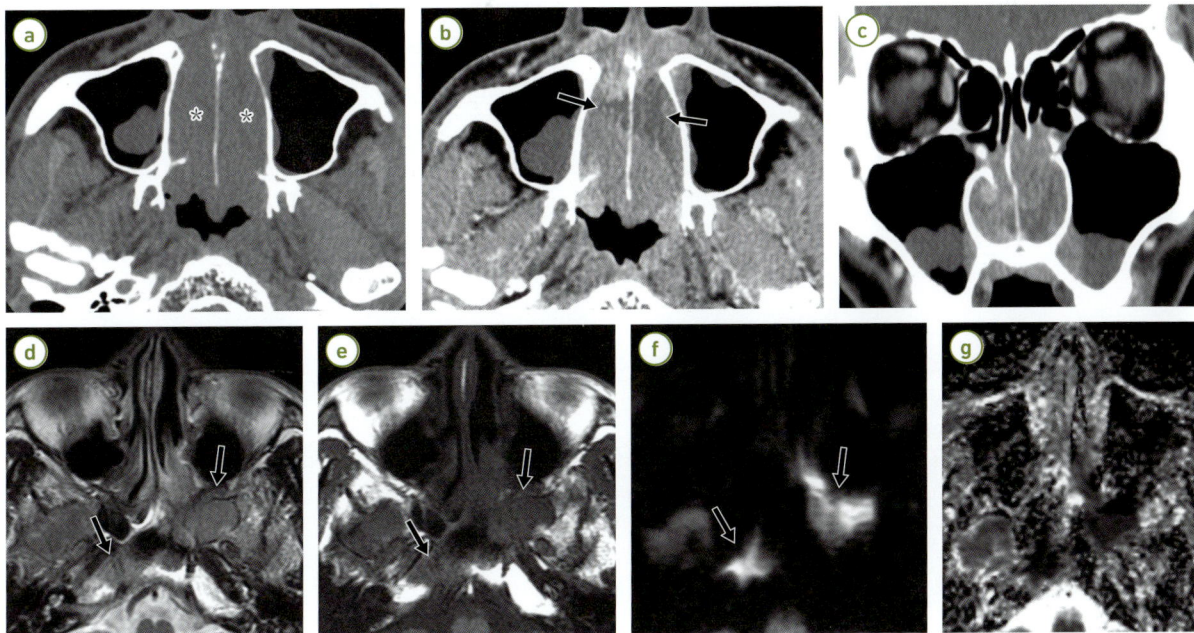

图8.20　NK/T细胞淋巴瘤（70余岁，男性）
连续鼻塞2周
a. CT平扫；b. 增强 CT；c. 增强CT冠状面
双侧下鼻道中可见围绕鼻中隔分布的软组织密度肿块（＊），伴有提示坏死的增强不佳区域（黑色箭头）
d. 5年后复发，T2加权；e. 同部位，T1加权；f. 同部位，弥散加权；g. 同部位，ADC图
左侧蝶窦内可见相对均匀的肿块（黑色箭头），在T1加权图像中呈与肌肉信号相等的信号，在T2加权图像中呈高信号，呈强扩散抑制，ADC值为0.6x10^{-3}mm^2/s的明显低值，是恶性淋巴瘤的典型表现

08 鼻窦
常见鼻窦炎

急性鼻窦炎

MEMO

继发于鼻窦感染的硬膜外脓肿（图8.22）、脑膜炎和脑炎等颅内病变，总称为鼻源性颅内并发症。

概述

· 发病4周内的鼻窦炎。
· 是一种通常以病毒感染为契机，由细菌感染引起的炎症。
· 近年来，病原菌（肺炎链球菌和流感嗜血杆菌）的耐药性增高导致难治性病例有所增加。
· 病因多为急性鼻炎引起黏膜增厚，导致鼻窦排泄通路阻塞。

临床表现及影像学表现（图8.21，8.22）

· 主要症状包括鼻塞、鼻漏、咳嗽、面颊部疼痛、头痛、面部压迫感和发热等。
· 按发生率从高到低依次为上颌窦、筛窦、额窦，蝶窦少见。
· 《急性鼻窦炎临床指南（2013年增刊）》按评分将其分为轻、中、重症，提出了与各严重程度相对应的治疗方法。
· 在颅内并发症的诊断方面，MRI比CT更有帮助。
· CT上可见单侧鼻窦软组织密度区域，上颌窦可见液平面形成。
· 软组织密度区域可伴有泡沫样透亮影。

鉴别诊断

· **单侧性上颌窦炎**：考虑牙源性上颌窦炎和过敏性真菌性鼻窦炎的可能性。

关键点

· 对急性鼻窦炎进行CT或MRI检查时，即使没有特别的提示，也应思考医师可能高度怀疑颅内或眶内并发症以进行阅片。

你知道吗？

鼻性眶内并发症

继发于鼻窦感染的眶内并发症。鼻窦的血流会流入海绵窦，但海绵窦没有静脉瓣。因此，鼻窦感染可导致海绵窦脓肿和相关区域的血栓形成（图8.21）。眶内骨膜下脓肿和眶内蜂窝织炎等也包含于此病中。

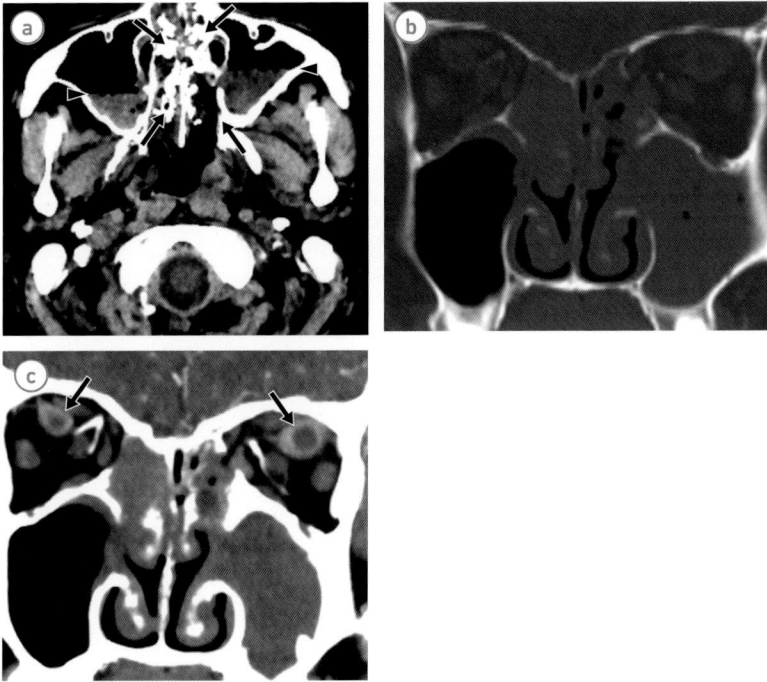

图8.21　鼻窦炎引起的血栓形成（70余岁，男性）

因发热及脓性鼻涕至住所附近医院就诊，被诊断为急性上颌窦炎并给予抗生素治疗。因2日后出现双侧眼痛、面部疼痛和面部肿胀至我院急诊科就诊

a. 前医院的头部CT平扫

可见双侧上鼻窦气化不良，鼻内有纱布（黑色三角箭头）说明是处理后的成像，有许多小气腔及液平面影，符合急性鼻窦炎的表现（黑色三角箭头）

b. 2日后入院时在我院进行的冠状面增强CT（骨窗）；c. 同部位冠状面

2日后进行的鼻窦增强CT中，除鼻窦气化不良外，可见双侧眼上静脉扩张、腔内可见环形高密度区域（黑色箭头）。高密度区域提示静脉内存在造影剂，其中的低密度区域提示血栓，考虑为眼上静脉血栓形成。双侧海绵窦也可见血栓（本图未显示）

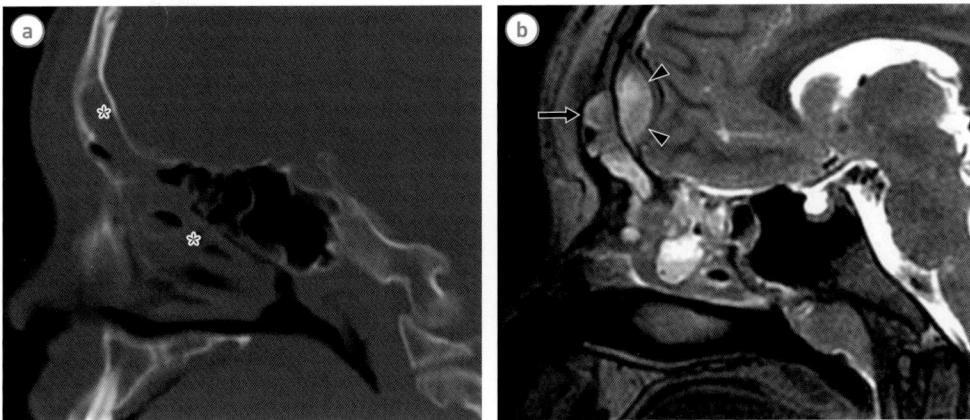

图8.22　继发于鼻窦感染的硬膜外脓肿（10余岁，男性）

患者鼻塞、头痛3日，后头痛加重，并出现发热（38 ℃）及痉挛，被救护车转运至我院。当日行CT检查，第二日行MRI检查

a. CT平扫矢状面（骨窗）（中线稍偏右侧）

以右侧额窦和中鼻道为中心可见气化不良（*），没有明显的骨质破坏

b. 脂肪抑制T2加权矢状面（中线稍偏右侧）

右侧额窦中可见少许不均匀的高信号（黑色箭头），背侧可见边界清晰的双凸透镜状高信号病变（黑色三角箭头），考虑并发硬膜外脓肿

慢性（化脓性）鼻窦炎

必读

· Mafee MF, et al. Imaging of rhinosinusitis and its complications: plain film, CT, and MRI. Clin Rev Allergy Immunol 2006; 30: 165-86.
· Osborn MK, et al. Subdural empyema and other suppurative complications of paranasal sinusitis. Lancet Infect Dis 2007; 7: 62-7.

MEMO

书写鼻窦炎的CT和MRI检查报告时，了解相关疾病及其治疗方法的知识非常重要。因此，不仅要了解影像学解剖，还要了解鼻窦炎的病因（病毒性、细菌性、真菌性、过敏性、嗜酸细胞性等）及并发症（骨性颅内并发症、海绵窦血栓形成等）。

你知道吗？

有些耳鼻喉科医师建议要求患者在成像前先擤鼻涕再吸入鼻黏膜收敛剂，笔者不建议这样做。擤鼻涕时，鼻窦分泌物并不总是进入排泄通路，也有文献表明鼻内分泌物会通过天然开口进入健康的鼻窦中。正常气腔内分泌物淤滞、黏膜肥厚缓解后的CT表现可能存在导致不适当的ESS及其并发症的风险。对鼻窦炎患者进行CT检查时，照原样成像非常重要。

· Momeni AK, et al. Imaging of chronic and exotic sinonasal disease: Review. AJR Am J Roentgenol 2007; 189（6 Suppl）: S35-45.

概述

· 持续3个月以上的鼻窦炎，曾被称为积脓症。
· 细菌感染引起的急性鼻窦炎的反复发作为其病因。
· 黏膜出现纤毛运动障碍，鼻窦分泌物逐渐淤滞、黏稠化。
· 鼻窦黏膜可见中性粒细胞及单核细胞浸润。
· 出现鼻窦黏膜水肿样增厚，若进展至鼻腔内，则称为鼻息肉。

临床表现及影像学表现（图8.23，8.24）

· 主要症状为流脓、鼻漏、嗅觉障碍、面颊痛、头痛和眼痛等。
· 可见鼻窦天然开口处有脓液排出。
· 鼻息肉好发于中鼻道。
· 保守治疗常使用大环内酯类抗生素（持续低剂量给药）。难治性病例还应考虑过敏性鼻窦炎、嗜酸性粒细胞性鼻窦炎、中鼻道阻塞、治疗期间急性加重等情况。
· 外科治疗方式主要是内镜下鼻窦手术。
· 一般进行CT平扫观察薄层（1~2 mm）骨窗，但必要时也应观察软组织窗。
· 应检查鼻窦内的软组织密度区域及鼻窦天然开口周围是否存在软组织病变。
· 若鼻腔内有软组织肿块，则应首先怀疑息肉，但也应注意难以与慢性鼻窦炎相鉴别的乳头状瘤等肿瘤。
· 对于单侧上颌窦病变，还应考虑牙源性上颌窦炎、过敏性真菌性鼻窦炎以及正常变异导致的天然开口或通道阻塞等。
· 若伴有骨质破坏，则有可能是恶性肿瘤或肉芽肿，可以的话建议行增强MRI。

鉴别诊断

· **牙源性上颌窦炎**：最常见于第一磨牙，其次是第二磨牙；牙源性上颌窦炎，是继发于口腔科手术的从口腔至上颌窦的感染；双侧者少见。
· **过敏性真菌性鼻窦炎**：过敏性黏蛋白在CT上呈高密度，好发于前筛窦，多为单侧，多发性鼻息肉以及血液检查嗜酸性粒细胞及IgE增多为其特点。
· **嗜酸性粒细胞性鼻窦炎**：嗜酸性黏蛋白在CT上呈高密度；常为双侧，好发于筛窦中，可见多发性鼻息肉；血液检查嗜酸性粒细胞增多为其特点。

鼻窦支气管综合征（图8.23）

慢性鼻窦炎并发下呼吸道非特异性慢性支气管炎性疾病（慢性支气管炎、支气管扩张、弥漫性全细支气管炎等），大环内酯类药物有效，ESS治疗鼻窦炎后长期使用大环内酯类药物有望改善下呼吸道病变，则提示发病与后鼻漏相关。

关键点

- 先观察冠状面（骨窗）。
- 注意观察上方的气房，矢状面也可作为诊断的参考，检查报告需要提及中下鼻道疾病。
- 检查报告中还应记录正常变异。

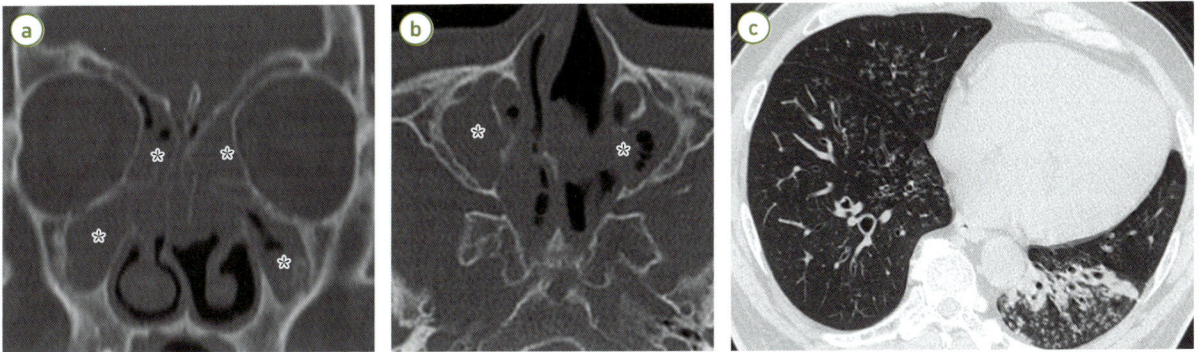

图8.23　鼻窦支气管综合征（40余岁，男性）

患者因咳痰、慢性咳嗽就诊，幼时曾被诊断患有鼻窦炎，有手术史但具体不明。最近未去医疗机构就诊，根据自己的判断服用非处方药

a. CT平扫冠状面（骨窗）; b. 同部位横断面（骨窗）

鼻窦中可见广泛的气化不良，伴有骨壁增厚（*）。无骨质破坏，提示慢性鼻窦炎

c. 胸部CT平扫（肺窗）

右肺中下叶、左肺下叶可见树突状、点状多发异常阴影和支气管扩张影，左肺下叶可见实变。怀疑有外周全细支气管炎、慢性支气管炎等，结合鼻窦表现，提示鼻窦支气管综合征

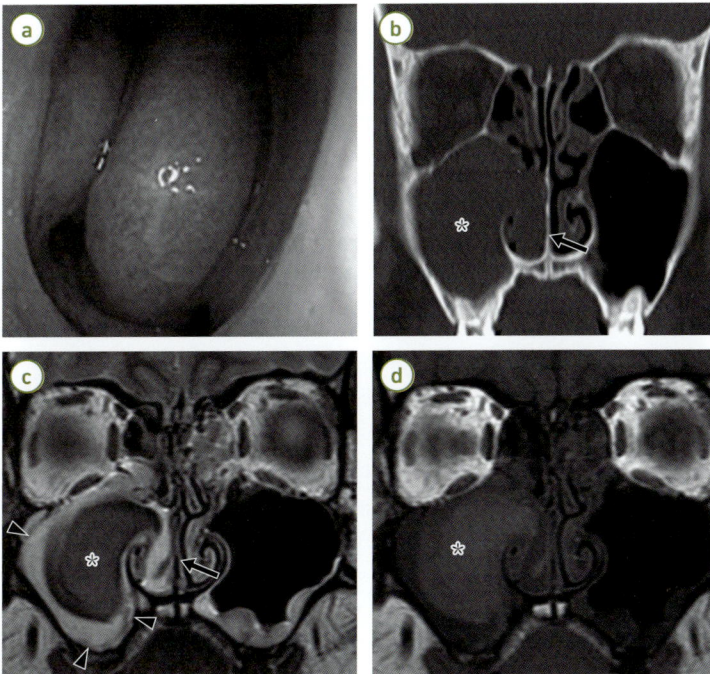

图8.24　上颌窦黏膜炎症（10余岁，女性）

患者因流感至外院就诊，发现右侧鼻腔肿块后转诊至我院。右侧面颊部不适感较之前加重，通过鼻内镜在右侧中鼻道内发现鼻息肉

a. 鼻内镜检查表现

右侧中鼻道可见表面光滑的白色肿块，是典型的鼻息肉表现

b. CT平扫冠状面（骨窗）

CT中可见右侧上颌窦内气化不良，上颌漏斗扩张。右侧鼻腔至中鼻道（*）可见软组织密度区域。右侧鼻腔内的肿块符合鼻息肉表现（黑色箭头）。双侧筛窦虽有少许软组织密度区域，但因以单侧上颌窦为主要病灶，故行MRI检查

c. T2加权横断面; d. T1加权冠状面

右侧上颌窦可见在T1加权图像上呈轻度高信号、在T2加权图像上呈低信号的边界清晰的区域，提示存在脓性或血性物（*）。边缘处在T2加权图像上呈高信号的区域提示水肿性黏膜增厚（黑色三角箭头）。鼻息肉在T2加权图像上呈高信号（黑色箭头）。左侧筛窦的炎症表现在MRI图像上比在CT图像上更为明显。ESS中右侧鼻腔内有大量脓性分泌物流出，可见上颌窦黏膜炎症

08　鼻窦
嗜酸性粒细胞性鼻窦炎

必读

· Tokunaga T, et al. Novel scoring system and algorithm for classifying chronic rhinosinusitis: the JESREC Study. Allergy 2015; 70: 995–1003.

术语表

JESREC评分
（1）患病侧：双侧者加3分。
（2）有鼻息肉者加2分。
（3）CT中可见筛窦内阴影者加2分。
（4）外周血中嗜酸性粒细胞百分比：①大于2%但不超过5%者加4分；②大于5%但不超过10%者加8分；③大于10%者加10分。
JESREC的全称为日本难治性嗜酸性慢性鼻窦炎的流行病学调查（Japan Epidemiological Survey of Refractory Eosinophilic Chronic Rhinosinusitis Study）。

MEMO

嗜酸性粒细胞性中耳炎的诊断标准
（1）主要诊断依据：中耳液中存在嗜酸性粒细胞的渗出性中耳或慢性中耳炎。
（2）次要诊断依据：①胶状中耳液；②对激素给药以外的治疗（抗生素治疗或鼓膜切开术等）无效；③并发支气管哮喘；④并发鼻息肉。
满足主要诊断依据以及4项次要诊断依据中的2项，即可确诊。
注意，应排除嗜酸性肉芽肿性多血管炎和嗜酸性粒细胞增多综合征。

概述

· 伴有双侧多发鼻息肉和黏稠鼻涕。
· 成年患者较多。
· 原因不明的难治性鼻窦炎。
· 抗生素治疗无效，需要长期口服激素药物。
· 虽然单独的内镜手术可以改善鼻塞症状，但术后复发率极高。

临床表现及影像学表现（图8.25～8.27）

· 经常因激素治疗的中断、上呼吸道感染等复发。
· 在支气管哮喘和阿司匹林哮喘（阿司匹林不耐受）的并发症中很常见。
· 鼻塞和嗅区黏膜上皮损伤可引起嗅觉障碍。
· 外周血中嗜酸性粒细胞增多，鼻窦黏膜有明显的嗜酸性粒细胞浸润。
· 患者可能合并难治性中耳炎［嗜酸性粒细胞性中耳炎（eosinophilic otitis media）］，出现听力障碍。

嗜酸性粒细胞性鼻窦炎的诊断标准
· JESREC评分（参见术语表）总计11分以上。若鼻息肉组织中存在70个以上嗜酸性粒细胞（400倍视野）则可确诊嗜酸性粒细胞性鼻窦炎。

鉴别诊断

· 典型情况下，CT检查可相对容易地发现本病病变。
· **慢性（化脓性）鼻窦炎**：许多病例主要发生于上颌窦。
· **真菌性鼻窦炎**：菌球在单侧上颌窦内多见，浸润型有时伴有骨质破坏。
· **过敏性鼻窦炎**：多为单侧发生，可见外周血中IgE水平升高。

关键点

· 若CT中有双侧鼻腔内气化不良、筛窦内气化不良的表现，而上颌窦气化相对正常，则应怀疑嗜酸性粒细胞性鼻窦炎。
· 虽然JESREC评分中未列出，但嗜酸性黏蛋白等过敏性黏蛋白在CT上呈稍高密度。虽然为非特异性表现，但也是怀疑嗜酸性粒细胞性鼻窦炎的依据。
· 在重症病例和进展期病例中，常可见所有的鼻窦气房内均有严重气化不良。

· Shah SA, et al. Pathogenesis of eosinophilic chronic rhinosinusitis. J Inflamm 2016; 13: 11–9.
· Ishitoya J, et al. Eosinophilic chronic rhinosinusitis in Japan. Allergology International 2010; 59: 239–45.

你知道吗？

有文献报道，40%～70%的支气管哮喘患者合并慢性鼻窦炎，约20%的慢性鼻窦炎患者患有哮喘。对过敏性鼻炎患者的鼻黏膜进行抗原激发试验后，痰中性粒细胞增多；对过敏性鼻炎患者的支气管进行抗原激发试验后，鼻黏膜出现嗜酸性粒细胞浸润，外周血中嗜酸性粒细胞增多。嗜酸性粒细胞性鼻窦炎的严重程度与作为哮喘严重程度指标的痰中嗜酸性粒细胞的数量呈正相关。另有文献报道，对控制不佳的支气管哮喘加强吸入治疗可改善鼻窦炎的CT表现。如今，逐渐将嗜酸性粒细胞性鼻窦炎、过敏性鼻炎及支气管哮喘综合考虑为"一个气道、一种疾病"。

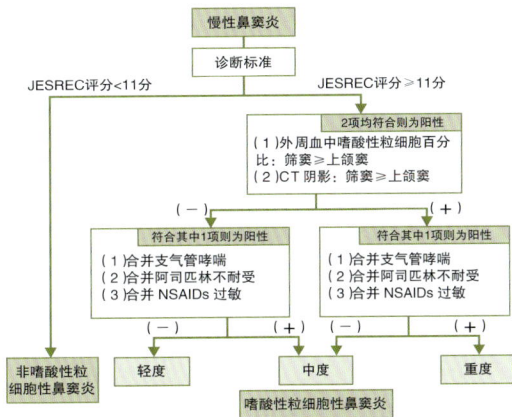

图8.25 嗜酸性粒细胞性鼻窦炎的重症程度
以外周血中嗜酸性粒细胞百分比及并发症的有无为指标进行分型
注：若合并嗜酸性粒细胞性中耳炎，则归为重症
引自Tokunaga T, et al. Novel scoring system and algorithm for classifying chronic rhinosinusitis: the JESREC Study. Allergy 2015; 70: 995–1003.

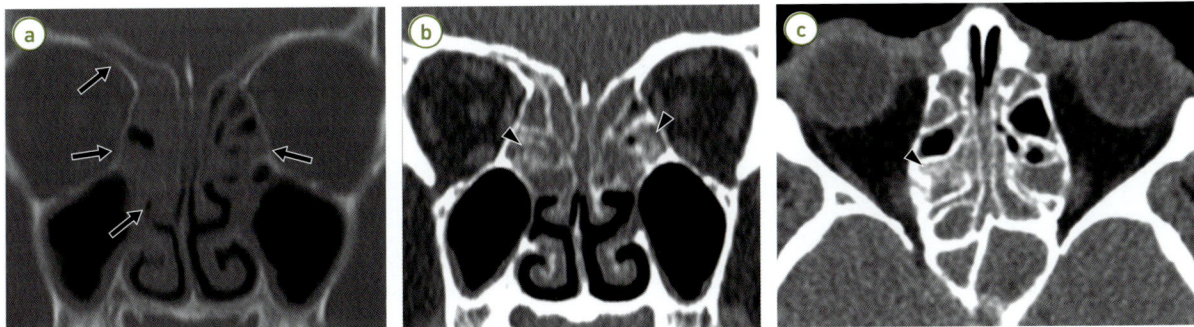

图8.26 嗜酸性粒细胞性鼻窦炎（60余岁，男性）
患者因鼻塞和嗅觉障碍至住所附近医院就诊，被诊断为慢性鼻窦炎，接受了小剂量长期大环内酯类药物治疗但无改善
a. CT平扫冠状面（骨窗）
双侧筛窦可见高度气化不良，双侧额窦和鼻腔内也可见气化不良（黑色箭头），双侧上颌窦黏膜仅可见轻度增厚，气化基本正常
b. CT平扫冠状面；c. 同部位横断面
双侧筛窦、蝶窦内可见气化不良区域，混有稍高密度区域（黑色三角箭头）

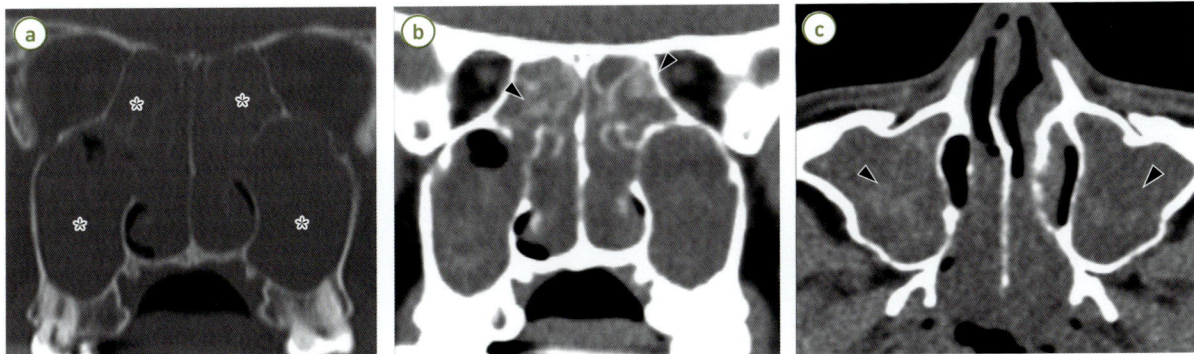

图8.27 嗜酸性粒细胞性鼻窦炎，合并嗜酸性粒细胞性中耳炎（20余岁，男性）
患者表现为长期嗅觉障碍、鼻塞、慢性头痛，因出现左侧耳聋和耳漏就诊，有支气管哮喘病史和阿司匹林不耐受史。查体时发现鼻内充满鼻息肉
a. CT平扫冠状面（骨窗）
鼻窦、鼻腔可见高度的气化不良（*），无明显骨质破坏
b. CT平扫冠状面；c. 同部位横断面
双侧筛窦和上颌窦的气化不良区可见稍高密度区域（黑色三角箭头），鼻腔内的软组织密度区域大部分为鼻息肉，本病例为合并嗜酸性粒细胞性中耳炎的重症病例

08 鼻窦
牙源性上颌窦炎

必读

· Whyte A. Imaging of odontogenic sinusitis. Clin Radiol 2019; 74: 503–16.

MEMO

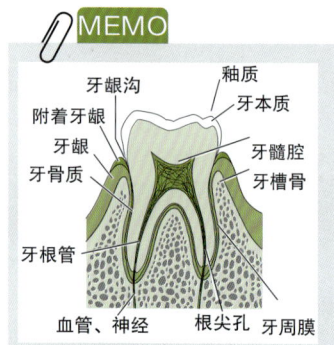

图8.28　牙的解剖示意图

牙龈沟　釉质　牙本质　附着牙龈　牙髓腔　牙龈　牙骨质　牙槽骨　牙根管　血管·神经　根尖孔　牙周膜

· Little RE, et al. Odontogenic sinusitis: A review of the current literature. Laryngoscope Investig Otolaryngol 2018; 3: 110 - 4.

术语表

牙根囊肿

当龋坏进展到牙髓时，会引起细菌感染。在这种情况下，应去除至牙根的牙髓组织并进行消毒（根管治疗），在牙髓缺损处用假体进行填充（牙根填充），如含有射线不透性材料的树脂等。若龋齿治疗不彻底，牙髓感染仍然存在，则随着时间推移，根尖部的细菌感染性炎症组织会变成肉芽肿，若内部形成囊肿，则会变成牙根囊肿。

关键点

· 局限于单侧上颌窦内的炎症表现及同侧龋齿治疗后根尖部的骨吸收影像。

概述

· 炎症由牙（图8.28）或牙周组织感染引起、口腔细菌等导致的上颌窦炎。
· 上颌窦底处多数小血管与口腔侧血管相吻合，通过这些血管，可发生口腔内至上颌窦的感染。
· 拔牙等口腔科治疗导致上颌窦底与口腔相通（口腔-上颌窦瘘），口腔内的细菌会扩散到上颌窦。
· 致病齿的可能性由高至低依次为第一磨牙、第二磨牙、第二前磨牙。
· 治疗上首选致病齿拔除和瘘孔闭合等口腔科治疗，因此与其他鼻窦炎的鉴别非常重要。
· 占慢性上颌窦炎的10%、单侧上颌窦炎的75%，近年发病率有逐渐增高的趋势。

临床表现及影像学表现（图8.29，8.30）

· 分为急性和慢性。
· 多见于20～50岁，可发生于所有年龄段，发病率没有明显的性别差异。
· 主要症状为牙痛、头痛、前侧面颊部压痛和鼻漏等，患者也可能无症状。
· 引起炎症的口腔细菌常与肺炎链球菌、链球菌、金黄色葡萄球菌、流感嗜血杆菌混合，也可能发生曲霉菌感染。
· 通常是单侧发生，黏膜增厚和液体潴留可能累及前筛窦和额窦。
· 急性病例的典型表现为CT图像中可见单侧上颌窦内液平面形成及积液内气腔。更严重时，上颌窦内会充满液体。慢性病例的典型表现是有局限于单侧上颌窦内的软组织密度区域。
· 无论是急性的还是慢性的，累及牙髓的龋齿或根管治疗后的牙齿均靠近受累鼻窦的底部。
· 表现为根尖部的牙根囊肿、溶骨性变化、异物（主要是牙种植体），在极少数情况下牙齿会向上颌窦内突入。

鉴别诊断

· 与过敏性上颌窦炎、真菌性上颌窦炎、黏液性囊肿等相鉴别。
· **黏液性囊肿**：有上颌窦底骨皮质变薄或缺损的圆顶样软组织密度区域。
· **过敏性真菌性上颌窦炎**：通常单侧发生，有时表现为软组织密度区域伴有高密度区。

龋齿的进展（表8.9）
牙源性上颌窦炎与对C3以上的龋齿的不重视或治疗不彻底密切相关。

表8.9 龋齿的进展阶段

阶段	说明
C1（龋齿第1阶段）	局限于牙釉质
C2（龋齿第2阶段）	侵犯至牙本质
C3（龋齿第3阶段）	龋齿的致病菌感染牙髓，需要进行去除牙髓的治疗（拔髓）
C4（龋齿第4阶段）	牙质（釉质和牙本质）易溶解，仅剩余牙根，需要考虑拔牙

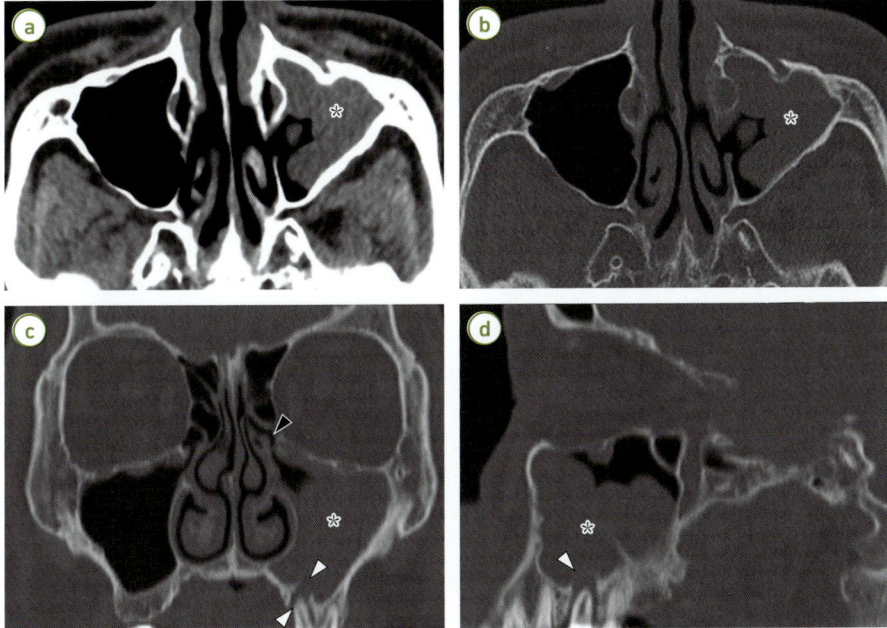

图8.29 牙源性上颌窦炎（40余岁，男性）
a. CT平扫；b. 同部位（骨窗）；c. 同部位冠状面（骨窗）；d. 同部位矢状面（骨窗）

大环内酯类治疗抵抗，由当地医院转诊。在左侧上颌窦内，下部可见软组织密度区域（＊），伴有轻度黏膜增厚，上颌漏斗部略变窄（黑色三角箭头）。左上第6齿可见假体，牙根周围有牙槽骨吸收（白色三角箭头）。口腔科检查可见左上第6齿的松动、牙龈红肿、牙根部有脓液

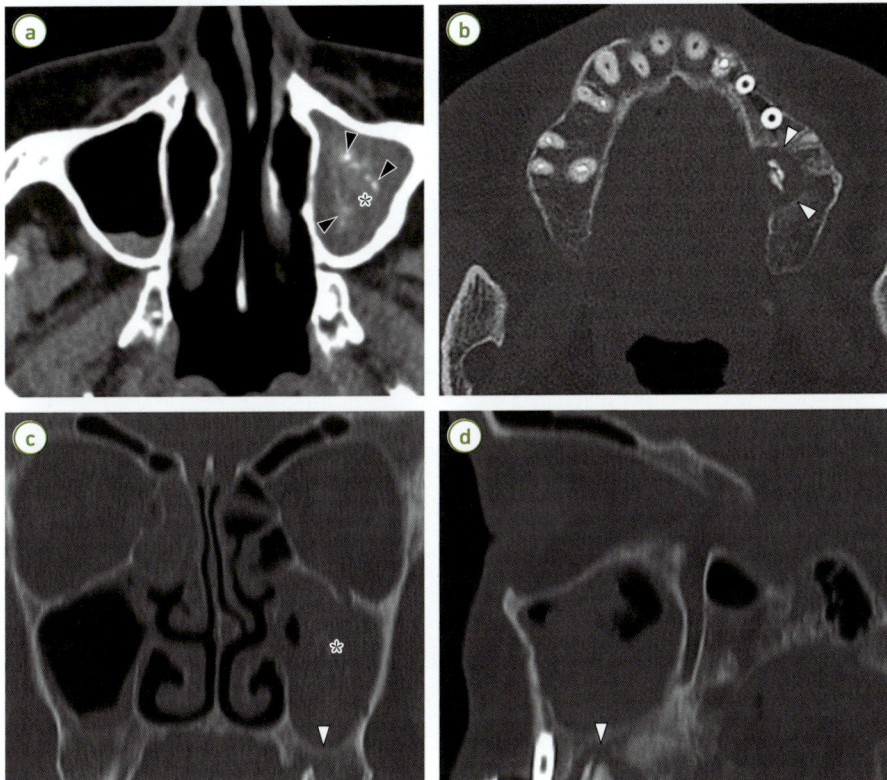

图8.30 牙源性上颌窦炎（60余岁，女性）
a. CT平扫；b. 同部位（骨窗）；c. 同部位冠状面（骨窗）；d. 同部位矢状面（骨窗）

有14年糖尿病史，主诉为左侧面颊部隐痛半年，左上第6齿有龋齿治疗史，左上第4和第5齿为种植牙。左侧上颌窦内可见软组织肿块（＊）。混有无定形、稍高密度区域（黑色三角箭头）。左上第6齿的牙根周围可见牙槽骨吸收（白色三角箭头）。对左上第6齿进行了拔牙处理，针对左侧上颌窦病变进行了内镜下鼻窦手术（ESS）。除慢性炎症外，该患者还并发了曲霉菌感染

08 鼻窦
黏液性囊肿与黏液瘤

必读

· Capra GG, et al. Paranasal sinus mucocele. Head Neck Pathol 2012; 6: 369 - 72.

概述

· 因鼻窦的天然开口阻塞，黏稠的分泌物在鼻窦中潴留，可能并发感染。
· 额窦和筛窦占70%～90%，上颌窦占10%，蝶窦占1%，非常少见。

临床表现及影像学表现（图8.31，8.32）

· 天然孔道阻塞是由慢性炎症、手术（包括ESS在内）、感染、外伤、肿瘤等原因引起的。
· **额窦、前筛窦**：可见眼睑肿胀、眼球突出等。
· **后筛窦、蝶窦**：可见视力障碍、视野缺损、眼痛、头痛等。
· 多数情况下，经鼻释放囊肿内容物可立即改善症状，但复发病例（约10%）应考虑包括囊肿壁在内的全切除。
· 若有炎症反应加重或发热，应怀疑并发感染。

CT

· 典型表现为受累鼻窦出现扩张性变化，被性状均匀的软组织密度成分充满。
· 大的病变可能破坏骨壁，侵犯邻近的眼眶和视神经管。

MRI

· 在T1加权图像中呈轻度至高度的高信号，在T2加权图像中呈低至高信号，信号强度多样。
· MRI图像中的信号强度主要取决于囊肿内容物的含水率和蛋白质浓度，可能表现出不均匀的性状。
· 无造影剂引起的增强效果。

鉴别诊断

· 若CT中可见典型表现，则无需特别鉴别。

术语表

经鼻额窦囊肿释放术（鼻内法）
按照筛窦鼻内手术步骤，打开鼻额管到达囊肿底部，创建宽阔的路径。根据囊肿是原发性的还是术后性的，若囊肿是术后性的是否同时处理筛窦，手术的难易度不同。
鼻外额窦囊肿手术
根据Killian法，切开前额部进入囊肿腔内。根据情况可仅创建与鼻腔相通的路径或剥离囊肿壁。为了完全防止囊肿再生，可在额窦内填充自体骨或自体脂肪。

MEMO

鼻额管是额窦的天然开口，比其他鼻窦的天然开口更长、开口部更窄。因此手术、炎症等容易造成阻塞，容易形成囊肿。额窦囊肿即使进行手术也常复发。

· Ruelle A, et al. "Unusual" MRI appearance of sphenoid sinus mucocele. Neuroradiology 1991; 33: 352-3.

你知道吗？

额窦黏液性囊肿的手术包括内镜下的鼻内法、Killian法等鼻外法或两者相结合。过去首选鼻外法。近年来，因影像诊断精度、内镜设备和手术器械有所发展，更为低创的鼻内法的使用率渐渐增高。

关键点

· 受累鼻窦膨胀性变化，骨壁破裂。
· 若怀疑有眼眶、视神经管、颅内的进展，应立即联系医师。

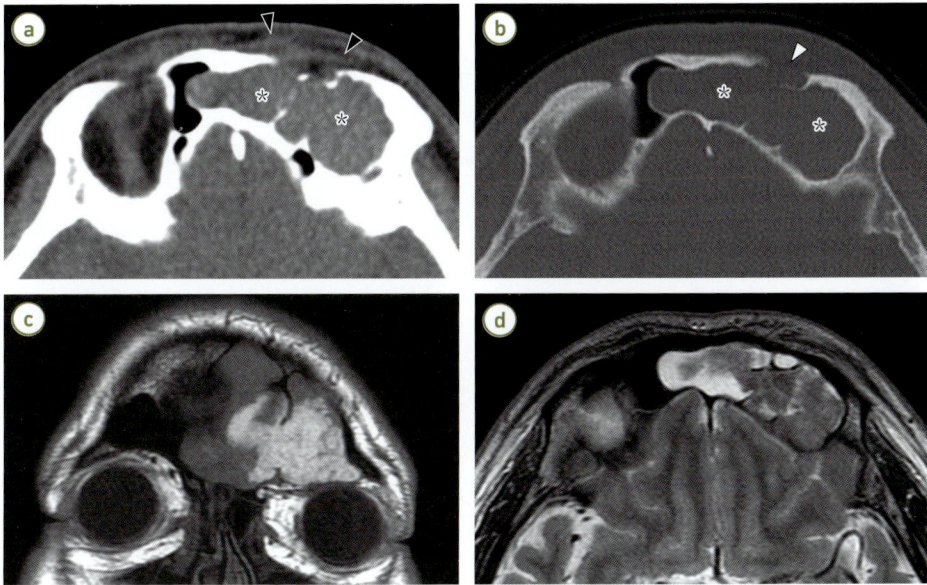

图8.31 黏液性囊肿、黏液瘤（50余岁，男性）

患者自觉前额部至前头部疼痛约2个月，因疼痛加重2日、前额肿胀就诊

a. CT平扫；b. 同部位（骨窗）

左侧额窦被软组织密度成分充满，引起膨胀性变化（＊），左侧额窦前壁可见骨折（白色三角箭头），相邻的皮下组织可见轻度肿胀、密度增加及周围脂肪组织混浊（黑色三角箭头），左侧额窦后壁完整

c. T1加权冠状面；d. T2加权

图c、d中，左侧额窦内的病变呈不均匀的信号强度。T1加权图像中的高信号区域与T2中的稍低信号区域为同一部位。T1加权图像上的稍低信号区域与T2高信号区域为同一部位。切开前额部开放左侧额窦时，可见脓血性黏稠液体的喷出

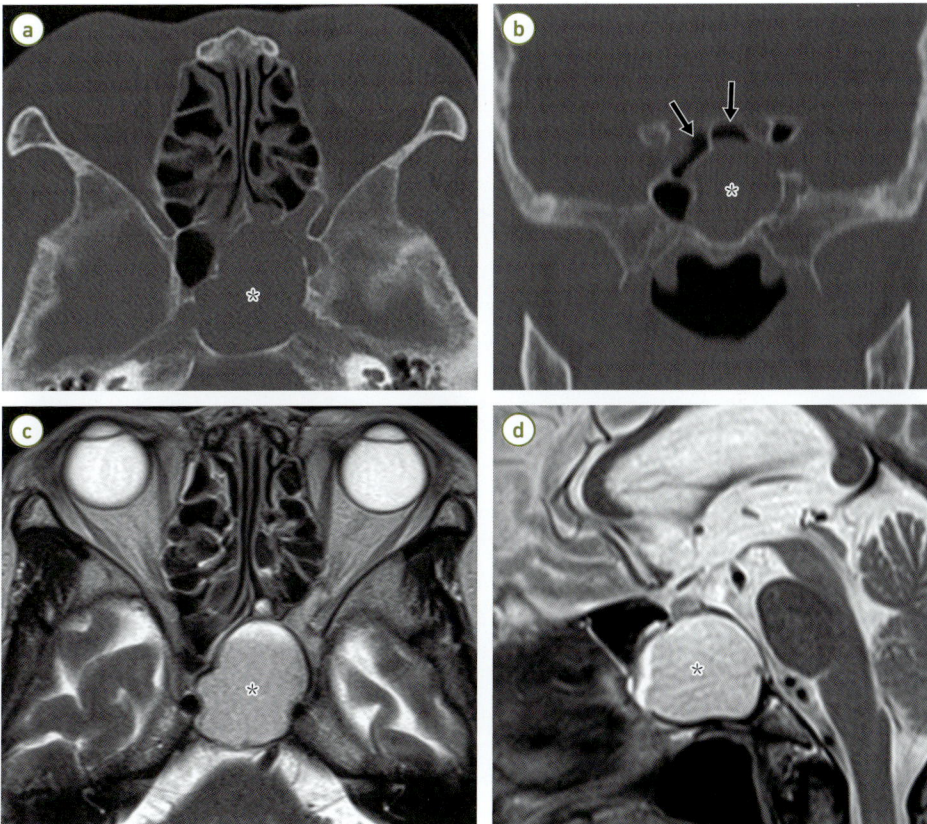

图8.32 黏液性囊肿、黏液瘤（80余岁，女性）

以头痛和左侧视力下降为主诉就诊

a. CT平扫（骨窗）；

b. 同部位冠状面（骨窗）

左侧蝶窦被软组织密度成分充满，引起膨胀性变化（＊），无明显骨壁破裂表现，本病例有正常变异（Onodi腔），位于蝶窦病变上方的后筛窦（黑色箭头）

c. T2加权；d. 同部位矢状面

左侧蝶窦内的病变呈高信号，腹侧部位信号强度特别高（＊）。内镜下经鼻腔释放囊肿，症状有所改善

08 鼻窦
术后性上颌囊肿

必读

· Han MH, et al. Cystic expansile masses of the maxilla: Differential diagnosis with CT and MR. AJNR Am J Neuroradiol 1995; 16: 333-8.

术语表

术后性面颊部囊肿

"术后性面颊部囊肿"的概念在1927年由Okubo首次提出，该术语于1993年普及。因囊肿起源于上颌骨，其被改称为"术后性上颌囊肿"并沿用至今。从1958年起，"手术性上颌骨纤毛囊肿"（surgical ciliated cyst of maxilla）一词在欧洲和美国普遍使用。

· Cano J. Surgical ciliated cyst of the maxilla. Clinical case. Med Oral Patol Oral Cir Bucal 2009; 14: E361-4.

概述

· 上颌窦根治术后经过数年至数十年发生的潴留囊肿，也被称为医源性囊肿。

临床表现及影像学表现（图8.33～8.35）

· 该术式是除了ESS外的主流术式。
· 术后多年才可能发生，因此多数患者是老年人。
· 早期无症状，随着囊肿增大会出现面颊部不适、鼻塞、流鼻涕以及感染引起的面部肿胀等。
· 虽然有时为双侧发生，但通常是单侧发生。
· CT检查中，在伴有骨增厚的已萎缩的上颌窦内可见充满球样软组织密度的区域。
· 有时囊肿会从开窗处隆起，若前方有较大隆起则肿块可在面颊部被触及。
· 囊肿内容物均匀。
· 虽然基本不进行MRI检查，但可能在脑部MRI筛查时偶然发现。
· 在MRI中，囊肿根据内容物及其黏稠度呈现出不同的信号强度，大部分性状均匀，未被增强。

鉴别诊断

· **牙根囊肿**：是否有根尖病变；治疗后的根尖部是否靠近囊肿；根尖部的形态是否正常。
· **成釉细胞瘤**：呈多房性，在MRI中可被增强。
· **牙源性角化囊肿、牙源性囊肿**：注意与牙齿的关系；推荐追加曲面体层摄影。

关键点

· 轻微变形，上颌窦的骨壁较厚，内有球样软组织密度区域。
· 无法明确上颌窦根治术后是否有变化时，应向患者/医师确认。

你知道吗？

Desault（1798年）最初尝试通过手术从犬齿窝进入上颌窦（使用经面方法的上颌窦根治术），Caldwell（1893年）和Luc（1897年）在其基础上增加了向下鼻道的对孔技术。和辻和Denker增加了梨状孔切除术，西端进一步完成了释放其他鼻窦（上颌窦至筛窦等）的鼻窦复合手术。使用经面方法进行的上颌窦根治术有时被称为"Caldwell-Luc手术"，但实际可能有不同操作。额窦手术首先由Runge（1750年）实施，至今经历了许多改变。进行额窦术后CT阅片时应注意不要下意识地认为是"Killian术后"。

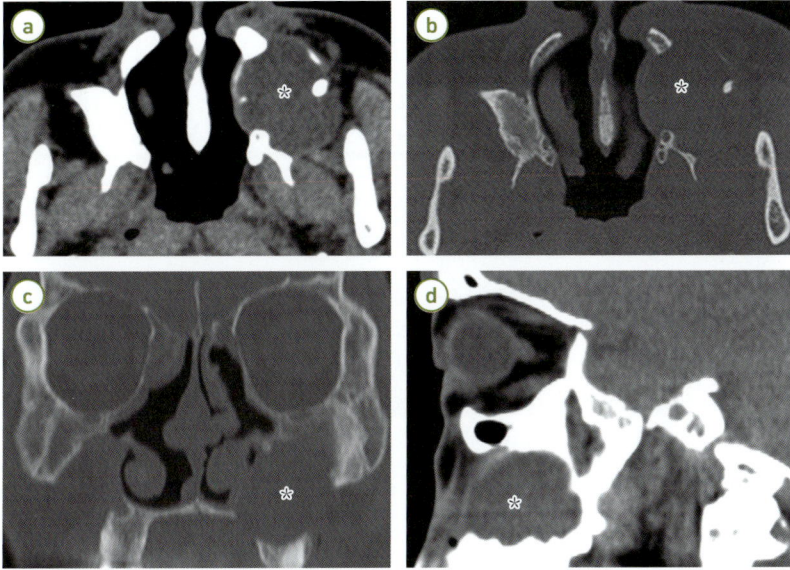

图8.33　术后性上颌囊肿（60余岁，男性）

a. CT平扫；b. 同部位（骨窗）；c. 同部位冠状面（骨窗）；d. 同部位矢状面（骨窗）

自觉左侧面颊部有肿块，因肿块逐渐增大、产生疼痛就诊。双侧上颌窦和筛窦中可见鼻窦复合手术后样骨变化。左侧上颌窦内可见球形、膨胀性、几乎均匀的低密度囊肿（＊）。增厚的上颌窦骨壁被肿块压迫，肿块由骨缺损处向外侧膨出，边界清晰

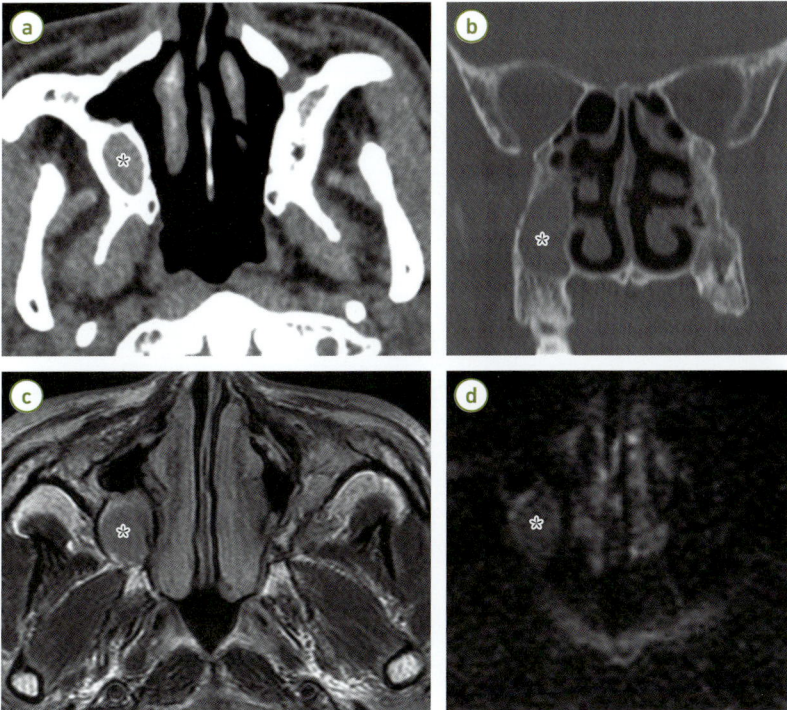

图8.34　术后上颌囊肿（70余岁，女性）

因慢性右侧面颊部疼痛就诊，患者诉"以前大概接受过鼻窦炎手术"

a. CT平扫；b. 同部位冠状面（骨窗）

双侧上颌窦可见轻微骨质增厚，右侧上颌骨内可见软组织密度区域，骨中可见轻度膨胀性变化（图a～d＊），骨壁无明显破裂

c. T2加权；d. 弥散加权

右侧上颌窦病变呈略低于水的信号强度，在弥散加权成像上呈低信号（ADC值 ＝ $2.73 \times 10^{-3}\,mm^2/s$）。通过穿刺引出浆液性液体，本病的囊肿内容物多数为黏液性

📎 MEMO

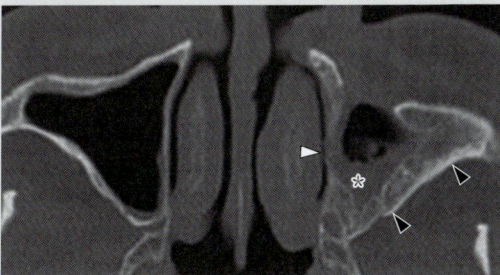

图8.35　上颌窦根治术后的骨变化（60余岁，男性）

CT平扫（骨窗）

患者童年时接受了左侧上颌窦炎的根治性手术。左侧上颌窦前壁开窗后可见内壁有对孔形成的痕迹（白色三角箭头）。左侧上颌窦容积减少，伴有明显的骨增厚（黑色三角箭头），窦内软组织密度区域为肉芽组织等（＊）

08 鼻窦
真菌性鼻窦炎（急性浸润性、慢性浸润性、菌球、过敏性）

必读

· Aribandi M, et al. Imaging features of invasive and noninvasive fungal sinusitis: a review. Radiographics 2007; 27: 1283-96.

概述

· 以真菌感染为起因的鼻窦炎。

· 将浸润性真菌性鼻窦炎分为急性浸润性（暴发型）和慢性浸润性，非浸润性真菌性鼻窦炎分为菌球和过敏性。

· 真菌性鼻窦炎（表8.10）各分型的病理生理学、治疗、预后等各不相同，其鉴别非常重要。

表8.10　真菌性鼻窦炎的临床分型

临床分型	急性浸润性	慢性浸润性	菌球	过敏性
临床经过	急性	亚急性	慢性	慢性
免疫状态	低下	低下或正常	正常	特应性
浸润趋势	++	+	-	-
受累鼻窦	通常1个	不定	1个（上颌窦）	双侧：单侧=1：1
治疗	恢复免疫功能、病灶刮除、抗真菌药物	抗真菌药物	炎症反复则摘除	服用激素

急性（暴发型）浸润性真菌性鼻窦炎（图8.36）

· 在糖尿病或长期服用激素等免疫功能低下的情况下发病。

· 血管侵袭性极强，全病程为数天至4周。

· 好发于上颌窦和筛窦，其次是蝶窦。

· 曲霉菌是最常见的病原体，但也有丝状真菌导致的。

· 患者常诉有急性发热、面部疼痛、眼眶疼痛、面颊部及眼睑肿胀等，鼻黏膜可伴有溃疡。

· 沿血管破坏正常组织的同时，可能从鼻窦进展至眼眶或颅内。

· 也可能发生因脑动脉闭塞引起的脑梗死、假性动脉瘤、海绵窦血栓形成等严重颅内并发症。

· 治疗以提高免疫功能、刮除病灶和静脉注射抗真菌药物为主。

影像学表现

· 随着疾病的进展，CT图像可见骨质破坏。

· 在CT图像上观察到蝶窦和筛窦的炎症时，应仔细检查是否有眶内脂肪组织混浊。

· MRI在观察颅内和眶内病变方面优于CT，对安全且准确地进行病灶刮除非常重要。

· 观察真菌性疾病时，应在T2加权图像上寻找低信号病变。

· 还应注意受累鼻窦的黏膜增厚和鼻窦分泌物等常呈T2高信号。

- 脂肪抑制T2加权MRI会将周围软组织的炎症以高信号区域显影，在遇到糖尿病肾病等无法使用造影剂的情况时非常有用。
- 海绵窦的增强效果消失时，应怀疑合并有海绵窦血栓形成。
- 硬膜增厚及异常增强效果提示颅内病变进展，眶尖部的异常增强效果提示眶内病变进展。
- CTA或MRA可用于检查是否合并脑动脉的闭塞性变化或假性动脉瘤。
- 弥散加权成像可用于诊断脑梗死、静脉血栓形成和脓肿等并发症。

鉴别诊断

- 伴有鼻性颅内、鼻性眶内并发症的急性鼻窦炎：多数表现为单侧上颌窦内液平面形成。
- IgG4相关性疾病：虽然可能侵犯鼻窦和海绵窦，但为慢性病程，很少侵犯鼻窦。
- 鼻窦原发性恶性肿瘤的神经周围扩散：可通过临床经过及影像学特征鉴别。

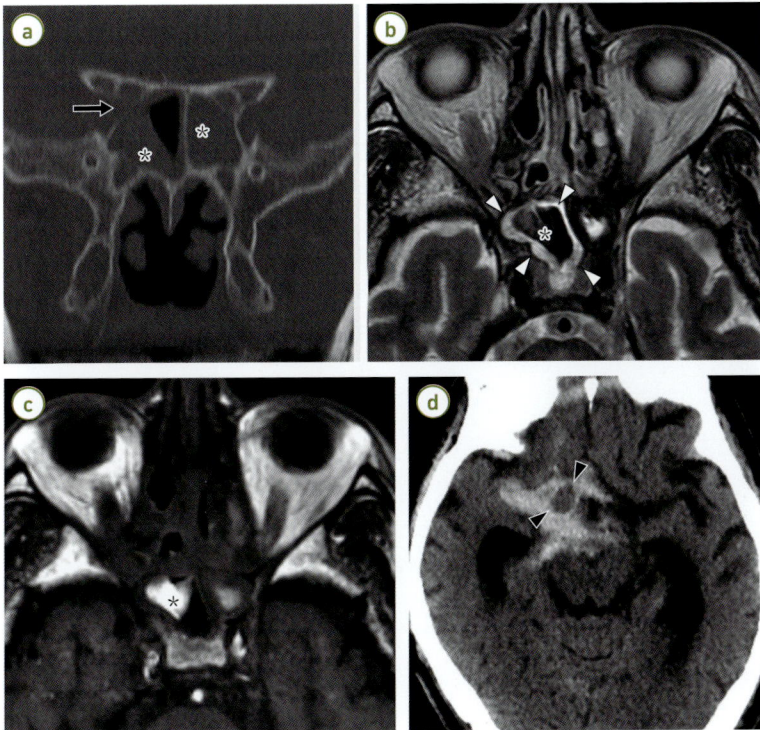

图8.36　急性浸润性真菌性鼻窦炎（70余岁，男性）

患者以头痛、复视3日为主诉就诊，体温37.8 ℃，糖尿病治疗史15年，但近期控制不佳

a. CT平扫（骨窗）

双侧蝶窦内有软组织密度区域（＊），右侧蝶窦外侧壁可见破裂（黑色箭头）

b. T2加权

右侧蝶窦（＊）中可见明显低信号区域，提示真菌感染，周围的高信号区域与黏膜增厚表现相符（白色三角箭头）

c. T1加权

双侧蝶窦呈高信号，右侧蝶窦内病变呈明显高信号（＊）。同日对这些病变进行刮除，并确认存在大量真菌，术后给予抗真菌药物治疗，患者约3周后出院

d. 出院约2个月后的头部CT平扫

出院约2个月后，患者因急性呕吐及意识障碍至急诊科就诊。可见蛛网膜下腔出血，血肿内与灰质等密度的部位（黑色三角箭头）提示破裂的动脉瘤。初次入院时的MRI未见动脉瘤，考虑是继发于真菌感染的假性动脉瘤

慢性浸润性真菌性鼻窦炎（图8.37）

- 进展缓慢，多发生于糖尿病患者等免疫功能低下者，但也可能出现于健康人。
- 病灶表现为侵犯血管并浸润周围组织，但与急性浸润性真菌性鼻窦炎相比组织学变化较小。

- 好发于蝶窦和筛窦，可能因颅内、眶内并发症就诊。
- 主要治疗方法与急性浸润性真菌性鼻窦炎相同，但预后相对较好。

影像学表现

- CT和MRI下蝶窦或筛窦内可见软组织、液体潴留、黏膜增厚等信号。
- 通常是单侧的。
- CT图像中无钙化。
- MRI中，在T2加权图像中呈低信号，在T1加权图像中呈多种信号，可见增强效果。

鉴别诊断

- 纤维肉瘤（fibrosarcoma）或恶性黑色素瘤等肿瘤：肉芽肿形成并伴有骨质破坏时，可能很难鉴别。

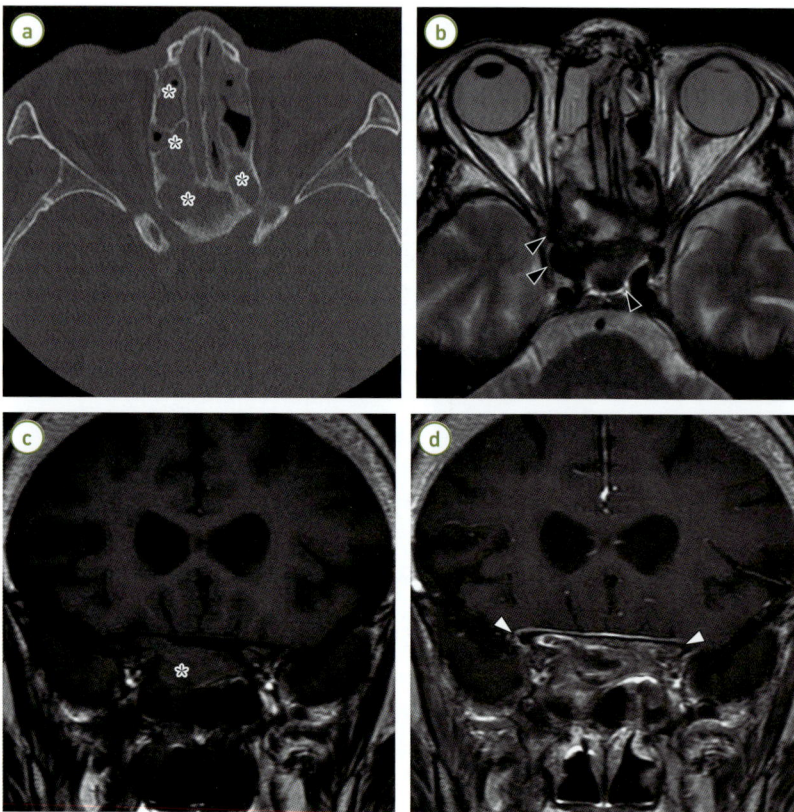

图8.37　慢性浸润性真菌性鼻窦炎（70余岁，女性）
患者复视及双侧视力逐渐恶化3个月，以详细检查为目的转诊，患有特发性间质性肺炎，有长期激素口服史
a. CT平扫（骨窗）
CT中双侧筛窦、右侧蝶窦可见软组织密度区域（＊）
b. T2加权
右侧筛窦、蝶窦中可见明显低信号区域（黑色三角箭头），提示真菌感染
c. T1加权冠状面；d.增强T1加权冠状面
病变在T1加权图像上的信号强度与灰质的几乎相等（＊），因注射造影剂，可在周围骨及附近的硬脑膜见到广泛的增强效果（白色三角箭头）。患者进行了手术，诊断为真菌感染

术语表
菌球 是指在受累鼻窦内形成的真菌块。表面光滑，肉眼观察时，常表现为奶酪状或黄油状。主要由碳水化合物组成，包含糖蛋白、其他大分子蛋白、铁离子和锰离子等。

菌球（图8.38）

- 真菌性脓疱病占日本真菌性鼻窦炎的大部分。
- 多见于老年女性，半数以上发生于上颌窦，筛窦和蝶窦次之，额窦少见。
- 即使免疫状态正常也会发生。
- 通常无症状，厌氧菌等细菌导致的继发感染可引起面颊部疼痛、面颊部肿胀、鼻塞等。
- 通常选择保守治疗，不需要使用抗真菌药物。

· 若有黏膜增厚或菌球增大则天然孔道阻塞，若导致厌氧菌等反复感染则需要手术治疗。

影像学表现

· CT中，在受累鼻窦内可见液体潴留，但很少有液平面形成。
· 慢性炎症和天然孔道阻塞可导致反应性骨硬化及黏膜增厚。
· 合并细菌感染时，可见到骨质侵蚀或骨质破坏，在颊间隙或咀嚼肌间隙可见软组织肿胀或混浊。
· 菌球在CT中可呈现较浅的高密度的球形或圆弧形。
· 菌球在MRI的T1加权图像上呈低至中等信号强度，在T2加权图像上大部分呈明显低信号。
· 菌球中的铁离子或锰离子等顺磁性物是导致菌球在T2加权图像上呈低至无信号的原因。

鉴别诊断

· 伴有钙化的慢性鼻窦炎：钙化灶多扁平且清晰。

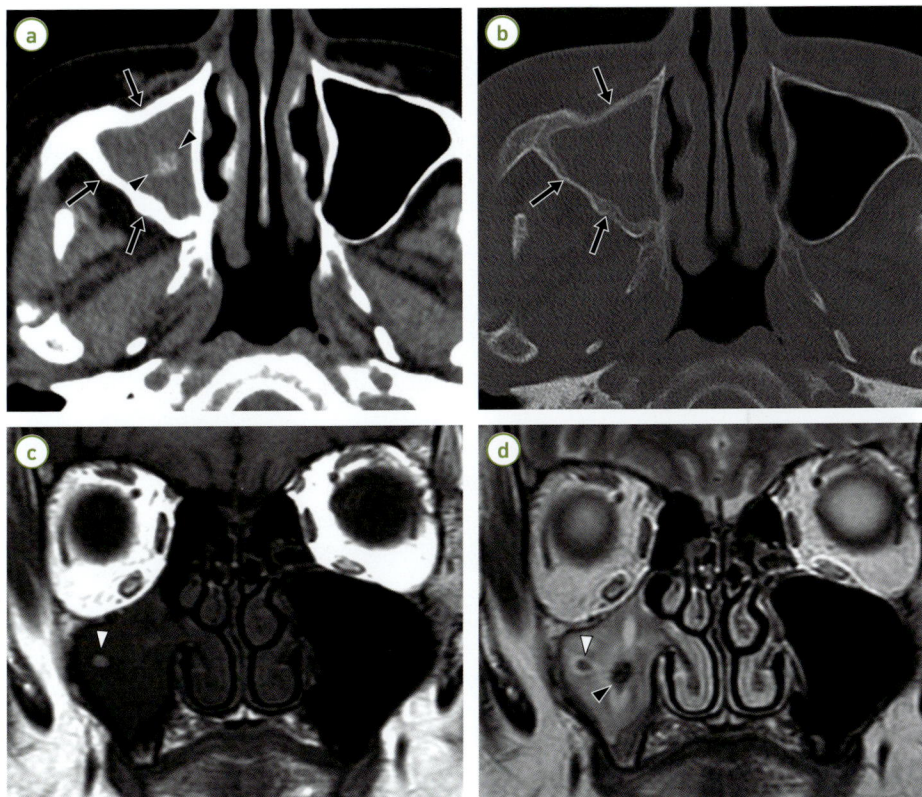

图8.38　菌球（60余岁，女性）

a. CT平扫；b. 同部位（骨窗）；c. T1加权冠状面；d. T2加权冠状面

患者自觉近期右侧面颊部不适感加重。CT中，右侧上颌窦内无空气，有骨质增厚，提示慢性炎症（黑色箭头），窦内可见圆形稍高密度区域，CT中的高密度区域对应MRI的T2加权图像中的低信号区域（黑色三角箭头），是典型的菌球的表现。患者因反复发生炎症进行了手术，并确认了2个菌球的存在。小的菌球在CT上难以识别，但在MRI的T1加权图像上呈轻度高信号，在T2加权图像上呈低信号（白色三角箭头）

过敏性真菌性鼻窦炎（图8.39，表8.11）

- 由Millar等（1981年）提出的相对较新的疾病概念。
- 是对真菌的过敏反应引起的顽固性鼻窦炎。
- 无性别差异，也可见于儿童。患者平均年龄为30岁，年轻一代为发病高峰。
- 随着受累鼻窦内真菌的增殖，嗜酸性粒细胞逐渐浸润，产生黏蛋白并充满受累鼻窦。
- 最常见于筛窦，其次是上颌窦，发生于其他鼻窦的情况很少见。
- 发生在特应性人群中，提示与 I 型过敏相关。
- 鼻息肉几乎必不可免，约40%的患者合并有外周血中嗜酸性粒细胞增多、IgE水平升高和支气管哮喘。
- 病理学上，存在嗜酸性黏蛋白为其特征，肉眼观察其为黄褐色、褐色或深绿色的非常黏稠的物质。
- 组织学上，受累鼻窦的黏膜及骨中未见真菌是其与浸润性真菌性鼻窦炎的鉴别要点。

影像学表现

- CT上为单侧鼻窦炎。鼻窦内嗜酸性黏蛋白呈高密度，黏膜炎性增厚区域呈低密度，此为典型表现。
- 鼻息肉为球形软组织密度区域。
- 当天然孔道被息肉或增厚的黏膜堵塞时，受累鼻窦会肿胀；有可能见到骨侵蚀和重塑。
- 因嗜酸性黏蛋白及真菌的存在，受累鼻窦在MRI的T2加权图像中呈低信号。

鉴别诊断

- **嗜酸性粒细胞性鼻窦炎**：双侧发生、好发于筛窦。

你知道吗？

随着老龄化的加速，真菌性鼻窦炎的发病率将会增高。随着年龄的增长，患者的基础疾病、病理改变及鼻窦炎的临床表现也变得更加复杂。急性浸润性鼻窦炎的早期诊断和治疗非常重要，因此必须熟悉其CT和MRI表现及临床表现。

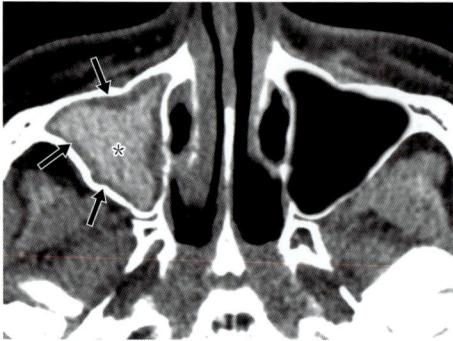

图8.39　过敏性真菌性鼻窦炎（20余岁，女性）
CT平扫
患者在外院被诊断出患有慢性鼻窦炎并在治疗中，口服少量大环内酯类药物无改善，以详细检查为目的就诊。右侧上颌窦内的空气已消失。受累鼻窦中可见高密度区域（*），并可见到在其周围围绕的层状低密度区域（黑色箭头），提示过敏性黏蛋白及其周围的黏膜水肿

表8.11　过敏性真菌性鼻窦炎与传统型鼻窦炎的区别

特征	过敏性真菌性	传统型
主要症状	早期开始出现的是嗅觉障碍、鼻塞	脓性鼻涕、鼻漏、鼻塞
合并支气管哮喘	较多	较少
血液检查表现	嗜酸性粒细胞增多	无特殊表现
鼻内表现	黏稠性鼻涕、多发鼻息肉	脓性鼻涕、中鼻道的鼻塞
治疗方法	激素给药	激素少量持续性给药
术后的鼻息肉复发	经常	少见

关键点

· CT、MRI不仅可用于识别受累区域，而且在鉴别疾病类型、并发症的有无及程度以及决定治疗方案等方面也十分有用。

· 急性浸润性真菌性鼻窦炎初期也呈受累鼻窦内充满软组织密度等非特异性表现。

· 免疫功能低下患者的鼻窦CT中怀疑有炎症时，应考虑急性浸润性真菌性鼻窦炎。

08 鼻窦
肉芽肿性多血管炎

必读

· Pakalniskis MG, et al. The many faces of granulomatosis with polyangiitis: A review of the head and neck imaging manifestations. AJR Am J Roentgenol 2015; 205: 619–29.

术语表
超级抗原
可非特异性激活大量T细胞并释放大量细胞因子（生理活性蛋白）的抗原。虽然由病原微生物产生，但其以正常抗原抗体反应的数万倍程度激活T细胞。若特定的大量T细胞未被激活，则对特定抗原具有高度特异性的正常免疫反应会崩溃。

MEMO

细胞因子风暴
因炎性细胞因子TNF-α、IL-6等大量释放而引起的休克、败血症、多器官功能衰竭等严重的全身性反应。

概述

· 组织病理学上，符合下述情况的血管炎综合征。
　（1）系统性坏死性肉芽肿性血管炎。
　（2）好发于上呼吸道和肺部。
　（3）可表现为新月体性肾炎，其发病机制与抗中性粒细胞胞质抗体（cantineutrophil cytoplasmic antibody, ANCA）有关。
· 曾被称为韦格纳肉芽肿（Wegener肉芽肿）。

临床表现

· 继发于上呼吸道细菌感染、由细菌感染引起的复发非常常见，因此推测其与超级抗原相关，但真正原因尚未明确。
· 若不及时治疗，预后极差。
· 若在发病早期就开始免疫抑制治疗，可以快速诱导缓解。
· 除发热、体重减轻等全身性症状，还包括以下症状。
　（1）上呼吸道症状：脓性鼻漏、鼻出血、鞍鼻、中耳炎、视力下降、咽部溃疡等。
　（2）呼吸系统症状：痰中带血、呼吸困难等。
　（3）急进性肾炎：血尿、水肿等。
　（4）其他可见紫癜、多关节痛、多发性单神经炎等。
疾病通常以上呼吸道→肺→肾的顺序发展。若所有症状都存在则为全身型。若仅出现任意两种症状则为局部型。
· 血清蛋白酶3-ANCA（PR3-ANCA）（间接免疫荧光法则为C-ANCA，胞质型）常呈阳性。
· 根据诊断标准分为确诊和可能。
· 使用皮质激素和环磷酰胺联合进行的诱导缓解治疗是最基本的治疗方法。

影像学表现（图8.40～8.42）

· 以鼻窦的CT和MRI检查为主。
· 87%的病例可见黏膜增厚，59.9%可见骨质破坏，59.4%可见鼻中隔糜烂，但疾病的影像学表现特异性较差。
· CT的密度和MRI的信号强度也是非特异性的。

鉴别诊断

· **结外NK/T细胞淋巴瘤**：通常表现为伴有硬腭骨质破坏的软组织肿块。
· **结节病**：有软组织肿块形成，但常保留鼻中隔。
· **浸润性曲霉病**：与病灶蔓延程度相比，骨质破坏较少，急性型病程较快，有免疫功能低下的情况。
· **吸入可卡因导致的鼻坏死**：在日本很少见，常合并硬腭骨破裂，若有可卡因吸入史则诊断很容易。
· **鳞状细胞癌、腺样囊性癌和其他鼻窦恶性肿瘤**：有各自组织学类型，但若表现为伴有骨质破坏的软组织肿块则常鉴别困难。

· 難病情報センター. 多発血管炎性肉芽腫症（指定難病44）. http://www.nanbyou.or.jp/entry/4012

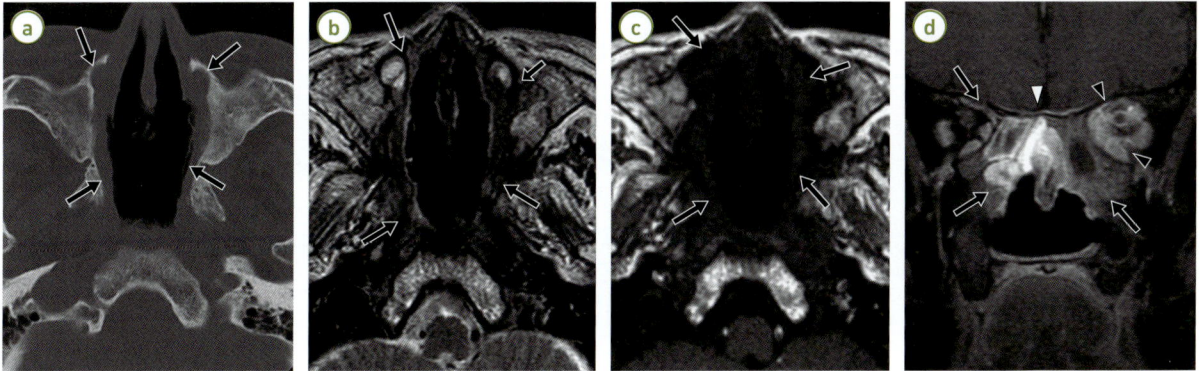

图8.40 肉芽肿性多血管炎（50余岁，男性）

a. CT平扫（骨窗）；b. T2加权；c. T1加权；d. 脂肪抑制T1加权冠状面

患者反复鼻出血约6个月，因出现复视于当地医院就诊，后转诊至我院。儿童时期有因鼻窦炎引起的上颌窦糜烂既往史。可见鼻中隔广泛穿孔，鼻黏膜广泛增厚（黑色箭头）。因既往手术，双侧上颌窦萎缩，骨增厚。病灶在MRI的T2加权图像上呈低信号，在T1加权图像上呈与肌肉信号强度相等的信号，虽然有增强效果但无特异性表现。左侧眼眶中也可见呈增强效果的病灶（黑色三角箭头）。前颅底可见怀疑有反应性变化的硬脑膜增厚及增强效果（白色三角箭头）

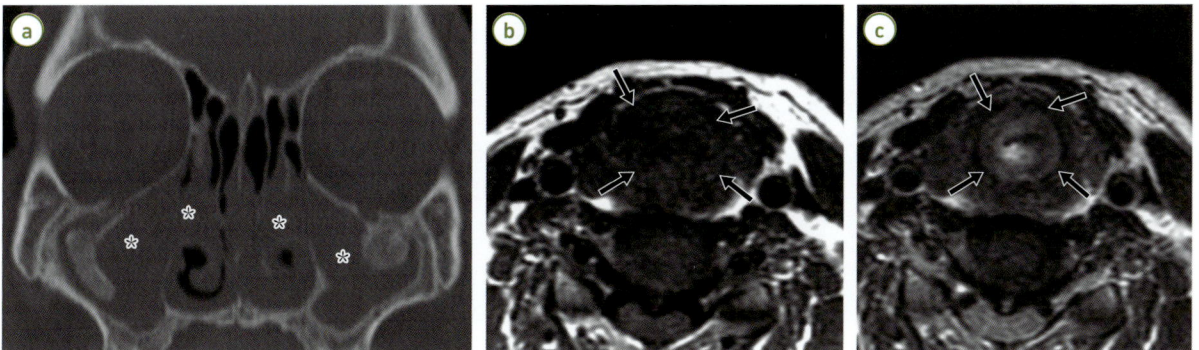

图8.41 肉芽肿性多血管炎（50余岁，女性）

a. 鼻窦CT平扫冠状面（骨窗）；b. 环状软骨水平T1加权；c. 同部位T2加权

患者约6年前因不明原因的声门下气道狭窄接受气管切开术。鼻窦中可见严重的气化不良（＊）。环状软骨水平有软组织增生及气道狭窄（黑色箭头）。病灶在T1、T2加权图像上呈比肌肉信号强度略高的信号，未见特异性表现。完善气道病变活检后，确诊为肉芽肿性多血管炎

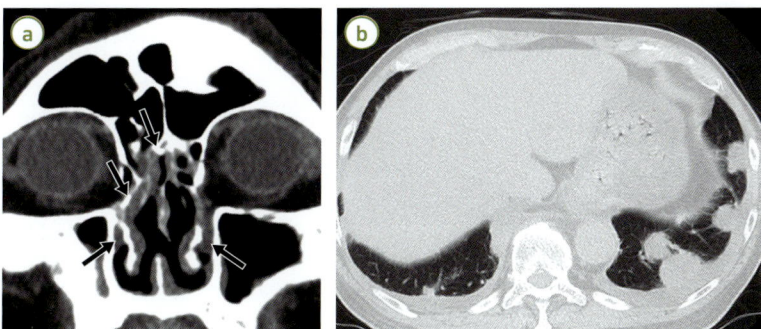

图8.42 肉芽肿性多血管炎（80余岁，女性）

a. 鼻窦CT平扫冠状面；b. 胸部CT（肺窗）

患者因慢性咳嗽一直于当地医院随访，近期因胸部X线平片怀疑肺部肿瘤而转诊至我院。可见伴有鼻中隔穿孔的鼻窦黏膜增厚（黑色箭头）。双肺可见多个结节，怀疑为肉芽肿性多血管炎，行病理学检查后确诊

08 鼻窦

鼻窦机化性血肿（血肿机化）

术语表

鼻窦机化性血肿及血肿机化

鼻窦机化性血肿是发生在鼻旁窦的良性肿瘤，伴有出血；机化血肿是鼻窦机化性血肿本质的病理学名称，机化肿瘤可发生在全身各个部位。

概述

- 发生于鼻窦内尤其是上颌窦内，缓慢增大的血肿。
- 被纤维性包膜包裹，管腔内不同时期的血肿共存。

临床表现及影像学表现

- 伴有纤维包膜的血肿、周围血管增生。
- 可能以受累鼻窦炎症、外伤和微血管畸形为契机，但目前原因尚未明确。
- 早期好发于上颌窦天然开口附近。
- 病变在上颌窦和鼻腔可见哑铃状分布。
- 病变逐渐增大，可出现反复鼻出血，有时疼痛，易与恶性肿瘤相混淆。
- 治疗方式为切除，由于有时会导致意外出血，故术前的影像学诊断非常重要。

CT（图8.43a）

- 可见单侧上颌窦的膨胀性变化，窦内充满性质均匀的软组织密度区域。
- 若窦内充盈，则常伴有骨壁受压、变形或不清晰。
- 内部可见点状、斑片状增强效果。

MRI（图8.43b～d，8.44）

- 表现为上颌窦内边界清晰的球形肿块。
- 早期伴有血肿及受累鼻窦的水肿性黏膜增厚。
- T1加权图像中大部分呈与肌肉信号强度相等的信号，有时部分呈高信号。
- T2加权图像中，迁移到纤维组织的区域（伴随纤维包膜及机化）、沉淀的含铁血黄素呈低信号，内部混有无定形的高信号。
- 内部被不规则、斑片状增强，增强区域随时间扩大。
- 边缘包膜也被增强。
- 也有毫无增强效果的区域。

鉴别诊断

- 需要与鳞状细胞癌、腺样囊性癌等恶性肿瘤，部分内翻性乳头状瘤，缓慢增长的上颌窦肿块相鉴别。
- MRI，尤其是T1加权图像中，可见特征性的增强效果，与T2加权图像相比诊断容易。

MEMO

虽然目前在多数情况下，可以安全地完全切除鼻窦机化性血肿，但在增强CT中周围血管明显时，应在影像学诊断报告中加以描述。

必读

- Kim EY, et al. Sinonasal Organized Hematoma: CT and MR Imaging Findings. AJNR Am J Neuroradiol 2008; 29: 1204-8.

你知道吗？

大多数病例的MRI T2低信号区域对应纤维化，呈低信号的原因为钙化、血性物质、急性血肿、伴有慢性炎症的分泌物、真菌、黑色素细胞、纤维成分和异物（金属）等。无论检查部位如何，T2加权图像上的低信号通常有助于鉴别诊断。

· Ginat DT, et al. Case 217: sinonasal organized hematoma. Radiology 2015; 275: 613-6.

关键点

- 增强CT也可用于与其他疾病的鉴别，但增强MRI具有诊断性。
- 恶性肿瘤不仅存在黏膜增生，重点是有骨质破坏或神经周围扩散等表现。
- 内翻性乳头状瘤的典型表现为在增强T1加权图像上呈脑回样增强效果。

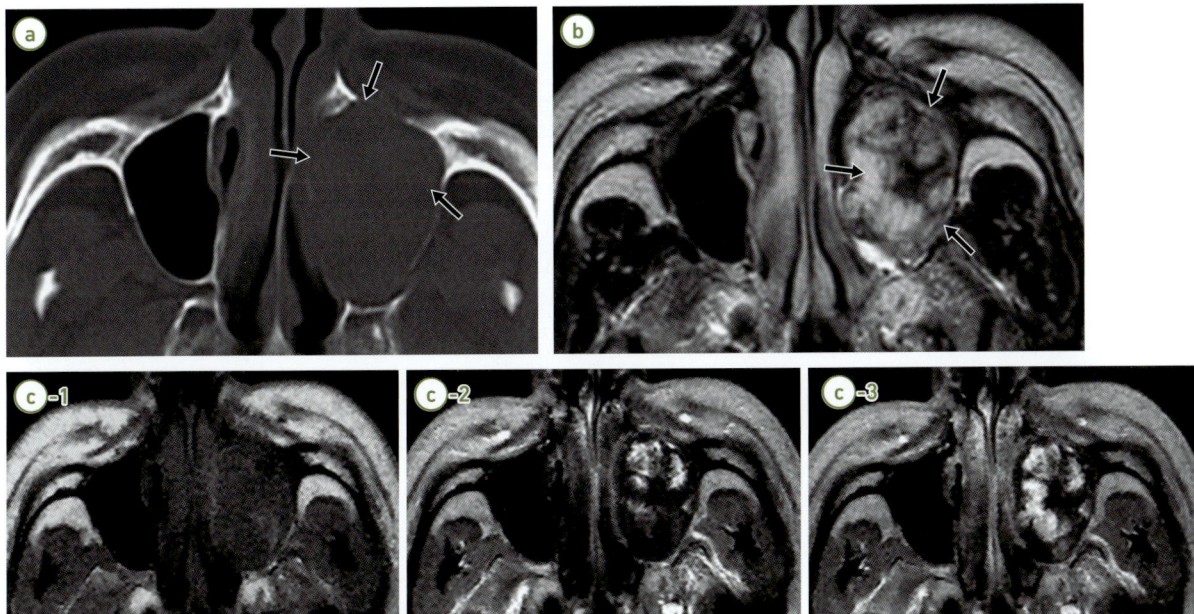

图8.43　鼻窦机化性血肿（40余岁，男性）

a. CT平扫（骨窗）

左侧上颌窦内可见软组织肿块（黑色箭头），周围骨壁受压，部分不清晰

b. T2加权

肿块呈高信号，内部混有无定形低信号，边缘可见低信号带（黑色箭头）

c. 快速静脉注射对比剂后，T1加权

增强前肿块与肌肉的信号强度几乎相等（c-1），并混合有小的稍高信号。增强后早期（c-2）肿块内可见斑片状强增强效果，增强区域随时间推移而扩大（c-3）。增强区域几乎与T2加权图像中的高信号区域一致，肿块周围无浸润表现

d. 300秒后的脂肪抑制T1加权冠状面

肿块内持续存在斑片状强增强效果，边缘呈薄的包膜样增强效果（黑色箭头）

e. 病理学检查（HE染色，×10）

肿块周围有由纤维组织构成的包膜，局部有血管增生，肿块内部有大空腔，考虑是MRI增强区域（*），空腔与包膜间有不同时期的血肿，边缘可见纤维化

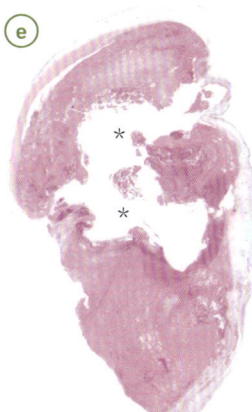

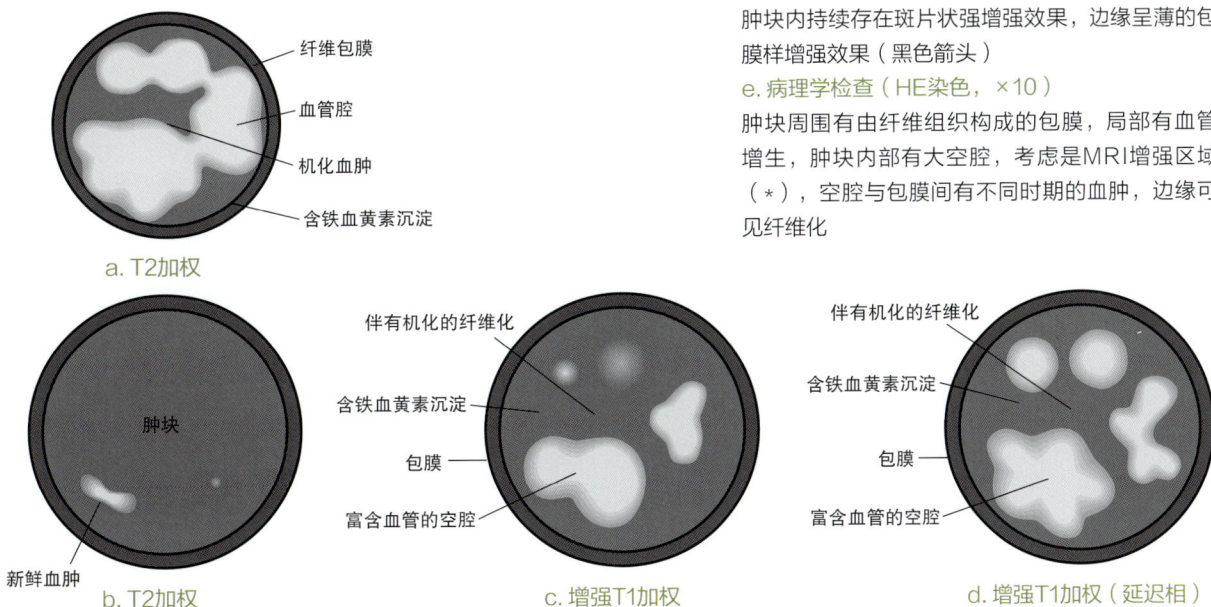

纤维包膜
血管腔
机化血肿
含铁血黄素沉淀

a. T2加权

肿块
新鲜血肿

b. T2加权

伴有机化的纤维化
含铁血黄素沉淀
包膜
富含血管的空腔

c. 增强T1加权

伴有机化的纤维化
含铁血黄素沉淀
包膜
富含血管的空腔

d. 增强T1加权（延迟相）

图8.44　典型MRI表现及病理图像

09 颞骨
正常解剖及影像学解剖

必读

· Curtin HD, et al. Embryology, anatomy, and imaging of the temporal bone. Head and Neck Imaging, 5th edition, Som PM, Curtin HD, eds. Mosby 2011, p1053-96.

MEMO

虽然通过普通的检查很难区分内耳迷路的内淋巴与外淋巴，但有报道表明，在静脉注射钆造影剂4小时后拍摄的三维FLAIR图像和三维real IR图像中较易区分二者。有望用于内淋巴水肿的梅尼埃病的诊断。

术语表

Prussak间隙（蒲氏间隙）
由上鼓室外侧的鼓膜松弛部、锤骨短突起、锤骨颈、外侧锤骨韧带包围形成的区域，为松弛部胆脂瘤的起始部位。

概述

· 颞骨由岩部（乳突和锥体）、鼓部及鳞部组成。
· 包含前庭蜗器官（外耳、中耳、内耳）。
· 大部分由骨和气腔构成，可在此处评估听小骨和内耳迷路等微观结构。
· 外耳道和鼓室之间有鼓膜。
· 鼓室和内耳迷路之间有前庭窗及圆窗。
· 声音振动依次通过外耳道、鼓膜、听小骨、前庭窗传递到耳蜗的前庭阶。

外耳（图9.1~9.5）

· 外耳由耳郭及外耳道组成，通过鼓膜与中耳隔开。
· 外耳道由外侧的纤维软骨及内侧的骨组成。
· 鼓膜上缘附着部（外耳道上壁过渡到鼓室外壁的部分）为骨性的棘突，被称为鼓室盾板（scutum）。
· 鼓膜分为2部分：鼓膜紧张部，占大部分，位于下方；鼓膜松弛部，因锤骨外侧突起位于锤骨隆起上方。

中耳（图9.1~9.5）

· 中耳由鼓室、乳突窦、乳突小房等组成，包括听小骨、精细肌肉和韧带结构。
· 鼓室以外耳道为标志分为上鼓室、中鼓室和下鼓室。
· 听骨链由锤骨、砧骨和镫骨组成，由鼓膜-锤骨柄-砧锤关节-砧骨长脚及豆状突-砧镫关节-镫骨-前庭窗连接而成。
· 中鼓室背侧（后鼓室）有鼓室窦、锥隆起和称为面神经隐窝的凹陷，锥隆起上有镫骨肌及肌腱。
· 鼓室内的软组织包括鼓膜张肌、镫骨肌及韧带（锤骨上韧带、锤骨前韧带、锤骨外韧带、砧骨上韧带和砧骨后韧带）。
· 前庭窗位于面神经鼓室段正下方，被镫骨底附着。
· 镫骨底在CT中表现为细线样结构。
· 圆窗可在鼓岬的背侧下部被观察到。

内耳及内耳道（图9.1~9.5）

· 骨迷路内有包含内淋巴的膜迷路，周围被外淋巴包围。
· 耳蜗旋转约2.5圈，耳蜗底转开口于前庭窗。耳蜗被骨螺旋板和基底膜分为鼓阶和前庭阶。耳蜗中心有被称为耳蜗轴的骨性中轴，耳蜗神经在此走行。
· 前庭与中耳腔被前庭窗隔开，前庭的腹侧与耳蜗底转相连，背侧与半规管相连。

- 半规管由相互垂直的前半规管、后半规管和外半规管组成，前半规管的后端和后半规管的上端构成总骨脚。
- 前庭水管包含内淋巴管和内淋巴囊，并与前庭相连。
- 蜗水管在耳蜗底转与颈静脉孔相连，并包绕外淋巴管。
- 内耳道直径为2～8 mm（平均为4 mm），贯穿面神经（上腹侧）、耳蜗神经（下腹侧）和前庭上下神经（背侧）。

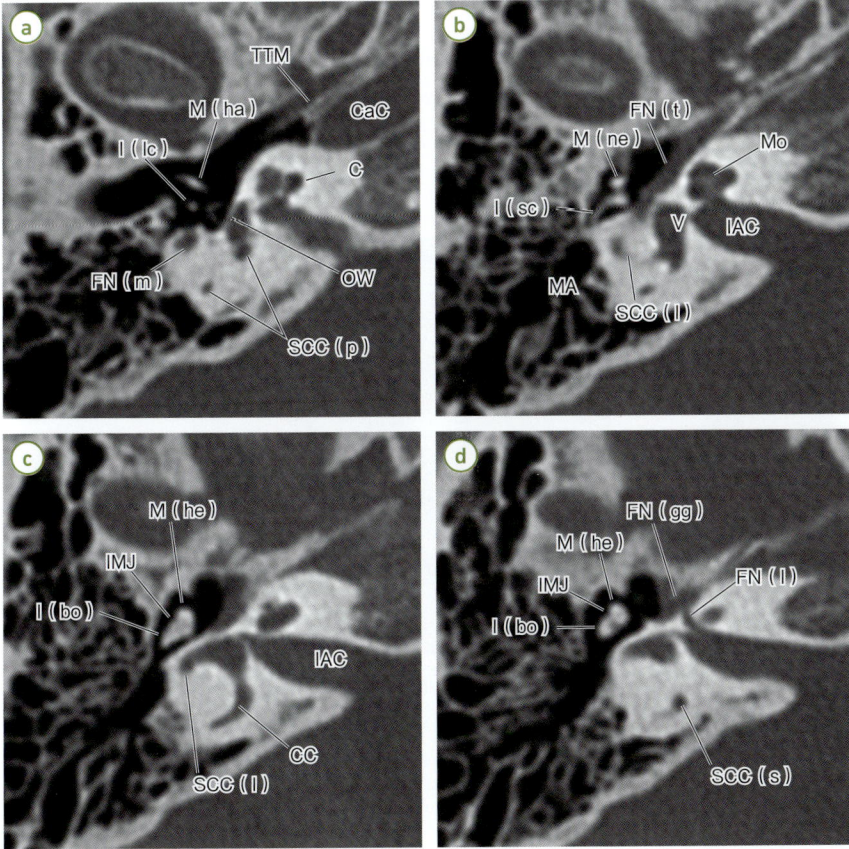

本章插图中的简称所代表的结构：C，耳蜗；CaC，颈动脉管；CC，总骨脚；CN，耳蜗神经；EAC，外耳道；FN，面神经；FN（gg），膝状神经节；FN（iac），面神经内耳道段（图9.5）；FN（l），面神经迷路段；FN（m），面神经孔突段或垂直段；FN（t），面神经鼓室段；FR，面神经隐窝（图9.3）；I，砧骨；I（bo），砧骨体；I（lc），砧骨长脚；I（lp），砧骨豆状突；I（sc），砧骨短脚；IAC，内耳道；IMJ，锤砧关节；ISJ，砧镫关节；M，锤骨；M（ha），锤骨柄；M（he），锤骨头；M（ne），锤骨颈；MA，乳突窦；Mo，耳蜗轴；OW，前庭窗；PS，Prussak间隙；PE，锥隆起；RW，圆窗；S，镫骨；S（ac），镫骨前脚；S（he），镫骨头部；S（pc），镫骨后脚；Sc，鼓室盾板；SCC，半规管；SCC（l），外半规管；SCC（s），前半规管；SCC（p），后半规管；ST，鼓室窦；TTM，鼓膜张肌；V，前庭；VCN，前庭蜗神经；VN，前庭神经；VN（i），前庭下神经；VN（s），前庭下神经。

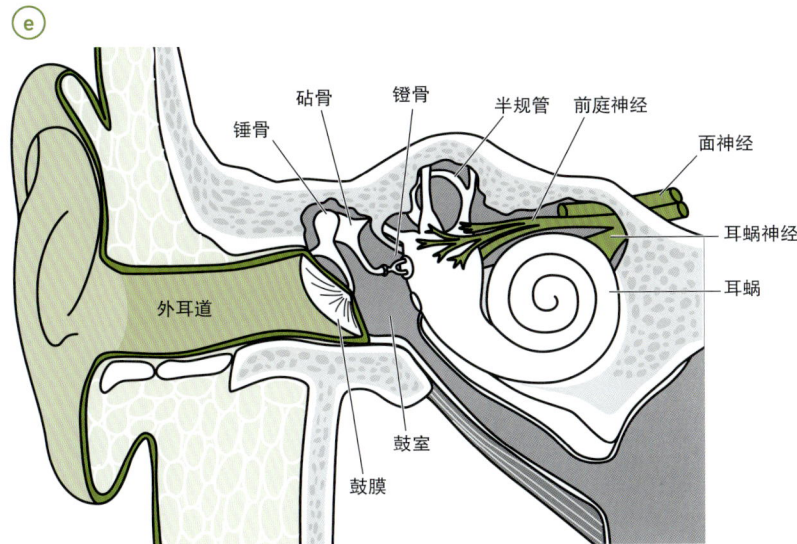

图9.1 头部的横断面正常CT及示意图

其他结构（图9.1~9.5）

- 面神经位于内耳道的腹侧上部。面神经在颞骨内先向腹外侧走行（迷路段），到达膝神经节（膝段）后改变方向，在面神经管内向背外侧走行（鼓室段），在面神经隐窝的背侧向下方走行（乳突段或垂直段）。通过茎乳孔到达颅外，在腮腺的浅叶及深叶间走行。即使在正常情况下，也可见以面神经鼓室段或乳突段为中心的增强效果。
- 咽鼓管是连接鼓室及鼻咽部的总长约3.5 cm的管状结构，开口于鼻咽部的咽隐窝（Rosenmüller窝）前方，咽鼓管的后1/3是骨质，前2/3由纤维及软骨组织组成，且可移动。

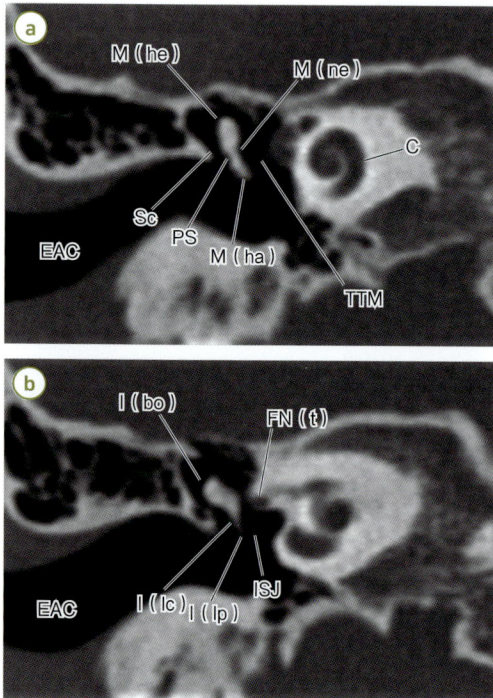

图9.2　正常CT冠状面（右侧）
a. 锤骨水平；b. 砧骨水平

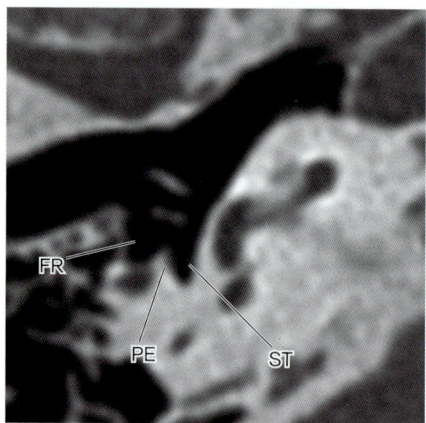

图9.3　后鼓室的凸起（右侧）

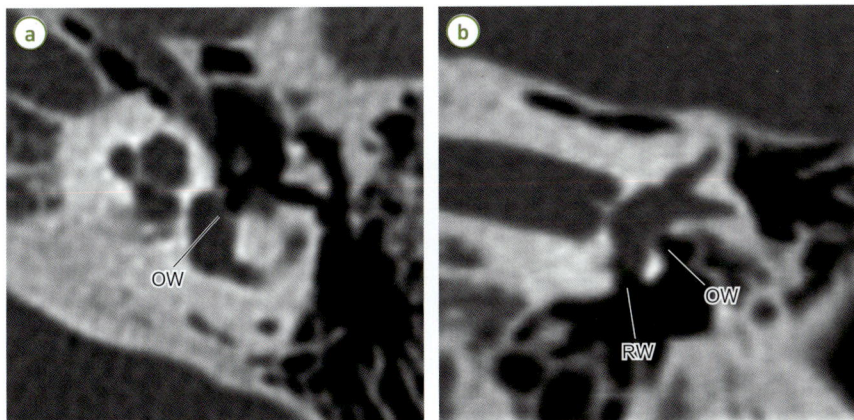

图9.4 前庭窗及圆窗（右侧）
a. CT；b. 同部位冠状面

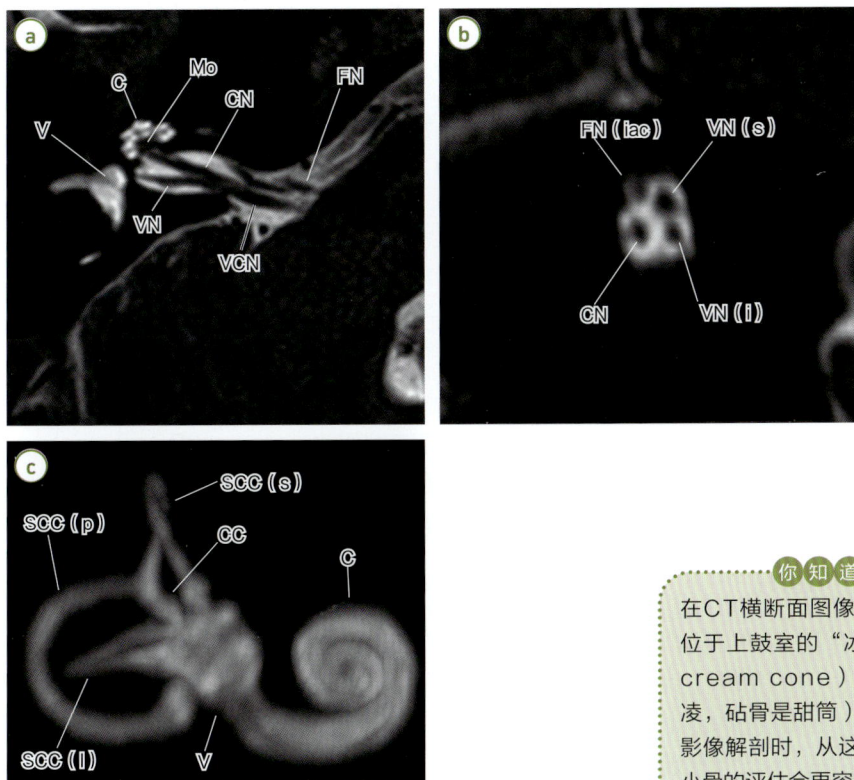

图9.5 正常MR水成像（右侧）
a. 横断面原始图像；b. 与内耳道底部
相交断面MPR；c. 内耳迷路MIP

你知道吗？

在CT横断面图像中，锤砧关节为位于上鼓室的"冰激凌甜筒（ice cream cone）"（锤骨是冰激凌，砧骨是甜筒）。尚未掌握中耳影像解剖时，从这部分开始进行听小骨的评估会更容易。

关键点

· 听小骨、内耳迷路等微小结构的评估非常重要，其解剖学结构相对简单。

09 颞骨
成像要点

必读

· Fujii N, et al. Temporal bone anatomy: correlation of multiplanar reconstruction sections and three-dimensional computed tomography images. Jpn J Radiol 2010; 28: 637-48.

术语表

锥束CT

使用平板探测器收集数据可在降低辐射剂量的同时提供高分辨率图像。虽然锥束CT（cone beam CT，CBCT）广泛应用于鼻窦区域，但其也非常适合对听小骨等骨骼结构的评估。其缺点包括软组织对比度较低及成像范围有限。

· Jung NA, et al. Magnetic resonance cisternography: comparison between 3-dimensional driven equilibrium with sensitivity encoding and 3-dimensional balanced fast-field echo sequences with sensitivity encoding. J Comput Assist Tomogr 2007; 31: 588-91.
· van Egmond SL, et al. A systematic review of non-echo planar diffusion-weighted magnetic resonance imaging for detection of primary and postoperative cholesteatoma. Otolaryngol Head Neck Surg 2016; 154: 233-40.

概述

· 颞骨是主要由骨和气腔组成的结构，高分辨率CT（high resolution CT，HRCT）往往是许多颞骨相关疾病的首选检查方式。
· 鼓膜张肌、镫骨肌腱、听小骨的支撑韧带等鼓室内正常软组织，在良好条件下拍摄的CT图像中可以看到。
· CT通常难以评估软组织的性状，组织对比分辨率更优异的MRI更有用。
· 骨迷路可通过CT评估，但对内部淋巴液的状况或纤维化等的评估来说，MRI是必要的。
· 在对内耳道内的神经或血管结构的评估中，MRI是必要的，尤其是高分辨率三维重T2加权图像很有用。
· 尽管根据病情可能需要增强CT检查，但已行MRI时，单独的增强MRI通常已足够。
· 虽然动态增强检查有助于了解血流动力学，但无辐射的MRI检查更合适。

CT（表9.1）

· 主要为使用骨窗重建算法的高分辨率CT。
· 扫描范围为岩部骨棱至乳突部下端水平。
· 首选多层CT，以尽可能薄的有效层厚进行成像。
· **设定成像断面，尽量避免晶状体辐射。**
· 眶耳线（orbitmeatal base line，OML）处无法避免晶状体辐射，因此优选reid基线等，并根据需要创建与OML合并的MPR图像。
· 拍摄包含MPR图像在内的冠状面图像是必须的。
· 沿听小骨走行拍摄的MPR图像可用于听小骨畸形或脱位等的立体评估（图9.6）。
· 三维重建对听小骨的立体评估很有用（图9.7），**但有些复杂。**
· 对于肿瘤病变或炎症向周围区域扩散等的评估，根据情况创建使用软组织窗算法的图像。
· 锥束CT可以在降低辐射剂量的同时获得高分辨率图像。

MRI（表9.2）

· 不论使用什么MRI设备，应尽可能拍摄高空间分辨率的图像。
· 优先选用信噪比高的3T设备，但其磁化率影响更强。
· 应尽可能选择不易受磁化率影响的成像序列。
· 对于弥散加权成像，non-EPI法优于EPI法。
· 高速SE系统更适合三维T1加权图像或三维重T2加权成像。
· 首选T1、T2加权和三维重T2加权成像，可根据需要添加增强检查、弥散加权成像和三维FLAIR成像等。

· 弥散加权成像可用于胆脂瘤或肿瘤的评估。

关键点

· 对听小骨、内耳迷路等细微结构的评估必不可少，CT检查和MRI检查均需要注意空间分辨率。

· MRI检查时需要选择能够尽量避免磁化率影响的成像方法。

表9.1 颞骨CT参数举例

成像平面	层厚（mm）	层间隔	FOV（mm）	WW/WL	备注
横断面、冠状面（骨窗）	0.5 ~ 0.625	0.3	80 ~ 100	（3500 ~ 4000）/500	必要时追加软组织窗

表9.2 颞骨MRI序列举例（3T）

成像方法	序列	TR/TE（ms）	层厚（mm）/层间隔	备注
①T1加权（横断面）	FSE法	450/18	2.5/3.0	
②T2加权（横断面）	FSE法	3000/100	2.5/3.0	
③三维重T2加权（横断面）	三维FSE法（VISTA等）	1220/240	0.8/0.4	MPR冠状面图像
④弥散加权	FSE法	3400/168	3.0/3.0	b=1000
⑤增强T1加权（横断面）	FSE法	450/18	2.5/3.0	
⑥增强三维T1加权（横断面）	三维FSE法（VISTA等）	400/15	0.8/0.4	联用脂肪抑制，MPR冠状面图像
⑦三维FLAIR（横断面）	三维FSE法（VISTA等）	4800/最短TE	0.8/0.4	MPR冠状面图像

注：④~⑦应根据病情进行选择。

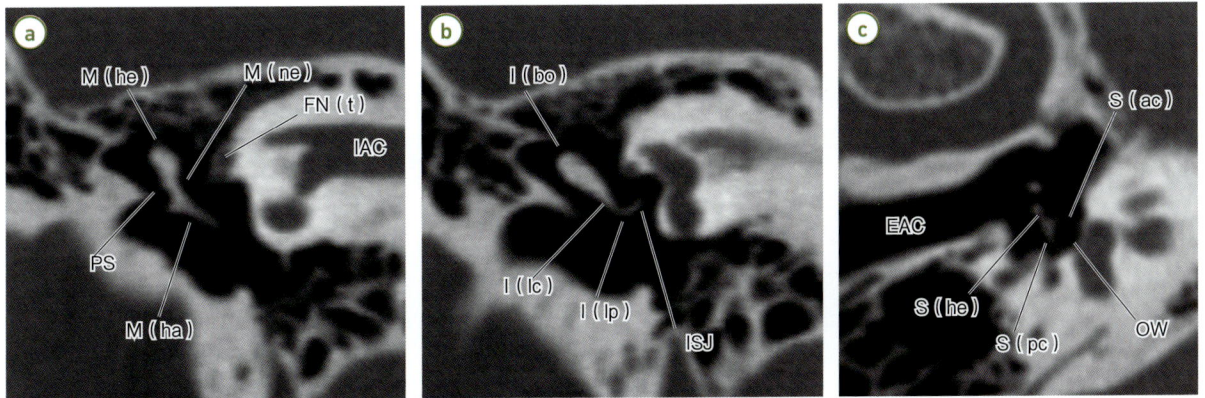

图9.6 为评估右侧听小骨的CT MPR图像
a. 锤骨柄至锤骨头；b. 砧骨长脚；c. 镫骨及前庭窗

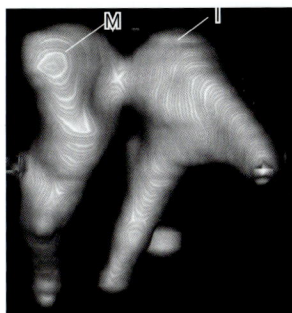

图9.7 左侧听小骨脱位的三维图像
可见锤砧关节脱位

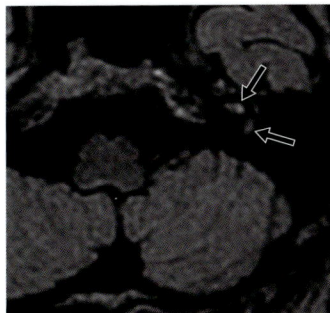

图9.8 左侧突发性耳聋的三维FLAIR图像
左侧耳蜗及前庭呈高信号（黑色箭头）

09 颞骨
慢性中耳炎

术语表

鼓室硬化
长期的慢性中耳炎所伴有的软组织玻璃样变性的病理状态。患者因听小骨硬化而表现出严重的传导性耳聋，耳膜贴片试验呈阴性。CT中可见软组织骨化或钙化。

胆固醇肉芽肿（cholesterol granuloma）
以胆固醇晶体为中心的异物肉芽肿，可发生在鼓室、乳突窦、乳突小房或颞骨锥体尖中的任一部位。腔内包含血液成分，根据起源部位，耳镜内可见鼓室后血管肿块（retrotympanic vascular mass）。

MEMO

嗜酸性粒细胞性中耳炎
伴有嗜酸性粒细胞浸润的慢性中耳炎，以凝胶状的黏稠分泌物为特征。双侧发生，常伴有支气管哮喘或鼻息肉。

· Swartz JD, et al. Postinflammatory ossicular fixation: CT analysis with surgical correlation. Radiology 1985; 154: 697-700.
· Martin N, et al. Cholesterol granuloma of the middle ear cavities: MR imaging. Radiology 1989; 172: 521-5.

概述

· 中耳炎症状持续3个月以上提示慢性中耳炎。
· 不一定需要接受影像学诊断。
· 影像学诊断的目的是对听骨链或咽鼓管等的评估及并发症的诊断。
· 慢性中耳炎伴听小骨硬化为鼓室硬化。
· 嗜酸性粒细胞性中耳炎是一种特殊类型的慢性中耳炎。
· 可能合并胆固醇肉芽肿。

临床表现及影像学表现

· 主诉通常是鼓膜增厚或穿孔，鼓室内软组织或听小骨脱矿导致的传导性耳聋。
· 可伴有耳漏、耳痛、耳鸣等。

CT、锥束CT

· **慢性中耳炎需要评估以下几点（图9.9）。**
  （1）鼓膜增厚或穿孔。
  （2）鼓室、乳突窦、乳突小房的异常软组织。
  （3）乳突小房的发育、气化。
  （4）听骨链。
  （5）鼓室壁或颞骨锥体脱矿、破坏。
  （6）内耳迷路。
  （7）颅底、咽鼓管、鼻咽等。
· 在鼓室硬化的诊断中，对鼓室等部位的钙化的评估非常有必要（图9.10）。
· 可有仅见听小骨硬化的情况，也可有仅见支撑听小骨的韧带或肌腱硬化的情况。

MRI

· MRI很少用于普通慢性中耳炎。
· 适用于对胆脂瘤型中耳炎、胆固醇肉芽肿、肿瘤性病变的鉴别以及怀疑迷路炎或颅内并发症的情况。

鉴别诊断

· 与胆脂瘤型中耳炎、胆固醇肉芽肿等相鉴别。
· MRI对鉴别诊断很有用。
· **胆固醇肉芽肿：**反映内部血液成分，病变在T1及T2加权图像中通常呈高信号（图9.11）。

关键点

· 对听骨链的评估非常重要，因此需要根据情况追加创建MPR图像。

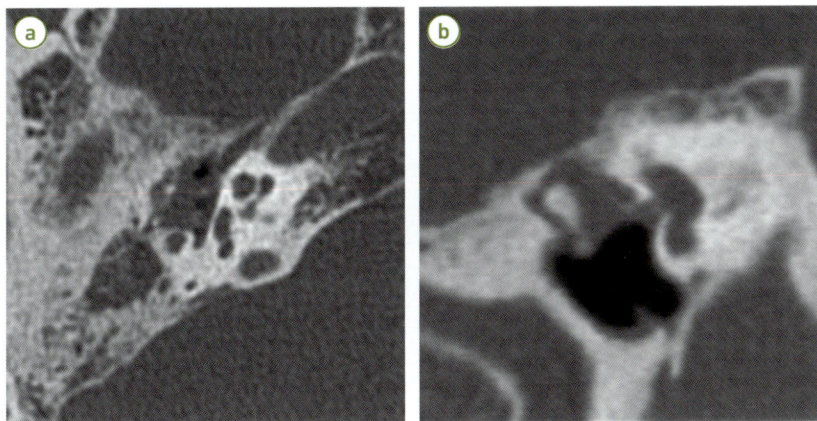

图9.9　慢性中耳炎（70余岁，男性）
右侧传导性耳聋、耳漏
a. CT；b. 同部位斜位冠状面
鼓室至乳突窦范围可见软组织，锤骨柄及砧骨长脚显影不明显

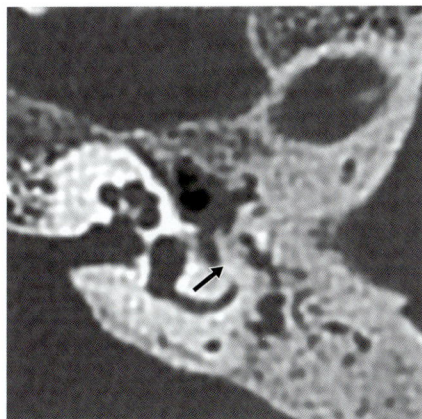

图9.10　鼓室硬化（60余岁，男性）
右侧传导性耳聋
CT
部分鼓室内软组织可见钙化灶（黑色箭头）

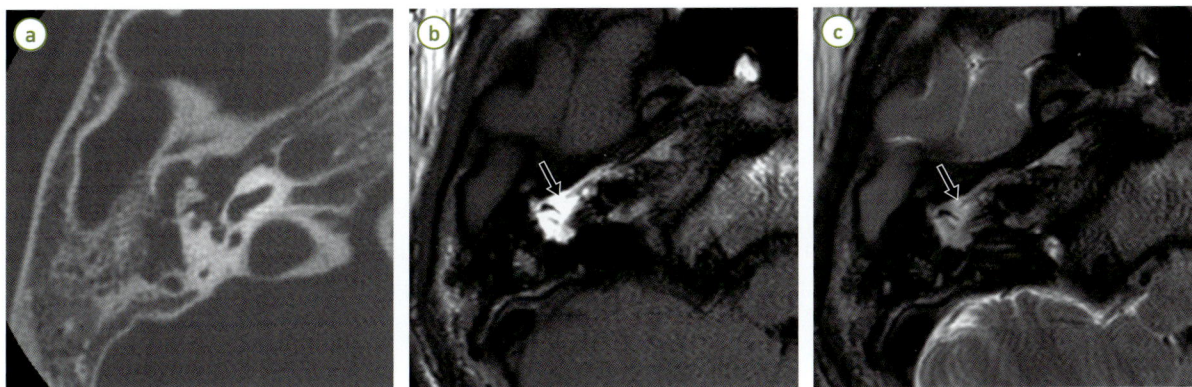

图9.11　胆固醇肉芽肿（10余岁，男性）
右侧耳聋，可见鼓膜发蓝
a. CT；b. T1加权；c. T2加权
鼓室至乳突窦被软组织占据，病变在T1及T2加权图像上呈高信号（黑色箭头）

你知道吗？
对于成年人的中耳炎（特别是渗出性中耳炎），需要考虑鼻咽或鼓室内的肿瘤性病变。

09 颞骨
胆脂瘤

必读

· Lingam RK, et al. Non-echoplanar diffusion weighted imaging in the detection of post-operative middle ear cholesteatoma. navigating beyond the pitfalls to find the pearl. Insight Imaging 2016; 7: 669-78.

MEMO

弥散加权成像中的高信号同时具有高灵敏度和高特异性，但有些文献建议基于ADC值进行评估。

术语表

自体乳突切除术（automa-stoidectomy）

胆脂瘤的内容物会自然排出，仅留下鼓室壁及听小骨的变化。MRI中胆脂瘤周围的母膜表现为被增强的效果。

白色表皮样胆脂（white epidermoid）

白色表皮样胆脂瘤（表皮样瘤）可能在T1加权图像上呈高信号，因为主要由脂肪成分（甘油三酯）构成且蛋白质浓度高。

· De Foer B, et al. Middle ear chole-steatoma.non-echo-planar diffusion-weighted MR imaging versus delayed gadolinium-enhanced T1-weighted MR imaging: value in detection. Radiology 2010; 255: 866-72.

概念

· 胆脂瘤由角化复层扁平上皮的脱屑（角蛋白）堆积形成，并非真正的肿瘤。
· 表现为鼓室壁增大或听小骨脱矿等与肿瘤表现相似的症状及特征。
· 分为先天性和后天性。
· 后天性胆脂瘤由鼓膜凹陷所伴有的囊袋形成（pocket formation）所引起，且通常伴有中耳炎。
· 后天性胆脂瘤分为松弛部（上鼓室）型及紧张部（粘连）型，松弛部型初发于Prussak间隙，紧张部型初发于后鼓室（图9.12，9.13）。
· 先天性胆脂瘤被认为起源于残留的异位上皮，好发于鼓室-乳突窦、颞骨锥体尖部、面神经膝神经节和桥小脑角等部位。
· 通常不伴有中耳炎（图9.14，9.15）。

临床表现及影像学表现

· 临床表现为耳漏、耳聋、耳鸣、头晕等非特异性的症状。
· 初发的后天性胆脂瘤中，耳镜下可见到珍珠样软组织。
· 随病变进展可伴有各种并发症。
· 可能出现脑膜炎、脑炎、脑脓肿、海绵窦血栓等颅内并发症，以及迷路瘘、迷路炎、面瘫等。

CT

· 表现为鼓室-乳突窦的异常软组织。
· 伴随胆脂瘤增大，鼓室壁及听小骨等骨结构发生变化（脱矿、破坏）。
· 松弛部型的特征是Prussak间隙扩大、鼓室盾板脱矿或钝化、鼓前棘脱矿等，伴随后方进展可出现乳突窦口扩大。
· 乙状窦壁或鼓室顶破坏是颅内并发症的原因，因此非常重要。
· 听小骨脱矿和破坏的发生率高。在松弛部（上鼓室）型中，锤骨及砧骨上部结构首先受到影响，在紧张部（粘连）型中，砧骨长脚及豆状突首先受到影响。
· 自体乳突切除术（自体鼓室上隐窝切开术）中仅可见骨变化（图9.16）。

MRI

· T1及T2加权图像上的信号强度是非特异性的，在T1加权图像上的信号强度常与脑实质的几乎相等，在T2加权图像上呈高信号。
· 很少在T1加权图像上呈高信号（白色表皮样）。
· 在所有成像方式中均可能呈低信号，CT表现非常重要。

- 除边缘外无增强效果。
- 在弥散加权成像中呈高信号（non-EPI法的弥散加权成像非常有用）。

鉴别诊断

- 与肉芽肿、胆固醇肉芽肿、液体潴留、肿瘤等相鉴别。
- 包含增强检查及弥散加权成像的MRI有助于鉴别诊断。

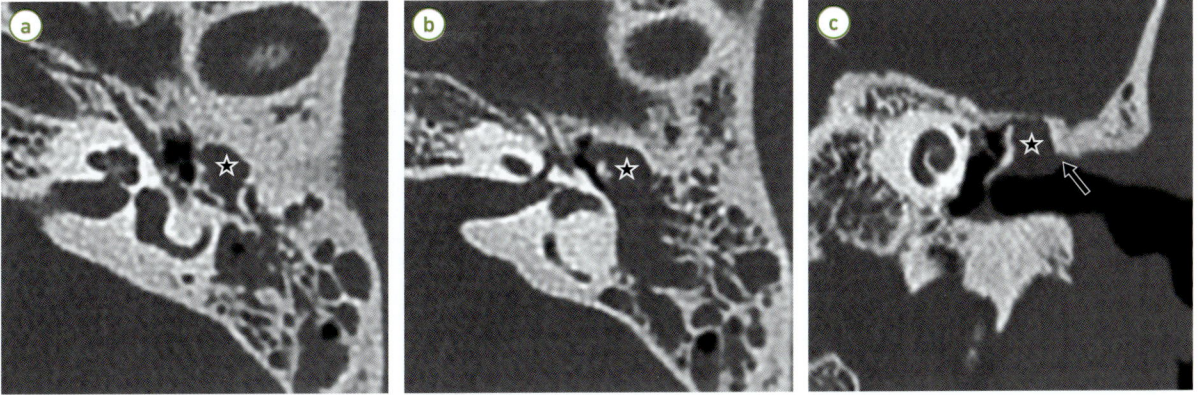

图9.12　松弛部型胆脂瘤（20余岁，男性）
a、b. CT；c. 同部位冠状面
左侧耳聋、耳痛，左侧鼓膜松弛部可见肉芽样组织。上鼓室可见软组织，Prussak间隙扩大（黑色五角星），鼓室盾板变钝（黑色箭头）。锤骨及砧骨上部结构向内侧移位，外侧可见脱矿

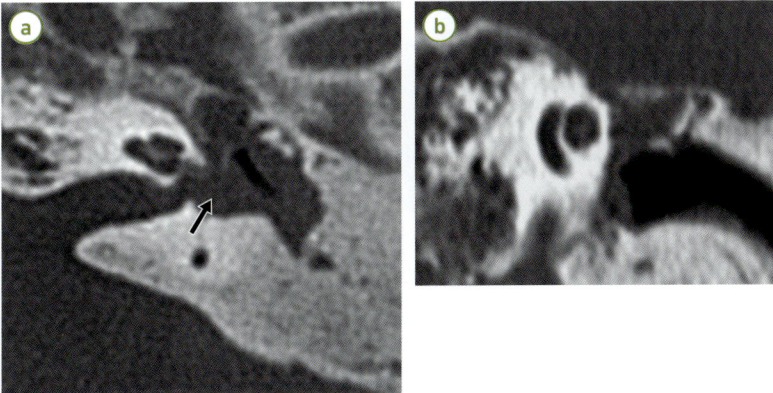

图9.13　紧张部型胆脂瘤（60余岁，女性）
a. CT；b. 同部位冠状面
有左侧耳聋、耳漏及头晕。鼓室内可见软组织占位，听小骨向外侧移位。前庭窗附近可见通向前庭的迷路瘘（黑色箭头）

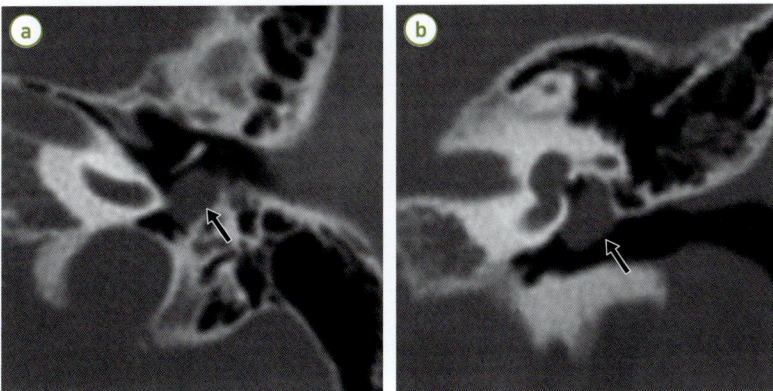

图9.14　先天性胆脂瘤（4岁，女性）
a. CT；b. 同部位冠状面
处理耳垢时，左侧鼓室中可见白色块状物。鼓膜附近可见中部鼓室肿块（黑色箭头），无中耳炎表现

关键点

· 影像学诊断首选为CT检查，对鼓室壁及听小骨的脱矿、破坏情况的评估很重要。
· MRI有助于鉴别胆脂瘤与其他软组织或诊断并发症。
· non-EPI法的弥散加权成像很有用。

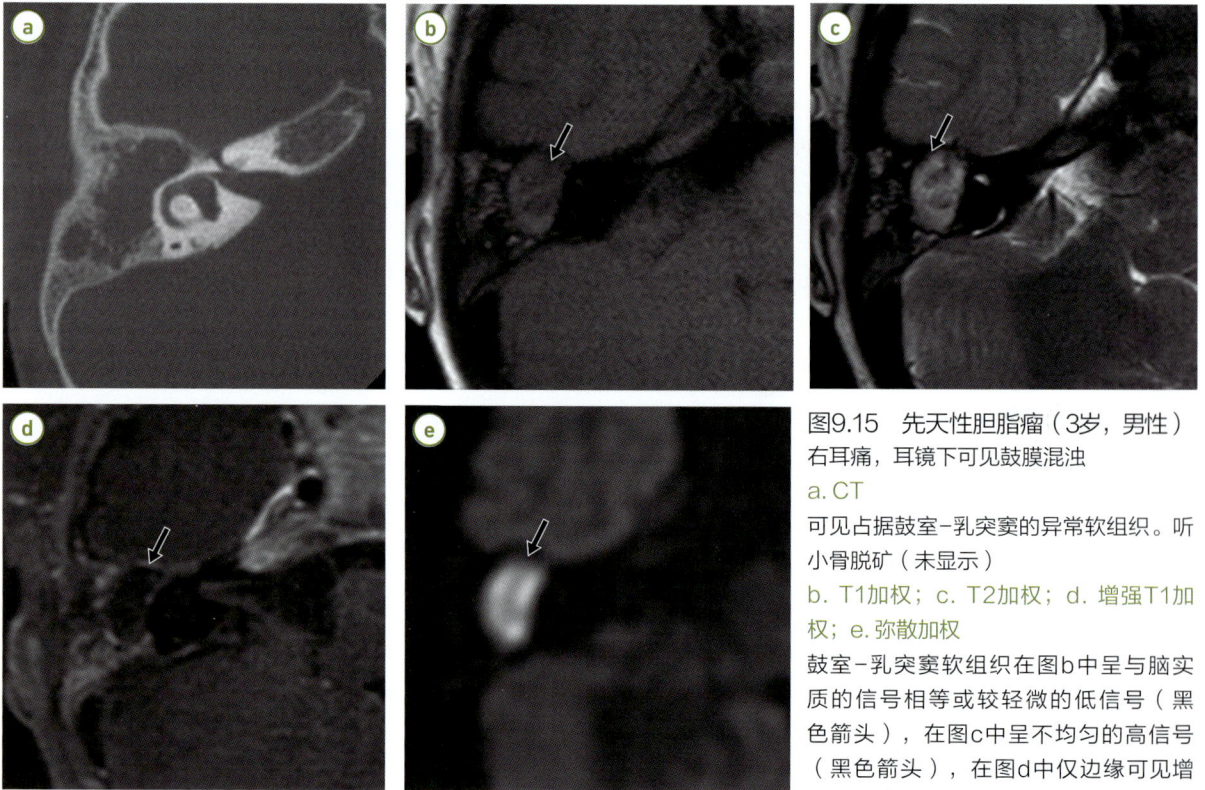

图9.15　先天性胆脂瘤（3岁，男性）
右耳痛，耳镜下可见鼓膜混浊
a. CT
可见占据鼓室-乳突窦的异常软组织。听小骨脱矿（未显示）
b. T1加权；c. T2加权；d. 增强T1加权；e. 弥散加权
鼓室-乳突窦软组织在图b中呈与脑实质的信号相等或较轻微的低信号（黑色箭头），在图c中呈不均匀的高信号（黑色箭头），在图d中仅边缘可见增强效果（黑色箭头），在图e中呈明显高信号（黑色箭头），ADC值低至 0.65×10^{-3} mm²/s

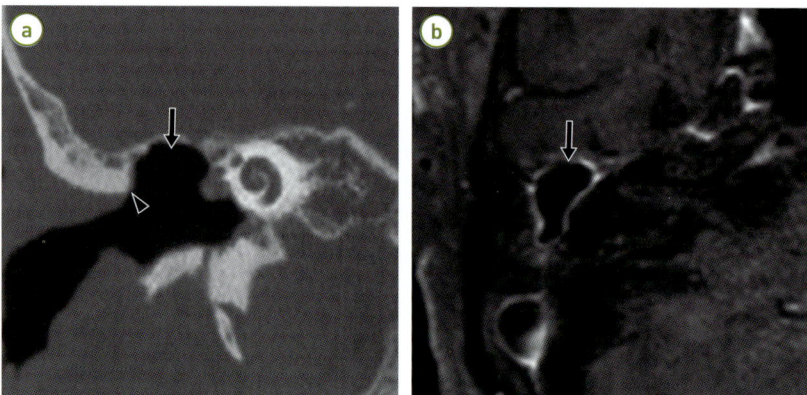

图9.16　自体乳突切除术（80余岁，男性）
右侧混合性耳聋，头晕
a. CT冠状面
可见以Prussak间隙为主的上鼓室扩大（黑色箭头）或鼓室盾板变钝（黑色三角箭头），但很少出现异常软组织
b. 增强T1加权
可见沿扩大鼓室边缘的增强效果（黑色箭头）

09 颞骨
耳硬化症

必读

· Purohit B, et al. Imaging in otosclerosis: A pictorial review. Insights Imaging 2014; 5: 245-52.

术语表

窗前小裂
耳囊的骨性成分：内侧骨膜层、外侧骨膜层及中央软骨层。中央软骨层的一部分为纤维组织或软骨组织，是可在前庭窗腹侧见到的结构。儿童时期，与该结构相似的脱矿（透亮影）残留可在CT中见到（耳蜗裂，cochlear cleft）。

概述

· 耳硬化症（otosclerosis），也称为耳海绵化症（otospongiosis），耳囊内残存的内软骨层被具有丰富血流的海绵状新骨取代，原因不明。
· 初发于前庭窗腹侧的窗前小裂（fissula ante fenestam）［前庭窗型（fenestral type）］，随着进展会扩散到内耳迷路周围［耳蜗型（hlear or retrofenestral type）］。
· 可能累及圆窗龛、鼓岬、面神经管等，若有圆窗病变，镫骨手术对听力常改善不佳。

临床表现及影像学表现

· 多为双侧（80%～85%），好发于女性，20～30岁时期的发病率较高。
· 主要症状为耳聋及耳鸣，前庭窗型可出现由镫骨固定导致的传导性耳聋，耳蜗型可出现混合性耳聋。
· 传导性耳聋的特征是空气-骨传导的差异在低频处增加，混合性耳聋伴有2000 Hz的骨传导阈值增加（Carhart's notch）。
· 可见镫骨肌反射的缺失。
· 多数病例鼓膜检查结果正常。

CT

· 在前庭窗型（图9.17）中，在与前庭窗腹侧的窗前小裂相对应的部位可见脱矿（透亮影）；耳蜗型（图9.18），在骨迷路周围可见脱矿（透亮影）［双环征（double ring）或valvassori第四环（fourth ring of valvassori）］。
· 耳蜗型也常伴有前庭窗型病灶。
· 对圆窗龛、鼓岬、面神经管等结构的详细评估也很重要。
· 慢性期可出现再骨化，病灶变得不清晰。
· 可见到前庭窗变窄和镫骨底增厚，在极少数情况下，前庭窗可能完全闭塞［闭塞性前庭窗型耳硬化症（obliterative fenestral otosclerosis）］。

MRI

· 病变在T1及T2加权图像上呈中间信号，仅通过平扫检查常难以诊断。
· 活动性病变中可见到增强效果（图9.18d）。

你知道吗？

从病名来说容易混淆，其与慢性中耳炎合并的"鼓室硬化症（tympanosclerosis）"或迷路炎后的"骨化性迷路炎"是完全不同的疾病。

鉴别诊断

· 需要与之进行鉴别诊断的疾病较少。
· 儿童时期可出现前庭窗腹侧脱矿（透亮影）残留，但儿童耳硬化症很少见。

· Vicente Ade O, et al. Computed tomography in the diagnosis of otosclerosis. Otolaryngol Head Neck Surg 2006; 134: 685-92.
· Chadwell JB, et al. The cochlear cleft. AJNR Am J Neuroradiol 2004; 25: 21-4.

· 成骨不全（van der Hoeve-de Kleyn 综合征）是一种具有耳聋、蓝巩膜及骨脆性三联征的遗传病，与耳蜗型耳硬化症的影像学表现相同（图9.19）。

> **关键点**
>
> · 耳硬化症的影像学表现中致密骨的脱矿（透亮影）非常重要。
> · 在CT中要注意前庭窗腹侧的脱矿（透亮影）。
> · MRI平扫常难以诊断。

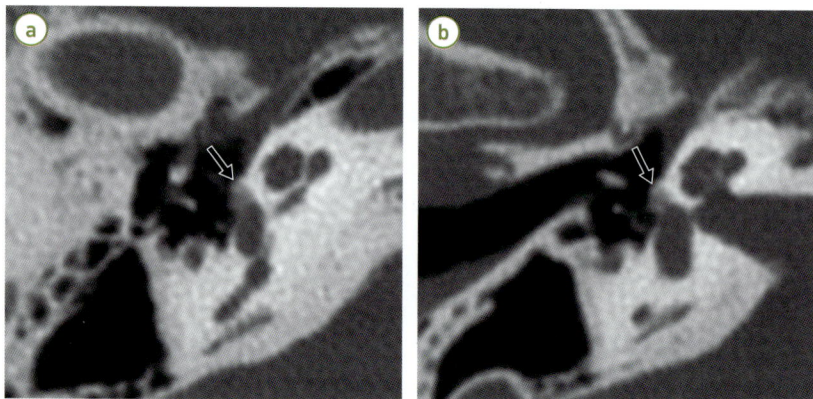

图9.17　前庭窗型耳硬化症（40余岁，女性）

a. CT；b. 包含镫骨的斜位CT

进行性右侧传导性耳聋，2000 Hz时骨传导阈值降低。前庭窗腹侧可见脱矿（透亮影），延伸至镫骨前脚（黑色箭头）

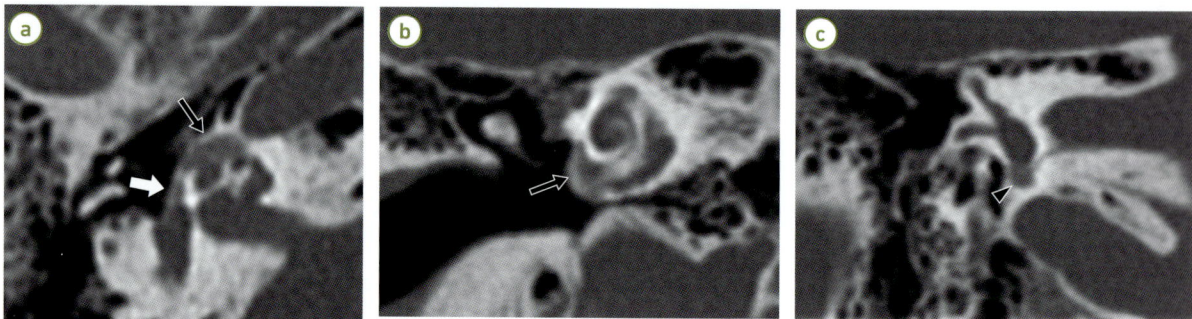

图9.18　耳蜗型耳硬化症（50余岁，男性）

进行性右侧混合性耳聋

a. CT；b、c. 同部位冠状面

耳蜗周围（黑色箭头）及前庭窗腹侧（白色箭头）可见脱矿（透亮影），圆窗部可见软组织占位（黑色三角箭头）

d. 增强T1加权

耳蜗周围呈增强效果（黑色箭头）

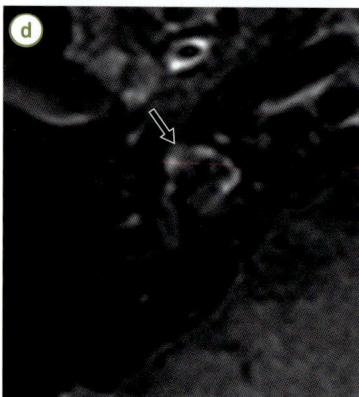

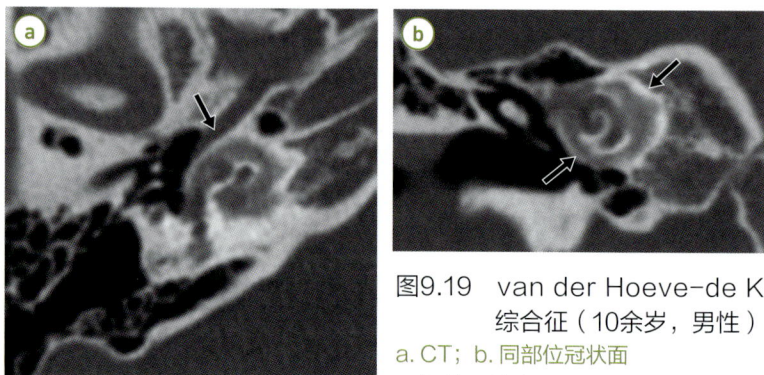

图9.19　van der Hoeve-de Kleyn 综合征（10余岁，男性）

a. CT；b. 同部位冠状面

耳蜗等骨迷路周围可见耳囊的脱矿（透亮影）（黑色箭头）

09 颞骨
Pendred综合征与Mondini畸形

MEMO

内耳畸形的分型
Jackler等依据疾病发生在何阶段进行的分型非常有名。近年来，Sennaroglu等人提出的改良分型方法已被广泛使用（表9.3）。

必读

· Jackler RK , et al. Congenital malformations of the inner ear: a classification based on embryogenesis. Laryngoscope 1987; 97（Suppl 40）:2-14.
· Sennaroglu L, et al: A new classification for cochleovestibular malformations. Laryngoscope 2002; 112: 2230-41.

概述

· Pendred综合征是伴有感音神经性聋及甲状腺肿大的常染色体隐性遗传病。约半数病例可见7号染色体*SLC26A4*基因突变。
· 7号染色体*SLC26A4*基因突变也有不伴有甲状腺肿大的情况（常染色体隐性遗传非综合征型耳聋：DFNB4）。
· 内耳畸形，常伴有双侧前庭水管扩大（内淋巴囊扩张）。
· 可伴有Mondini畸形（Ⅱ型不完全分区，IP-Ⅱ型。）。
· Mondini畸形的耳蜗仅旋转1.5圈（正常为2.5圈），耳蜗轴常缺损。

临床表现及影像学表现（图9.20，9.21）

· 常以先天性感音神经性聋（高频区较强）为主诉。
· 耳聋为进行性发展，可表现为反复耳聋，或首发症状为突发性耳聋。
· 可伴有因前庭功能减退引起的反复头晕发作或平衡障碍。
· 甲状腺肿大在10岁后出现。
· 甲状腺功能通常正常，部分病例表现为甲状腺功能减退。

CT
· **前庭水管扩大**：若中心直径超过5 mm则为病理性。
· IP-Ⅱ型中可见耳蜗旋转不足或耳蜗轴缺损。

MRI
· 可见内淋巴囊扩张。
· 病变的信号强度常与脑脊液的信号相等，有时在T1、T2加权图像或质子密度加权图像上呈轻度高信号。
· 三维重T2加权成像可用于合并畸形的评估，鼓阶及前庭阶的不对称只能用此方法诊断。

鉴别诊断

· 虽然鉴别诊断很容易，但有时前庭水管的扩大并不明显。此外，还要注意耳蜗轴有无缺损。
· **Mondini畸形**：必须与其他内耳畸形相鉴别。

· Smith RJH. Pendred Syndrome/ Nonsyndromic Enlarged Vestibular Aqueduct. In: Adam MP, et al, editors. GeneReviews® [Internet]

关键点

· 前庭水管扩大可通过CT检查评估，但对于评估内淋巴囊或合并的内耳畸形，MRI检查是必要的。

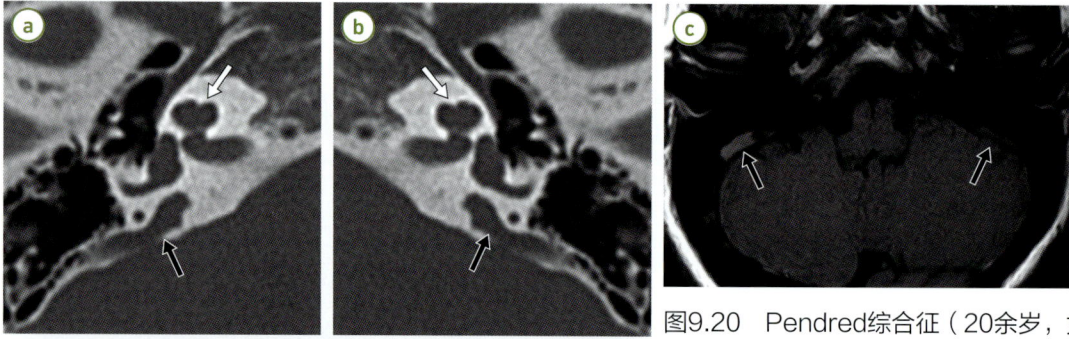

图9.20　Pendred综合征（20余岁，女性）
双侧感音神经性聋
a、b. CT
双侧前庭水管可见明显扩大（黑色箭头）。耳蜗旋转不良，耳蜗轴模糊（白色箭头）
c. T1加权
扩张的内淋巴囊右侧呈高信号，左侧的信号强度与小脑的几乎相等（黑色箭头）
d. T2加权
扩张的内淋巴囊呈高信号（黑色箭头）
e. 三维重T2加权
耳蜗的前庭阶及鼓阶可见不对称（黑色箭头）

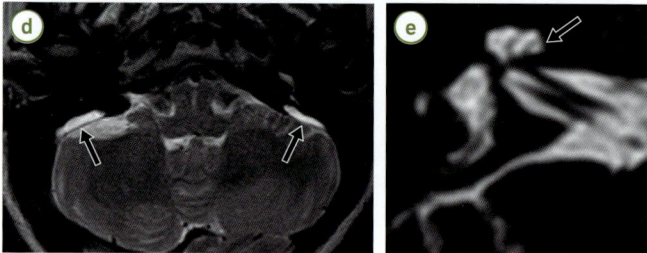

图9.21　Pendred综合征（20余岁，女性）
双侧感音神经性聋，甲状腺肿大
a. 左侧颅骨CT
前庭水管可见扩大，耳蜗轴模糊
b. 颈部增强CT冠状面MPR
甲状腺两叶中可见明显肿大

表9.3　内耳畸形的分型

- 完全性迷路发育不全（complete labyrinthine aplasia）
- 初级听泡（不完全耳囊残留物）［rudimentary otocyst（incomplete milimetric otic capsule remnant）］
- 耳蜗未发育（cochlear aplasia）
- 共同腔畸形（common cavity）
- 耳蜗发育不全（cochlear hypoplasia）
  - Ⅰ型：泡状耳蜗（bud-like cochlea）
  - Ⅱ型：囊性发育不全耳蜗（cystic hypoplastic cochlea）
  - Ⅲ型：耳蜗小于2转（cochlea with less than 2 turn）
  - Ⅳ型：耳蜗有发育不全的中转和顶圈（cochlea with hypoplastic middle and apical turns）
- 不完全分隔（IP）（incomplete partition）
  - IP-Ⅰ型囊性耳蜗（cystic cochlea）
  - IP-Ⅱ型囊性耳蜗顶圈（耳蜗轴有缺损）（cystic cochlear apex（modiolus is defective））
  - IP-Ⅲ型无耳蜗轴，存在间隔（modiolus absent，interscalar septa present）
- 前庭导水管扩大（enlarged vestibular aqueduct）
- 耳蜗孔异常（cochlear aperture abnormalities）
  - 骨性耳蜗神经管（bony cochlear nerve canal）

引自Sennaroglu L, et al: Classifi-cation and current manage-ment of inner ear malforma-tions. Balkan Med J 2017; 34: 397-411.

09 颞骨
Ramsay-Hunt综合征与Bell麻痹

必读

· Sartoretti-Schefer S, et al. Idiopathic, herpetic, and HIV-associated facial nerve palsies: abnormal MR Enhancement patterns. AJNR Am J Neuroradiol 1994; 15: 479-85.

MEMO

正常人的膝神经节周围也常可见面神经的增强效果。这被认为与神经周围血管丛相关。

· Kuya J, et al. Usefulness of high-resolution 3D multi-sequences for peripheral facial palsy: Differentiation between Bell's palsy and Ramsay Hunt syndrome. Otol Neurotol 2017; 38: 1523-7.

概述

· 周围性面神经麻痹通常是由Bell 麻痹或Ramsay-Hunt综合征（带状疱疹病毒感染）等的炎症变化引起的。
· 多数Bell麻痹被认为是由1型单纯疱疹病毒的再激活引起的。

临床表现及影像学表现

· Ramsay-Hunt综合征除单侧周围性面神经麻痹外，还可能出现耳郭或外耳道带状疱疹，以及耳聋、头晕等前庭蜗神经病变的症状。
· 可能伴有三叉神经等其他脑神经的症状。

MRI（图9.22）

· 麻痹侧的面神经中可见强烈增强效果。
· **如果内耳道底至迷路可见增强效果、伴有神经肿胀，或者可见麻痹侧增强效果明显强于对侧，则认为是有意义的表现。**
· 颅外（腮腺内）面神经常可见增强效果。
· 建议使用三维高分辨率图像进行评估。

鉴别诊断

· 与可导致周围性面神经麻痹的其他疾病相鉴别，包括肿瘤、胆脂瘤和外伤等。
· 通过MRI表现通常难以鉴别Bell麻痹和Ramsay-Hunt综合征。
· 有文献表明，沿前庭蜗神经或内耳道壁的增强效果及三维CISS（稳态构成干扰，constructive interference in steady state）图像中的面神经增厚常可在Ramsay-Hunt综合征患者中被观察到（图9.23）。

关键点

· 高分辨增强MRI显示面神经异常的增强效果。

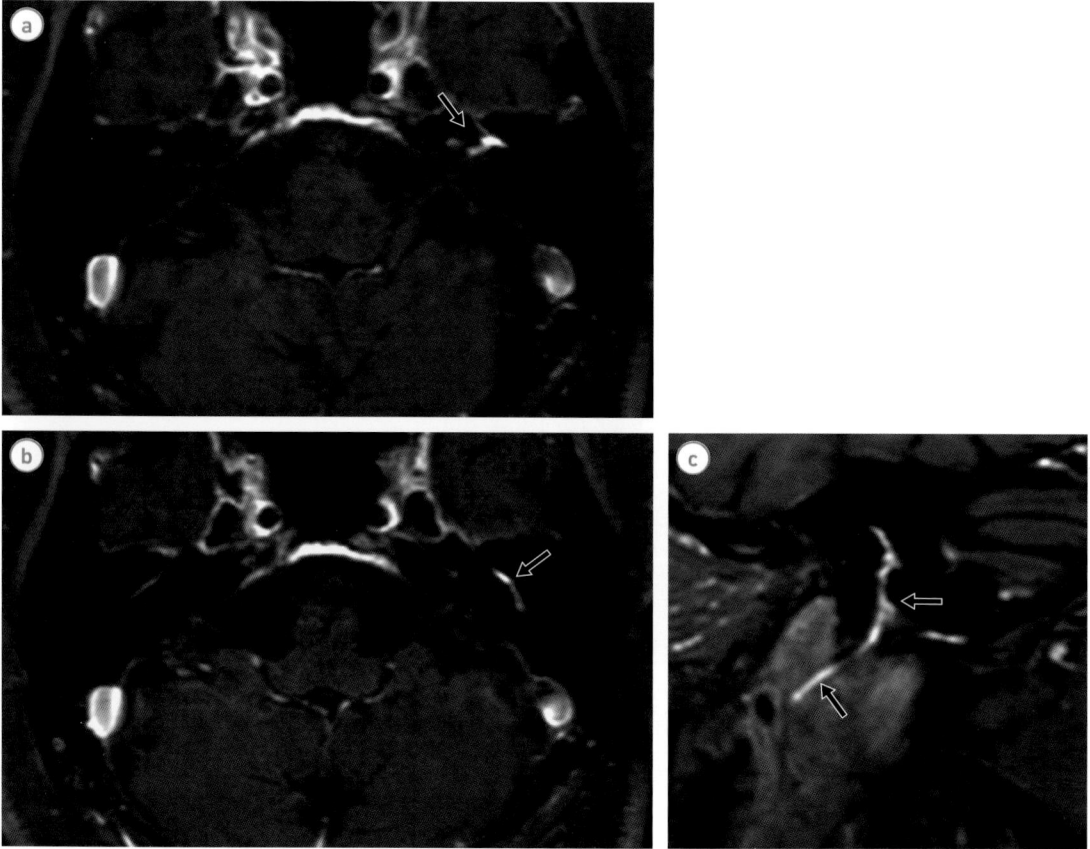

图9.22　左侧面神经麻痹（60余岁，男性）

a、b. 增强三维T1加权

左侧面神经的增强效果较对侧明显，内耳道底及迷路也可见增强效果（黑色箭头）

c. 增强三维T1加权矢状面

左侧面神经锥段至腮腺区也可见很强的增强效果（黑色箭头）

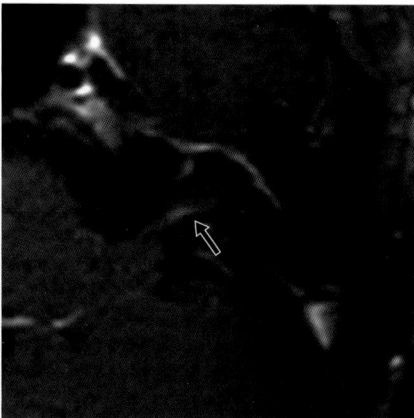

图9.23　Ramsay-Hunt综合征（20余岁，女性）

增强三维T1加权

伴有左耳耳郭红肿、耳孔周围水疱形成或结痂等的面神经麻痹。除左侧面神经的增强效果外，还可见前庭蜗神经的增强效果（黑色箭头）

09 颞骨
血管球瘤

必读

· Woolen S, et al. Paragangliomas of the head and neck. Neuroimag Clin N Am 2016; 26: 259-78.

术语表

Jacobson神经
穿过颈静脉孔的舌咽神经分支。在鼓室内侧壁上行，形成鼓室神经丛，与鼓室的知觉相关。

Arnold神经
起自迷走神经上神经节，经乳突小管从鼓乳裂穿出，分布于耳郭后表面及外耳道后壁和下壁。

MEMO

鼓室后血管肿块的鉴别
· 血管异常：与异位颈内静脉（颈内动脉部分缺损）、颈内动脉开窗畸形、颈静脉球破裂相鉴别。
· 血管球瘤
· 胆固醇肉芽肿

注：由于颞骨MRI无法检测到血管突变等异常，因此CT是"鼓室后血管肿块"影像学诊断的首选。

· Thelen J, et al. Multimodality imaging of paragangliomas of the head and neck. Insights Imaging 2019; 10: 29.
· Sweeney AD, et al. Glomus tympa-nicum tumors. Otolaryngol Clin North Am 2015; 48: 293-304.

概述

· **血管球瘤是起源于化学感受器细胞的肿瘤，也称为副神经节瘤（paraganglioma）或化学感受器瘤（chemodectoma）。**
· 颞骨区域已知有发生在鼓室内的鼓室球瘤（glomus tympanicum tumor）及发生在颈静脉孔的颈静脉球瘤（glomus jugulare tumor），二者鉴别困难时称为鼓室颈静脉球瘤（glomus jugulotympanicum tumor）。
· 鼓室球瘤起源于舌咽神经的鼓室支（Jacobson神经），好发于鼓岬附近。
· 颈静脉球瘤的发生与迷走神经耳支（Arnold神经）相关。
· **是一种血流极丰富的肿瘤。**

临床表现及影像学表现（图9.24~9.26）

· 好发于40~60岁，多见于女性。
· 主要症状是搏动性耳鸣、耳聋和耳塞感。
· 根据肿瘤进展的方向，可能伴有内耳症状或面神经及下位脑神经症状。
· 耳镜检查可见鼓室后血管肿块。
· 以高血流量为特点，在CT、MRI中均有明显增强效果。

CT
· 鼓室球瘤常表现为鼓岬附近相对局限的肿块。
· 颈静脉球瘤通常表现为伴有虫蚀样颈静脉壁破坏的边缘不规则的肿块。

MRI
· 信号强度呈非特异性。
· 较大病变的内部可能伴有血管流空。
· 在时间分辨率对比增强MRA (time-resolved contrast enhanced MRA，MR-DSA) 或动态显像（dynamic study）中，可见早期的增强效果及排泄（washout）。

血管造影
· 可见强烈的肿瘤显影及早期静脉流出。
· 咽升动脉等颈外动脉分支常为血管球瘤主要的滋养动脉。根据肿瘤的进展，颈内动脉、椎动脉脑膜支、小脑前下动脉和小脑后下动脉也可供血。

鉴别诊断

· 鼓室球瘤需与先天性胆脂瘤或腺瘤相鉴别，颈静脉球瘤需与内淋巴囊瘤（endolymphatic sac tumor）或转移瘤等相鉴别。

硬脑膜动静脉瘘是搏动性耳鸣的原因之一。若CT无异常，建议进行MRI及MRA检查。

・**先天性胆脂瘤**：CT表现可能与本病相似，但MRI无增强效果，耳镜检查结果也不同。

・**中耳腺瘤**：病变被认为是具有增强效果的鼓室内肿块，但不具有与副神经节瘤相同的高血流。

・**内淋巴囊瘤**：高血流的肿瘤，但起源于不同的部位（以前庭水管为中心），因常有出血在T1加权图像上常伴有高信号。

・**伴有转移性肿瘤等骨质破坏的高血流肿瘤**：除定位外，鉴别常较困难，转移瘤在弥散加权图像中通常表现为弥散受限。

关键点

・血管球瘤是鼓室后血管肿块和搏动性耳鸣的重要鉴别疾病。

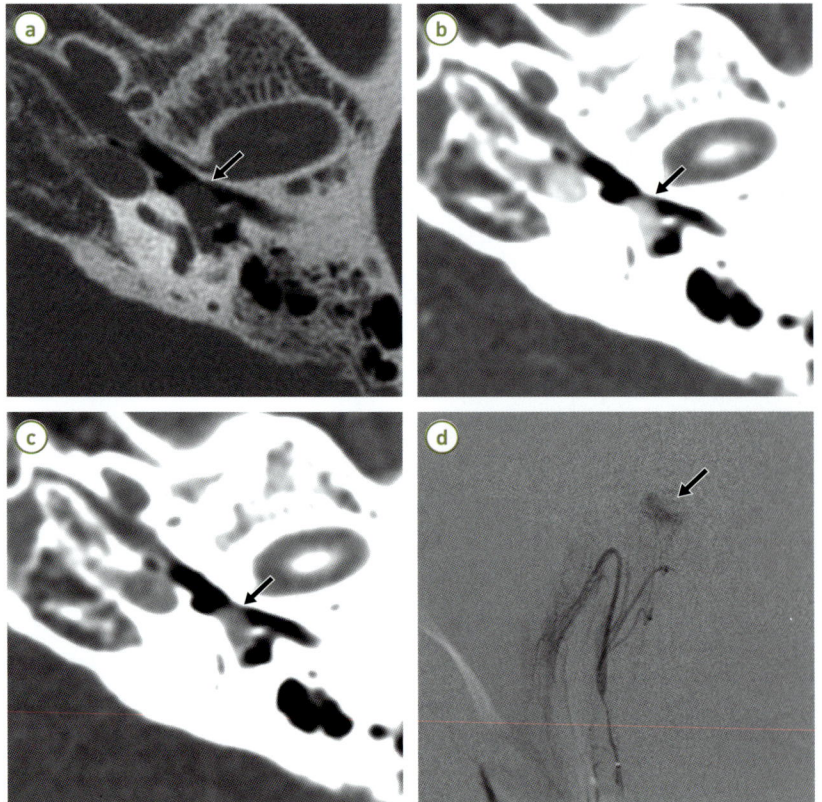

图9.24　鼓室球瘤（60余岁，男性）
有左耳不适感及搏动性耳鸣，可见鼓膜透明度降低、红色肿块及搏动
a. HRCT；b. 增强CT早期相；c. 增强CT后期相
可见与鼓室内鼓岬相连的肿块（黑色箭头），其在增强CT早期相可见明显被增强，在后期相被排泄掉
d. 左侧咽升动脉造影
可见与病变相对应的肿块显影（黑色箭头）

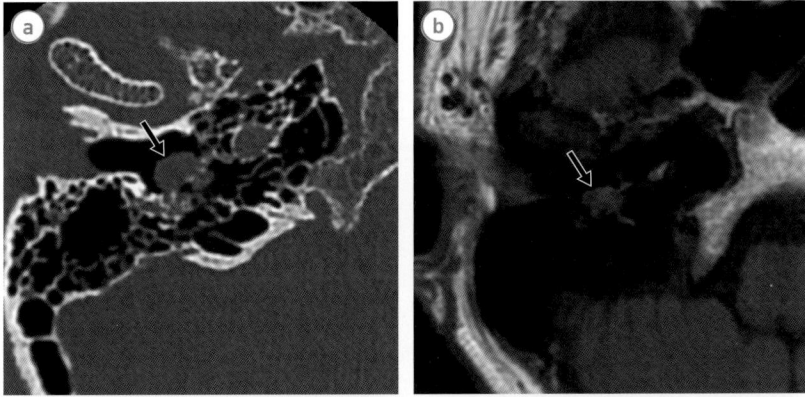

图9.25　鼓室球瘤（60余岁，女性）
右耳瘙痒，右耳膜可见红色肿块
a. CT；b. T1加权；c. T2加权；d. 增强T1加权
鼓室内的肿块（黑色箭头）在T1加权图像上的信号强度与脑实质的相等，在T2加权图像上呈高信号，显示出良好的增强效果
e：MR-DSA早期相
从早期阶段（黑色箭头）开始显示出强烈的增强效果

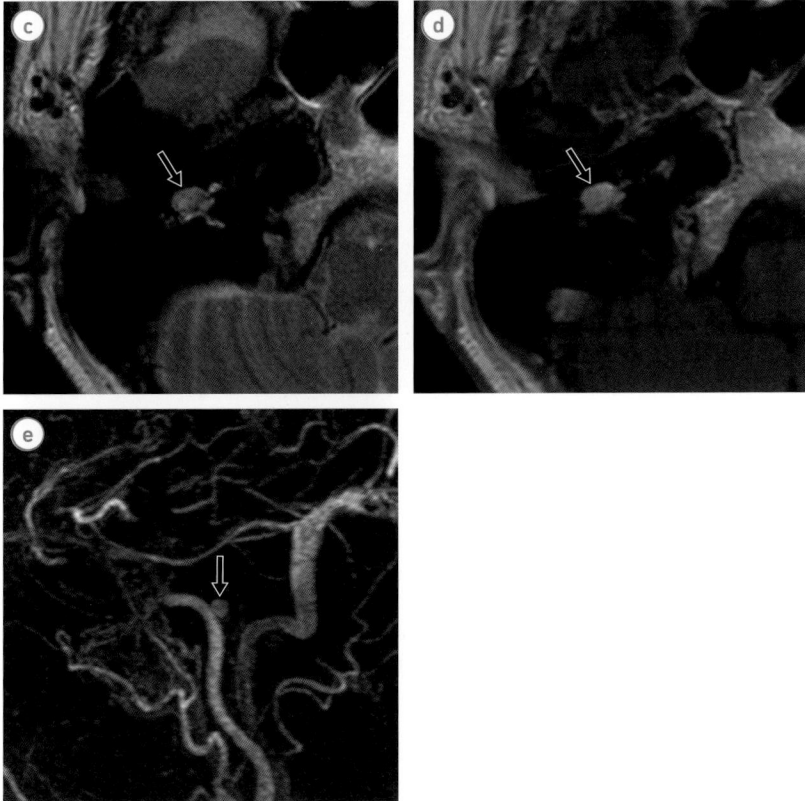

图9.26　鼓室球瘤（50余岁，女性）
a. CT
可见以左颈静脉孔为中心的颞骨锥体的虫蚀样图像（黑色箭头）
b. 增强T1加权
可见不均匀的增强效果（黑色箭头）

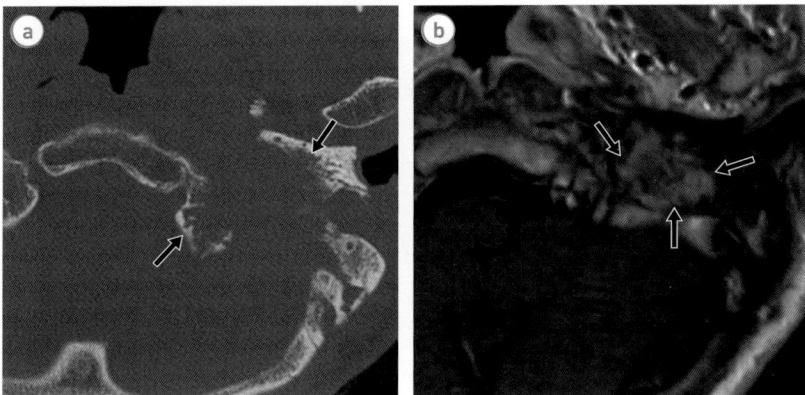

09 颞骨
鳞状细胞癌（外耳道、中耳）

概述

- 听力器官的癌罕见，发生率大约为1/100万。
- 最常见于外耳，其次是中耳。
- **鳞状细胞癌占70%，其次是腺样囊性癌、基底细胞癌。**
- UICC中未划分临床分期。
- 外耳道病变的第一级淋巴结是腮腺内淋巴结。

临床表现及影像学表现（图9.27）

- 临床症状包括耳漏、耳出血、耳痛、听力下降、耳塞、肿块形成及面瘫等，根据病变的进展方向及其严重程度表现出各种症状。
- 早期临床症状少，与炎性疾病的鉴别困难。
- 根据病变进展程度选择手术治疗或放疗。

CT

- 表现为具有增强效果的软组织肿块，若有增大则引起下层骨壁破坏。
- **外耳道癌常破坏下壁并进展至颞骨下部的软组织，也可向多个方向进展。**
- 若进展至中耳则预后不良。

MRI

- 在T1及T2加权图像上的信号强度呈非特异性。
- 病变有增强效果，病变增大时伴有变性或坏死。
- 在弥散加权图像中可见弥散能力下降，但相比于恶性淋巴瘤等，弥散能力下降程度常为轻度。

鉴别诊断

- 与其他伴有骨壁破坏的肿瘤相鉴别。
- **其他恶性肿瘤：** 仅凭影像学检查难以鉴别，外耳道腺样囊性癌常以软骨为主体，浸润咽旁间隙等深部结构的报道较少见。
- **恶性（坏死性）外耳道炎：** CT上可见伴有周围骨脱矿的外耳道内软组织，一般不伴有弥散能力下降，随着进展，可合并颅底骨髓炎。
- **外耳道胆脂瘤（图9.28）：** 在弥散加权图像上常呈高信号，但无增强效果。

> **MEMO**
> 中耳癌常合并慢性中耳炎，炎症被认为是致癌的原因之一。

- Xia S, et al: Radiological findings of malignant tumors of external auditory canal: cross-sectional study between squamous cell carcinoma and adenocarcinoma. Medicine 2015; 94: e1452.
- Ong CK, et al. Imaging of carcinoma of the external auditory canal: a pictorial essay. Cancer Imaging 2008; 8: 191-8.
- Hu XD, et al. Squamous cell carcinoma of the middle ear: report of three cases. Int J Clin Exp Med 2015; 8: 2979-84.

关键点

- 外耳道或中耳恶性肿瘤少见，其中以鳞状细胞癌最为常见。

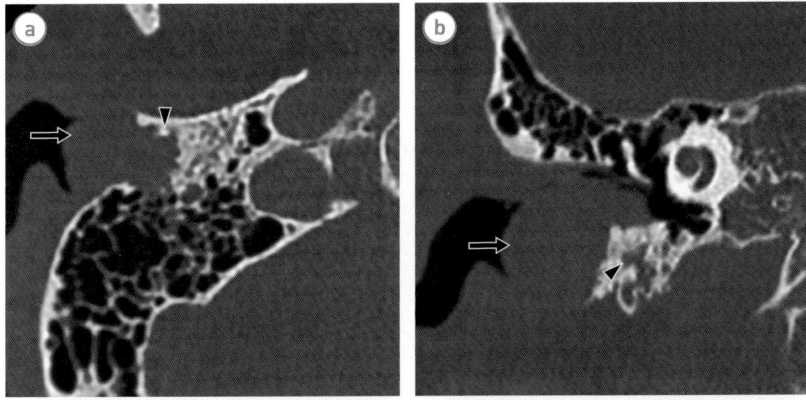

图9.27 外耳道鳞状细胞癌：外
　　　耳道肿瘤（50余岁，
　　　男性）
a. CT；b. 同部位冠状面
可见外耳道肿瘤（黑色箭头），伴有前
壁及下壁的骨质破坏（黑色三角箭头）
c. T1加权；d. T2加权；e. 增强T1加权
病灶在T1加权图像上的信号强度与小
脑的几乎相等（图c黑色箭头），在T2
加权图像上呈轻度低信号（图d黑色三
角箭头），表现为稍不均匀的增强效果
f. 弥散加权
弥散加权图像中的高信号不明显，
ADC值下降至约0.9 × 10^{-3} mm²/s，
表现为弥散能力下降

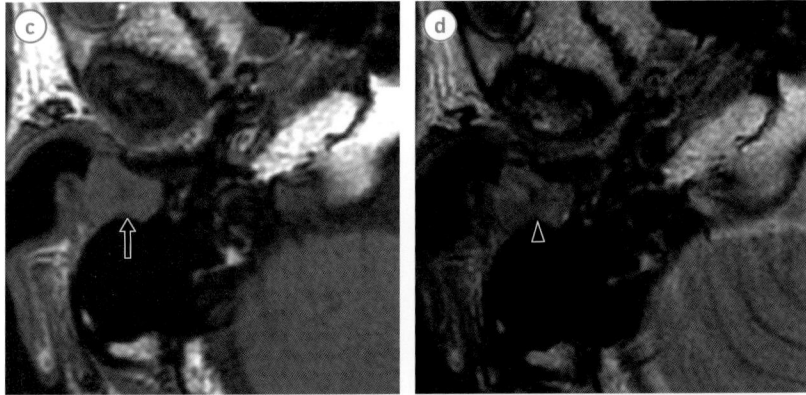

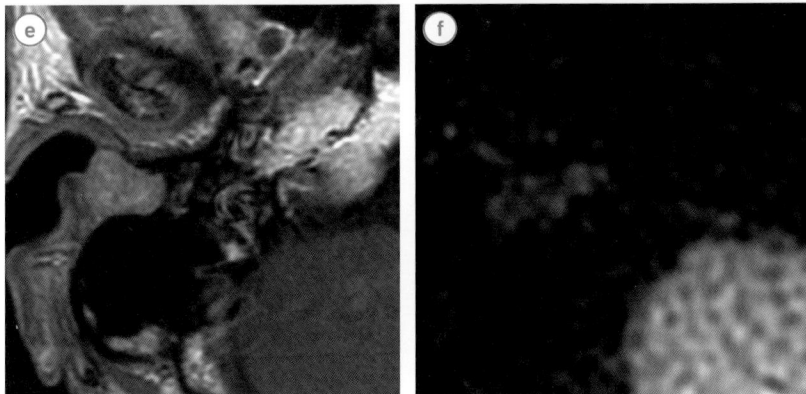

图9.28 外耳道胆脂瘤（50余
　　　岁，女性）
a. CT；b. 同部位冠状面
外耳道底部可见软组织肿块（黑色箭
头），相邻的骨可见轻度脱矿（黑色三
角箭头）

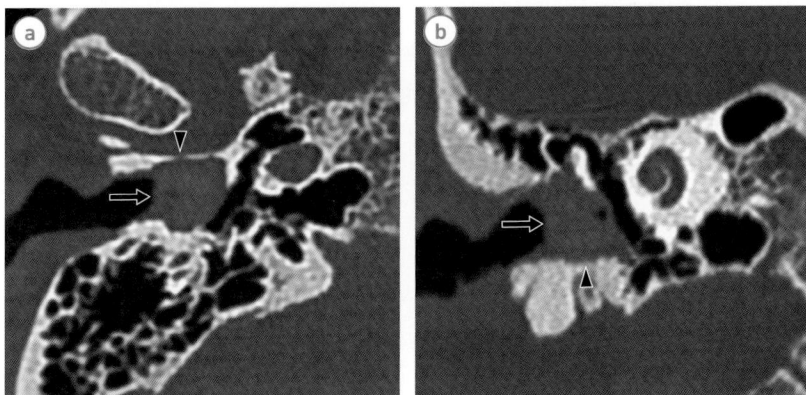

10 唾液腺
正常解剖及影像学解剖

· Fujii H, et al. Localization of parotid gland tumors in relation to the intraparotid facial nerve on 3D double-echo steady-state with water excitation sequence. AJNR Am J Neuroradiol 2019; 40: 1037-42.

MEMO

咽旁间隙的占位性病变大多是腮腺深叶来源的唾液腺肿瘤。这是由腮腺间隙的腮腺深部与咽旁间隙之间的筋膜薄弱或缺损导致的。因此，腮腺深处的肿瘤很容易进展至咽旁间隙。咽旁间隙本身发生的病变很少见。

MEMO

恶性唾液腺肿瘤的局部进展程度和神经周围扩散程度的评估都很重要。在腮腺肿瘤中，可见沿走行于腮腺内的面神经（Ⅶ）的颅内进展及通过耳颞神经沿下颌神经（Ⅴ-3）的进展。下颌下腺及舌下腺病变可沿舌神经、下颌舌骨神经及舌下神经发生神经周围扩散。由于可能见到非连续性病变，因此确认至中枢侧非常重要。

你知道吗？

随着3T高磁场MRI设备的普及、成像技术的进步及表面线圈的发展，腮腺内面神经的显影已经成为可能。有文献表明，腮腺内面神经的直接成像与间接标记相比，前者对腮腺肿瘤的局部定位能力更高。

概述

- 唾液腺由大唾液腺（腮腺、下颌下腺、舌下腺）及小唾液腺组成。
- **腮腺**：存在于腮腺间隙，位于上口咽水平的最外侧，上端至外耳道，下端至下颌角。
- **下颌下腺**：包含位于下颌下间隙的较大的浅部及位于舌下间隙的深部，下颌下腺导管起于深部。
- **舌下腺**：位于舌下间隙外侧缘。

腮腺（图10.1，10.2）

- 腮腺是最大的大唾液腺，几乎全部由浆液腺构成。
- 位于腮腺间隙，被**颈深筋膜浅叶**包围。
- 被腮腺内的面神经分为浅叶、深叶，但没有真正的解剖边界。
- 在腮腺肿瘤中对浅叶及深叶的定位非常重要。
- 因含有脂肪组织，在CT上呈轻度低密度，在T1、T2加权图像中呈轻度高信号，信号强度受脂肪沉积程度影响。
- 因衰老或慢性炎症（尤其是干燥综合征），脂肪逐渐增生。
- 腮腺导管（Stensen导管）开口于上颌第二磨牙旁的腮腺乳头。
- 腮腺内有腺内淋巴结。

腮腺肿瘤相关解剖

茎突–下颌通道（图10.3）

- 由下颌支、茎突和茎突下颌韧带围起的裂隙。
- 腮腺深部及咽旁间隙之间的筋膜薄且脆弱，有时会有缺损。
- 腮腺深叶肿瘤经茎突–下颌通道进展至咽旁间隙，茎突–下颌通道因此扩张。

腮腺肿瘤的定位

- 腮腺肿瘤与腮腺面神经的位置关系影响手术方式的选择及面神经麻痹的风险。
- 虽然腮腺深叶肿瘤的发生率较低，仅占所有腮腺肿瘤病例的10%~20%，但是手术常导致面神经麻痹，因此定位非常重要。
- 过去腮腺内面神经难以显影，因此常使用面神经线、乌得勒支线、下颌后静脉等间接标记，近年来面神经直接显影已成为可能。

与腮腺肿瘤相关的神经

- **面神经**（图10.4）：面神经从脑桥延髓交界处的外侧穿出后，在颞骨内先后经内耳道段、迷路段、鼓室段（水平段）、乳突段（垂直段），通过茎乳孔穿出至颅骨外。进入腮腺内后，主干分为颞面干、颈面干，而后进一步分为颞支、颧支、颊支、下颌缘支及颈支。

下颌下腺（图10.1，10.2）

- 下颌下腺是第二大的大唾液腺。
- 由浆液腺及黏液腺组成的混合腺体。
- 位于由二腹肌的前、后腹与下颌骨下缘形成的下颌下三角区域内。
- 颌下间隙后方与舌下间隙后方及咽旁间隙下部相连。
- 下颌下腺导管（Wharton管）穿过舌下间隙，并开口于舌下阜。

本章插图中的简称所代表的结构： ADM，二腹肌前腹；ECA，颈外动脉；GGM，颏舌肌；HGM，舌骨肌；ICA，颈内动脉；IJV，颈内静脉；LPM，翼外肌；MHM，下颌舌骨肌；MM，咬肌；MPM，翼内肌；PDM，二腹肌后腹；PG，腮腺；RMV，下颌后静脉；SLG，舌下腺；SMD：下颌下腺；SMG，下颌管。

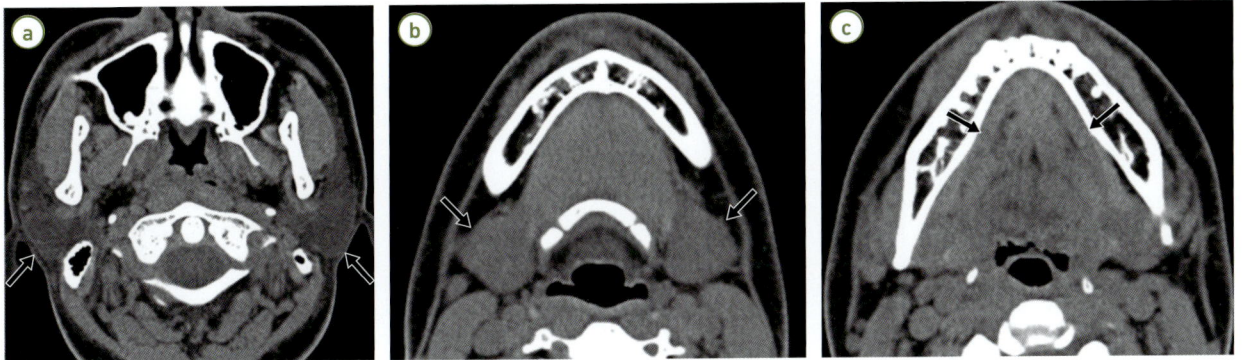

图10.1　正常唾液腺的CT平扫

a. 腮腺水平；b. 下颌下腺水平；c. 舌下腺水平

正常腮腺（图a黑色箭头）及下颌下腺（图b黑色箭头）的密度略低于肌肉的密度。正常舌下腺（图c黑色箭头）的密度与肌肉的密度相等

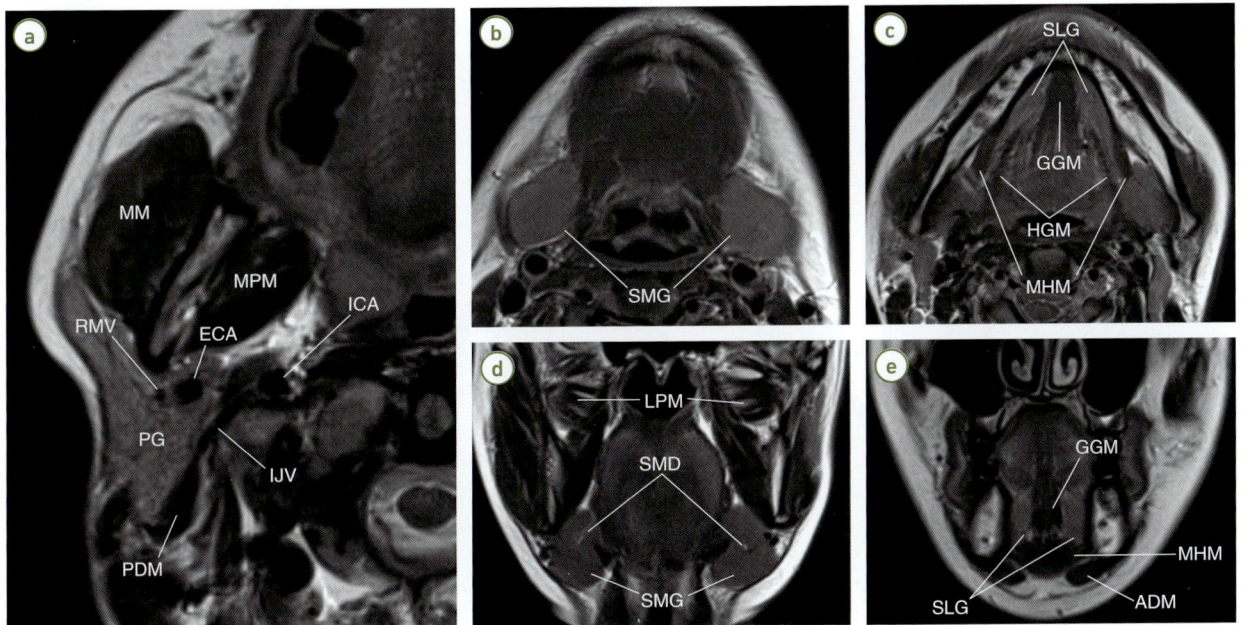

图10.2　正常唾液腺的MRI

a～c. T2加权；d、e. T2加权冠状面

a. 腮腺水平；b、d. 下颌下腺水平；c、e. 舌下腺水平

术语表

下颌下间隙和舌下间隙
双侧下颌体内面附着有膜
状的下颌舌骨肌，分隔出
下颌下间隙及舌下间隙。
背侧1/3缺少下颌舌骨肌，
因此两者间无完整边界。
下颌下腺病变很容易进展
至舌下间隙。下颌舌骨肌
先天性部分缺失时，舌下
间隙的病变可能从缺失部
分进展至下颌下间隙。

必读

· Atkinson C, et al. Cross-sectional imaging techniques and normal anatomy of the salivary glands. Neuroimaging Clin N Am 2018; 28: 137-58.

舌下腺（图10.1，10.2）

· 由黏液腺构成。
· 小舌下导管（Rivinus导管）在舌下皱襞的顶部开口于口腔内。

小唾液腺

· 多在颊黏膜、唇、腭、舌区分布。

关键点

· 唾液腺的影像学解剖易于理解，阅片时应注意脑实质外进展及神经周围扩散的情况。

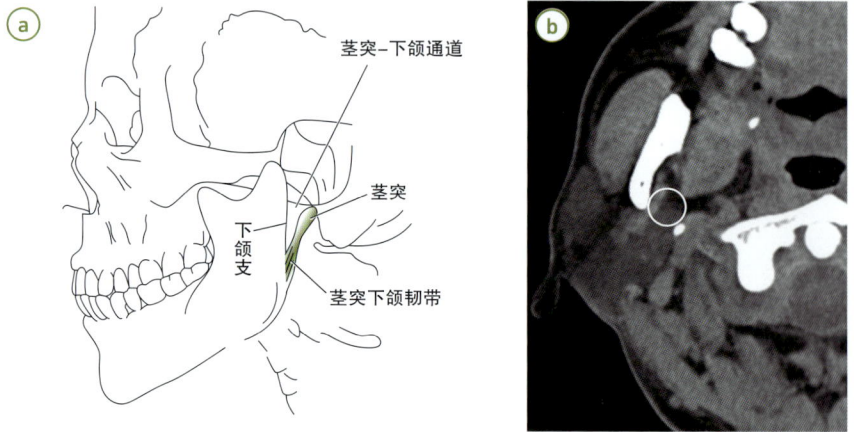

图10.3 茎突–下颌通道（50余岁，女性）
a. 解剖示意图；b. CT平扫
茎突–下颌通道（图b圆圈）是由下颌支、茎突及茎突下颌韧带围成的长间隙

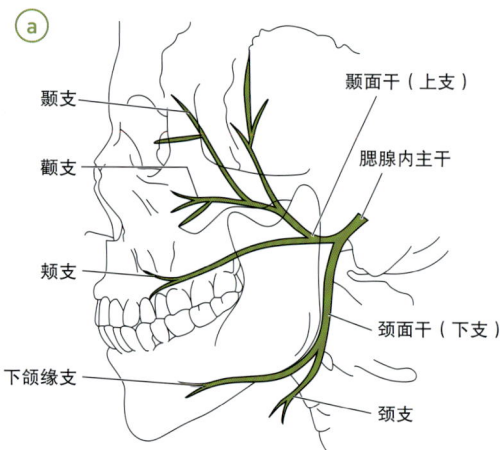

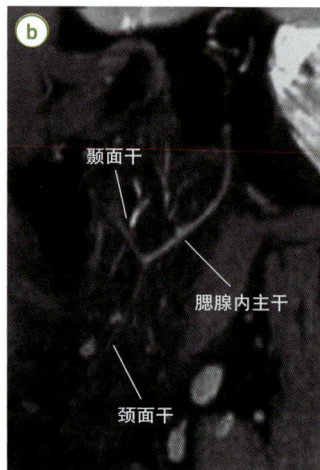

图10.4 颅外面神经（50余岁，女性）

a. 解剖示意图；b. 三维双回波稳态序列与水激发（三维-double-echo steady-state sequence with water excitation）矢状面薄MIP

面神经从茎乳孔穿出，其腮腺内主干分为颞面干及颈面干，其后进一步分为颞支、颧支、颊支、下颌缘支及颈支（图a）。近年来MRI（图b）对腮腺内面神经的显影已成为可能

10 唾液腺
成像要点

必读

· Yabuuchi H, et al. Salivary gland tumors: diagnostic value of gadolinium-enhanced dynamic MR imaging with histopathologic correlation. Radiology 2003; 226: 345-54.
· Lobo R, et al. A review of salivary gland malignancies: Common histologic types, anatomic considerations, and imaging strategies. Neuroimaging Clin N Am 2018; 28: 171-82.

MEMO

近年来，MRI成像数据压缩技术之一的基于压缩感知的数据采集及图像重建技术得到了发展。应用压缩感知的序列可提高动态成像的时间分辨率并扩大成像区域。

关键点

· CT可用于诊断唾液腺结石症及腮腺气肿。
· 诊断唾液腺肿瘤时，弥散加权成像及ADC值、动态增强T1加权图像增强效果的TIC十分有用。

· Mogen JL, et al. Dynamic contrast-enhanced MRI to differentiate parotid neoplasms using golden-angle radial sparse parallel imaging. AJNR Am J Neuroradiol 2019; 40: 1029-36.
· 日本医学放射線学会編, 画像診断ガイドライン2016年版. 金原出版. 東京, 2016, p.113.

概述

· 在CT中，腮腺及下颌下腺的密度比肌肉的低，舌下腺的密度与肌肉的相等。随着年龄增长，腮腺中的脂肪组织增多，密度降低。
· CT对空气及钙化的显影十分优秀，对腮腺气肿和唾液腺结石症的诊断很有用（图10.5）。
· 在对唾液腺肿瘤的诊断中，具有良好组织对比分辨率的MRI在存在诊断和定性诊断中都发挥着重要作用。
· 腮腺肿瘤多为多形性腺瘤及Warthin瘤，对其进行正确诊断很重要。
· 在恶性肿瘤中对神经周围扩散的评估很有必要，需要对包括颅底在内的成像范围进行评估。
· 在对淋巴结转移的评估中，易进行广范围成像的增强CT非常有用，也可以与MRI局部诊断相结合。

CT

· 层厚基本在3 mm以下。
· 主要使用横断面图像及冠状面图像进行评估。
· 口腔科假体导致的伪影常影响观察，因此需要通过设定成像断面的角度来减少伪影。
· 对于唾液腺肿瘤的局部评估优先选择MRI。
· 以颅底至颈部为成像范围进行对颅内进展及颈部淋巴结的评估。
· 唾液腺结石症或腮腺气肿可以通过CT平扫检查进行诊断，对炎症或肿瘤的评估来说增强扫描更有用。

MRI（表10.1）

· 层厚基本为3~4 mm。
· 主要使用T1、T2加权图像的横断面及冠状面进行评估。
· 适当追加脂肪抑制T2加权成像及STIR成像。
· 对颅底浸润及神经周围扩散的评估，应考虑使用在必要时能够追加冠状面及矢状面图像重建的、可获取高分辨率体积数据的成像方法。
· 在对唾液腺肿瘤的诊断中，使用弥散加权成像获得的ADC值及动态增强T1加权图像获得的时间-强度曲线（time intensity curve，TIC）十分有用。
· 一般来说，良性肿瘤的ADC值高，恶性肿瘤的ADC值低，但需要注意，作为良性肿瘤的Warthin肿瘤的ADC值可能会明显降低。
· 动态增强成像根据肿瘤增强效果达到最强的时间（T_{max}）及增强效果从T_{max}起降低的程度［廓清率（washout ratio，WR）］可分为4类（图10.6）。
· 多形性腺瘤多呈渐增的增强效果（$T_{max} > 120$ s），Warthin瘤多呈早期强化-明显廓清型（$T_{max} < 120$ s，$WR \geq 30\%$），恶性唾液腺肿瘤多呈早期强化-渐减型（$T_{max} < 120$ s，$WR < 30\%$）。

- 因有例外，进行与其他成像方法联用的综合评估是必要的。
- 磁共振腮腺管成像（MR sialography）可帮助医师掌握唾液腺导管全貌，可以替代唾液腺增强检查（图10.7）。

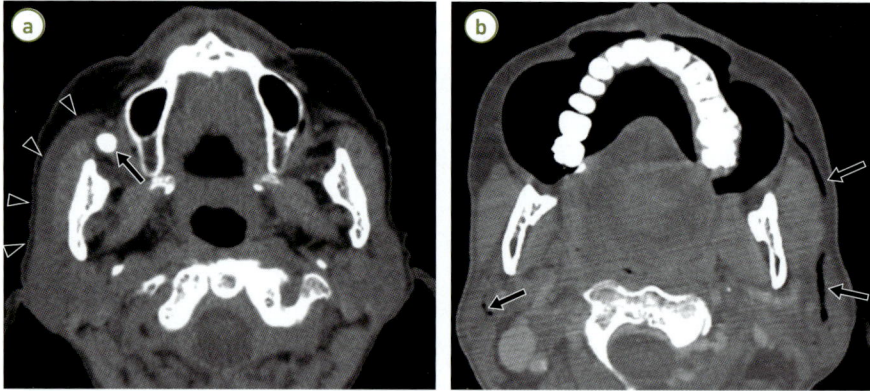

图10.5　CT检查有用的唾液腺疾病

a. 唾液腺结石症（80余岁，女性）

右侧腮腺管内可见钙化结石（黑色箭头），伴有腮腺管扩张（黑色三角箭头）

b. 腮腺气肿（60余岁，男性）

双侧腮腺管内可见空气（黑色箭头）

表10.1　唾液腺序列举例（1.5T设备，头部用线圈）

成像方法	序列	TR/TE (ms)	层厚 (mm)	其他
T2加权（横断面）	FSE法	4000/85	3	—
T1加权（横断面）	SE法	460/10	3	—
T2加权（冠状面）	FSE法	4000/85	3	适当追加STIR冠状面图像
弥散加权（横断面）	DW-EPI法	7200/74.2	3	制作STIR ADC图
增强T1加权（横断面或冠状面）（动态）*	三维FSPGR法	7.6/4.2	3	在Pre、20 s、50 s时扫描，成像方向根据病变位置适当选择
增强T1加权（横断面）**	SE法	460/10	3	—

注：*，必要时；**，必要时考虑脂肪抑制。
引自日本医学放射線学会 編，画像診断ガイドライン2016年版. 金原出版. 東京, 2016, p.113.

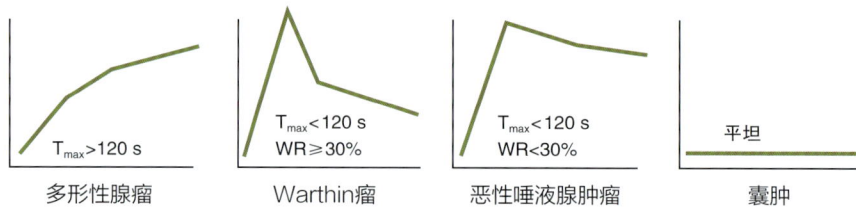

多形性腺瘤　　$T_{max} > 120\ s$

Warthin瘤　　$T_{max} < 120\ s$　$WR \geqslant 30\%$

恶性唾液腺肿瘤　$T_{max} < 120\ s$　$WR < 30\%$

囊肿　平坦

图10.6　唾液腺肿瘤的动态增强方式及代表性疾病

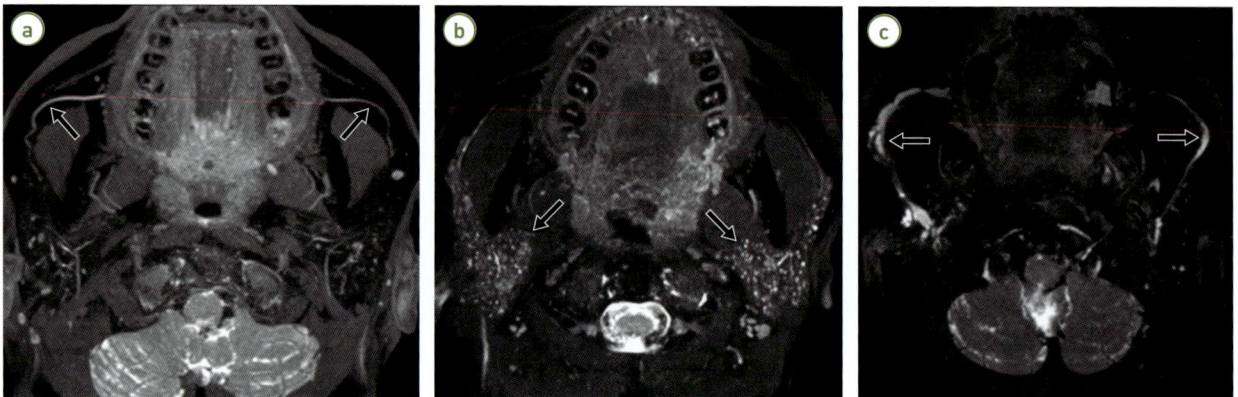

a. 正常腮腺管（50余岁，女性）

腮腺管（黑色箭头）开口于第二磨牙附近的腮腺乳头处

b. 干燥综合征（20余岁，女性）

双侧腮腺（黑色箭头）内可见点状高信号

c. 嗜酸性唾液腺导管炎（Kussmaul病）（60余岁，女性）

腮腺管内可见以右侧为主的串珠样扩张（黑色箭头）

图10.7　磁共振腮腺管成像

10 唾液腺
多形性腺瘤

术语表

多形性腺瘤与混合瘤
多形性腺瘤因包含上皮成分及间叶成分，过去被称为混合瘤。因间叶成分也来源于上皮细胞，所以现在称多形性腺瘤。

MEMO

即使图像上可见清晰的包膜，组织学上的包膜仍可能不清晰或缺损。因此有必要行能保证切缘充分的切除术。有时会有术后复发率高或组织学上呈良性但在治疗过程中恶化的情况。

你知道吗？

咽旁间隙可见肿瘤时，咽旁间隙的正常脂肪常向内侧移位，这种情况大部分为起源于腮腺深部的多形性腺瘤。因早期无明显临床症状，患者常在形成较大肿块后就诊，肿块常可见钙化或囊性变性。

· Kato H, et al. Imaging findings of parapharyngeal space pleomorphic adenoma in comparison with parotid gland pleomorphic adenoma. Jpn J Radiol 2013; 31: 724–30.

必读

· Kato H, et al. Pleomorphic adenoma of salivary glands: common and uncommon CT and MR imaging features. Jpn J Radiol 2018; 36: 463–71.

概述

· **多形性腺瘤是最常见的唾液腺肿瘤**，占唾液腺肿瘤的60%，占唾液腺良性肿瘤的70%~80%。
· 又称良性混合瘤（mixed tumor），由腺上皮细胞、肌上皮细胞、肿瘤性肌上皮细胞产生的黏液及软骨基质组织构成，影像学表现多样。

临床表现及影像学表现

· 发病年龄广泛，好发于30~50岁。
· 女性的发病率较高。
· 在大唾液腺多见于腮腺，在小唾液腺多见于腭腺。
· 腮腺中约90%为浅叶肿瘤。
· 肿瘤进展缓慢，无痛、移动性良好。
· 可恶变。
· 即使是组织病理学上呈良性的肿瘤也可能发生转移。
· **若无法通过手术完全切除，则复发率很高。**

CT

· 边界清晰。
· 呈类圆形或分叶样。
· 在CT平扫中的密度比周围腮腺的略高。CT平扫很难使下颌下腺显影。
· 有时可见钙化或骨化。
· 增强后常呈均匀增强效果，但较大的肿瘤的增强效果不均匀。若成像时机过早，则可能表现为增强效果不佳。

MRI（图10.8~10.10）

· 在T1加权图像上呈低信号。
· 在T2加权图像上大部分呈高信号，但可表现为多种信号。
· 包膜在T2加权图像中呈低信号。
· 在动态MRI中，增强效果逐渐增加。
· 在造影剂给药后随时间推移的图像中呈更强的增强效果，为其特征。
· 在弥散加权图像中的ADC值往往很高 $[(1.5~2.0) \times 10^{-3} \text{ mm}^2/\text{s}]$。
· 上皮成分较多时，在T2加权图像或ADC图上可见低信号区域，难以与多形性腺瘤来源癌相鉴别。

鉴别诊断

· 与肌上皮瘤、基底细胞腺瘤、神经鞘瘤、低度恶性唾液腺肿瘤等相鉴别。
· 与在T2加权图像中呈高信号的疾病相鉴别。
· **恶性肿瘤**：在动态MRI中常表现为早期强化–轻度廓清型。
· **神经鞘瘤**：与茎乳孔连续，此点有助于诊断。

关键点

- 多形性腺瘤是最常见的唾液腺肿瘤。
- 具有包膜的分叶样形态，典型表现为在T2加权图像上呈高信号。
- 在动态MRI中逐渐增加的增强效果为其特征。

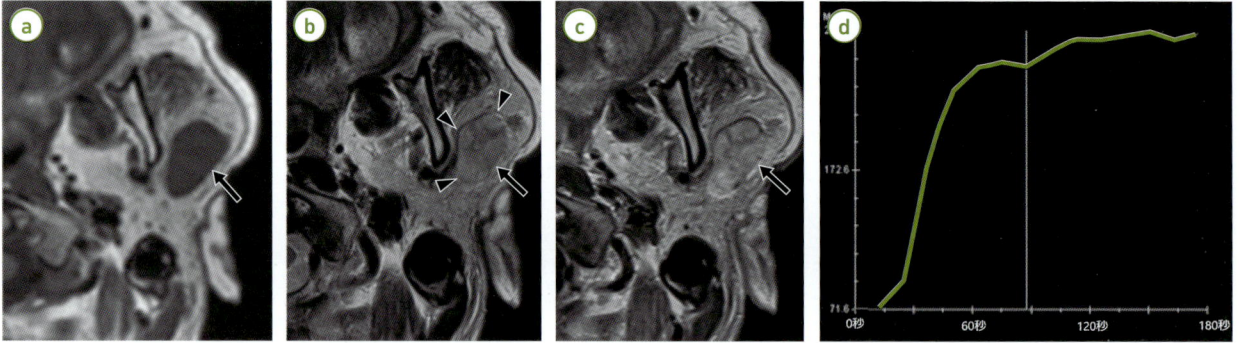

图10.8　腮腺浅叶多形性腺瘤（60余岁，女性）

a. T1加权；b. T2加权；c. 增强T1加权

左侧腮腺内可见边界清晰地在T1加权图像中呈低信号、在T2加权图像中呈不均匀高信号的肿块，增强后呈均匀增强效果（图a~c黑色箭头）。包膜在T2加权图像上呈低信号（图b黑色三角箭头）

d. 动态增强的TIC

表现为逐渐增加的增强效果

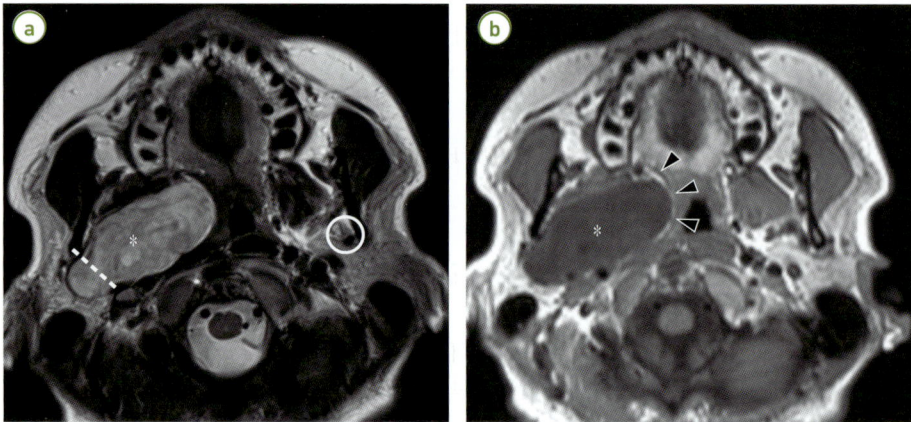

图10.9　经茎突-下颌通道向咽旁间隙进展（40余岁，女性）

a. T2加权；b. T1加权

右侧腮腺深部至咽旁间隙可见边界清晰地在T2加权图像中呈不均匀高信号的肿块（*）。右侧茎突-下颌通道（图a虚线）扩张。对侧茎突-下颌通道以圆圈表示。咽旁间隙的脂肪组织，向内侧移位（图b黑色三角箭头）

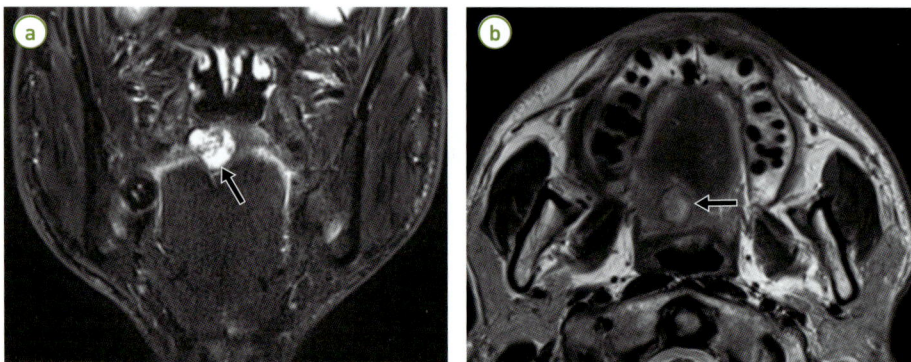

图10.10　发生于上腭的多形性腺瘤（60余岁，男性）

a. STIR冠状面；b. T2加权

软腭处可见分叶样肿块，在STIR图像上呈明显高信号，在T2加权图像上呈轻度高信号（黑色箭头）。包膜呈低信号。腭腺为多形性腺瘤的常见部位，小唾液腺肿瘤中恶性肿瘤比例很高，因此在诊断时必须谨慎

10 唾液腺
Warthin瘤

你知道吗？

唾液腺肿瘤难以通过影像学检查鉴别良恶性。通过穿刺细胞学检查很容易做出诊断，因此有观点认为通过影像学进行定性诊断的意义不大。然而，单次细胞学检查也常无法提供诊断。因此使用影像学技术来观察大部分唾液腺肿瘤（如多形性腺瘤和Warthin瘤）的典型表现，对于患者的管理非常重要。

· Kato H, et al. Spontaneous infarction of Warthin's tumor: imaging findings simulating malignancy. Jpn J Radiol 2012; 30: 354-7.
· Kashiwagi N, et al. Spontaneously infarcted parotid tumours: MRI findings. Dentomaxillofac Radiol. Epub 2019 Feb 12.

必读

· Yamamoto T, et al. Pseudocontinuous arterial spin labeling MR images in Warthin tumors and pleomorphic adenomas of the parotid gland: qualitative and quantitative analyses and their correlation with histopathologic and DWI and dynamic contrast enhanced MRI findings. Neuroradiology 2018; 60: 803-12.
· Ikeda M, et al. Warthin tumor of the parotid gland: diagnostic value of MR imaging with histopathologic correlation. AJNR Am J Neuroradiol 2004; 25: 1256-62.

概述

· 发生率仅次于多形性腺瘤的常见良性唾液腺肿瘤。
· 占唾液腺上皮肿瘤的4%~15%、腮腺上皮肿瘤的4%~10%。
· 由细胞质呈嗜酸性的高圆柱状细胞、基底细胞样上皮细胞以及淋巴组织性间质构成。
· 被认为是来自腮腺淋巴结内的异位唾液腺组织。
· 有文献指出与Epstein-Barr病毒（EBV）感染有关，但尚未证实两者有明确的关联性。

临床表现及影像学表现（图10.11，10.12）

· 好发于50~70岁。
· 男女比例为10：1，近年来女性发病也有所增加。
· 据报道，吸烟是Warthin瘤的危险因素。
· 常以生长缓慢的无痛性肿块被发现。
· 常发生于腮腺下极，双侧发生及多发的情况并不少见。
· 几乎全部发生于腮腺，但也可发生于腮腺下极周围淋巴结。
· 复发率低，极少恶变，普遍随访观察。
· 手术方法采用单纯肿块切除术。

CT

· 表现为腮腺下极的边界清晰的类圆形肿块。
· 实性成分呈稍低密度。
· 常可见囊肿。
· 可见因高蛋白和出血导致的高密度区域。

MRI

· 实性成分在T2加权图像中呈低信号。
· 在弥散加权图像中，ADC值呈低值 $[(0.7~0.9)×10^{-3} mm^2/s]$。
· 动态MRI中的特征为早期强化-明显（增强效果峰值的30%以上）廓清。
· 需要注意在增强T1加权图像中，因增强效果的廓清较强，肿瘤可能出现增强效果不佳。

核医学检查

· 唾液腺显像（$^{99m}TcO_4^-$）中富含线粒体的嗜酸性上皮细胞内可见摄取。
· 在^{18}F-FDG-PET中呈高摄取。在以恶性肿瘤分期诊断为目的进行的^{18}F-FDG-PET/CT图像中被偶然发现的概率逐渐增高。

鉴别诊断

· 与腮腺内淋巴结、淋巴结转移、嗜酸细胞瘤等相鉴别。
· 若患者有吸烟史和（或）肿块呈双侧发生、下极发生、弥散减少、
  早期强化–明显廓清等特征性的影像学表现，则鉴别相对容易。

关键点

· 患者有吸烟史，为中老年男性，肿瘤位于下极时，应怀疑Warthin瘤。
· ADC值低、动态MRI中呈早期强化–明显廓清为其特征。

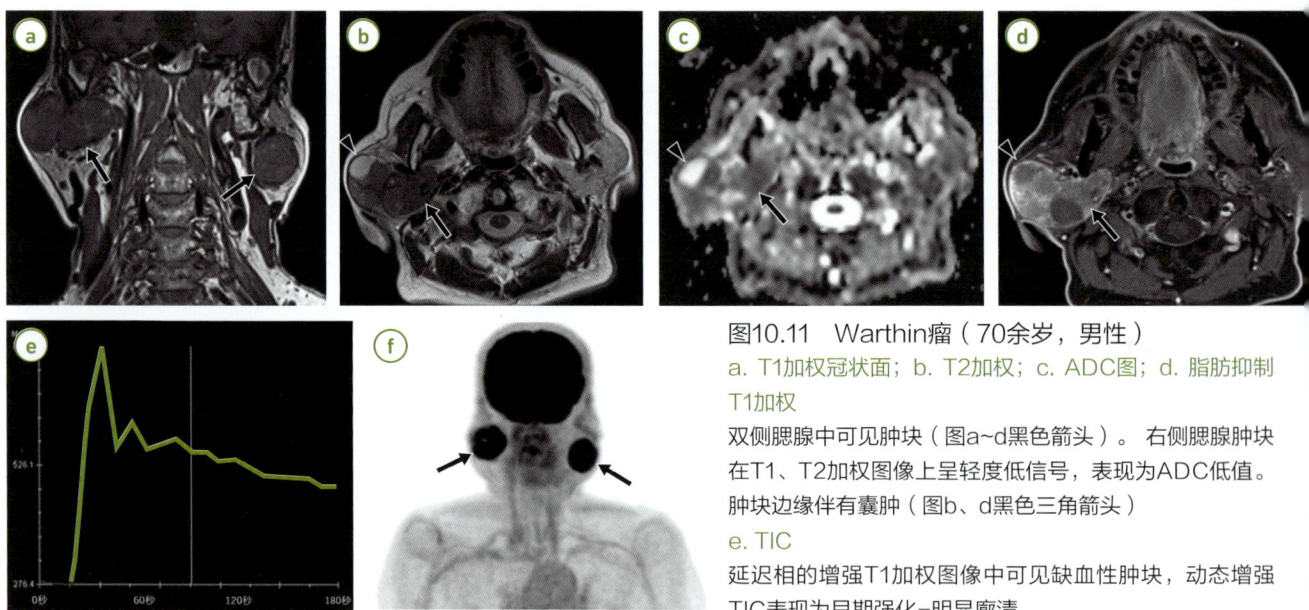

图10.11　Warthin瘤（70余岁，男性）
a. T1加权冠状面；b. T2加权；c. ADC图；d. 脂肪抑制
T1加权
双侧腮腺中可见肿块（图a~d黑色箭头）。 右侧腮腺肿块
在T1、T2加权图像上呈轻度低信号，表现为ADC低值。
肿块边缘伴有囊肿（图b、d黑色三角箭头）
e. TIC
延迟相的增强T1加权图像中可见缺血性肿块，动态增强
TIC表现为早期强化–明显廓清
f. 18F–FDG–PET
双侧腮腺肿块中可见明显高摄取（黑色箭头）

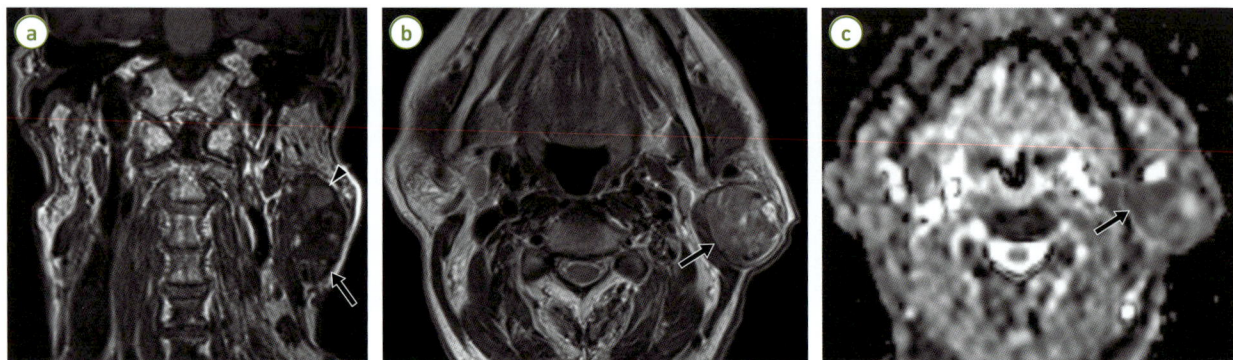

图10.12　Warthin瘤（70余岁，男性）
a. T1加权冠状面；b. T2加权；c. ADC图
左侧腮腺下极可见肿块（图a~c黑色箭头）。肿块实质在T1加权图像上呈低信号，在T2加权图像上呈轻度高信号，表现为ADC低
值。肿块边缘可见囊肿，在T1加权图像中呈轻度高信号（图a黑色三角箭头）

10 唾液腺
多形性腺瘤来源癌

MEMO

多形性腺瘤来源癌（carcinoma ex pleomorphic adenoma）的组织学类型中包括鳞状细胞癌，但鳞状细胞癌为唾液腺原发性肿瘤的情况极为罕见，诊断需要排除其他类型癌的鳞状细胞化生和其他部位的鳞状细胞癌的进展及转移。

术语表

恶性多形性腺瘤

恶性多形性腺瘤分为以下3种类型。

（1）癌在多形性腺瘤中：由良性多形性腺瘤产生的癌，多形性腺瘤来源癌对应此类型。

（2）恶性混合瘤（malignant mixed tumor）：上皮及间质成分有恶性表现的癌肉瘤，很少见，预后很差。

（3）转移性良性多形性腺瘤：组织学上为良性多形性腺瘤，但发生淋巴结转移或远处转移。

必读

· Kashiwagi N, et al. Carcinoma ex pleomorphic adenoma of the parotid gland. Acta Radiol 2012; 53: 303-6.

· Christe A, et al. MR imaging of parotid tumors: typical lesion characteristics in MR imaging improve discrimination between benign and malignant disease. AJNR Am J Neuroradiol 2011; 32: 1202-7.

· Kato H, et al. Carcinoma ex pleomorphic adenoma of the parotid gland: radiologic-pathologic correlation with MR imaging including diffusion-weighted imaging. AJNR Am J Neuroradiol 2008; 29: 865-7.

概述

· 发生在2%~5%的多形性腺瘤中。

· 病程越长，恶变率越高。

· 有唾液腺导管癌、肌上皮癌、类型不明确的腺癌及鳞状细胞癌等各种组织学类型的肿瘤发生，上述类型的肿瘤也可能混杂存在。

临床表现及影像学表现（图10.13~10.15）

· 在随访观察期间出现的肿块快速增大、疼痛及面神经麻痹是多形性腺瘤恶变的典型表现。

· 好发年龄为50~80岁，女性略多见。

· 局部复发率和淋巴结转移率高，也有远处转移。

· 若多形性腺瘤中出现以下影像学表现，应考虑恶变。

    （1）边界不清。

    （2）在T2加权图像中呈低信号。

    （3）在弥散加权成像的ADC图中呈低信号。

    （4）有出血。

    （5）有坏死。

你知道吗？

仅靠影像学检查很难鉴别唾液腺肿瘤的良恶性。应注意，肿瘤在T2加权图像中呈低信号或边缘不清晰，在弥散加权图像上呈ADC低值，怀疑转移的淋巴结出现肿大等情况时，恶性肿瘤的可能性大。

关键点

· 发现以前存在的腮腺肿瘤快速增大时，应怀疑恶性多形性腺瘤。

· 如果影像学表现为肿瘤在T2加权图像中呈低信号、实性成分ADC值低、肿瘤有出血灶，应怀疑恶性多形性腺瘤。

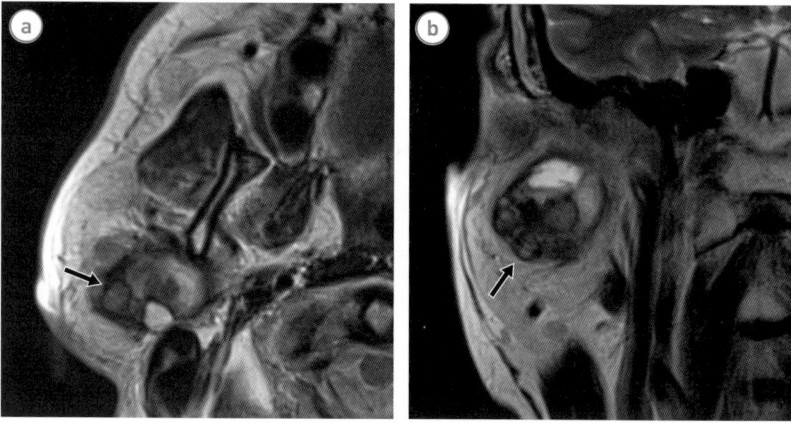

图10.13　多形性腺瘤来源癌（50余岁，男性）

a. T2加权；b. T2加权冠状面

右侧腮腺深部可见分叶样肿块，在T2加权图像上呈高信号的区域为其主要部分，外侧主要部分中可见呈低信号的实性成分（图a、b黑色箭头）。T2加权图像上多形性腺瘤中出现呈低信号的实性成分提示有恶变

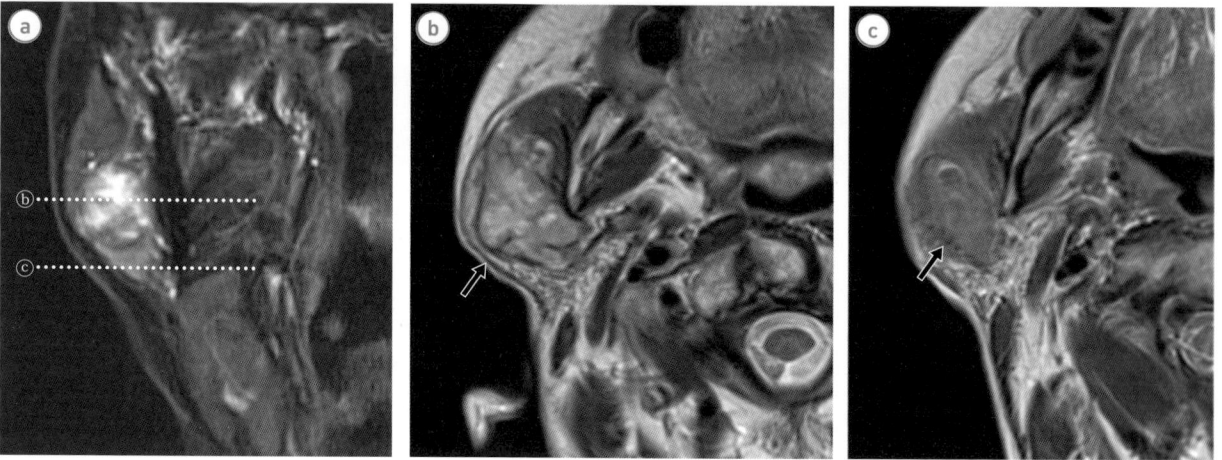

图10.14　多形性腺瘤来源癌（60余岁，男性）

a. STIR冠状面；b、c. T2加权

右侧腮腺浅部可见分叶样肿块，肿块在向上的层面中（ⓑ）边界较清晰，在STIR图像及T2加权图像中呈不均匀的高信号，在向下的层面（ⓒ）中边界不清、T2加权图像呈低信号的区域为主要部分（图b、c黑色箭头），多形性腺瘤边缘不明显提示恶变

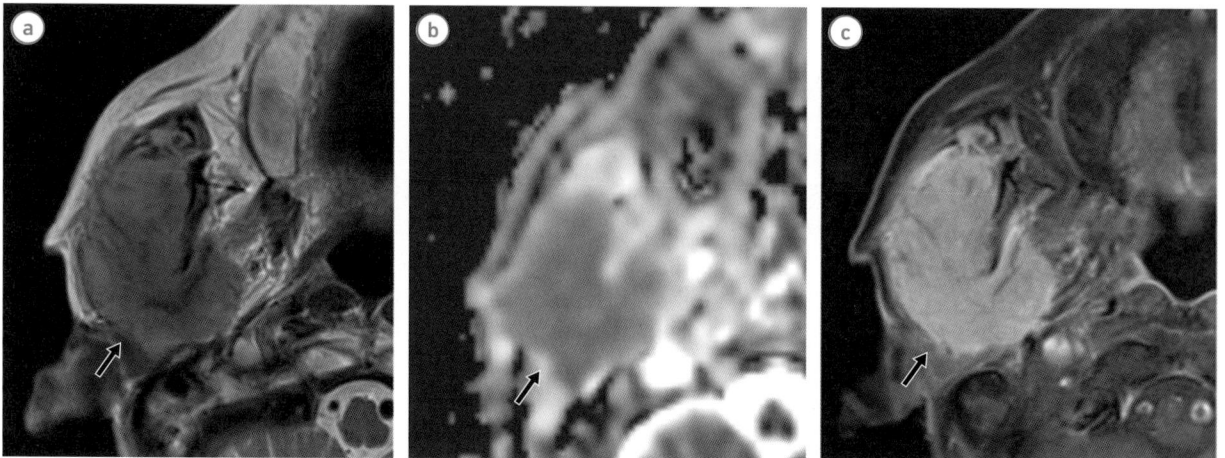

图10.15　多形性腺瘤来源癌（60余岁，男性）

a. T2加权；b. ADC 图；c. 脂肪抑制T1加权

右侧腮腺可见置换，可见边界稍不清楚的肿块（图a~c黑色箭头）。肿块在T2加权图像上呈低信号，增强后呈均匀增强效果，在弥散加权图像上呈低ADC值（图b）。该肿块手术后诊断为多形性腺瘤来源的鳞状细胞癌

10 唾液腺
黏液表皮样癌

术语表

大唾液腺及小唾液腺
大唾液腺包括腮腺、下颌下腺及舌下腺，通过大导管将唾液排于口腔中。与之相对，小唾液腺是存在于口腔全部黏膜下层及肌纤维之间的600~1000个米粒至豆粒大小的小腺体。唇腺及腭腺是典型的小唾液腺。

MEMO

*CRTC1-MAML2*融合基因
因t（11：19）（q2：p13）形成的基因，在约半数黏液表皮样癌中可见，特异性高。见此基因突变时，恶性程度较低，是预后良好因素。

必读

· Kashiwagi N, et al. MRI findings of mucoepidermoid carcinoma of the parotid gland: correlation with pathological features. Br J Radiol 2012; 85: 709-13.

你知道吗？

低度恶性的黏液表皮样癌常表现为伴有囊肿的边界清楚的肿块形成，发生于腮腺时通常难以通过影像学与多形性腺瘤或Warthin瘤相鉴别。没有典型的良性肿瘤表现时，不可仅根据影像学表现判断唾液腺肿瘤的良恶性。

概述

· **黏液表皮样癌是最常见的腮腺恶性肿瘤类型。**
· 下颌下腺肿瘤、小唾液腺肿瘤是发生率仅次于腺样囊性癌的常见肿瘤。
· 由黏液细胞、上皮样细胞及中间细胞构成。
· 根据分化程度可分为低度、中度、高度恶性3个等级。
· 组织学分化程度与预后相关。
· 在低度恶性黏液表皮样癌中，黏液细胞居多，常伴有囊肿形成。
· 在高度恶性黏液表皮样癌中，上皮样细胞及中间细胞居多，形成实性肿块。

临床表现及影像学表现（图10.16~10.18）

· 发生年龄范围广泛，平均发病年龄为40余岁。
· 女性患者略多。
· 好发于腮腺，但也常发生于包括腭腺在内的小唾液腺中。
· 低度恶性者复发、转移少见，高度恶性者的5年生存率约为50%。

低度恶性黏液表皮样癌
· CT呈低密度，反映黏液产生。
· MRI T2加权图像呈高信号，反映囊肿。
· 在T1加权图像上呈高信号，反映囊肿内容物有一定黏稠度。
· 有时可见钙化。
· 约半数边界不清，这是由肿瘤周围的炎症变化导致的。

高度恶性黏液表皮样癌
· 表现为浸润性生长，边界不清。
· 细胞密度高，反映在T2加权图像上呈低信号，在弥散加权图像上呈低ADC值。
· 增强后可见反映内部坏死的增强不良区域。
· 在动态MRI中，实性成分呈早期强化-轻度廓清。

鉴别诊断

· **多形性腺瘤**：T2加权图像中以高信号区域为主，边界清楚、具有分叶样形态为多形性腺瘤的典型表现。
· **Warthin瘤**：T1加权图像中可见高信号囊肿的情况，廓清的程度各异，Warthin瘤可通过实性成分表现为早期强化-明显廓清来鉴别。
· 主要成分为实性时，难以与其他恶性唾液腺肿瘤相鉴别。

> **关键点**
>
> · 在唾液腺肿瘤中见到边界不清、在T2加权图像上呈高信号的囊肿时，应与黏液表皮样癌相鉴别。
> · 高度恶性肿瘤呈浸润性生长、边界不清，但即使是低度恶性肿瘤也有约半数病例因周围炎症变化而边界不清。

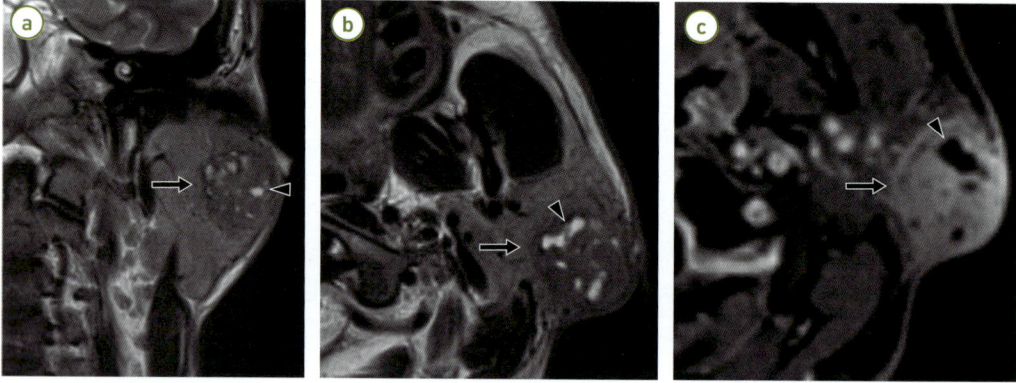

图10.16　黏液表皮样癌（低度恶性）（40余岁，男性）

a. T2加权冠状面；b. T2加权；c. 脂肪抑制T1加权

左侧腮腺浅部可见边界不清的肿块（黑色箭头），在T2加权图像中呈轻度低信号，内部有囊肿（黑色三角箭头）

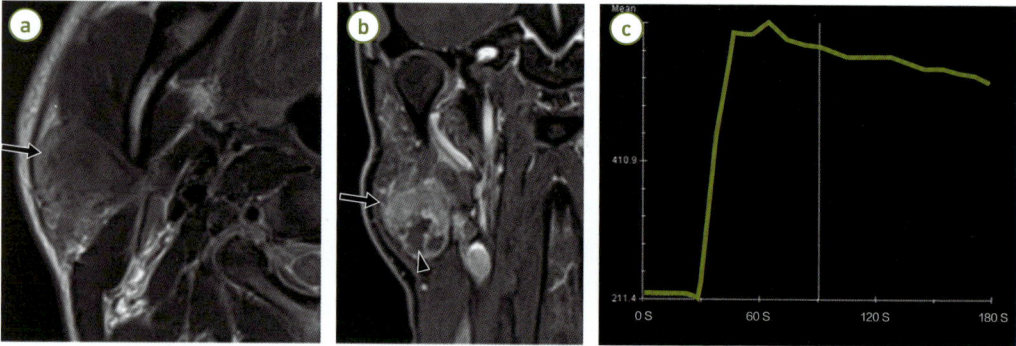

图10.17　黏液表皮样癌（低－高度恶性）（30余岁，男性）

a. T2加权；b. 抑制脂肪T1加权冠状面

右侧腮腺下部可见边界不清的肿块（图a、b黑色箭头），在T2加权图像上呈轻度低信号、边界不清，肿块下方可见囊肿（图b黑色三角箭头）

c. 动态增强的TIC

可见早期强化－轻度廓清

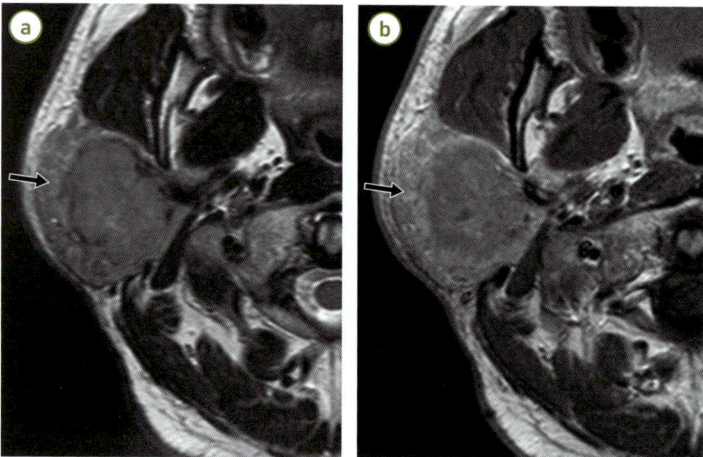

图10.18　黏液表皮样癌（高度恶性）（40余岁，男性）

a. T2加权；b. 增强T1加权

右侧腮腺下部可见边界不清的肿块（图a、b黑色箭头），在T2加权图像中呈轻度低信号，边界不清；在增强后呈边缘为主的强化效果，边缘变得更加模糊

10 唾液腺
腺样囊性癌

你知道吗？

腺样囊性癌易发生神经周围扩散，不可仅依据影像学上的神经周围扩散表现确诊。在临床实践中，更多见鳞状细胞癌或恶性淋巴瘤等常见肿瘤的神经周围扩散。

术语表

神经周围扩散

原发灶沿神经内膜或神经束膜扩散，原发灶可以沿着神经走行向中枢侧或外周侧扩散。并非一定可见连续性，有时会沿神经走行形成非连续性病变。图像上可见神经肿胀或肿块形成、异常增强效果、神经走行通路的脂肪组织消失、神经孔扩大等表现。

· Singh FM, et al. Patterns of spread of head and neck adenoid cystic carcinoma. Clin Radiol 2015; 70: 644-53.

必读

· Sigal R, et al. Adenoid cystic carcinoma of the head and neck: evaluation with MR imaging and clinical-pathologic correlation in 27 patients. Radiology 1992; 184: 95-101.

概述

· 继黏液表皮样癌第二常见的唾液腺恶性肿瘤。
· 下颌下腺、小唾液腺（尤其是上腭的）中最常见的恶性肿瘤，在舌下腺中，发生率甚至超过了良性肿瘤。
· 在组织学上由腺上皮、肿瘤性肌上皮/基底细胞样细胞组成，分为管状型、筛状型及实性型3种亚型。
· 管状型预后较好，实性型预后不佳。

临床表现及影像学表现（图10.19，10.20）

· 好发于40~60岁。
· 肿瘤有缓慢增大的趋势。
· 神经周围扩散率高，容易出现疼痛或神经麻痹。
· 往往很难完全切除，局部复发率高。
· 远处转移很常见，肺转移最多，其次为骨转移。
· 长期预后不佳。
· 可有各种影像学表现。
· 肿瘤边缘可清晰或不清晰。
· 细胞密度低的管状型及筛状型在T2加权图像上呈轻度高信号。
· 细胞密度高的实性型在T2加权图像上呈低信号。
· 动态增强中可见早期强化-轻度廓清。
· 因易发生神经周围扩散，需要确认有无沿面神经或三叉神经的异常增强效果以及肿瘤形成（要注意非连续性病变）。

鉴别诊断

· **多形性腺瘤**：T2加权图像中以中-低信号为主要部分；分叶样形态及逐渐增强的增强效果为多形性腺瘤的典型表现。
· **其他恶性唾液腺肿瘤**：T2加权图像中以低信号为主要部分；以实性成分为主要成分时，难以与其他唾液腺恶性肿瘤相鉴别。

关键点

· T2加权图像中的信号强度反映肿瘤细胞的密度，信号越低，预后越差。
· 因易发生神经周围扩散，应确认有无沿神经走行的异常增强效果及肿瘤形成。

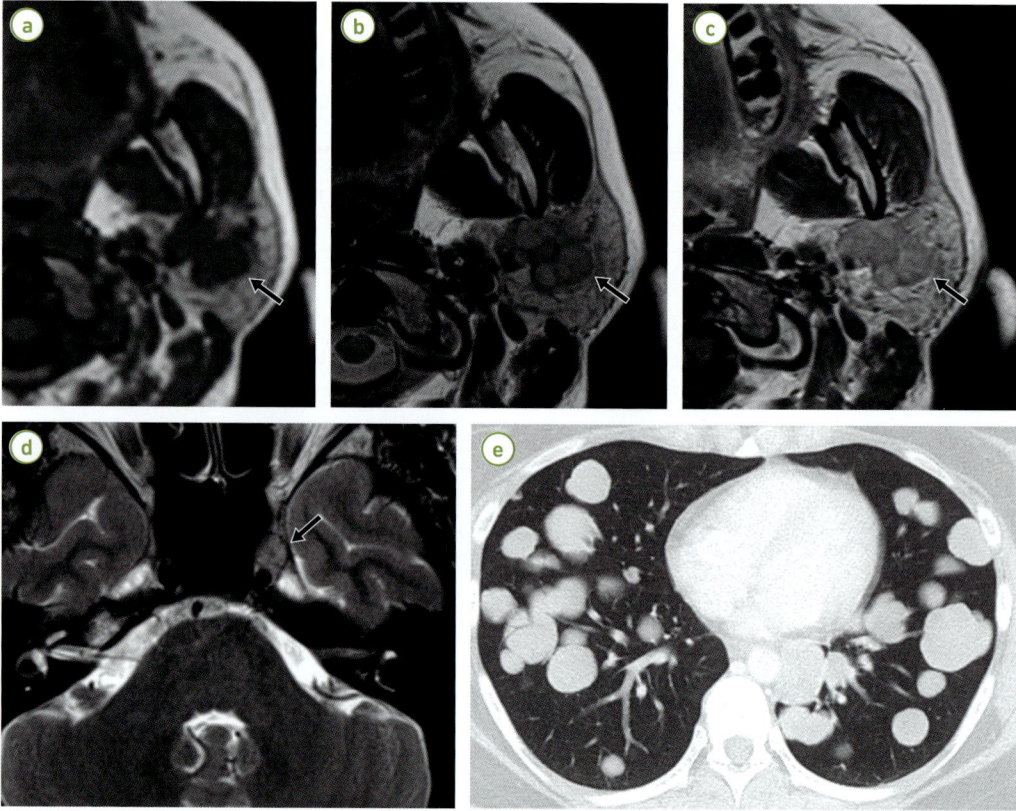

图10.19　伴多发转移的腮腺腺样囊性癌（30余岁，男性）

a. T1加权；b. T2加权；c. 增强T1加权；d. T2加权（15个月后）；e. 胸部CT（3年后）

右侧腮腺可见分叶样肿块（图a~c黑色箭头），部分边界不清。15个月后，在T2加权图像上左侧海绵窦处可见结节，怀疑转移（图d黑色箭头）。放疗后海绵窦转移灶缩小。术后9个月出现肺转移，肺转移灶随时间推移而增加、增大（图e）

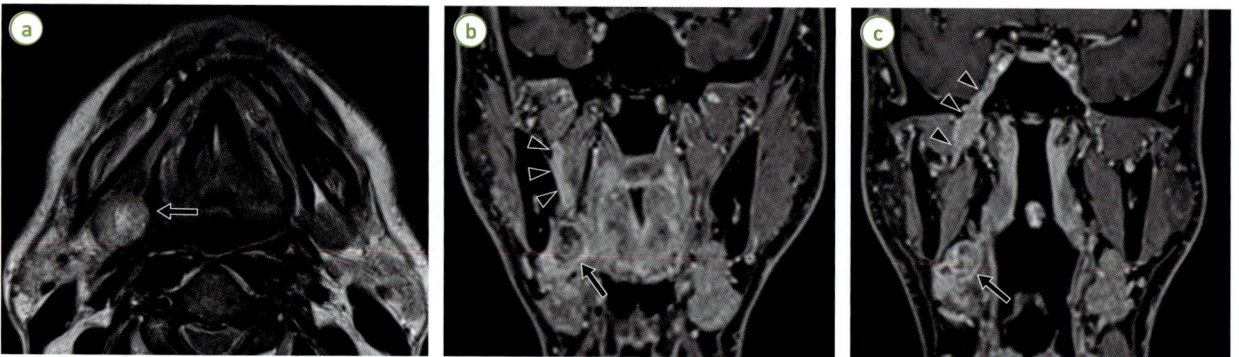

图10.20　神经周围进展的下颌下腺腺样囊性癌（60余岁，男性）

a. T2加权；b、c. 脂肪抑制T1加权冠状面

在T2加权图像中右侧下颌下腺内可见类圆形、呈不均匀高信号的肿块（图a黑色箭头）。肿块增强后可见以边缘为主的不均匀增强效果（图b、c黑色箭头）。可见沿右侧舌神经至三叉神经第3支的肿胀及异常增强效果，肿瘤从卵圆孔向颅内进展（图b、c黑色三角箭头），是典型的神经周围扩散表现

10 唾液腺
腺泡细胞癌

术语表

分泌性癌

有研究者发现在乳腺分泌性癌中可见到表达*ETV6-NTRK3*融合基因的唾液腺肿瘤细胞群。Skalova等在2010年提出并命名为乳腺类似物分泌性癌，2017年版的WHO分类将其记录为"分泌性癌"。尽管许多乳头状囊性型或滤泡型腺泡细胞癌现在被认为是分泌性癌，但确诊仍需基因检测。

MEMO

分泌性癌常表现为囊肿，可见乳头状实性结节，囊肿常伴有液体形成。

你知道吗？

唾液腺肿瘤发生于腮腺时，多形性腺瘤及Warthin瘤占80%以上，故大部分为良性肿瘤，但发生于下颌下腺、舌下腺及小唾液腺等较小的唾液腺组织时，恶性率高。在唾液腺肿瘤的鉴别诊断中，重要的是要合并考虑肿瘤的影像学表现与患者的年龄、性别以及发生肿瘤的唾液腺或部位等。

必读

· Kashiwagi N, et al. MR imaging features of mammary analogue secretory carcinoma and acinic cell carcinoma of the salivary gland: a preliminary report. Dentomaxillofac Radiol. Epub 2018 Mar 8.

概述

· 来源于终末导管干细胞或储备细胞，表现为浆液性腺泡细胞分化的低度恶性癌。
· 组织学类型包括实性型、微囊型、乳头状囊性型、滤泡型。
· 近年来被报道的许多乳头状囊性型和滤泡型，现在被认为是分泌性癌（secretory carcinoma）。

临床表现及影像学表现（图10.21）

· 大多数发生于腮腺，但也有很多发生在唇、颊黏膜或小唾液腺。
· 好发于40~60岁。
· 女性患者略多见。
· 是缓慢生长的无痛性肿块。
· 可发生于双侧，是最常见的双侧发生的恶性唾液腺肿瘤。
· 肿块的边界清晰。
· 以实性成分为主。
· 在T1加权图像上呈高信号，在T2加权图像上呈低信号，反映了出血或间质含铁血黄素沉积。

鉴别诊断

· 其他恶性唾液腺肿瘤：仅凭影像学表现难以鉴别。
· Warthin瘤：需要与分泌性癌相鉴别（图10.22），T1加权图像上存在高信号囊肿时，难以与Warthin瘤相鉴别。Warthin瘤的ADC值极低。

关键点

· 唾液腺肿瘤中唯一表现出腺泡分化的肿瘤。
· T1加权图像上有呈高信号的实性成分并伴有囊肿时，应考虑分泌性癌的可能性。
· 可发生在双侧。

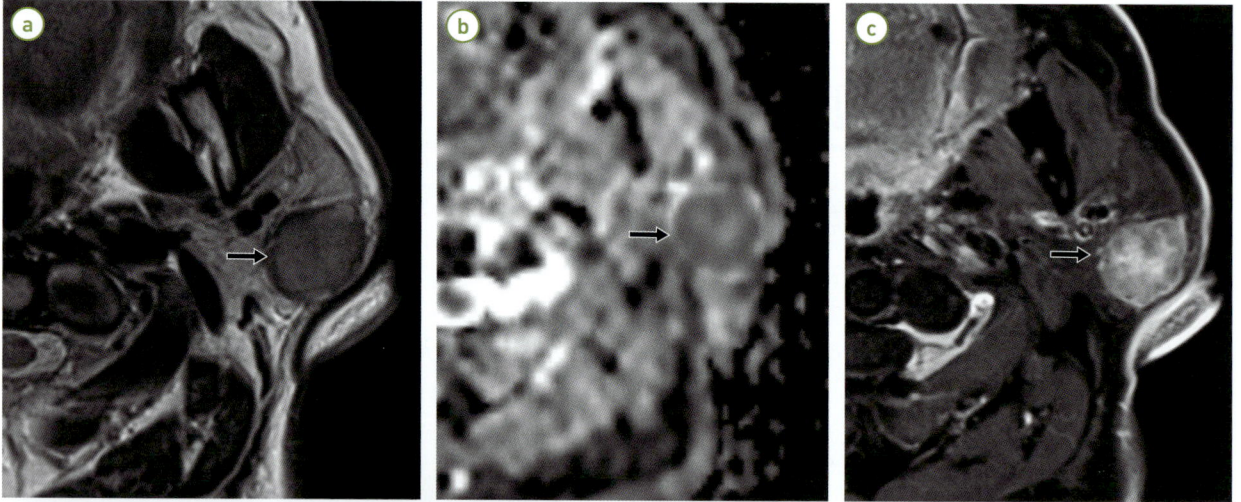

图10.21　腺泡细胞癌（实性型）（70余岁，男性）
a. T2加权；b. ADC图；c. 脂肪抑制T1加权；d. 动态增强的TIC
左侧腮腺可见边界清晰的肿块（图a~c黑色箭头），在T2加权图像上呈中等信号，ADC值略低，可见不均匀的增强效果，动态增强表现为早期强化-轻度廓清（图d）

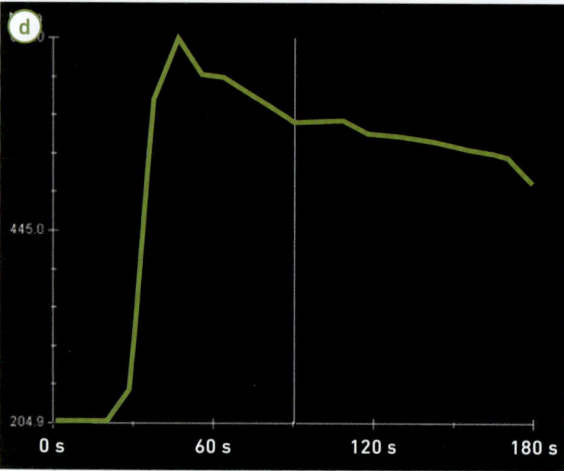

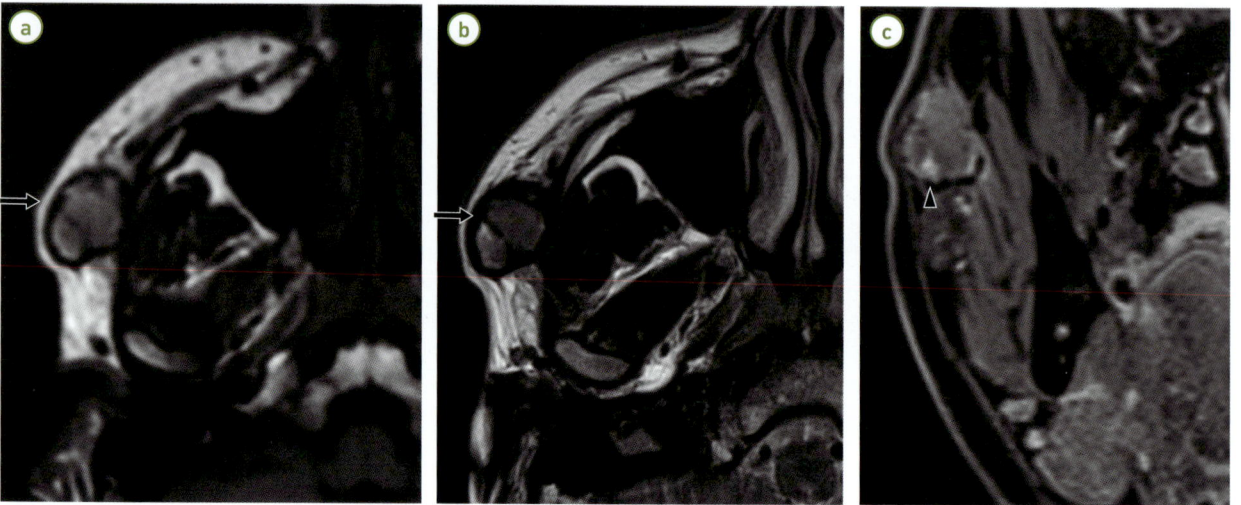

图10.22　腺泡细胞癌（乳头状囊性型）（30余岁，男性）
a. T1加权；b. T2加权
右侧腮腺前方可见边界清晰的分叶样囊肿（黑色箭头），囊肿内部在T1加权图像上呈高信号，在T2加权图像上呈轻度低信号
c. 脂肪抑制增强T1加权冠状面
冠状面图像中可见突入囊肿内的乳头状增强结节（黑色三角箭头），T1加权图像中的高信号囊肿及乳头状结节是分泌性癌的特征性表现

10 唾液腺
唾液腺结石症

MEMO

人体唾液分泌量为每日1.0~1.5L，相对于腺体的体积，这是一个极大的量。交感神经及副交感神经共同调节唾液分泌，交感神经占优时分泌黏稠性唾液，副交感神经占优时分泌浆液性唾液。

必读

· Sumi M, et al. The MR imaging assessment of submandibular gland sialoadenitis secondary to sialolithiasis: correlation with CT and histopathologic findings. AJNR Am J Neuro-radiol 1999; 20: 1737-43.

你知道吗？

以下是唾液腺结石症好发于下颌下腺的原因

· 下颌下腺导管较长，且向上走行。
· 相对于下颌下腺导管，开口部较狭窄。
· 存在与腮腺不同的黏液腺。
· 磷酸钙浓度高。

概述

· 伴随慢性炎症形成的钙化结节。
· 发生在唾液腺或导管中，**多半发生于下颌下腺**。
· 约85%的下颌下腺唾液腺结石症发生于下颌下腺导管（Wharton管），其次是腺管交界处。

临床表现及影像学表现（图10.23~10.25）

· 多见于30~70岁的男性。
· 多为单发，20%~30%的病例为多发、双侧。
· 进食时会出现强烈的涎绞痛。
· 是急性唾液腺炎的病因，也可形成脓肿。
· 若保守治疗无法改善病情，则应行口内切开取石或唾液腺切除术。
· 近年来也会进行使用唾液腺内窥镜的唾液腺结石切除术。

CT
· 绝大部分唾液腺结石可通过调整增强CT的显示条件检测。
· 大多数唾液腺结石可通过CT观察到，偶尔会出现射线可透性结石。
· 唾液腺结石引起唾液腺炎时，可见腺体肿大及较强的增强效果。

MRI
· 脂肪抑制T2加权图像或STIR图像对唾液腺炎的检出率高。
· 弥散加权成像可用于检出脓肿。
· 唾液腺造影的侵入性高，近年来已被重T2加权图像的磁共振腮腺管成像替代。
· 慢性期的唾液腺炎可见唾液腺萎缩及脂肪沉积，在T1加权图像呈高信号。

鉴别诊断

· **血管瘤**：静脉石（phlebolith）与唾液腺结石在影像学上需要鉴别，血管瘤和唾液腺结石症的临床表现有很大不同。

关键点

· 进食时伴有绞痛，应怀疑唾液腺结石症。
· CT适用于检出唾液腺结石。
· 应确认有无唾液腺炎及脓肿。

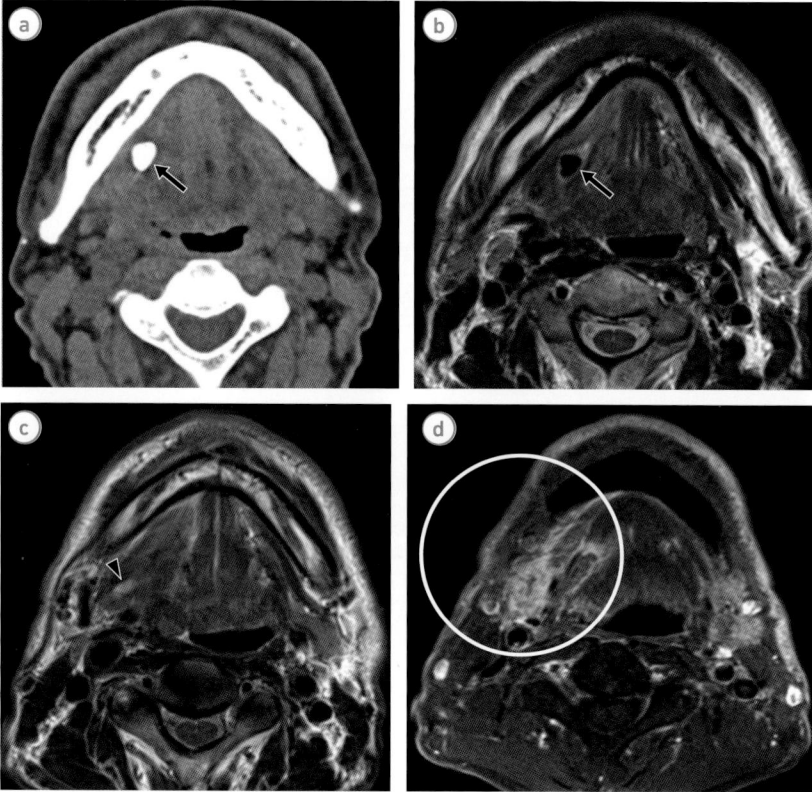

图10.23　右侧下颌下腺结石症、右侧下颌下腺炎（50余岁，男性）

a. CT平扫

右侧下颌下腺可见长径9 mm的钙化灶，是唾液腺结石（黑色箭头）

b. T2加权

唾液腺结石呈明显低信号（黑色箭头）

c. T2加权（比图b稍偏向下方水平）

可见右侧下颌下腺导管扩张，这是由唾液腺结石导致的下颌下腺导管闭塞引起的（黑色三角箭头）

d. 脂肪抑制增强T1加权

右侧下颌下腺及周围脂肪组织中可见增强效果，诊断为下颌下腺炎（白色圆圈）。右侧下颌下腺相较于对侧有萎缩，考虑有慢性炎症史

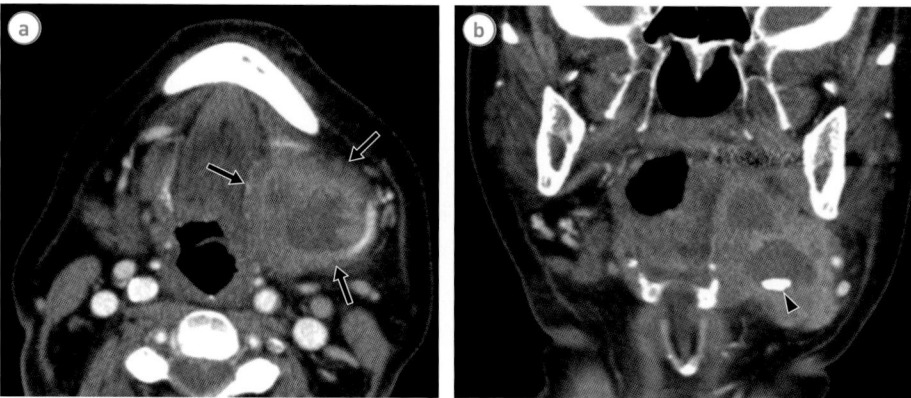

图10.24　左侧下颌下腺结石症，有脓肿形成（60余岁，男性）

a. 增强CT

左侧下颌下区内部可见伴有增强不良区域的肿胀，边缘可见增强效果（黑色箭头）

b. 增强CT冠状面

左侧下颌下区内部可见钙化结石（黑色三角箭头）。考虑有下颌下腺炎引起的脓肿

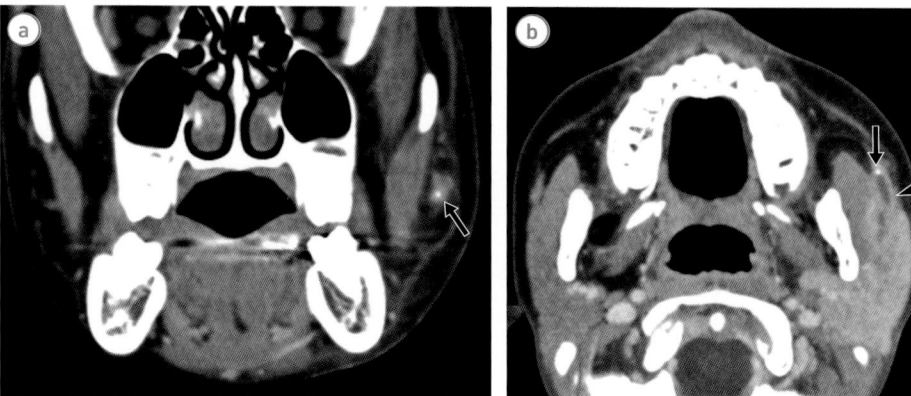

图10.25　左侧腮腺结石症、腮腺炎（10余岁，男性）

a. 增强CT冠状面；b. 增强CT

左侧腮腺管内可见钙化结石（黑色箭头）。可见左侧腮腺管扩张（黑色三角箭头）、左侧腮腺肿大及增强效果

10 唾液腺

IgG4相关性疾病

必读

· Fujita A, et al. IgG4-related disease of the head and neck: CT and MR imaging manifestations. Radiographics 2012; 32: 1945-58.

· Toyoda K, et al. MR imaging of IgG4-related disease in the head and neck and brain. AJNR Am J Neuroradiol 2012; 33: 2136-9.

· Katsura M, et al. Radiological features of IgG4-related disease in the head, neck, and brain. Neuroradiology 2012; 54: 873-82.

你知道吗 ?

唾液腺、胰腺、胆管及腹膜后等为IgG4相关性疾病好发部位。在非好发部位得到组织学诊断时，检查好发部位是否存在病灶很重要。

术语表

Küttner瘤

也称为慢性硬化性唾液腺炎，指唾液腺无痛性肿胀、呈肿块样的慢性炎性疾病。组织学上可见与其他器官的IgG4相关性疾病相同的淋巴细胞及IgG4阳性浆细胞的明显浸润及病灶纤维化。在成年男性中常见，常发生于下颌下腺。单侧多发，但也可双侧发生。

· Inoue D, et al. IgG4-related disease: dataset of 235 consecutive patients. Medicine（Baltimore）2015; 94: e680.

概述

· 一种相对较新的疾病概念。

· 2001年Hamano等报道的自身免疫性胰腺炎中的高IgG4血症为发现本病的契机。

· 一种原因不明的疾病，表现如下：血液中IgG4水平升高，淋巴细胞及IgG4阳性浆细胞明显浸润，全身各器官同时或异时纤维化导致肿大或形成结节，出现肥厚性病变。

· 头颈部是IgG4相关性疾病的好发部位，唾液腺、泪腺、眼眶、甲状腺、淋巴结、鼻窦等部位均有报道。其中泪腺及唾液腺发生率较高。

· 全身多个系统受累和器官，中枢神经系统、肺、胰腺、胆管、肝、胃肠道、肾、前列腺、腹膜后间隙、淋巴结、动脉（主动脉、冠状动脉）、皮肤、乳腺等均有报道。

· 表10.2、10.3中列举了IgG4相关性疾病的综合诊断标准及IgG4相关性Mikulicz病的诊断标准。

临床表现及影像学表现（图10.26~10.28）

· 好发于50~70岁。

· IgG4相关性疾病的男女比例为4：1，男性多见，但伴有唾液腺炎和（或）泪腺炎者多为女性。

· 常因腮腺或下颌下腺的肿胀被发现，在其他部位发病的病例的全身性检查时，常以无症状的唾液腺病变被检查出来。

· 炎症反应或疼痛等临床症状少，难以与恶性肿瘤相鉴别。

· 可见单侧或双侧对称的唾液腺及泪腺肿大。

· 在CT上呈均匀的低密度，增强后可见均匀的增强效果。

· 在MRI T1加权图像中的信号强度与肌肉的信号强度相等，在T2加权图像上呈低至中等信号强度。

鉴别诊断

· 需要与恶性淋巴瘤、恶性唾液腺肿瘤、结节病、干燥综合征等相鉴别，但单凭影像学常难以鉴别。需要确认血液内IgG4水平及评估唾液腺外病变以帮助鉴别。

关键点

· IgG4相关性疾病好发于头颈部区域，尤其是唾液腺。

· 影像学表现呈非特异性，必须进行唾液腺外病变的综合临床评估以帮助鉴别。

表10.2　IgG4相关性疾病综合诊断标准

【临床诊断标准】
（1）临床上可见单一或多个器官出现特征性弥漫性或局灶性的肿大、肿块、结节或肥厚性病变 （2）血液学中可见高IgG4血症（135 mg/dL以上） （3）组织病理学上可见以下两者 　　①组织学表现：可见明显的淋巴细胞及浆细胞的浸润和纤维化 　　②IgG4阳性浆细胞浸润：IgG4/IgG阳性细胞比在40%以上且IgG4阳性浆细胞超过10/HPF
满足（1）+（2）+（3）的为确诊组（definite），仅满足（1）+（3）的为可能组（probable），仅满足（1）+（2）的为疑似组（possible）
除尽可能行组织学诊断外，与各器官的恶性肿瘤或类似疾病（干燥综合征、原发性硬化性胆管炎、Castleman病、继发性腹膜后纤维化、Wegener肉芽肿、结节病、Churg-Strauss综合征等）相鉴别也很重要 即使无法通过本标准确诊，也可通过各器官的诊断标准进行诊断

引自厚生劳働省难治性疾患克服研究事业 奨励研究分野 IgG4关连全身硬化性疾患の诊断法の確立と治療方法の開発に関する研究班 新規疾患, IgG4関连多臓器リンパ増殖性疾患（IgG4＋MOLPS）の確立のための研究班: IgG4関连疾患包括诊断基準2011. 日内会誌 2012;101: 795-804.

表10.3　IgG4相关性Mikulicz病诊断标准（2008年）

（1）泪腺、腮腺、下颌下腺可见2对以上唾液腺持续性（3个月以上）、对称性肿胀 （2）血清学结果为高IgG4血症（135 mg/dL以上） （3）泪腺及唾液腺组织中可见明显IgG4阳性浆细胞浸润（5倍视野中IgG4阳性细胞/IgG阳性细胞比在50%以上）
满足上述（1）及（2）/（3）者，诊断为IgG4相关性Mikulicz病。需要排除结节病、Castleman病、肉芽肿性多血管炎、淋巴瘤及恶性肿瘤

引自厚生劳働省难治性疾患克服研究事业 IgG4関连疾患专用情报 臓器别诊断基準 涙腺, 唾液腺.

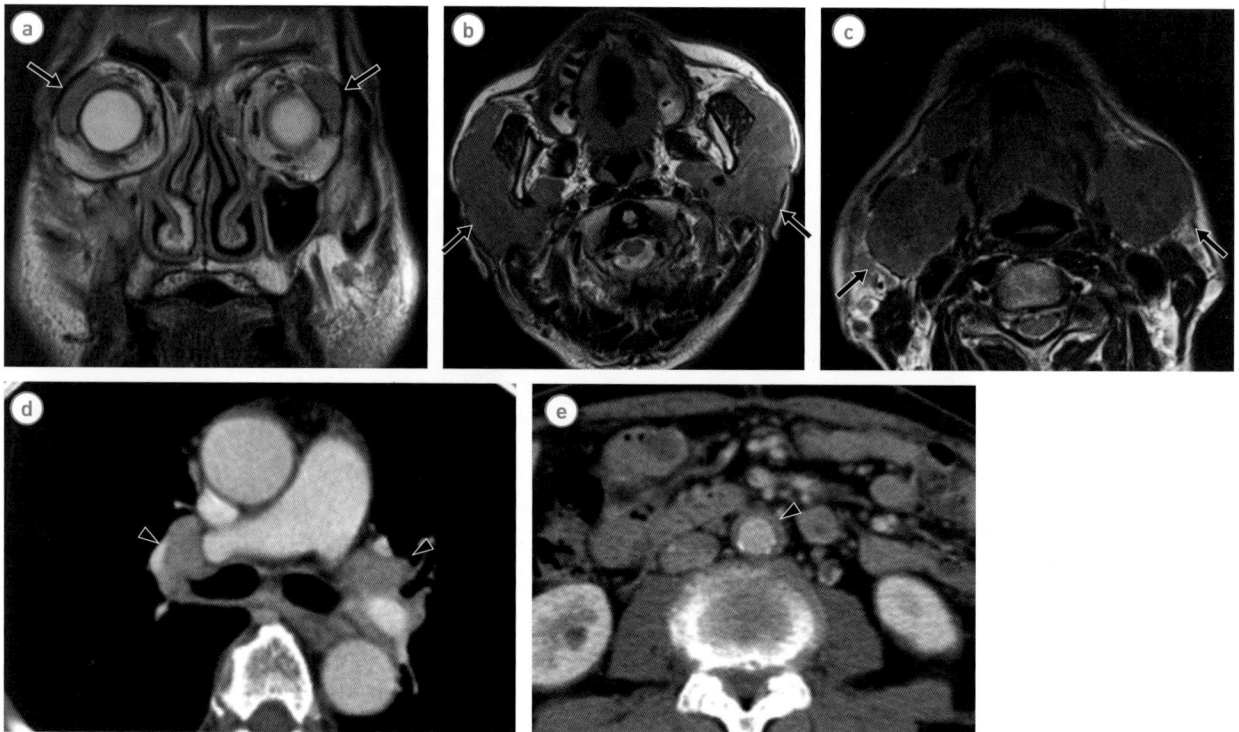

图10.26　IgG4相关性疾病：唾液腺病变、泪腺、淋巴结、动脉病变（60余岁，男性）
a. T2 加权冠状面；b、c. 同部位横断面；d、e. 增强CT
可见双侧泪腺、腮腺和颌下腺肿大（黑色箭头），双侧肺门淋巴结肿大（图d黑色三角箭头），可见主动脉周围软组织（图e黑色三角箭头）

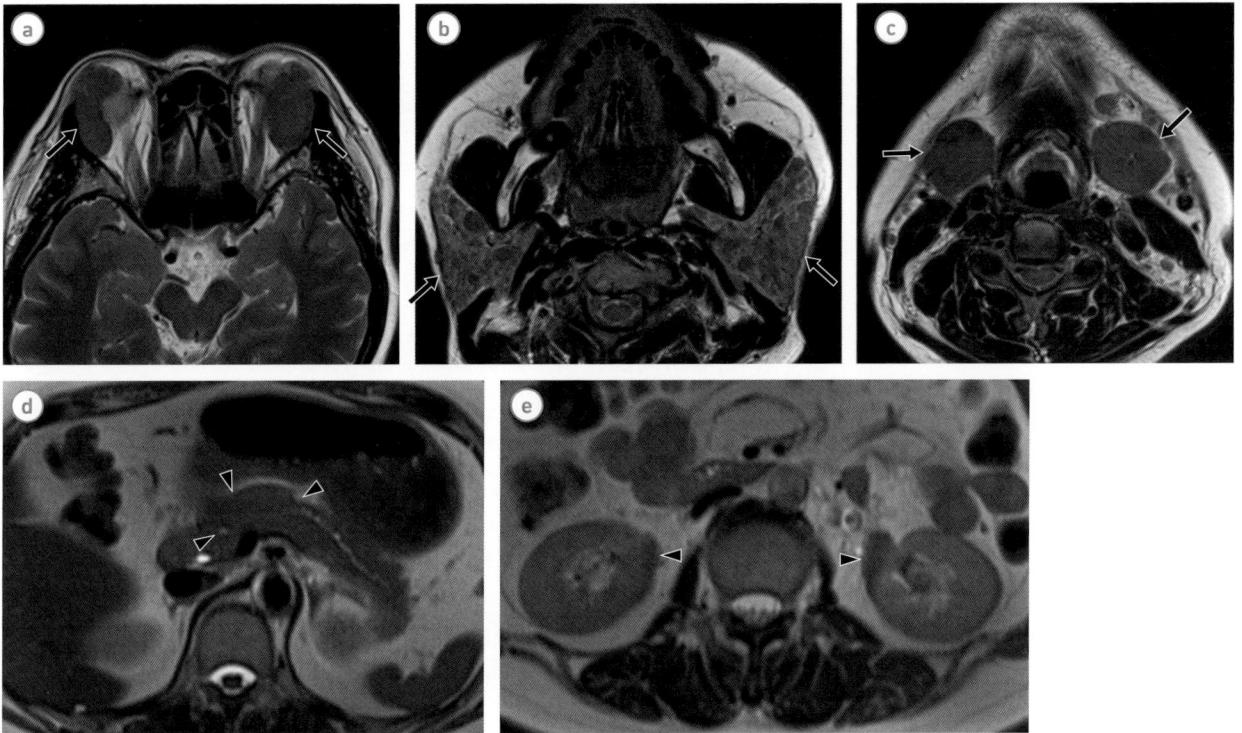

图10.27　IgG4相关性疾病：唾液腺、泪腺、胰腺、腹膜后病变（50余岁，女性）

a~e. T2加权

可见双侧泪腺、腮腺及下颌下腺肿大。腮腺内可见低信号结节（图a~c黑色箭头），胰体可见肿大（图d黑色三角箭头）。同部位的主胰管狭窄，胰尾可见主胰管扩张。双侧肾内侧腹膜后也可见呈低信号的软组织（图e黑色三角箭头）

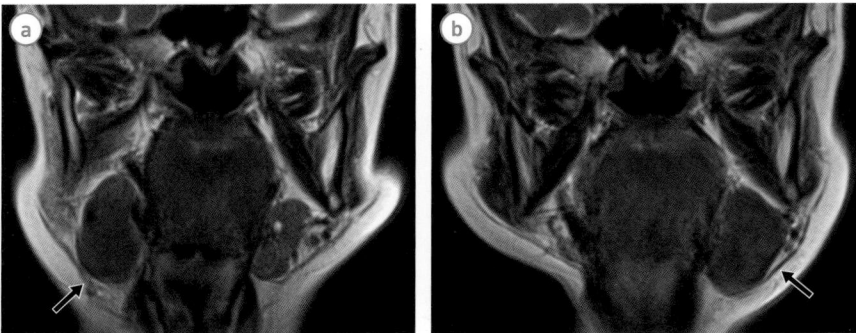

图10.28　IgG4相关性疾病：下颌下腺病变（Küttner瘤）（80余岁，女性）

a. T2 加权冠状面

可见右侧下颌下腺肿大，在T2加权图像上呈低信号（黑色箭头），将右侧下颌下腺切除后检查，诊断为Küttner瘤

b. T2加权横断面（拍摄图a3年后）

可见左侧下颌下腺肿大，与右侧下颌下腺病变同样在T2加权图像上呈低信号（黑色箭头）。腹部CT（未显示）可见动脉周围软组织影，血中IgG4水平高，诊断为IgG4相关性疾病

11 口腔、颌骨、咀嚼肌间隙
正常解剖及影像学解剖

必读

· La'porte SJ, et al. Imag-ing the floor of the mouth and the sublingual space. Radiogra-phics 2011; 31: 1215-30.

术语表

磨牙后三角

磨牙后三角是第二磨牙牙槽后方延伸至下颌支内表面的倾斜的三角形骨面。磨牙后三角的肿瘤会向邻近的下颌骨、颊黏膜、口腔底、鼻咽、口咽等各个方向扩散。

📎MEMO

翼突下颌缝

位于磨牙后三角的内侧后方。是连接翼钩及下颌骨内侧面的韧带（肌腱），将颊肌与咽缩肌分隔开。当磨牙后三角的肿瘤进展至翼突下颌缝时，会通过咽缩肌进展至鼻咽及口咽等部位。

关键点

· 在口腔肌肉中，舌肌及下颌舌骨肌很重要；在咀嚼肌间隙的肌肉中，咀嚼肌很重要。
· CT可用于评估颌骨，MRI可用于评估肌肉及软组织。

· Hermans R, et al. Imaging of the oropharynx and oral cavity. Part I: Normal anatomy. Eur Radiol 1996; 6: 362-8.

概述（图11.1~11.4）

· **口腔**：包含舌、上下牙龈、口腔底、颊黏膜、硬腭等解剖学亚部位（根据《头颈癌症治疗指南》第6版）。
· **颌骨**：分为上颌骨和下颌骨。
· **咀嚼肌间隙**：由下颌骨及咀嚼肌等组成。

口腔

· 与口咽的边界：上边界是硬腭及软腭交界处，外边界是前腭弓，下边界是舌轮廓乳头的舌界沟。
· 齿列的前方（外侧）称为口腔前庭，齿列的后方（内侧）称为固有口腔。
· 舌前2/3属于口腔，舌后1/3属于口咽。
· 舌肌分为舌内肌及舌外肌。
· 舌内肌（舌上纵肌、舌下纵肌、舌横肌及舌垂直肌）的起止点在舌内，可改变舌的形状。
· 舌外肌（舌骨舌肌、茎突舌肌、颏舌肌及腭舌肌）起于舌外，止于舌内，可使舌前后、左右运动。
· **下颌舌骨肌是舌下间隙（位于口腔底），与下颌下间隙（位于下方）的边界。**
· 舌下神经控制舌的运动。

颌骨

· 上颌骨由上颌体及四个突起（额突、颧突、牙槽突、腭突）组成。
· 倒金字塔形上颌体内部为上颌窦，上颌窦有四个面（上面、前面、后面、内侧面）。
· 上颌骨的额突与额骨相连，颧突与颧骨相连。
· 与上颌骨相比，下颌骨的骨小梁更密集，骨皮质更厚。
· **下颌骨由下颌体、下颌角、下颌支、关节突（下颌髁突）及肌突组成。**
· 下颌孔是位于下颌支内侧的下颌管的入口，下牙槽动、静脉及下牙槽神经穿过该孔。
· 颏孔是位于下颌体前正中线的下颌管的出口，下牙槽动、静脉及下牙槽神经穿过该孔。

咀嚼肌间隙

· 仅存在于舌骨上部，以颅底为底形成倒三角形。
· 前方为颊间隙，后方为腮腺间隙，内侧后方为咽旁间隙。
· **咀嚼肌包括咬肌、颞肌、翼外肌及翼内肌。**
· 除下颌骨及咀嚼肌外，位于咀嚼肌间隙的还有上颌动脉（及其分支）及上颌静脉等。

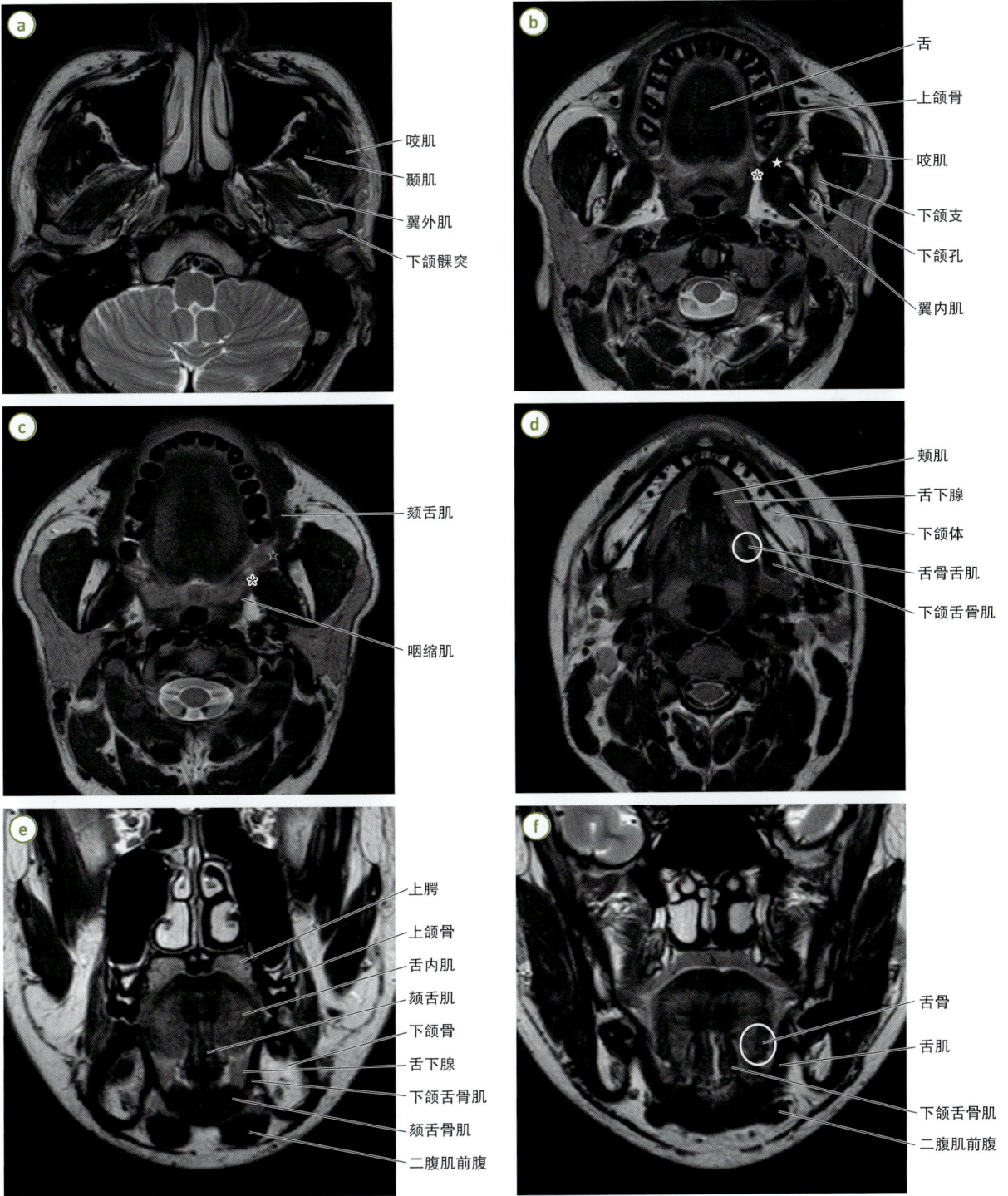

图11.1 口腔、颌骨及咀嚼肌间隙的MRI
a~f. T2加权图像

白色五角星为磨牙后三角，*为翼突下颌缝，白色圆圈中为舌神经血管束

你知道吗？

舌神经血管束
向舌神经血管束的进展为淋巴结转移的预测因子及神经周围扩散的途径，非常重要。舌神经血管束包括舌动脉、舌静脉、舌神经（Ⅴ-3分支）、舌下神经（Ⅻ）。舌动脉和舌静脉位于舌骨舌肌内侧，舌神经（Ⅴ-3分支）及舌下神经（Ⅻ）位于舌骨舌肌外侧。

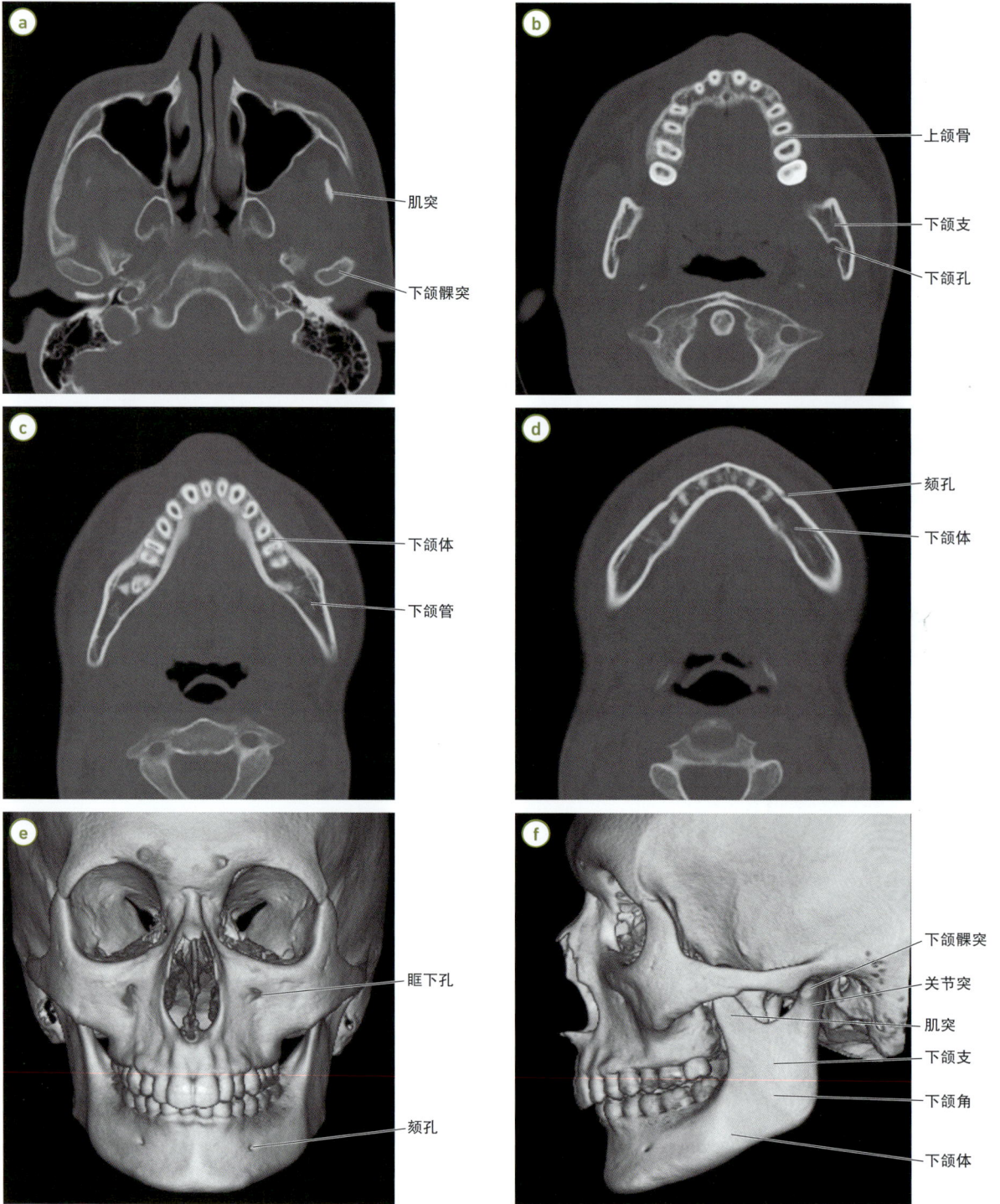

图11.2　颌骨的CT

a~f. CT平扫（骨窗）；e、f. 三维 CT

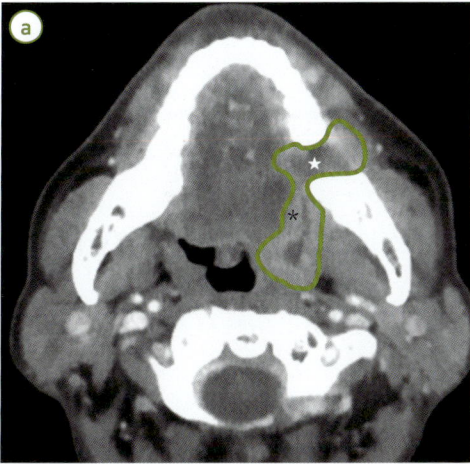

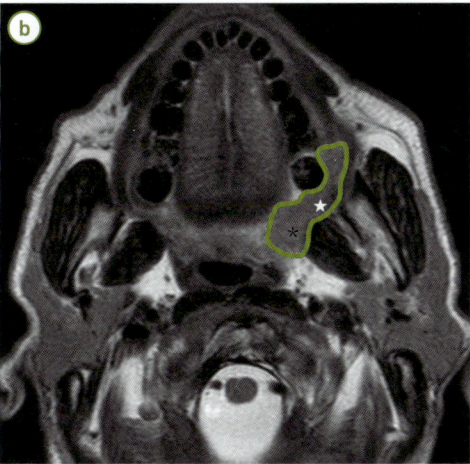

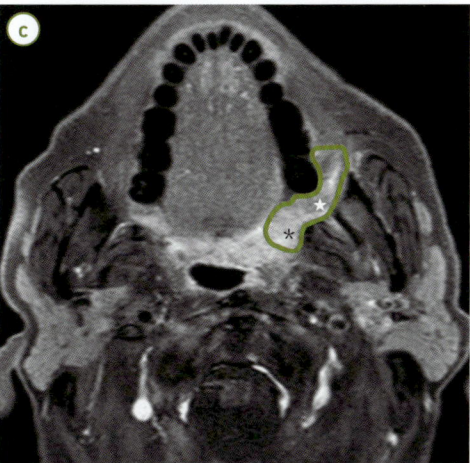

图11.3 通过磨牙后三角、翼突下颌缝的进展（颊黏膜癌）

a. 增强CT；b. T2加权；c. 脂肪抑制增强T1加权

绿色边框围住的区域为颊黏膜癌，白色五角星为磨牙后三角，*为翼突下颌缝

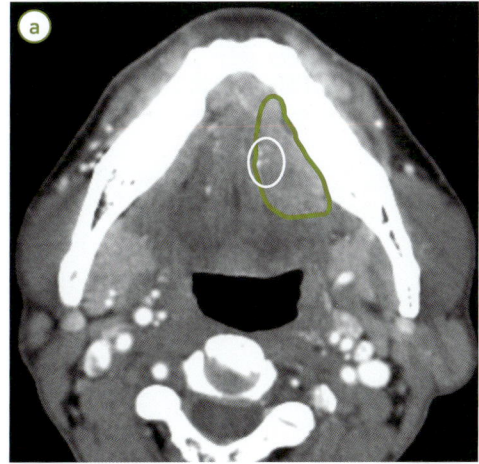

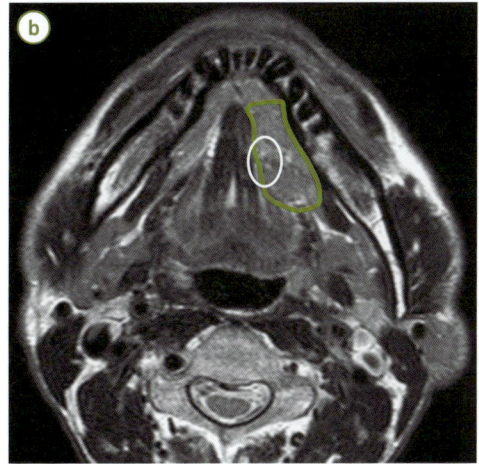

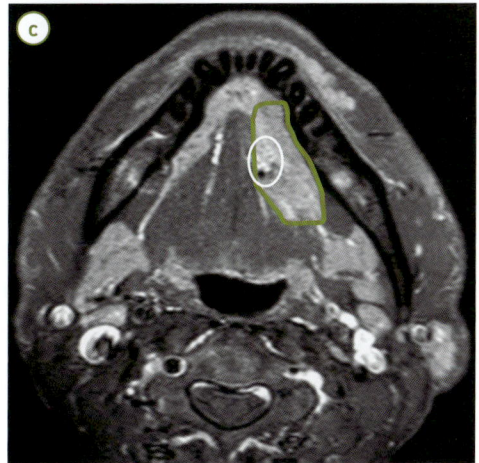

图11.4 向舌神经血管束的进展（舌癌）

a. 增强CT；b.T2加权；c.脂肪抑制增强T1加权

绿色边框围住的区域为舌癌，白色圆圈中为舌神经血管束

11 口腔、颌骨、咀嚼肌间隙
成像要点

必读

· Law CP, et al. Imaging the oral cavity: key concepts for the radiologist. Br J Radiol 2011; 84: 944-57.

术语表

咽后间隙、危险间隙
舌骨上颈部位于咽黏膜间隙的后方，舌骨下颈部位于器官间隙的后方。咽后间隙位于颅底至颈深筋膜中层与翼状筋膜融合在一起的C6~T4水平的舌骨下方。危险间隙的下端比咽后间隙更偏下方，到达横膈膜水平。咀嚼肌间隙的炎症可能通过这些间隙向下方广泛扩散，因此应注意成像区域。

MEMO

减少MRI中运动伪影可使用螺旋桨技术，其缺点是成像时间延长且会出现特定的伪影，仅能用于高速SE成像。

概述

· CT检查旨在判断肿瘤、炎症的蔓延程度、口腔癌的颌骨浸润程度及颈部淋巴结的转移情况。
· 通过CT对口腔癌的进展范围、颈部淋巴结转移及炎性疾病引起的脓肿形成进行评估时，必须选择增强CT。
· CT图像中由口腔内假体引起的金属伪影很强，建议考虑成像角度或使用金属伪影减少技术处理。
· 一般来说CT的金属伪影比MRI强，因此当因金属伪影过强而难以通过CT评估口腔内的情况时，应行MRI检查。
· MRI具有极好的组织对比度，可以清晰地显示口腔底结构，因此在口腔癌（尤其是位于舌、口腔底及硬腭的）的T因子诊断方面具有重要作用。

CT（图11.5）

· 层厚基本在3mm以下。
· 因炎症（脓肿）可能通过咽后间隙或危险间隙等在头足方向广泛扩散，若怀疑有炎性疾病，应进行颅底-主动脉弓的成像。
· 筛查常行CT平扫，但对肿瘤及炎症主要使用增强CT检查。
· 阅片主要使用横断面图像，必要时追加冠状面及矢状面图像进行评估。

MRI（图11.6，表11.1）

· 使用头部用线圈对软腭（或下颌关节）至口腔底的范围进行成像。
· 成像过程中的移动会导致画质下降，应向受检者说明并要求其在成像过程中不要移动。
· 虽然筛查时常行MRI平扫，但对肿瘤及炎症主要使用增强MRI检查。
· 横断面和冠状面的成像是必须的。
· 脂肪抑制T2加权图像及脂肪抑制增强T1加权图像可用于肿瘤及炎症蔓延程度的诊断，但因肿瘤周围的炎症也呈高信号，容易对肿瘤的进展范围过大评估。
· T1加权图像可用于舌癌的浸润深度（depth of invasion, DOI）的评估。

· Arya S, et al. Oral cavity squamous cell carcinoma: role of pretreatment imaging and its influence on management. Clin Radiol 2014; 69: 916-30.
· 日本医学放射线学会, 编. 画像诊断ガイドライン 2016年版. 金原出版, 東京, 2016, p53.

关键点

· 通过CT及MRI对肿瘤性病变及炎性疾病进行诊断时，主要使用增强CT或增强MRI检查。
· 金属伪影一般在CT上比在MRI上更强。
· 炎性疾病可能需要头足方向的广范围成像。

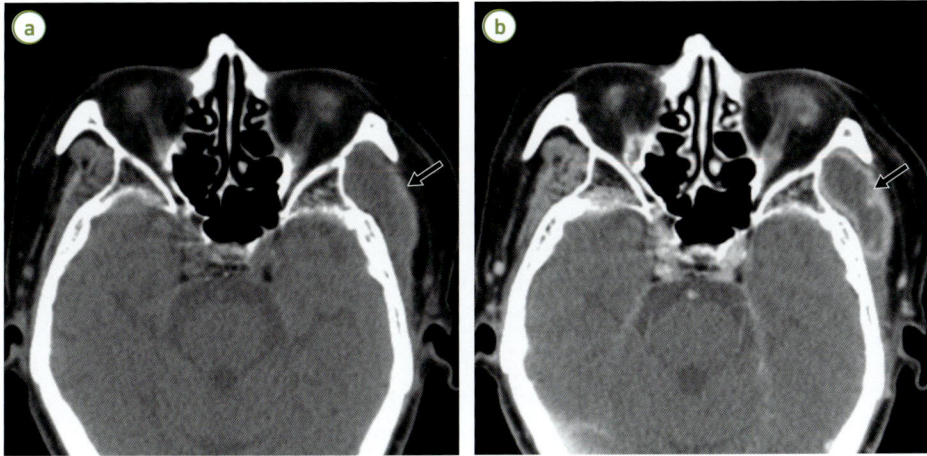

图11.5　咀嚼肌间隙脓肿
（70余岁，女性）

a. CT平扫

左侧颞肌（黑色箭头）肿胀，呈低密度

b. 增强CT

左侧颞肌（黑色箭头）中可见伴有环状强化的低密度区域，是可诊断为脓肿的表现。牙源性感染波及咀嚼肌间隙并沿颞肌向上方进展

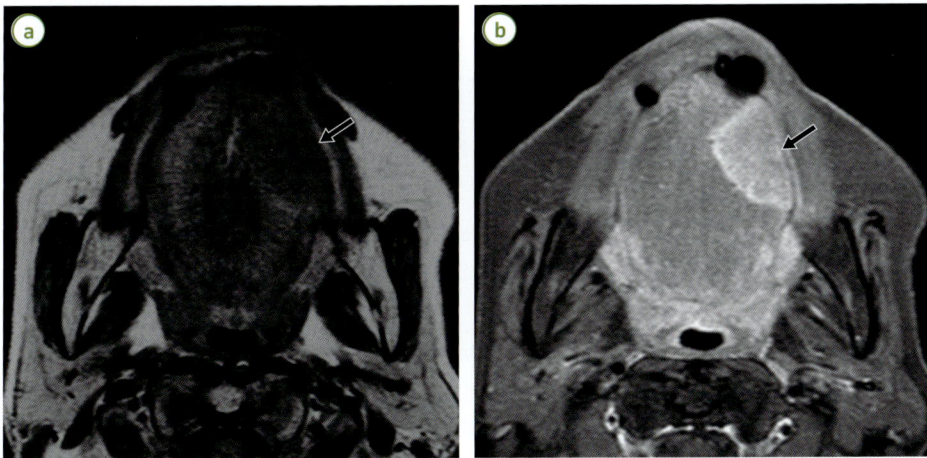

图11.6　舌癌（60余岁，女性）

a. T1加权

舌左缘的肿块（黑色箭头）与舌（呈高信号）相比表现为低信号

b. 脂肪抑制增强T1加权

舌右缘的肿块（黑色箭头）以边缘部为主被增强。浸润深度超过10 mm，因此分期为T3

表11.1　口腔序列示例（1.5T设备，头部用线圈）

成像方法	序列	TR/TE（ms）	层厚/间隔（mm）	其他
T2加权（横断面）	FSE法	4000/85	3	
T1加权（横断面）	SE法	460/10	3	
T2加权（冠状面）	FSE法	4000/85	3	
T1加权（冠状面）	SE法	420/10	3	
增强T1加权（横断面或冠状面）（动态*）	三维–FSPGR法	7.6/4.2	3	根据病灶位置选择合适的成像方向
增强T1加权（横断面）	SE法	460/10	3	

注：小幅度呼吸，尽量不移动舌头，适当避免吞咽。
　＊，必要时考虑追加脂肪抑制成像。
引自日本医学放射线学会，编. 画像診断ガイドライン 2016年版. 金原出版，東京，2016, p53.

你知道吗？

CT的金属伪影减少技术
金属伪影减少处理技术有以下几种：单能金属伪影减少、智能金属伪影减少、迭代金属伪影减少、骨科植入物的金属伪影减少。通过使用这些技术，有可能减少由口腔内假体引起的金属伪影。

11 口腔、颌骨、咀嚼肌间隙
口腔癌

必读

· Trotta BM, et al. Oral cavity and oropharyngeal squamous cell cancer: key imaging findings for staging and treatment planning. Radiographics 2011; 31: 339-54.

MEMO

舌外肌
舌外肌包括舌骨舌肌、茎突舌肌、颏舌肌及腭舌肌。舌骨舌肌很容易成为舌癌的进展路径，需要确认有无沿舌骨舌肌的肿瘤进展。

术语表

神经周围扩散
神经周围扩展是指肿瘤沿神经鞘或神经内膜扩散至神经周围空间的转移方式。上颌病变常沿上颌神经（Ⅴ-2）、下颌病变常沿下颌神经（Ⅴ-3）出现神经周围扩散，但也有沿舌下神经（Ⅻ）及舌咽神经（Ⅸ）的神经周围扩散。

· Arya S, et al. Oral cavity squamous cell carcinoma: role of pretreatment imaging and its influence on management. Clin Radiol 2014; 69: 916-30.
· 日本医学放射线学会, 编. 頭頸部癌取扱い規約, 第6版. 金原出版, 東京, 2019.

概述

· 口腔的解剖学亚部位包括舌、上下牙龈、口腔底、颊黏膜、硬腭（引自《头颈癌治疗指南》第6版）。
· 口腔癌是发生在口腔内的癌症，约占所有头颈癌的40%。
· 约60%的口腔癌为舌癌（图11.7）、牙龈癌（图11.8）、口腔底癌（图11.9），其次是颊黏膜癌（图11.10）。
· 90%以上的口腔癌组织学为鳞状细胞癌，其余多为小唾液腺肿瘤。
· 口腔鳞状细胞癌在50~70岁的男性中很常见，吸烟和饮酒被认为是危险因素。

临床表现及影像学表现（图11.7~11.10及表11.2，11.3）

· 口腔癌的症状因肿瘤的部位及分期而异。
· 多数情况下，早期的病变无疼痛或出血，只有可触及的硬结，也有仅表现为口腔内炎症样症状的情况。
· 出现表现为白斑或红斑的癌前病变时，无可触及的硬结，仅可见黏膜颜色变化。
· 进展期病变在黏膜上形成溃疡，出现疼痛或出血。
· 在与进展相关的症状方面，舌癌患者会出现构音障碍及吞咽障碍，下颌牙龈癌患者会出现颏神经病变，颊黏膜癌患者会出现张口障碍等。

原发灶

· 因正常舌组织含有脂肪，在CT上呈低密度，在T1加权图像上呈高信号。
· 舌癌与正常舌组织相比在CT上呈相对高密度，在T1加权图像上呈低信号。
· 根据《AJCC/UICC》第8版及《头颈癌治疗指南》第6版，舌癌的T因子（T1~T3）由最大直径及浸润深度决定。为此，MRI需要至少在横断面及冠状面两个平面上成像，通过评估这两个平面上的图像来测量最大直径及浸润深度。
· 浸润深度常通过T2加权图像、脂肪抑制增强T1加权图像评估，但肿瘤周围的炎症也呈高信号，因此存在对浸润深度过大评估的可能。
· 在《AJCC/UICC》第8版及《头颈癌治疗指南》第6版中，舌外肌浸润被排除在T4a评估项目之外。
· 若肿瘤浸润至舌骨舌肌或茎突舌肌，则应怀疑其进展至舌神经血管束。
· 向舌神经血管束的进展会增加淋巴结转移及神经周围扩散的风险。
· 通过CT、MRI评估是否存在颌骨浸润。
· 根据《AJCC/UICC》第8版及《头颈癌治疗指南》第6版，牙龈来源、仅在骨及牙槽中可见浅表性糜烂的情况不归为T4a。
· 下颌骨的骨髓浸润达下颌管、上颌骨的骨髓浸润达上颌窦底部被认为是不良预后因素。

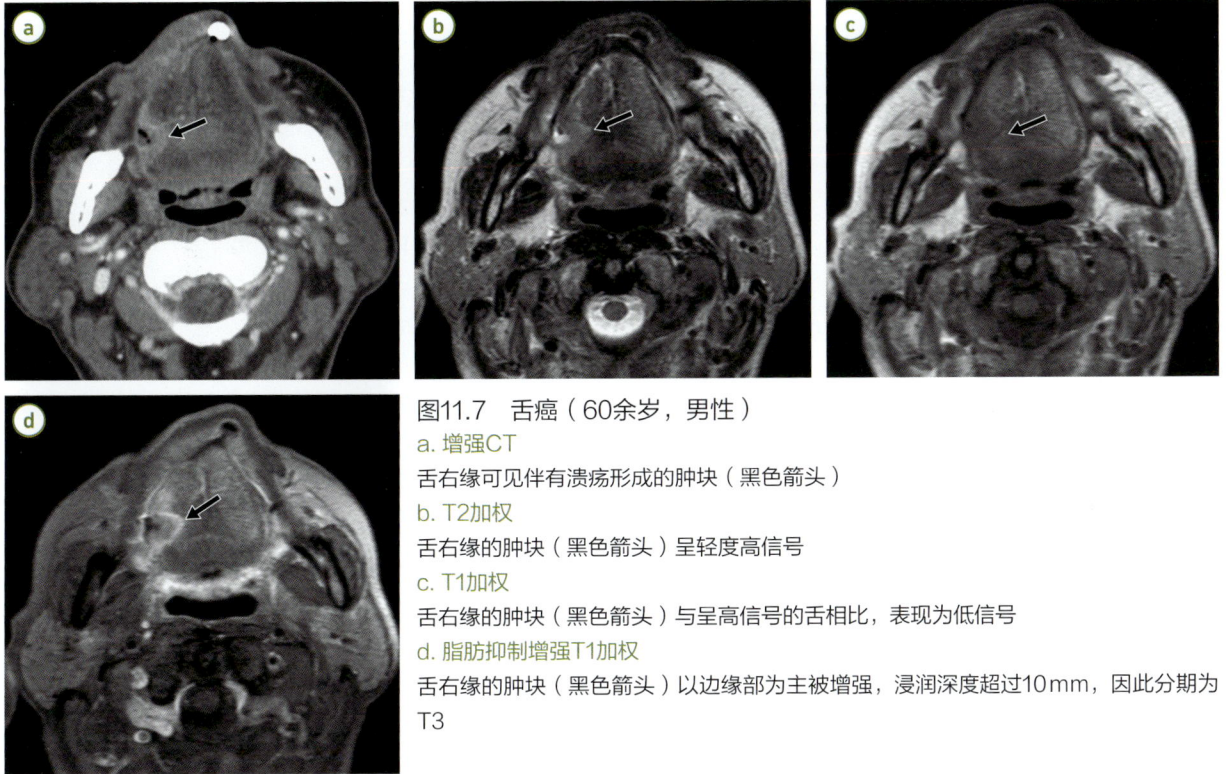

图11.7　舌癌（60余岁，男性）

a. 增强CT

舌右缘可见伴有溃疡形成的肿块（黑色箭头）

b. T2加权

舌右缘的肿块（黑色箭头）呈轻度高信号

c. T1加权

舌右缘的肿块（黑色箭头）与呈高信号的舌相比，表现为低信号

d. 脂肪抑制增强T1加权

舌右缘的肿块（黑色箭头）以边缘部为主被增强，浸润深度超过10 mm，因此分期为T3

表11.2　口腔癌的TNM分期

分期说明						
T−原发肿瘤		**N−区域淋巴结**		**M−远处转移**	
TX	无法评估原发肿瘤	NX	无法评估区域淋巴结	M0	无远处转移
T0	无原发肿瘤	N0	无区域淋巴结转移	M1	有远处转移
Tis	原位癌	N1	同侧单发淋巴结转移最大直径≤3 cm，无结外浸润		
T1	最大直径≤2 cm且浸润深度≤5 mm的肿瘤	N2a	同侧单发淋巴结转移最大直径>3 cm但≤6 cm，无结外浸润		
T2	最大直径≤2 cm且浸润深度>5 mm的肿瘤，或最大直径>2 cm但<4 cm且深浸润度≤10 mm的肿瘤	N2b	同侧多发淋巴结转移，最大直径≤6 cm，无结外浸润		
T3	最大直径>2 cm但≤4 cm且深度>10 mm的肿瘤，或最大直径≤4 cm且浸润深度≤10 cm的肿瘤	N2c	双侧或对侧多发淋巴结转移，最大直径≤6 cm，无结外浸润		
T4a	最大径>4 cm且浸润深度>10 mm的肿瘤，穿透下颌或上颌骨皮质，或浸润至上颌窦的肿瘤，浸润至面部皮肤的肿瘤*	N3a	最大直径>6 cm的淋巴结转移，无结外浸润		
T4b	浸润至咀嚼肌间隙、翼突、颅底的肿瘤，或环绕颈内动脉的肿瘤	N3b	单发或多发淋巴结转移，有临床上的结外浸润**		

注：*，牙龈原发，仅在骨及牙槽中可见浅表性糜烂的病例不属于T4a。

　　**，有皮肤浸润、与下层肌肉或邻近结构有强结合的软组织浸润时，则归类为临床上的结外浸润。正中淋巴结视为同侧淋巴结。

表11.3　口腔癌的临床分期

临床分期	T分期	N分期	M分期	临床分期	T分期	N分期	M分期
0期	Tis	N0	M0	IV A期	T4a	N0、N1	M0
I期	T1	N0	M0		T1、T2、T3、T4a	N2	M0
II期	T2	N0	M0	IV B期	与T无关	N3	M0
III期	T3	N0	M0		T4b	与N无关	M0
	T1、T2、T3	N1	M0	IV C期	与T无关	与N无关	M1

引自日本医学放射线学会，编. 头颈部癌取扱い规约，第6版. 金原出版，東京，2019.

关键点

· 通过具有优异组织对比度、受金属伪影影响较小的MRI，对口腔癌的局部进展（最大直径及浸润深度、向神经血管束的进展、颌骨浸润、通过磨牙后三角及翼突下颌缝的进展）进行评估。

· 注意淋巴结转移的转移位置，包括颌下淋巴结、颈深上淋巴结、颏下淋巴结及舌淋巴结。

· 向位于磨牙后三角内后方翼突下颌缝的浸润，是沿邻近咽缩肌或颊肌进展的起点。

· 向以磨牙后三角及翼突下颌缝的黏膜下为主的进展在临床上难以诊断，影像学诊断在评估进展范围方面起着重要作用。

淋巴结

· 根据《AJCC/UICC》第8版及《头颈癌治疗指南》第6版，**伴有临床结外浸润的淋巴结转移分期为N3b**。

· 舌癌等口腔癌容易转移至颌下淋巴结、颈深上淋巴结。

· 舌尖部的舌癌或口腔前部的口腔癌易转移至颏下淋巴结。

· 舌淋巴结分为内侧舌淋巴结（双侧颏舌肌之间）及外侧舌淋巴结（颏舌肌或舌骨舌肌外侧）。

· 舌淋巴结因接受舌缘血流，是舌癌转移的重要部位（尤其是外侧舌淋巴结）。

· 在早期舌癌（Ⅰ~Ⅱ期）中，原发灶治疗后的后发淋巴结转移影响预后，密切随访非常重要。

鉴别诊断

· 口腔肿瘤中鳞状细胞癌的占比极高。因很容易进行活检，通过CT或MRI进行鉴别诊断的机会很少。

· **恶性淋巴瘤**：鳞状细胞癌及恶性淋巴瘤在T1、T2加权图像上的信号强度相似，恶性淋巴瘤的ADC值低于鳞状细胞癌的。

· **血管瘤（静脉畸形）**：与鳞状细胞癌相比，血管瘤在T2加权图像中表现为高信号，分叶样形态及静脉石的存在是血管瘤的特征。

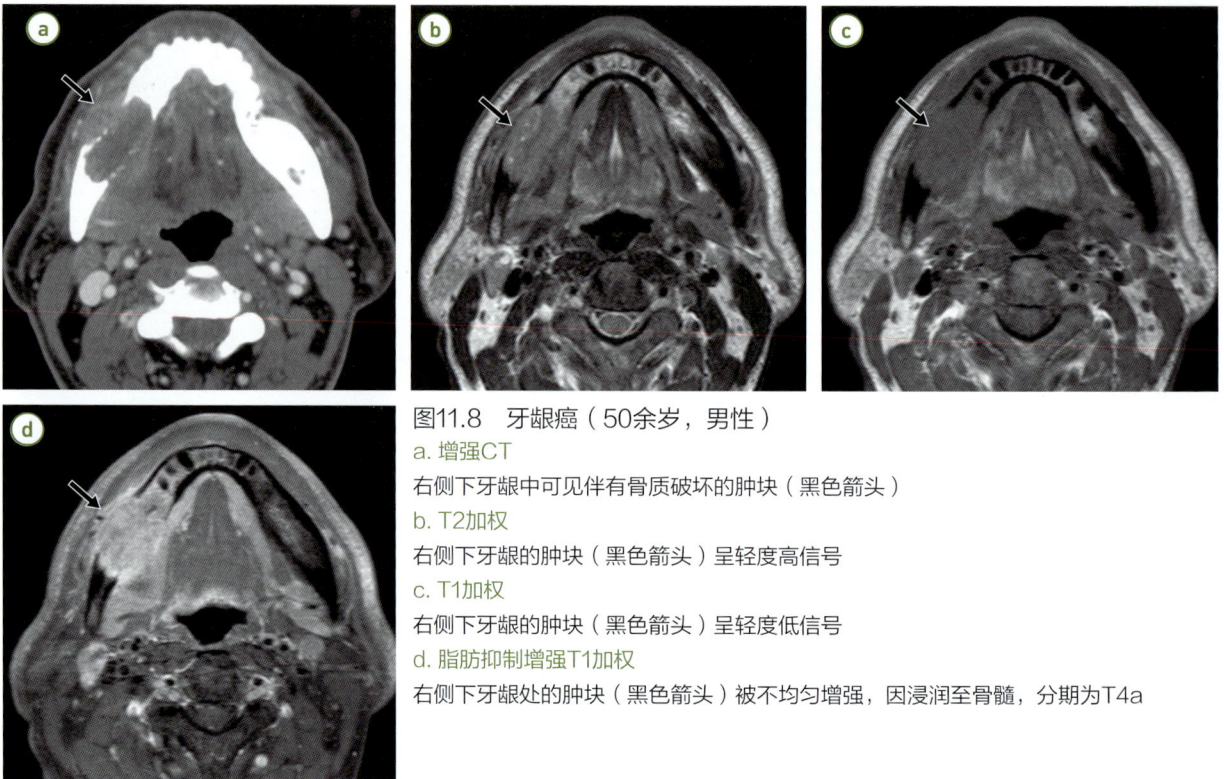

图11.8　牙龈癌（50余岁，男性）

a. 增强CT
右侧下牙龈中可见伴有骨质破坏的肿块（黑色箭头）

b. T2加权
右侧下牙龈的肿块（黑色箭头）呈轻度高信号

c. T1加权
右侧下牙龈的肿块（黑色箭头）呈轻度低信号

d. 脂肪抑制增强T1加权
右侧下牙龈处的肿块（黑色箭头）被不均匀增强，因浸润至骨髓，分期为T4a

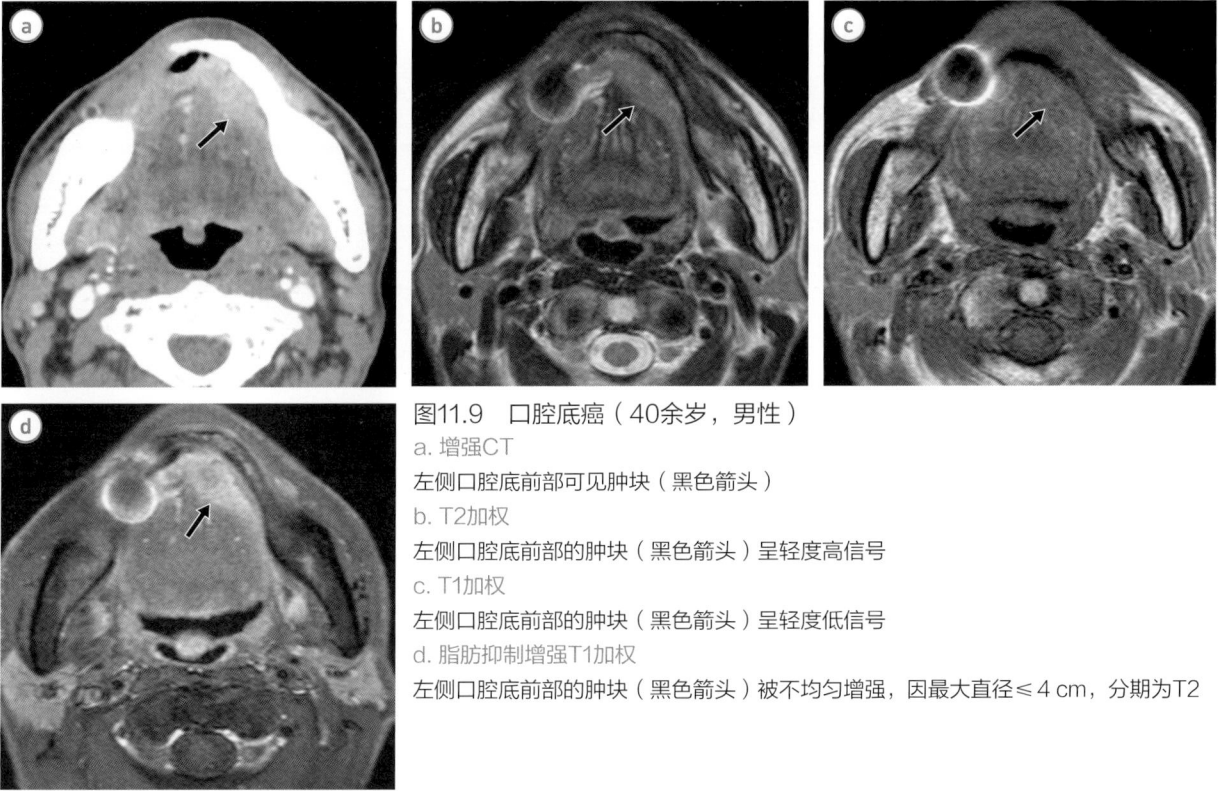

图11.9 口腔底癌（40余岁，男性）
a. 增强CT
左侧口腔底前部可见肿块（黑色箭头）
b. T2加权
左侧口腔底前部的肿块（黑色箭头）呈轻度高信号
c. T1加权
左侧口腔底前部的肿块（黑色箭头）呈轻度低信号
d. 脂肪抑制增强T1加权
左侧口腔底前部的肿块（黑色箭头）被不均匀增强，因最大直径≤4 cm，分期为T2

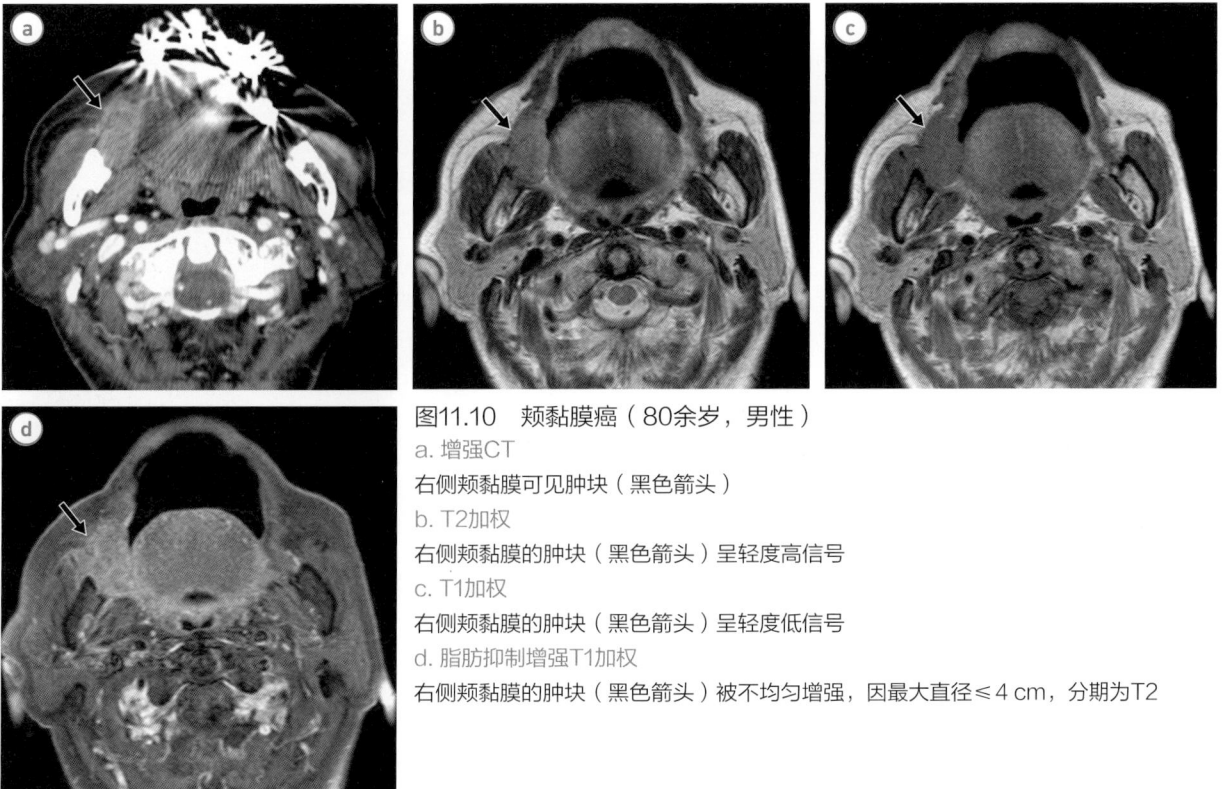

图11.10 颊黏膜癌（80余岁，男性）
a. 增强CT
右侧颊黏膜可见肿块（黑色箭头）
b. T2加权
右侧颊黏膜的肿块（黑色箭头）呈轻度高信号
c. T1加权
右侧颊黏膜的肿块（黑色箭头）呈轻度低信号
d. 脂肪抑制增强T1加权
右侧颊黏膜的肿块（黑色箭头）被不均匀增强，因最大直径≤4 cm，分期为T2

11 口腔、颌骨、咀嚼肌间隙
牙源性囊肿（牙根囊肿、含牙囊肿、牙源性角化囊肿）

必读

· Scholl RJ, et al. Cysts and cystic lesions of the mandible: clinical and radiologic–histo-pathologic review. Radiographics 1999; 19: 1107–24.

MEMO

牙源性角化囊肿与其他牙源性囊肿相比，侵袭性高且复发率高。其在头颈部肿瘤的WHO分类中的名称曾有变迁，1992年第2版为"牙源性角化囊肿"，2005年第3版改为"角囊性牙源性肿瘤"，2017年第4版恢复为"牙源性角化囊肿"。

术语表

牙周间隙
牙根与牙槽骨之间的空间，其内主要是牙周韧带纤维。正常厚度为0.2~0.3 mm，超过0.5 mm则认为是牙周间隙扩张。

你知道吗？

基底细胞痣综合征
基底细胞痣综合征（Gorlin-Goltz综合征）是因*PTCH1*基因突变引起的常染色体显性遗传疾病。70%~90%的基底细胞痣综合征伴有颌骨的牙源性角化囊肿，而且这类病例的牙源性角化囊肿往往有多发倾向。

· Devenney–Cakir B, et al. Cystic and cystic-appearing lesions of the mandible: review. AJR Am J Roentgenol 2011; 196: WS66–77.

概述

· 牙源性囊肿来源于牙源性上皮，内腔被各种牙源性上皮覆盖，按病因分为炎性囊肿（炎症引起）及发育性囊肿（发育异常引起）。
· 发病年龄广泛，好发于10~50岁。

牙根囊肿
· 被归类为炎性囊肿。继发于失活致病齿的牙龈炎、牙髓坏死。
· Malassez上皮残留因炎症刺激而变为囊肿。
· 上颌与下颌的发病率之比为6:4，上颌较多，上颌好发于前牙，下颌好发于第一磨牙。

含牙囊肿
· 被归类为发育性囊肿。牙冠形成结束后，阻生牙的牙冠中凹陷的牙釉质及上皮变为囊肿。
· 上颌与下颌的发病率之比为1:3，下颌较多，好发于下颌第三磨牙，其次是上颌尖牙。

牙源性角化囊肿
· 被归类为发育性囊肿，牙龈上皮病变为囊肿。
· 上颌与下颌的发病率之比为1:3，下颌较多，好发于下颌第三磨牙至下颌支。

临床表现及影像学表现

· 发展缓慢，症状少。常在口腔科就诊时的X线检查中偶然发现。
· 若有增大可能自觉颌骨隆起及肿胀。
· 基本上是边界清晰、边缘光滑的囊性病变，伴有硬化边缘。
· 受伴随的炎症影响时，边界可能变得不清晰。
· 若有增大可能见到颌骨隆起、骨皮质变薄及相邻牙齿移位。

牙根囊肿（图11.11）
· 包含失活致病齿的根尖的单房性囊肿，会与致病齿扩大的牙周间隙相连。

含牙囊肿（图11.12）
· 单房性囊肿的中心部或边缘部中包括阻生牙的牙冠。

牙源性角化囊肿（图11.13）
· 单房或多房性囊肿呈扇形边缘（scalloped margin）。
· 相比于颊舌侧方向的轻微隆起，其可沿颌骨的长轴方向广泛进展。
· 因囊肿内含有豆渣样角化物质，囊肿内容物的ADC值较低。

鉴别诊断

· **成釉细胞瘤**：成釉细胞瘤也可能包含根尖或阻生牙的牙冠，但高程度的颌骨隆起及牙根吸收是其特点，成釉细胞瘤的囊肿内容物比牙源性角化囊肿的ADC值高。

关键点

·牙根囊肿包括失活齿的根尖部，含牙囊肿包括阻生牙的牙冠。
·牙源性角化囊肿在颌骨长轴方向较长，囊肿内容物扩散受限。

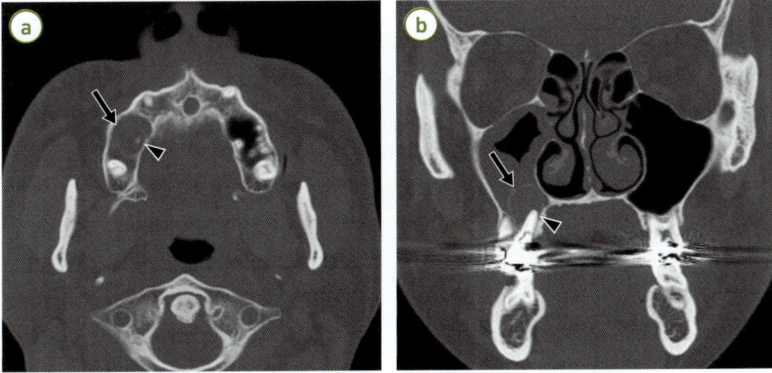

图11.11　牙根囊肿（30余岁，男性）
a. CT平扫（骨窗）
右侧上颌骨可见边界清晰的囊性病变（黑色箭头），右上第6齿的根尖部（黑色三角箭头）包含在病变内
b. CT平扫重建冠状面（骨窗）
由于包含右上第6齿的根尖部（黑色三角箭头）的右侧上颌骨囊性病变（黑色箭头），上颌窦底部的骨壁可见升高并变薄

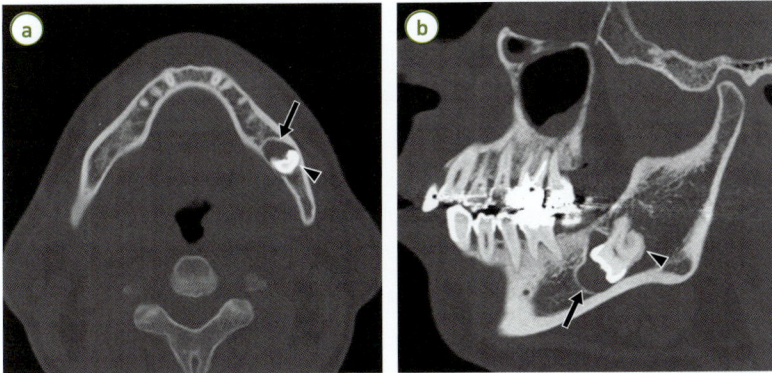

图11.12　含牙囊肿（40余岁，男性）
a. CT平扫（骨窗）
左侧下颌骨可见边界清晰的囊性病变（黑色箭头），与左下阻生牙（黑色三角箭头）的牙冠相连
b. CT平扫重建矢状面（骨窗）
重建的矢状面图像清晰显示囊性病变（黑色箭头）起源于左下阻生牙（黑色三角箭头）的牙冠

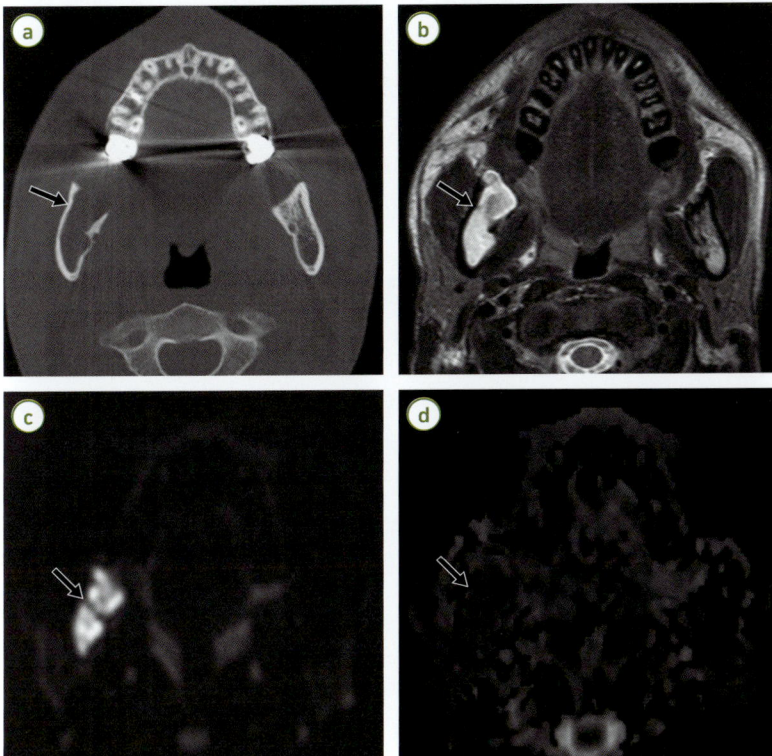

图11.13　牙源性角化囊肿（20余岁，男性）
a. CT平扫（骨窗）
右侧下颌支可见伴有膨胀性变化的囊性病变（黑色箭头）
b. T2加权
囊性病变(黑色箭头)呈强的高信号
c. 弥散加权
囊性病变(黑色箭头)呈强的高信号
d. ADC图
囊性病变(黑色箭头)呈ADC低值（0.8 × 10^{-3} mm^2/s）

11　口腔、颌骨、咀嚼肌间隙
牙源性肿瘤（成釉细胞瘤）

MEMO

成釉细胞瘤的组织分型
（WHO分型）
WHO头颈部肿瘤分型
对成釉细胞瘤的分型，
2005年的第3版分为实性
型/多囊型、促结缔组织
增生型、骨外/外周型、
单囊型4种类型，2017年
的第4版将前两种合为经
典型，余下分为单囊型、
骨外/外周型及转移型3种
类型。经典型成釉细胞
瘤约占80%，单囊型占
10%~20%，骨外/外周型
在10%以下。

必读

· Dunfee BL, et al.
Radiologic and path-
ologic characteristics
of benign and mal-
ignant lesions of the
mandible. Radio-
graphics 2006; 26:
1751-68.

术语表

牙根吸收
发生在根尖牙骨质、牙本质
中的骨吸收现象。分为乳牙
被恒牙取代时乳牙的生理
性牙根吸收，及因炎症、外
伤、阻生牙及正畸等引起
的病理性牙根吸收。

· Devenney-Cakir B, et al. Cystic
and cystic-appearing lesions of
the mandible: review. AJR Am J
Roentgenol 2011; 196: WS66-77.

概述

成釉细胞瘤（图11.14）

· 牙源性肿瘤是来源于参与牙齿形成的牙板及牙胚细胞的肿瘤的总称，其中成釉细胞瘤约占30%，是最常见的牙源性肿瘤。
· 来源于发育中或退化中的牙板或牙胚的上皮，支撑囊肿的上皮类似牙釉质。
· 发病年龄广泛，好发于10~40岁。
· 80%~90%发生于下颌骨，常从下颌后牙部向下颌支发展，其次是下颌前牙部及上颌磨牙部。

临床表现及影像学表现（图11.14，11.15）

· 发展缓慢，症状少。常于口腔科就诊时在X线检查中偶然发现。随着年龄增长，可能自觉颌骨隆起及肿胀。
· 触诊时可能触到因骨骼变薄导致的羊皮纸样感以及由骨外进展导致的波动感。
· 下颌病变中可能出现由下牙槽神经进展导致的下唇及颏部麻木。
· 表现为单房或多房（肥泡样或肥皂泡样）的X线透亮图像。
· 边界清晰、边缘规则，常伴有硬化性边缘。
· 患处的颌骨向颊舌方向隆起，相邻皮质骨可见圆弧形变薄。相邻牙齿的根尖处常可见刀切样牙根吸收。
· 囊肿内容物在T1加权图像上呈低信号，在T2加权图像上呈高信号。
· 单房时，增强MRI中囊肿边缘被增强（边缘强化）。
· 囊肿壁的一部分常伴有乳头状或附壁结节样实性成分。MRI及增强CT均可用于对实性成分的观察及对进展范围的评估。
· 囊肿内含有蛋白质密度略增加的液体，因此囊肿内容物的ADC值较高。

鉴别诊断

· **牙源性角化囊肿**：颊舌方向的隆起与在颌骨长轴方向的进展范围，牙源性角化囊肿是轻度的，而相对的成釉细胞瘤是高度的，牙源性角化囊肿的囊肿内容物的ADC值低于成釉细胞瘤的。
· **牙根囊肿、含牙囊肿**：牙根囊肿、含牙囊肿常比成釉细胞瘤小，且在相邻牙齿根尖发生牙根吸收的概率较低。

成釉细胞癌
与单囊型相比，经典型成釉细胞瘤的复发率高。良性的成釉细胞瘤（图11.15）曾被报有恶变（继发性成釉细胞癌），应注意有无疑似成釉细胞癌的影像学表现（边界不清、骨质破坏、周围组织浸润）。

关键点

· 颊舌侧明显隆起。
· 相邻牙齿的根尖处可见刀切样牙根吸收。
· 囊肿内容物不表现为扩散受限。

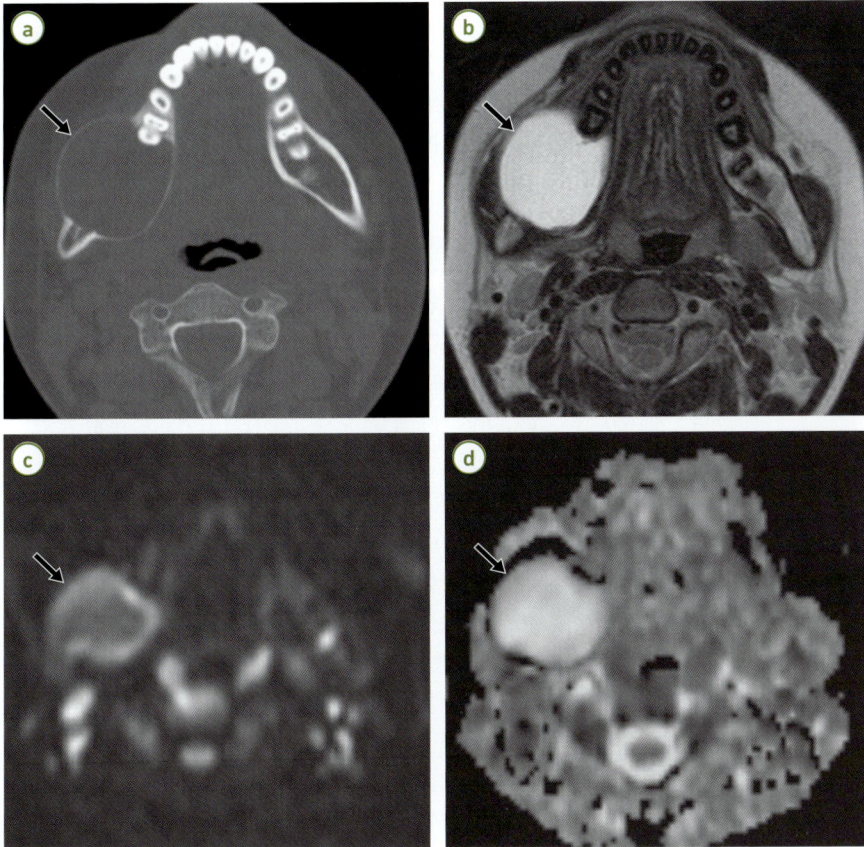

图11.14　成釉细胞瘤（单囊型）（20余岁，男性）
a. CT平扫（骨窗）
右侧下颌骨磨牙区可见有向颊舌方向发生高度膨胀性改变的囊性病变（黑色箭头），骨皮质明显变薄
b. T2加权
囊性病变（黑色箭头）呈强的高信号
c. 弥散加权
囊性病变（黑色箭头）呈轻度高信号
d. ADC图
囊性病变（黑色箭头）呈高ADC值（2.7×10^{-3} mm²/s）

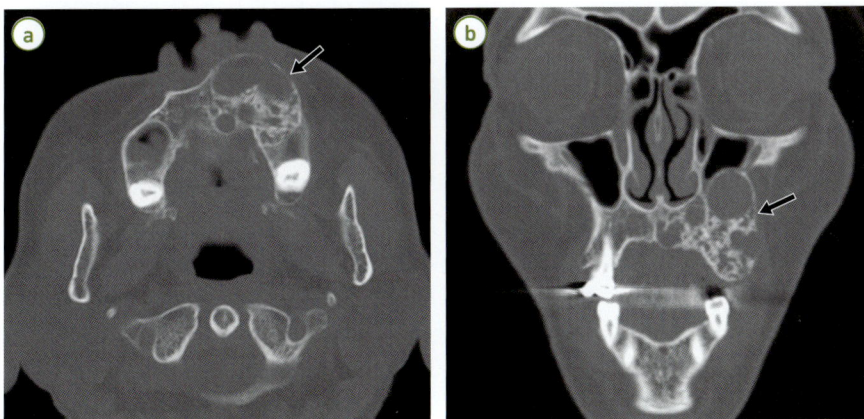

图11.15　成釉细胞瘤（经典型）（50余岁，男性）
a. CT平扫（骨窗）
左侧上颌骨可见由大小不等的囊肿组成的多房性囊性病变（黑色箭头），向颊侧隆起
b. CT平扫重建冠状面（骨窗）
左侧上颌骨的多房性囊性病变（黑色箭头）向上颌窦隆起

11 口腔、颌骨、咀嚼肌间隙
颌骨骨髓炎

必读

· Curé JK, et al. Radio-paque jaw lesions: an approach to the differential diagnosis. Radiographics 2012; 32: 1909-25.

概述

· **由牙源性感染引起的化脓性骨髓炎很常见**。牙源性感染的恶化（颌骨骨髓炎的发作）的诱因是感染防御机制的降低、解剖学因素及细菌感染。
· 下颌骨的血流量比上颌骨少，颌骨骨髓炎好发于下颌骨磨牙部。
· **颌骨骨髓炎按临床病程分为急性骨髓炎（图11.16）及慢性骨髓炎（图11.17）（表11.4）。**
· 急性骨髓炎常发展为慢性骨髓炎。
· 慢性骨髓炎根据病理分为慢性化脓性骨髓炎及慢性硬化性骨髓炎等多种类型（表11.4）。

临床表现及影像学表现（图11.16, 11.17）

· 急性骨髓炎的症状包括疼痛、肿胀、发热及牙齿松动，下颌骨髓炎可能伴有下牙槽神经症状（下唇颏部感觉异常）。
· 慢性骨髓炎的症状与急性骨髓炎的相似，但比急性骨髓炎轻。
· 早期（感染后1~2周）的急性骨髓炎在X线片中颌骨无异常表现。在T1加权图像中呈低信号，在脂肪抑制T2加权图像中呈高信号。
· 此后，可见边界不清的（浸透性的）骨质破坏图像（溶骨图像）及骨膜反应，X线片中也可见异常表现。
· 慢性骨髓炎中可见表现溶骨性变化的射线可透图像及表现硬化性变化的射线不透图像并存。慢性硬化性骨髓炎主要为射线不透图像。
· 随着硬化性变化的进展，慢性骨髓炎T2加权图像的信号降低。
· 颌骨骨髓炎病程中，可见骨坏死或脓肿形成。

术语表

Garre骨髓炎
伴有由骨膜的轻度刺激或感染引起的骨膜新骨形成的慢性骨髓炎。颌骨的Garre骨髓炎好发于10岁左右人群的下颌骨，很少有肿胀外的临床症状。X线片中可见下颌骨皮质周围有明显的新骨形成。

MEMO

放线菌
放线菌是口腔内常驻菌。颌口腔区域的放线菌病好发于下颌骨及下颌骨周围的软组织。CT中颌骨可见边界不清的骨质破坏，病变扩散至邻近的软组织。有时可伴有骨膜反应或气体。

鉴别诊断

· **药物相关性颌骨坏死/放射性颌骨坏死**：临床上通过确认用药史及放射线暴露史可以很容易地鉴别，药物相关性颌骨坏死/放射性颌骨坏死比颌骨骨髓炎骨坏死的发生率高。

表11.4　颌骨骨髓炎的分型

颌骨骨髓炎	分型
急性骨髓炎	NA
慢性骨髓炎	慢性化脓性骨髓炎、慢性硬化性骨髓炎、Garre骨髓炎、结核性骨髓炎、梅毒性骨髓炎、放线菌性骨髓炎、化学物质性骨髓炎、放射线性骨髓炎、作为综合征（SAPHO综合征等）的症状之一的骨髓炎

· Meyer KA, et al. Imaging characteristics of benign, malignant, and infectious jaw lesions: a pictorial review. AJR Am J Roentgenol 2011; 197: W412-21.

关键点

· 早期（感染后1~2周）的急性骨髓炎在X线片中无异常。
· 慢性骨髓炎常以硬化性变化为主要特征。
· MRI可用于对颌骨骨髓炎的诊断及扩散评估。

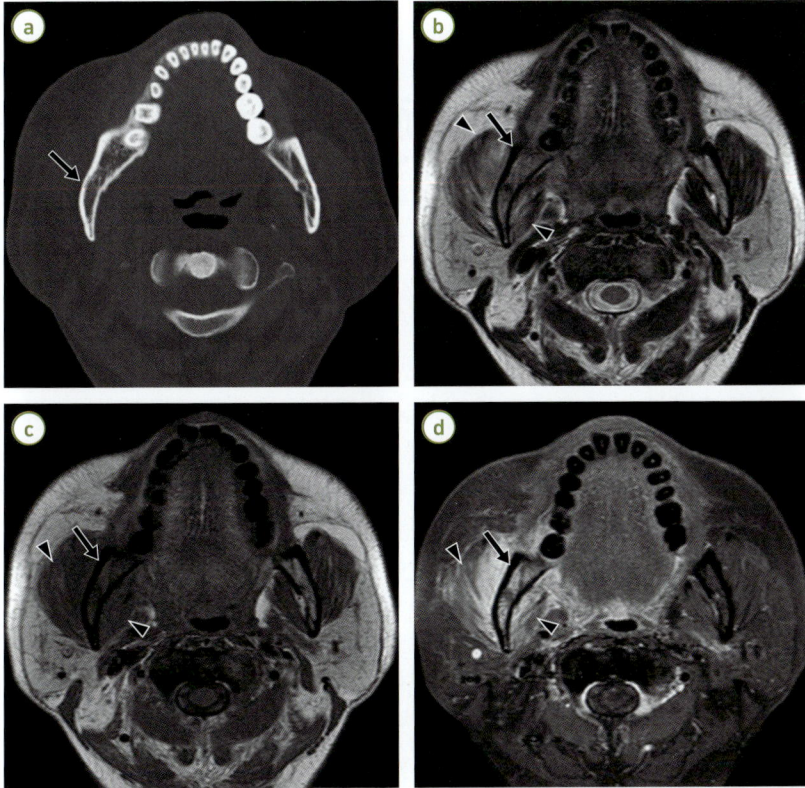

图11.16　急性骨髓炎（40余岁，女性）

a. CT平扫（骨窗）

右侧下颌支未见异常表现（黑色箭头）

b. T2加权

右侧上颌支（黑色箭头）骨髓信号轻度下降，咬肌及翼内肌（黑色三角箭头）内可见高信号区域

c. T1加权

右侧下颌支（黑色箭头）呈低信号，咬肌及翼内肌（黑色三角箭头）可见肿胀

d. 脂肪抑制T1加权

右侧下颌支（黑色箭头）及咬肌、翼内肌（黑色三角箭头）内可见异常的增强效果

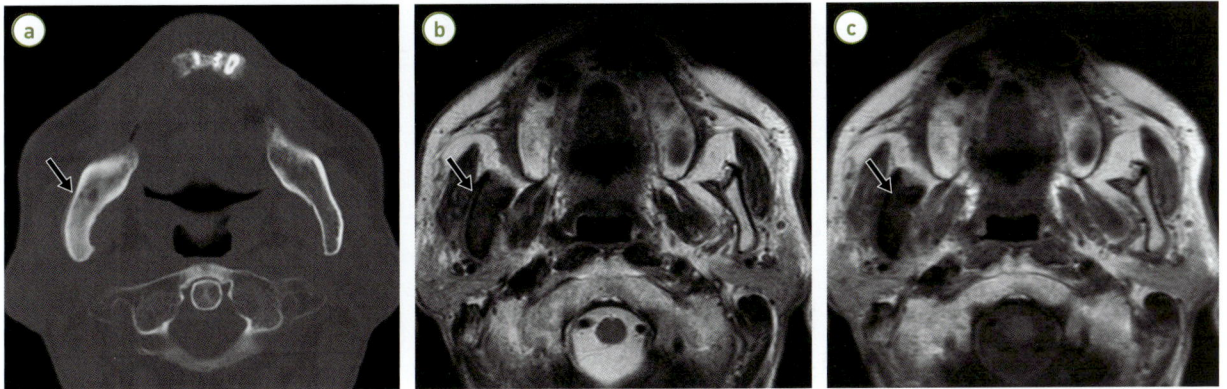

图11.17　慢性骨髓炎（70余岁，女性）

a. CT平扫（骨窗）

右侧下颌支可见硬化性变化（黑色箭头）

b. T2加权

右侧下颌支（黑色箭头）呈低信号

c. T1加权

右侧下颌支（黑色箭头）呈低信号

你知道吗？

SAPHO综合征

SAPHO综合征是发生于骨骼、关节及皮肤的无菌性炎性疾病，以synovitis（滑膜炎）、acne（痤疮）、pustulosis（脓疱病）、hyperostosis（骨肥厚）及osteitis（骨炎）的首字母命名。骨及关节病变的好发部位是胸锁关节、脊柱、骶髂关节及四肢长骨，10%以下的SAPHO综合征病例可见下颌骨病变。早期以溶骨及骨膜反应为特征，慢性期以骨硬化及骨肥大为特征。

11

口腔、颌骨、咀嚼肌间隙
颌骨坏死（药物相关性/放射性）

✐MEMO

药物相关性颌骨坏死的危险因素

累积剂量对药物相关性颌骨坏死的发病有明显影响。骨肿瘤的抗骨吸收药物与骨质疏松症的抗骨吸收药物相比，单次给药剂量大，给药间隔短，因此给药开始后短期即发病。

必读

· Morag Y, et al. Bis-phosphonate-related osteonecrosis of the jaw: a pictorial review. Radiographics 2009; 29: 1971-84.

· 骨吸収抑制薬関連顎骨壊死の病態と管理：顎骨壊死検討委員会ポジションペーパー 2016.（https://www.jsoms.or.jp/medical/wp-content/uploads/2015/08/position_paper2016.pdf）

概述

· 药物相关性/放射性颌骨坏死好发于下颌骨（尤其是下颌骨磨牙部）。

药物相关性颌骨坏死（图11.18）

· 致病药物包括双膦酸盐制剂、地舒单抗（抗骨吸收药物）及贝伐珠单抗（血管生成抑制剂）。
· 危险因素包括药物相关性因素（累积剂量）、局部因素（对骨的侵入性口腔科治疗、不合适的假牙、口腔卫生差）及全身因素（化疗、激素、糖尿病、骨代谢异常）。

放射性颌骨坏死（或放射性骨髓炎）（图11.19）

· 危险因素包括照射剂量、照射野牙齿状况、肿瘤位置。
· 照射剂量在60~65Gy及以上时发病风险会增加。
· 常发生于放疗后3个月至5年。
· 拔牙或牙齿感染通常是发病的契机。
· 放疗导致的血管减少或乏氧状态会促进骨坏死。

临床表现及影像学表现

· 可见骨露出、牙齿松动或自然脱落、发红、肿胀、疼痛、张口障碍、下唇颏联合部感觉异常、皮肤瘘、脓肿、流脓等症状。
· 药物相关性颌骨坏死与放射性颌骨坏死的影像学表现相似。
· 溶骨性变化与硬化性变化常一起出现。
· 在约半数的药物相关性颌骨坏死中可见坏死骨的分离。在药物相关性颌骨坏死中见到坏死骨分离的概率略高于放射性颌骨坏死。
· 可伴有颊舌侧骨皮质吸收、骨膜反应、病理性骨折。
· MRI中病变在T1加权图像呈低信号，在T2加权图像呈不均匀的信号。
· 颌骨周围常伴有软组织肿胀。

鉴别诊断

· **颌骨骨髓炎**：临床上通过确认用药史及辐射暴露史可很容易地鉴别。药物相关性/放射性颌骨坏死中溶骨性变化及硬化性变化常一起出现。虽可与以溶骨性变化为主的急性颌骨骨髓炎相鉴别，但很难与慢性颌骨骨髓炎相鉴别。颌骨骨髓炎与药物相关性/放射性颌骨坏死相比，发生坏死骨分离的概率较低。

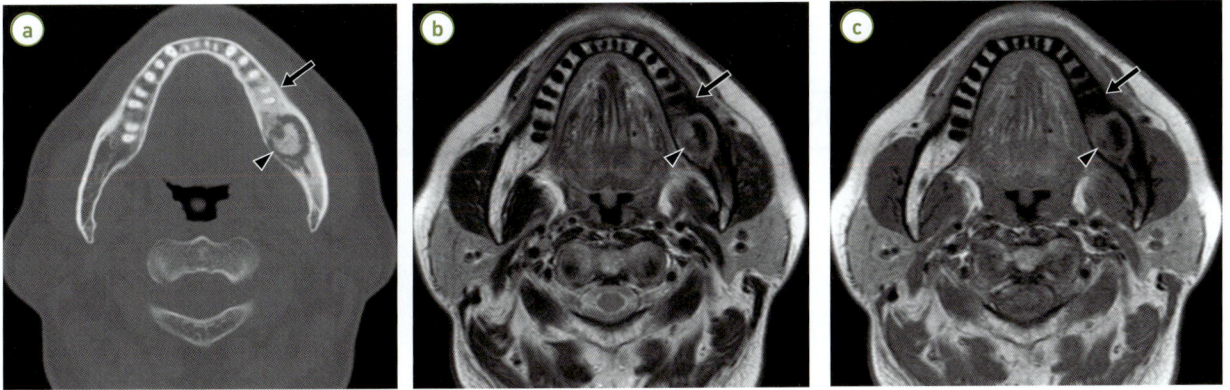

图11.18　药物相关性颌骨坏死（70余岁，男性）

a. CT平扫（骨窗）
左侧下颌骨磨牙部可见伴有分离坏死骨（黑色三角箭头）的溶骨性变化，其周围有硬化性变化（黑色箭头）

b. T2加权
分离坏死骨（黑色三角箭头）及硬化性变化（黑色箭头）呈低信号，分离坏死骨周围的硬化性变化呈轻度高信号

c. T1加权
分离坏死骨（黑色三角箭头）及硬化性变化（黑色箭头）呈低信号，分离坏死骨周围的溶骨性变化呈中等信号

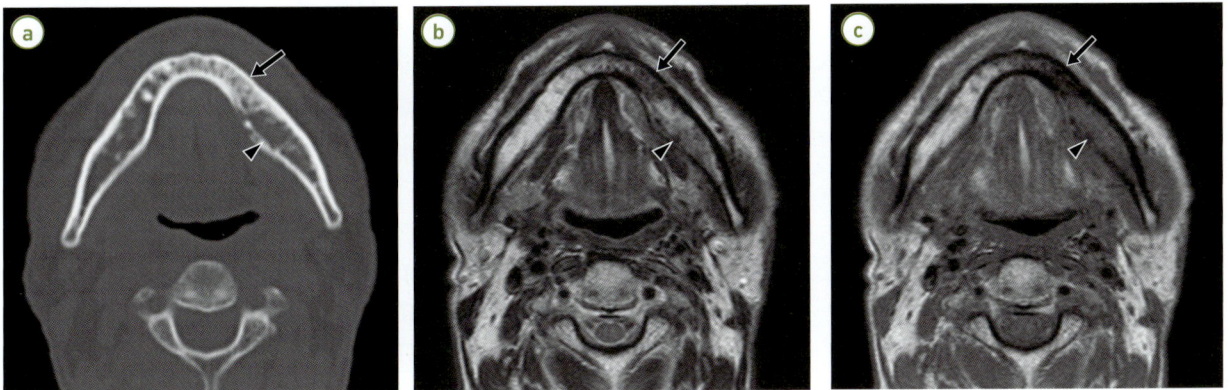

图11.19　放射性颌骨坏死（60余岁，男性）

a. CT平扫（骨窗）
左侧下颌骨中可见溶骨性变化（黑色三角箭头）及硬化性变化（黑色箭头）混杂

b. T2加权
硬化性变化（黑色箭头）呈低信号，溶骨性变化（黑色三角箭头）呈高信号

c. T1加权
硬化性变化（黑色箭头）呈低信号，溶骨性变化（黑色三角箭头）呈中等信号

你知道吗？

在日本的《颌骨坏死审查委员会会场文件2016》中，因认为血管生成抑制剂不是致病药物而是危险因素，使用了ARONJ的名称。

关键点

· 溶骨性及硬化性变化混杂。
· 常伴有坏死骨分离。
· 若怀疑有本疾病，则应确认用药史及辐射暴露史。

11 口腔、颌骨、咀嚼肌间隙
颞下颌关节紊乱

概述

- 颞下颌关节紊乱是以颞下颌关节或咀嚼肌的疼痛、关节杂音、张口障碍或下颌运动异常为主要症状的一类疾病的统称（**表11.5**）。
- 好发于20~40岁，在女性中更为常见（女性的发病率是男性的2~4倍）。
- 发病机制不明，但与环境因素、行为因素、时间因素等多种因素相关。
- 咀嚼肌紊乱（Ⅰ型）：以咀嚼肌疼痛及其引起的功能障碍为主要症状。
- 颞下颌关节紊乱（Ⅱ型）：以颞下颌关节疼痛引起的功能障碍为主要症状（滑膜、关节盘后方组织、关节韧带和滑囊的炎症或损伤）。
- 颞下颌关节盘紊乱（Ⅲ型）：继发于关节盘位置异常及形态异常的关节结构的功能性或器质性障碍。
- 复位性颞下颌关节盘紊乱（Ⅲa型）（**图11.21**）：张口时关节盘复位。
- 非复位性颞下颌关节盘紊乱（Ⅲb型）：张口时关节盘不复位。
- 颞下颌关节骨关节炎（Ⅳ型）：以退行性病变为主要症状（骨组织退行性变、软骨组织破坏、骨及软骨组织重塑）。
- 颞下颌关节紊乱中，颞下颌关节盘紊乱（Ⅲ型）最为常见（60%~70%）。

临床表现及影像学表现（图11.20~11.23）

- 咀嚼肌紊乱（Ⅰ型）：肌肉痛、运动痛、运动障碍。
- 颞下颌关节盘紊乱（Ⅲ型）：颞下颌关节疼痛。
- 复位性颞下颌关节盘紊乱（Ⅲa型）：张口时发出"咔嗒"声。
- 非复位性颞下颌关节盘紊乱（Ⅲb型）：张口障碍。
- 颞下颌关节骨关节炎（Ⅳ型）：捻发音、下颌运动障碍、颞下颌关节的运动痛或压痛。
- 在咀嚼肌紊乱（Ⅰ型）及颞下颌关节紊乱（Ⅱ型）时，影像学诊断无异常发现。
- 影像学诊断对象为颞下颌关节盘紊乱（Ⅲ型）及颞下颌关节骨关节炎（Ⅳ型）。

必读

- Tomas X, et al. MR imaging of temporo-mandibular joint dysfunction: a pictorial review. Radiographics 2006; 26: 765-81.

术语表

"咔嗒"声及摩擦音

颞下颌关节盘紊乱（Ⅲ型）的声音是"咔""嗒""啪"等短促的关节杂音。颞下颌关节骨关节炎（Ⅳ型）中的摩擦音（捻发音、碾轧音）是"唰啦唰啦""沙拉沙拉"及"咯吱咯吱"等时间更长的关节杂音。

MEMO

因颞下颌关节盘与膝关节半月板一样主要由纤维软骨组织组成，因此颞下颌关节盘及膝关节半月板均可通过质子密度加权成像评估形态及内部特性。

- Rao VM, et al. MR imaging of the temporomandibular joint. Neuroimag-ing Clin N Am 2004; 14: 761-75.

表11.5　颞下颌关节紊乱的病理生理学分型
（日本颞下颌关节学会 2013年）

颞下颌关节紊乱	分型
咀嚼肌紊乱	Ⅰ 型
颞下颌关节紊乱	Ⅱ 型
颞下颌关节盘紊乱 a.复位性 b.非复位性	Ⅲ 型
颞下颌关节骨关节炎	Ⅳ 型

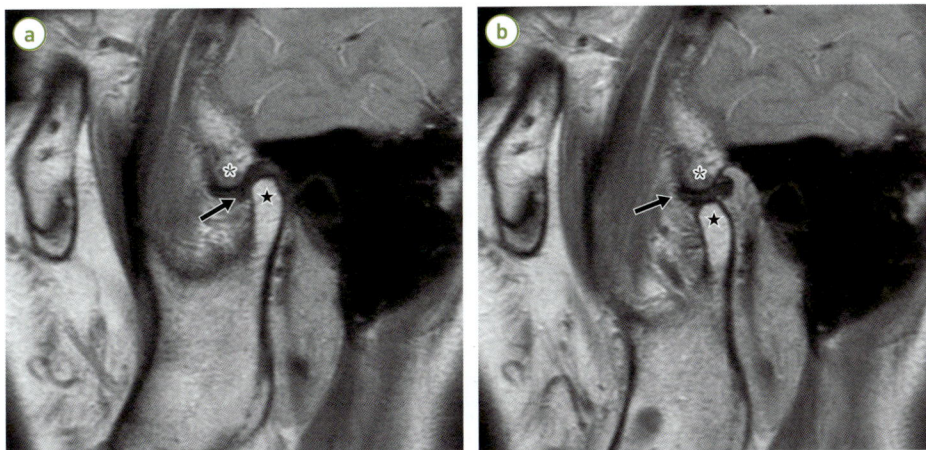

图11.20　正常颞下颌关节（60余岁，女性）

a. 质子密度加权矢状面（闭口时）

正常的关节盘（黑色箭头）呈弓状，可见于下颌髁突（黑色五角星）及关节结节（＊）之间，中央狭窄区在10：00方向，后部增厚区在12：00方向

b. 质子密度加权矢状面（张口时）

正常关节盘（黑色箭头）的中央狭窄区在下颌髁突（黑色五角星）与关节结节（＊）之间

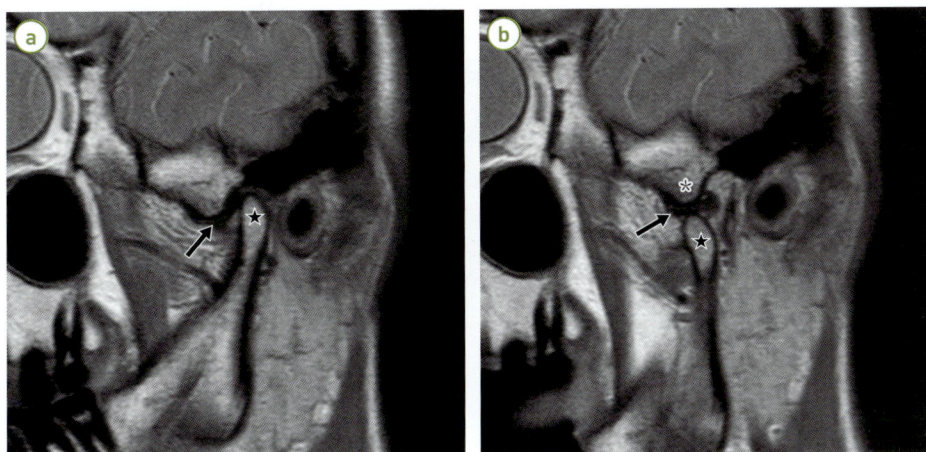

图11.21　复位性颞下颌关节盘紊乱（Ⅲa型）（40余岁，女性）

a. 质子密度加权矢状面（闭口时）

关节盘（黑色箭头）后部增厚区位于11：30方向的前方，中央狭窄区位于下颌髁突（黑色五角星）前方

b. 质子密度加权矢状面（张口时）

关节盘（黑色箭头）的中央狭窄区在下颌髁突（黑色五角星）与关节结节（＊）之间

颞下颌关节盘紊乱（Ⅲ型）

· 闭口、张口时，通过质子密度加权图像对关节盘的脱位进行评估。

· 矢状面图像中正常的关节盘呈弓形，由前增厚区、中央狭窄区及后增厚区组成。

· 闭口时在矢状面图像中，正常关节盘的中央狭窄区在10：00方向，后增厚区在12：00方向。前脱位的诊断标准是关节盘的后增厚区在11：30方向的前方，中央狭窄区在下颌髁突前方。

· 张口时，在矢状面图像中，正常关节盘的中央狭窄区位于下颌髁突与关节结节之间。前脱位的诊断标准为关节盘中央狭窄区位于下颌髁突的前方。

· 在冠状面图像中，正常关节盘在下颌髁突正上方呈向上凸出的弧形。侧脱位（外侧脱位、内侧脱位）的诊断标准为关节盘超出下颌髁突的内外侧两极。

颞下颌关节骨关节炎（Ⅳ型）

· 若怀疑骨形态异常，则应行CT检查。

· 颞下颌关节骨关节炎中，下颌髁突可见骨赘形成、硬化性变化、软骨下囊肿、骨表面的糜烂及凹陷、变形等。

鉴别诊断

· 与关节突（下颌髁突）的先天性异常及发育异常、外伤（颞下颌关节脱位、骨折）、炎症（非感染性及感染性颞下颌关节炎）、肿瘤及肿瘤样疾病、颞下颌关节强直等相鉴别。

· 其他疾病都不会仅显示关节盘位置异常，也可从影像学表现与颞下颌关节盘紊乱（Ⅲ型）相鉴别。

· 颞下颌关节骨关节炎（Ⅳ型）可能是由多种疾病引起的继发性骨关节炎，因此诊断颞下颌关节骨关节炎（Ⅳ型）时需要评估是否存在作为病因的基础疾病。

关键点

· 若有闭口时关节盘前移的情况，若张口时关节盘可复位，则是复位性颞下颌关节盘紊乱（Ⅲa型）；若张口时关节盘无法复位则是非复位性颞下颌关节盘紊乱（Ⅲb型）。
· 颞下颌关节骨关节炎（Ⅳ型）影像学表现与其他关节骨关节炎的相同。

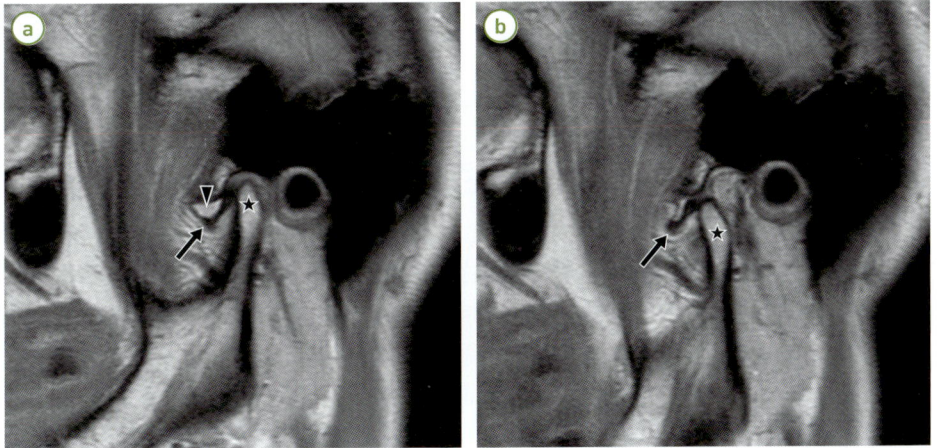

图11.22 非复位性颞下颌关节盘紊乱（Ⅲb型）（40余岁，女性）
a. 质子密度加权矢状面（闭口时）
关节盘后增厚区（黑色箭头）位于11：30方向的前方，中央狭窄区位于下颌髁突（黑色五角星）的前方，上关节间隙内可见关节积液
b. 质子密度加权矢状面（张口时）
关节盘（黑色箭头）的中央狭窄区位于下颌髁突（黑色五角星）的前方

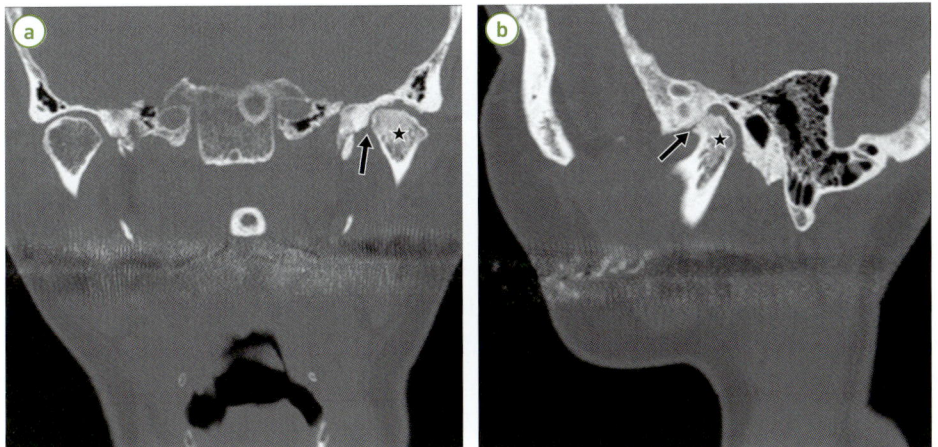

图11.23 颞下颌关节骨关节炎（Ⅳ型）（40余岁，女性）
a. CT平扫重建冠状面（骨窗）
左侧颞下颌关节（黑色箭头）内侧关节间隙变窄，关节面不规则，下颌髁突（黑色五角星）发生硬化性变化
b. CT平扫重建矢状面（骨窗）
左侧颞下颌关节间隙（黑色箭头）变窄，下颌髁突（黑色五角星）出现骨赘形成及硬化性变化

11 口腔、颌骨、咀嚼肌间隙
口外瘘管

✏MEMO

口外瘘管的英文表述

日本文献中疾病名称统一为"口外瘘管"，但在英文文献中，使用"external dental fistula""cutaneous draining sinus (tract)""cutaneous odontogenic sinus (tract)"等不同的疾病名称。

术语表
根尖周炎
牙髓的化脓性炎症扩散到齿外（牙周膜或牙槽骨）。
边缘性牙周炎
又称牙周病，牙龈炎等感染从牙与牙龈之间的缝隙向深处扩散，并波及牙周膜或牙槽骨。

你知道吗？

口内瘘管

由牙源性感染引起，口腔黏膜内形成的瘘管被称为口内瘘管。因口内瘘管以口腔黏膜病变为起因，患者常先去口腔科就诊，几乎不会耽误确诊。

概述

· 口外瘘管（图11.24，11.25）是牙源性慢性化脓性炎症的排泄道（瘘管）向面部或颈部皮肤开口的疾病的总称。

· 病因为根尖周炎、边缘性牙周炎、牙根囊肿、颌骨骨髓炎等牙源性感染。

· 颌骨骨髓炎穿透骨皮质形成骨膜下脓肿，并越过骨膜、扩散至软组织，后进展为蜂窝织炎、脓肿和瘘管。

· 以致病齿分类，上颌磨牙及下颌磨牙容易在面颊部形成瘘管，上颌前牙及上颌前磨牙容易在鼻基底部形成瘘管，下颌前牙容易在下颌部形成瘘管。

· 约90%的致病齿是下颌牙，其中下颌第一磨牙最常见。好发于20~40岁。

临床表现及影像学表现

· 主观症状包括瘘管皮肤及皮下肿胀、发红、硬结、流脓、疼痛及不适等。

· 虽是口腔科疾病，但很少有与致病齿相关的临床症状，常以皮肤病变为主诉就诊。

· 多数情况下，患者最先在口腔科以外的科室就诊，常会耽误确诊。

· 可见提示根尖周炎或边缘性牙周炎的牙周膜扩大，或提示牙根囊肿的包含根尖的囊性病变。

· 有时在致病齿周围可见提示颌骨骨髓炎的溶骨性或硬化性变化。

· 致病齿附近的颊侧骨皮质会变薄或缺损。

· 若致病齿相邻的皮下组织至皮肤存在瘘管，则可确诊。

· 当炎症活动性高时，瘘管周围的脂肪组织变得浑浊，且瘘口处的皮肤变厚。

鉴别诊断

· **颌骨骨膜下脓肿**：因炎症滞留于骨膜下方，没有形成到达皮肤的瘘管。

· **放线菌病**：与口外瘘管相比，颌骨的骨质破坏及软组织肿胀更严重。

· **肿瘤**：主要是肿块形成，没有形成到达皮肤的瘘管。

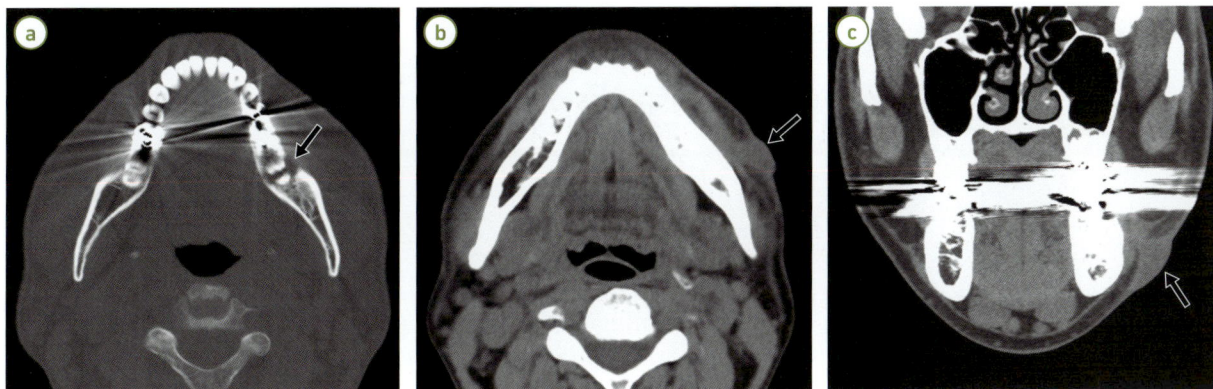

图11.24　口外瘘管（40余岁，男性）

a. CT平扫（骨窗）

左下第7齿的根尖周围可见骨吸收（黑色箭头），是根尖周炎的表现，颊侧骨皮质有缺损

b. CT平扫

与左下第7齿的根尖周炎相连，可见到达左侧颊部皮肤的软组织密度病变（黑色箭头）

c. CT平扫重建冠状面

与左下第7齿的根尖周炎相连，可见到达左侧颊部皮肤的软组织密度病变（黑色箭头）

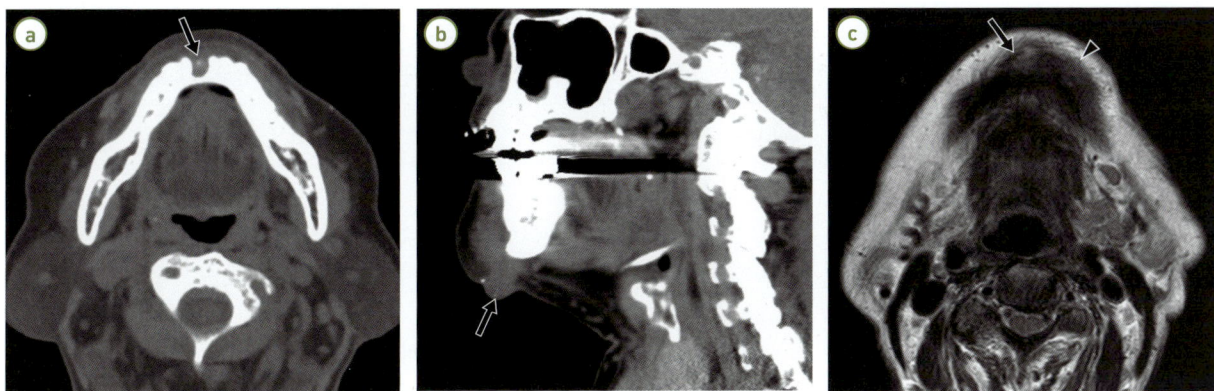

图11.25　口外瘘管（90余岁，女性）

a. CT平扫

右下第1齿的根尖周围可见骨吸收（黑色箭头），是根尖周炎的表现，颊侧骨皮质有缺损

b. CT平扫重建矢状面

与右下第1齿的根尖周炎相连，可见到达下颏下皮肤的软组织密度病变（黑色箭头）

c. T2加权

瘘管（黑色箭头）呈高信号，周围软组织（黑色三角箭头）肿胀

关键点

· 致病齿处可见根尖周炎或根尖囊肿。

· 致病齿旁边的颊侧骨皮质变薄或缺损。

· 形成与致病齿相邻的皮下组织至皮肤的瘘管。

12 鼻咽・咽旁间隙
正常解剖及影像学解剖

概述（图12.1）

- **鼻咽**：连接鼻腔与口咽的长方体状空腔，上方位于颅底。
- **Rosenmüller窝（咽隐窝）**：存在于鼻咽侧壁，位于咽鼓管隆突的后上方，是鼻咽癌的好发部位。
- **咽鼓管隆突**：存在于鼻咽侧壁，位于咽鼓管开口的后方。
- **咽颅底筋膜**：从颅底悬垂上咽缩肌的坚韧筋膜。对肿瘤进展有一定的抑制作用。
- **Morgagni孔**：咽颅底筋膜被腭帆提肌或咽鼓管软骨穿过，Morgagni孔为其外侧后方的缺损，为鼻咽病变的侧方进展路径（图12.3）。
- **腭帆张肌**：咽旁间隙被腭帆张肌分为前茎突区（狭义的咽旁间隙）及后茎突区（颈动脉鞘）。
- **咽后间隙**：位于咽后壁后方、颈长肌前方的间隙，为咽后脓肿及咽后间隙水肿的好发部位。
- **咽旁间隙**：Rouvière淋巴结存在于此，咽旁间隙以鼻咽、口咽为两侧边界，颅底为底边，舌骨大角为顶点，呈倒三角形，以脂肪为主。

鼻咽（图12.1）

- 上达颅底的长方体状空腔。
- 后上壁由鼻咽与口咽边界处的软腭至颅底（包括咽鼓管咽口、咽鼓管隆突、覆盖咽隐窝的黏膜等的侧壁）下壁包含软腭上表面，侧壁通过咽鼓管通向中耳腔。
- 上方为蝶骨体至斜坡，外上侧为颅底的破裂孔，侧方为咽旁间隙，后方为咽后间隙及椎前间隙，前方为鼻腔，下方为口咽部。
- 脂肪抑制增强T1加权MRI或增强CT中可见与深层黏膜下层一致的线性增强效果。

术语表

Rouvière淋巴结（图12.2）

是外侧咽后淋巴结，在咽后壁外侧附近，位于鼻咽至口咽高度的咽后间隙外侧。是鼻咽癌淋巴结转移的好发部位。Rouvière淋巴结转移是其他头颈部癌的不良预后因素，但与鼻咽癌的预后无明显相关性。Rouvière淋巴结的病变通过视诊及触诊很难诊断，包括CT检查及MRI检查在内的影像学检查是有用的。Rouvière淋巴结的最大横断面直径在5mm以下为正常，长径在8mm以上、短径在6mm以下被认为是病理性的。

本章插图中的简称所代表的结构：BJV，颈静脉球；BS，颊间隙；CL，斜坡；CN，后鼻孔；CP，下颌骨关节突；CS，颈动脉鞘；ET，咽鼓管咽口；FO，卵圆孔；FR，Rosenmüller窝；HC，舌下神经管；HP，硬腭；IC，颈内动脉；IN，眶下神经；T，下鼻甲；JV，颈内静脉；LCM，颈长筋；LPM，翼外肌；LVPM，腭帆提肌；MC，Meckel腔；MM，咬肌；MPM，翼内肌；MPPP，翼突内侧板；MSi，上颌窦；MSp，咀嚼肌间隙；NC，鼻腔；NP，鼻咽；NS，鼻中隔；OP，口咽；PBF，咽颅底筋膜；PCM，咽缩肌；PG，垂体；PG，腮腺；PP，翼突；PPS，咽旁间隙；PT，腭扁桃体；PWNP，鼻咽后壁；RM，下颌骨上行支；RMV，下颌后静脉；SG，下颌下腺；SGM，茎突舌肌；SMAS，superficial musculoaponeurotic system（浅表肌腱膜系统）；SP，软腭；TF，翼腭窝；TT，咽鼓管隆突；TVPM，腭帆张肌；UP，悬雍垂；UWNP，鼻咽上壁；V-3，三叉神经第三分支（下颌神经）。

红色：应记住的解剖名。
青色：对恶性肿瘤来说非常重要的解剖名。

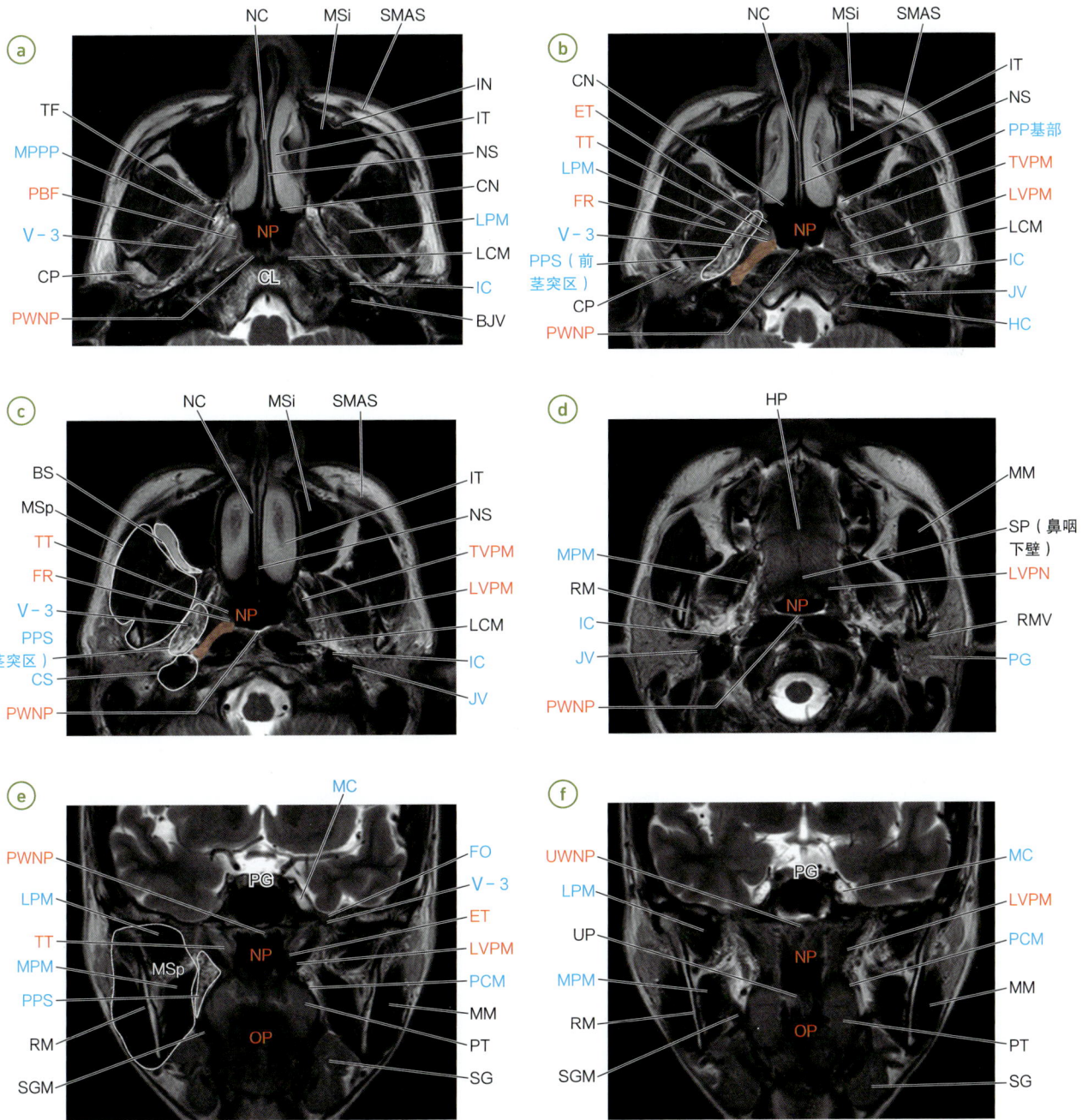

图12.1 鼻咽的正常影像学解剖（3.0T MRI）

a~d. T2加权；e、f. 冠状面T2加权

必读

· Dubrulle F, et al. Extension patterns of nasopharyngeal carcinoma. Eur Radiol 2007; 17: 2622-30.

你知道吗？

深部黏膜下静脉丛的线性增强效果（图12.5）
正常黏膜下存在排列规则的毛细血管及静脉丛，增强MRI中可见沿鼻咽深部黏膜下层轮廓的线状增强效果。该效果的缺失反映了鼻咽癌的深部浸润性变化，因此可用于确认深部浸润性病变的位置。

· King AD, et al. MR imaging criteria for the detection of nasopharyngeal carcinoma: Discrimination of early-stage primary tumors from benign hyperplasia. AJNR Am J Neuroradiol 2018; 39: 515-23.
· 尾尻博也. 頭頸部の臨床画像診断学, 第3版, 南江堂, 東京, 2016.

Rosenmüller窝

· 鼻咽癌为此处发病率最高的恶性肿瘤。
· 位于鼻咽外侧壁与后壁交界处，咽鼓管隆突的后方。
· 大小有个体差异，呈左右不对称的情况并不少见。

破裂孔

· 含有纤维软骨的破裂孔位于Rosenmüller窝的正上方。
· 因为破裂孔位于咽颅底筋膜的颅底附着部内侧，所以是肿瘤侵犯颅底的好发部位。

咽鼓管咽口

· 通常左右对称，位于咽鼓管隆突前方，咽鼓管开口于此。
· 因为咽鼓管咽口连接鼻咽和中耳腔，所以它是鼻咽部炎症或鼻咽癌导致继发性中耳炎或乳突蜂窝织炎的通路。

咽鼓管隆突

· 覆盖腭帆提肌及咽鼓管软骨的黏膜在鼻咽侧壁黏膜下形成的隆突，形状固定，通常是左右对称的。
· 咽鼓管咽口位于其前方，Rosenmüller窝位于其后方，明确咽鼓管隆突的位置有助于确认Rosenmüller窝或咽鼓管咽口的位置。
· 在增强T1加权图像中呈略低信号，在T2加权图像中呈高信号。

咽颅底筋膜

· 是鼻咽与咀嚼肌间隙边界处的强韧筋膜，支撑着咽缩肌群。
· 位于颅底，前方起于翼突内侧板，上方起于颞骨锥尖部内侧。
· 是防止鼻咽黏膜肿瘤或炎症向深部进展的屏障。
· 在MRI的T2加权图像中，为衬在鼻咽黏膜上的低信号带。
· 其外侧是咽旁间隙，其后方是咽后间隙。
· 卵圆孔位于该筋膜的外侧，破裂孔位于该筋膜的内侧。

Morgagni孔（图12.3）

· 是位于咽颅底筋膜两侧的缺损，腭帆提肌与咽鼓管通过该孔连接鼻咽。
· 是鼻咽部病变向咽旁间隙、颈动脉间隙进展的通路。
· 虽然无法在正常影像学解剖上被确认，但了解其位置及与其他结构的解剖学关系很重要。

腭帆提肌

· 起于颅底锥体顶面下表面及咽鼓管软骨内侧板，左右腭帆提肌于软腭处相交形成腭帆。
· 鼻咽肿瘤常通过Morgagni孔沿该肌肉向侧方进展。

咽旁间隙

· 在舌骨上颈部间隙中，由鼻咽及口咽的两侧与颅底（底边）及舌骨大角（顶点）形成倒三角形间隙。

- 位于椎前间隙，咽后间隙的侧前方，咽黏膜间隙的外侧，腮腺间隙的内侧，咀嚼肌间隙的后内侧。下方无筋膜穿过，延伸至下颌下间隙。
- 咽旁间隙被与腭帆张肌相关的筋膜（张肌–血管–茎突筋膜，tensor-vascular-styloid fascia，TVSF）分为茎突前段与茎突后段，茎突前段是狭义上的咽旁间隙，茎突后段对应于颈动脉鞘。

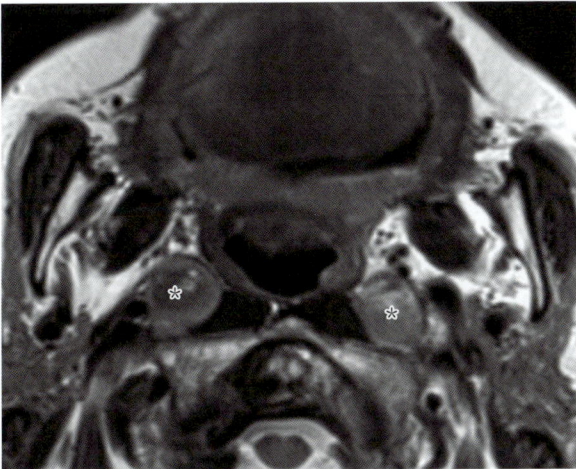

图12.2　Rouvière淋巴结转移
T2加权
咽后间隙两侧可见淋巴结肿大（＊），与淋巴结转移的表现一致

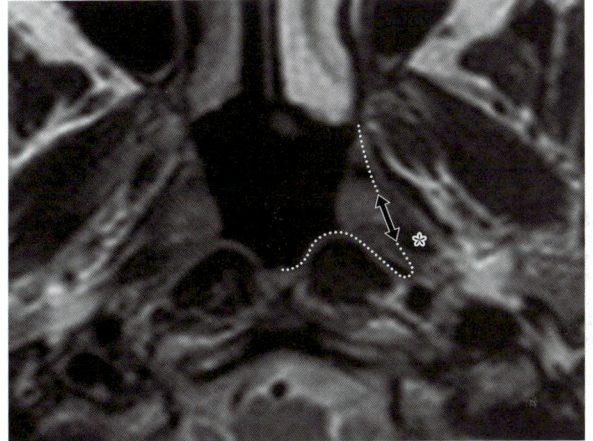

图12.3　Morgagni孔
T2加权
咽颅底筋膜（虚线）侧方的有咽鼓管及腭帆提肌（＊）通过的缺损区域，为Morgagni孔（↔）

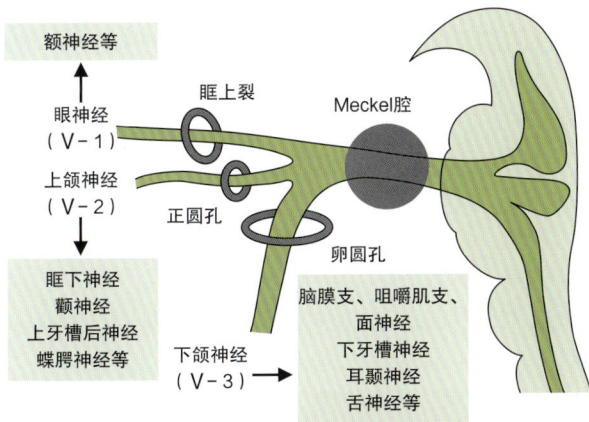

图12.4　三叉神经的走行示意图
三叉神经有眼神经（V－1）、上颌神经（V－2）及下颌神经（V－3）3个分支。V－2主干沿海绵窦侧壁向前延伸，通过正圆孔穿到颅外、翼腭窝。三叉神经的3个分支中最大的V－3向后向下走行，通过位于蝶骨大翼内侧的卵圆孔穿到颅外

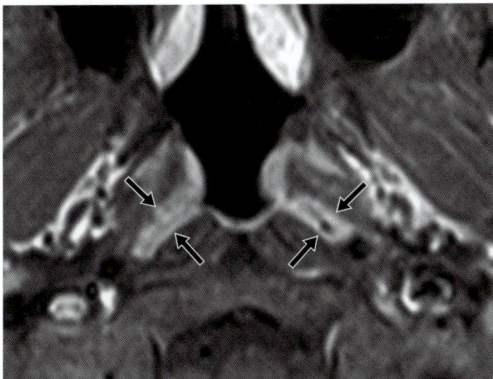

图12.5　深部黏膜下静脉丛的线性增强效果
脂肪抑制增强T1加权
正常的鼻咽黏膜及黏膜下可见均匀的线性增强效果（黑色箭头）

12 鼻咽·咽旁间隙 成像要点

MEMO

在包括喉部及下咽在内的舌骨下病变的MRI图像中，可见到由身体运动伪影导致的画质下降，但身体运动伪影对鼻咽区域影响较小。

必读

· 日本医学放射線学会，编.画像診断ガイドライン2016年版 第2版. 金原出版, 東京, 2016.

术语表

ADC值、ADC图

弥散加权成像在细胞密度高的恶性肿瘤等质子运动受损的部位表现为高信号。ADC值是通过弥散加权成像计算出的数值，在治疗早期ADC值增加率高的肿瘤被认为具有较好的治疗效果，可能有助于预测治疗效果。

你知道吗？

颈部淋巴结转移的颈动脉浸润

颈动脉与肿瘤的接触角度超过270°时通常认为不可切除。CT检查往往可见颈动脉浸润高估趋势，MRI的T2加权图像因其高组织对比分辨率，可以区分肿瘤的中等信号与水肿的高信号，因此有时可以更准确地估计接触角度。

· Ailianou A, et al. MRI with DWI for the detection of posttreatment head and neck squamous cell carcinoma: Why morphologic MRI criteria matter. AJNR Am J Neuroradiol 2018; 39: 748-55.
· 尾尻博也. 頭頸部の臨床画像診断学, 第3版. 南江堂, 東京, 2016.

概述

· 增强CT可用于评估鼻咽的炎性疾病。
· 软组织病变的评估应尽可能使用造影剂。
· 在颅底及咽后间隙的评估中，矢状面及冠状面有时可能有用。
· CT及MRI检查是评估上颌窦癌分期的必要检查，局部评估时必须使用MRI。
· CT和MRI有助于判断有无颅底浸润。
· 颅内进展时，增强MRI（尤其是冠状面图像）为主要成像方式。
· 神经周围扩散时非常适合通过增强MRI进行评估。
· PET在评估鼻咽癌TNM分期中具有补充作用。

CT（图12.6，表12.1）

· 从颅底向胸腔入口处进行投射（鼻咽癌尤其不能遗漏锁骨上窝）。
· 尽可能使用造影剂。
· 将增强或非增强CT的软组织窗及骨窗、横断面及冠状面（3mm以下）重建后表示。
· 在对鼻咽癌的颈部病变及远处转移的评估中，CT的成像范围容易设定，并且CT具有优秀的空间分辨率、时间分辨率及检查效率。
· 鼻咽癌的评估以评估颈部淋巴结病变为目的，颅底至胸腔入口处的成像必不可少，评估其他器官转移时应包括胸部区域。

MRI（图12.7，表12.2）

· 使用头部用线圈或头颈部用线圈对包括鼻咽腔在内的范围进行成像。
· 鼻咽部评估中最有用的方式。
· 尽可能使用造影剂（对于肿瘤患者，除非有禁忌证否则必须使用）。
· 虽然可以进行更准确的定性诊断，但成像范围有限。
· T1加权成像、T2加权成像、脂肪抑制T1加权成像（非增强情况下的STIR成像）的横断面图像、冠状面图像，以及弥散加权成像ADC图是主要的成像序列，建议成像层厚在至少3mm以下。
· 弥散加权成像及ADC图可能有助于包括判断良恶性在内的定性诊断。

PET

· 在对鼻咽癌的颈部淋巴结病变、远处转移的有无及复发的评估中有用。
· 有时有助于决定放疗的照射范围。

关键点

· 在对鼻咽区域的影像学诊断中（尤其是对恶性肿瘤分期的诊断），MRI非常有用。
· 在对包括炎症和肿瘤在内的病变进展范围的评估中，使用造影剂并进行多断面的评估很有用。

表12.1　鼻咽部CT参数示例

成像方法	层厚（mm）	层间隔	FOV（mm）	WW/WL	备注
鼻咽部的横断面及冠状面（各软组织窗）	3	3	200	250/50	通常需要增强，并根据需要追加矢状面
鼻咽部的横断面及冠状面（各骨窗）	2	3	200	250/50	对颅底评估有用
全颈部横断面（软组织窗）	3	3	240	250/50	通常需要增强，对颈部淋巴结评估有用

表12.2　鼻咽部MRI序列示例

成像方法	序列	TR/TE（ms）	层厚（mm）	其他
T1加权横断面	TSE	570/11	3.0	
T2加权横断面	TSE	4200/82	3.0	
T2加权冠状面	TSE	4720/90	3.0	
脂肪抑制增强T1加权横断面	TSE	540/10	3.0	不使用造影剂时为STIR图像
脂肪抑制增强T1加权冠状面	TSE	440/11	3.0	不使用造影剂时为STIR图像
T2加权横断面（全颈部）	TSE	6140/94	7.0	以评估颈部淋巴结病变为目的
弥散加权成像及ADC图（全颈部）	SE-EPI	3100/82	7.0	

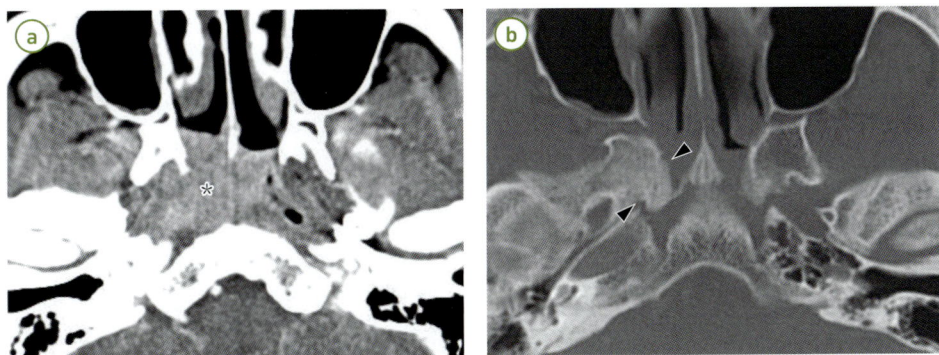

图12.6　通过CT对鼻咽癌进行评估

a. 增强CT（软组织密度窗）

可见以右侧Rosenmüller窝为中心的肿块（＊）

b. CT（骨窗）

可见翼突基底部/颅底（黑色三角箭头）

c. CT冠状面

与肿块相邻的右侧翼突基底部处可见轻微硬化性变化（黑色箭头），怀疑存在颅底浸润

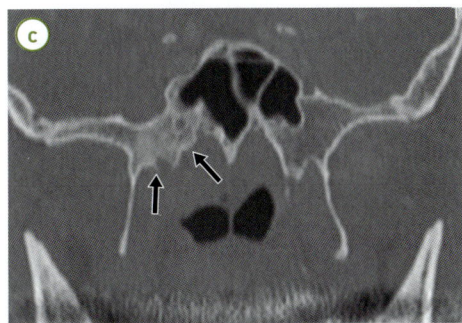

图12.7　通过MRI对鼻咽癌进行的评估

a. T2加权

可见以右侧Rosenmüller窝为中心的肿块（＊）外侧有咽旁间隙（黑色箭头）进展，可见由鼻咽部肿块引起的继发性乳突蜂窝织炎（白色五角星）

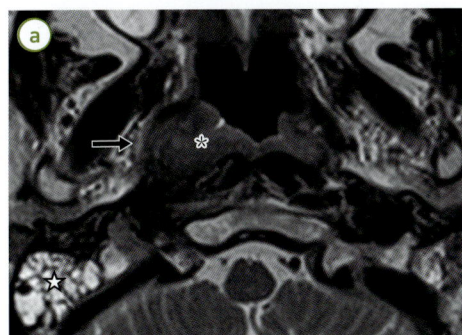

b. 脂肪抑制T1加权

可见与肿块（＊）一致的增强效果。MRI与CT相比具有更高的软组织对比分辨率，对肿块（＊）的定位或与周围结构的辨别更为容易

12 鼻咽·咽旁间隙
鼻咽癌

必读

· King AD, et al. MR imaging criteria for the detection of nasopharyngeal carcinoma: Discrimination of early-stage primary tumors from benign hyperplasia. AJNR Am J Neuroradiol 2018; 39: 515-23.

概述

· 鼻咽来源的原发性上皮性恶性肿瘤。

临床表现及影像学表现

· 表现为耳塞、鼻塞、鼻漏、颈部淋巴结肿大等症状。
· 在鼻咽部恶性病变中发生率最高，常见于亚洲男性，好发于40~70岁，但也会发生于年轻人。
· 与Epstein-Barr病毒（EBV）密切相关。
· 通常起源于Rosenmüller窝，局部浸润性很强。
· 颈部淋巴结转移率高（特别是外侧咽后淋巴结）。
· 分为3种类型：角化鳞状细胞癌（最常见，87%）、非角化鳞状细胞癌及基底样鳞状细胞癌，每种类型又细分为分化型和未分化型。
· 为原发灶不明癌的潜在原发部位，具有重要意义。
· 治疗可选择放疗及化疗。
· 普遍使用增强CT对评估骨皮质、神经孔及颈部淋巴结病变也很有用。有时呈类似恶性淋巴瘤的表现。

CT

· 病变在增强CT下呈微弱的增强效果，常表现为单侧分布及不对称分布的软组织密度肿块（图12.8a）。

MRI

· 鼻咽癌在T2加权图像中呈微弱高信号（图12.8b），在T1加权图像中呈低-中等信号，在增强T1加权图像中呈均匀增强效果（图12.8c），在弥散加权图像/ADC图中呈弥散能力降低（图12.8d）的不对称性肿块。增强T1加权图像通常显示黏膜层深处线性增强效果缺失（图12.8c）。
· 早期可仅表现为Rosenmüller窝或咽鼓管开口处不清晰、信号改变，或腭帆提肌及腭帆张肌不清晰。

与T分期相关的表现

· 日本医学放射学会2018年出版的《头颈癌治疗指南》第6版中，T分期和N分期发生了变化（表12.3）。
· 咽旁间隙（T2）：CT及MRI图像中可见咽旁间隙脂肪层消失，T2加权图像中可见腭帆提肌不清晰（图12.9，12.10）。
· 颈长肌浸润（T2）：有时可见CT、MRI图像中颈长肌的密度及信号变化（图12.10）。
· 颅底浸润（T3）：CT横断面或冠状面图像中可见骨质破坏或骨硬化，MRI图像中可见骨髓质的信号异常及增强效果（图12.11）。
· 颅内进展（T4）（图12.12~12.14）：主要使用横断面及冠状面图像评估颅内进展或有无硬脑膜增厚等，增强MRI很适合。

MEMO

日本医学放射学会的《头颈癌治疗指南》第6版的内容变更
T2期的进展范围追加了翼内肌、翼外肌及椎前肌，T3期的进展范围追加了颈椎及翼突，T4期的进展范围追加了腮腺。颞下窝、咀嚼肌间隙被删除。

· 尾尻博也. 头颈部の临床画像诊断学, 第3版. 南江堂, 东京, 2016.
· 日本医学放射线学会, 编. 头颈部癌取扱い规约, 第6版. 金原出版, 东京, 2018.

- 眶部浸润（T4）：CT或MRI（T1加权）的冠状面图像中可见眶内脂肪层消失。
- 神经周围扩散（图12.13，12.15）：增强MRI或增强CT的横断面及冠状面图像中可见神经不规则增粗或出现增强效果、神经通过的孔扩大、神经走行区域组织层消失。

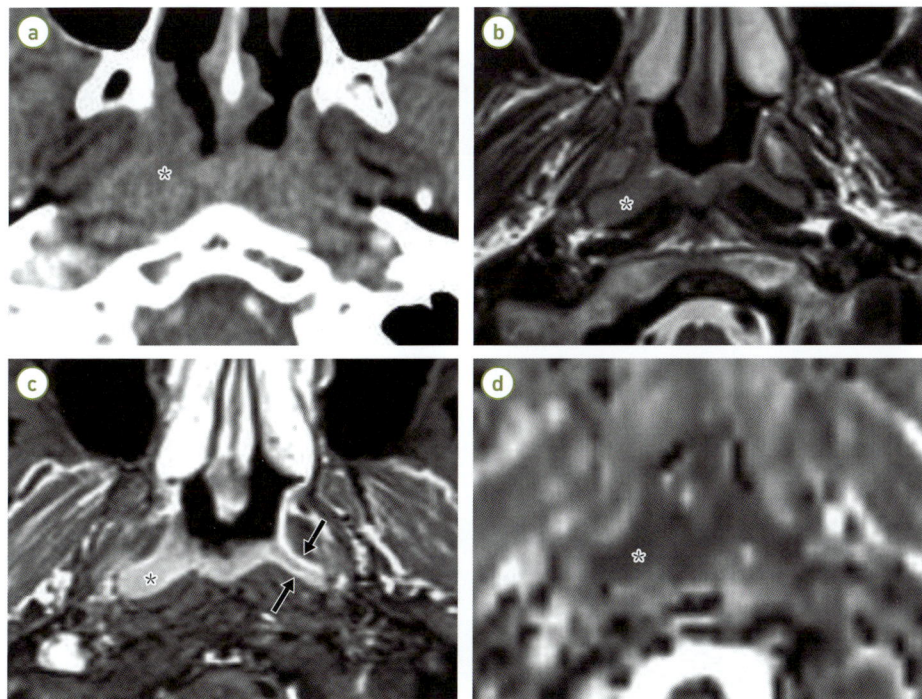

图12.8 鼻咽癌的影像学表现

a. 增强CT
鼻咽右侧可见呈微弱增强效果的软组织密度肿块（*）

b. T2加权
可见以右侧Rosenmüller窝为中心的肿块（*）

c. 脂肪抑制增强T1加权横断面图像
可见沿肿块（*）的黏膜下静脉层的线性增强效果消失（对侧用黑色箭头表示）

d. ADC图
可见与肿块一致的低信号（*）

表12.3 鼻咽癌的TNM分期

分期	判断标准
原发肿瘤（T）	
T1	病变局限于鼻咽，或进展至口咽、鼻腔
T2	病变进展至咽旁间隙、翼内肌、翼外肌、椎前肌
T3	病变进展至颅底、颈椎、翼突、鼻窦
T4	病变进展至颅内，累及脑神经、下咽、眼眶、腮腺，进展范围超出翼外肌外侧缘
区域淋巴结（N）	
N1	病变进展至单侧颈部淋巴结，单侧/双侧咽后淋巴结（环状软骨下缘的上方，病变直径小于或等于6 cm）
N2	病变进展至双侧颈部淋巴结（环状软骨下缘的上方，病变直径不大于6 cm）
N3	环状软骨下缘的下方，病变直径大于6 cm
远处转移（M）	
M0	无远处转移
M1	有远处转移

引自日本医学放射線学会，编. 頭頸部癌取扱い規約，第6版. 金原出版，東京，2018.

你知道吗？

鼻咽癌的后方进展及前方进展
鼻咽癌在后方通过咽后间隙直接浸润至椎前肌（如颈长肌、头长肌）、椎体或椎管内。椎前肌浸润是T2期，椎前间隙的浸润被报道是远处转移的危险因素及不良预后因素，因此在临床上非常重要。鼻咽癌在前方可从鼻腔经蝶腭孔或蝶窦进展至翼腭窝，此路径也是沿V-2的神经周围扩散的通路。

鉴别诊断

- **恶性淋巴瘤（参见P235）**：可能出现类似的表现，非角化性（尤其是未分化型）鼻咽癌往往有类似恶性淋巴瘤的表现。
- **腺样体肥大（参见P240）**：具有对称性，内部均匀，增强后呈条纹状增强效果为其特征。
- **小唾液腺肿瘤（参见P237）**：是需要鉴别的疾病。

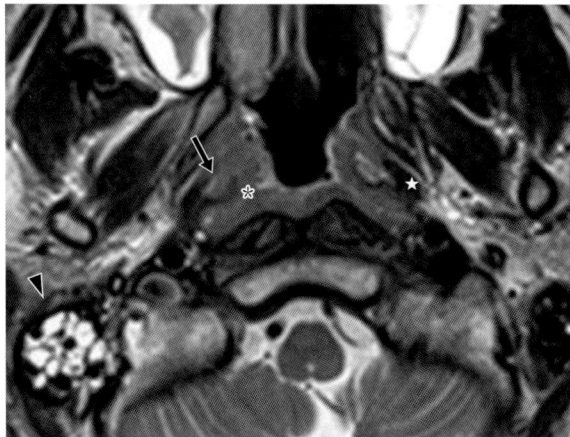

图12.9　咽旁间隙进展（50余岁，男性）

T2加权

鼻咽右侧可见软组织（＊）增厚，部分腭帆提肌（对侧以白色五角星表示）有些不清晰（黑色箭头），提示咽旁间隙进展。可见伴有咽鼓管咽口闭塞的继发性乳突蜂窝织炎（黑色三角箭头）

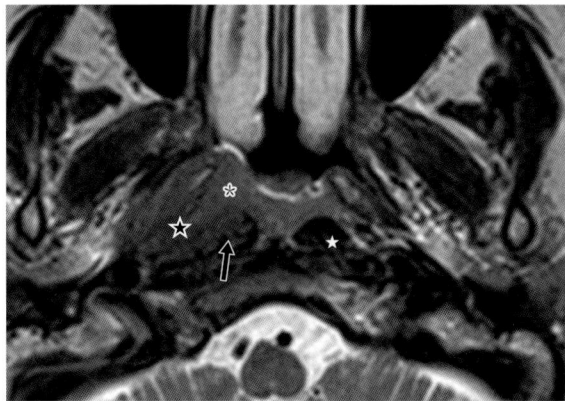

图12.10　颈长肌浸润（80余岁，男性）

T2加权

鼻咽右侧可见软组织（＊）增厚，后方可见右侧颈长肌（对侧以白色五角星表示）浸润（黑色箭头）。外侧可见咽旁间隙的进展（黑色五角星）

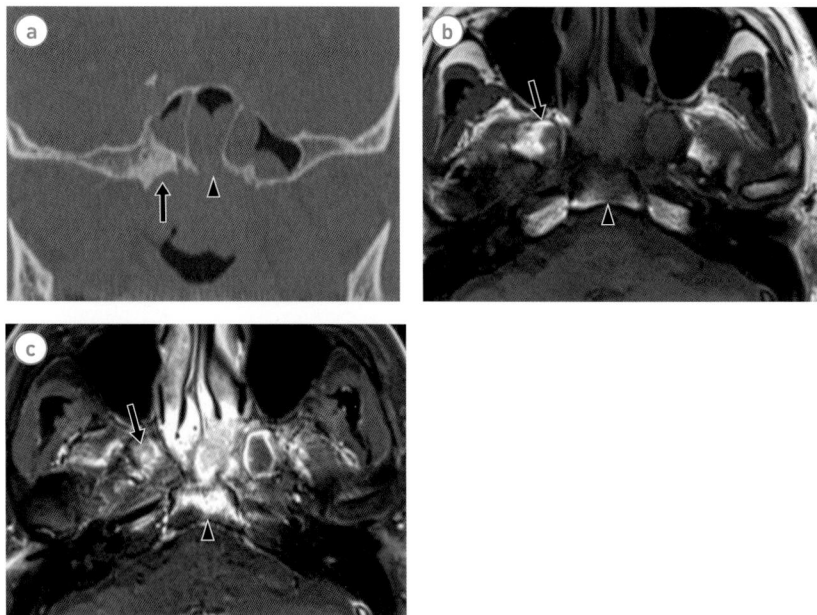

图12.11　颅底浸润（50余岁，男性）

a. CT冠状面

颅底旁正中左侧有缺损（黑色三角箭头），颅底右侧可见轻微的硬化性变化（黑色箭头），怀疑有颅底浸润

b. T1加权

右侧翼突基部（黑色箭头）及斜坡（黑色三角箭头）可见低信号区域

c. 脂肪抑制增强T1加权

右侧翼突基部（黑色箭头）及斜坡（黑色三角箭头）可见增强效果，提示颅底浸润

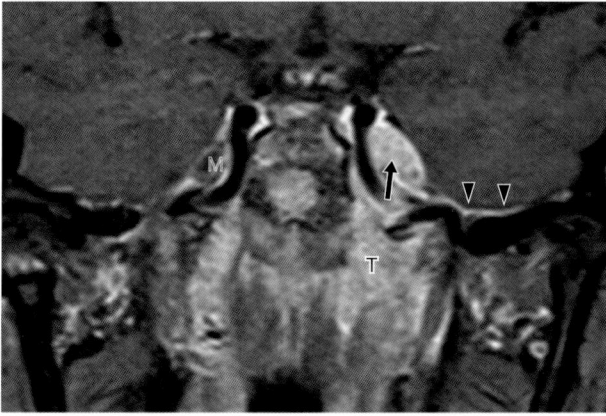

图12.12 通过破裂孔向颅内进展（30余岁，女性）
脂肪抑制增强T1加权冠状面
鼻咽部左侧可见伴有增强效果的肿块（T），上方通过破裂孔进展（黑色箭头）至左侧Meckel腔（对侧以M表示）。相邻的左侧颅中窝的硬脑膜可见伴有增强效果的轻度增厚（黑色三角箭头）

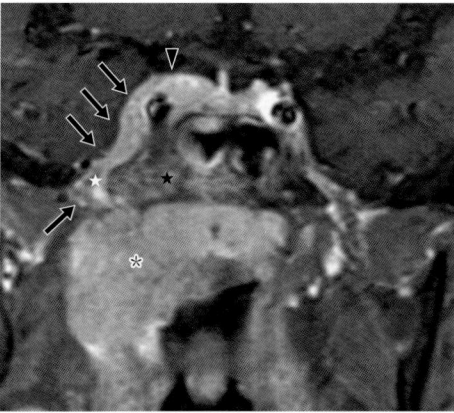

图12.13 伴有神经周围扩散的颅内进展（80余岁，女性）
脂肪抑制增强T1加权冠状面
鼻咽右侧可见有增强效果的肿块（＊）。外侧可见进展至咽旁间隙，确认有通过卵圆孔（白色五角星）向颅内的神经周围扩散（沿三叉神经V3）引起的颅内进展（黑色箭头）。有海绵窦（黑色三角箭头）水平的进展。颅底右侧可见微弱的增强效果（黑色五角星），提示颅底浸润。也可认为是同区域的颅内进展通路

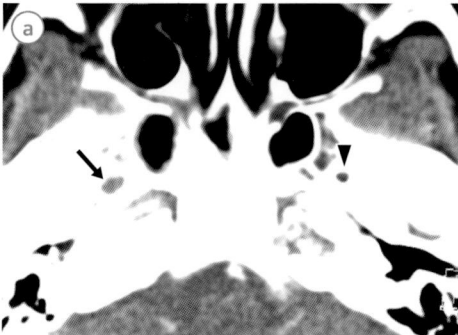

图12.14 神经周围扩散（60余岁，女性）
鼻咽右侧可见肿块（未显示）
a. 增强CT
右侧卵圆孔（对侧卵圆孔以黑色三角箭头表示）扩张，可见内部增强效果（黑色箭头）
b. 增强CT冠状面
可见向右侧Meckel腔神经节的神经周围扩散及颅内进展（黑色箭头）

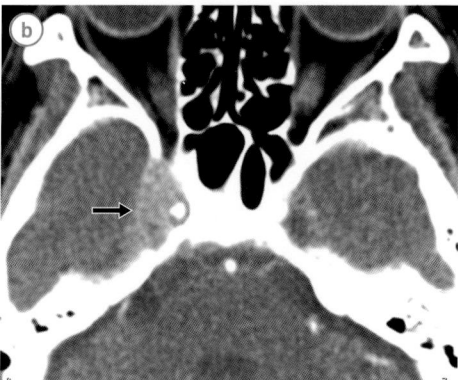

术语表

Morgagni孔

是咽颅底肌上部的双侧缺损，咽提肌及咽鼓管软骨穿过该缺损。该缺损容易成为鼻咽癌早期进展至咽旁间隙进展至颈动脉间隙及颅底、颅内的通路（图12.15）。

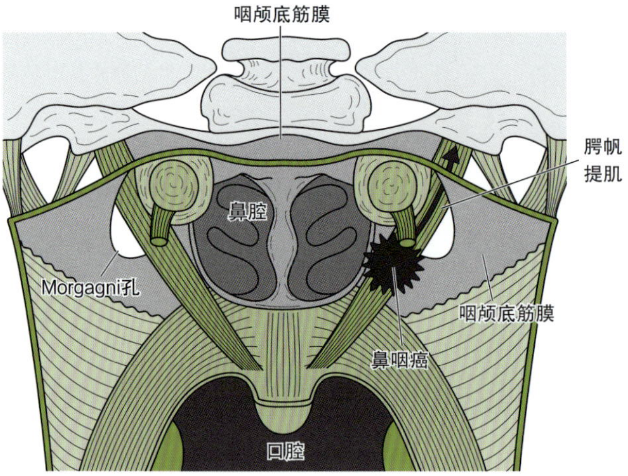

图12.15 Morgagni孔

起于上腭的腭帆提肌穿过咽颅底筋膜及Morgagni孔，可确认向颅底方向走行（黑色箭头）的位置关系

关键点

- 必须进行增强MRI检查，对骨皮质、神经孔、淋巴及血行转移的评价等也可用CT。
- 根据影像学诊断对肿瘤进展范围进行详细评估得出准确分期是最重要的。

12 鼻咽·咽旁间隙
恶性淋巴瘤

必读

· King AD, et al. MR imaging criteria for the detection of nasopharyngeal carcinoma: Discrimination of early-stage primary tumors from benign hyperplasia. AJNR Am J Neuroradiol 2018; 39: 515–23.

MEMO

恶性淋巴瘤中，局部病灶也可表现为颅底浸润及神经周围扩散，恶性程度高的群组及重复感染病例也可表现为内部不均匀的淋巴结病变，很难与鼻咽癌相鉴别。

术语表

ADC值、ADC图
虽有文献表明ADC图可用于角化性鼻咽癌及恶性淋巴瘤的鉴别，但对非角化性（尤其是未分化型）鼻咽癌的鉴别无用（参见P228）。

你知道吗？

肿瘤向咽旁间隙及咽后间隙的进展在上颌窦癌、恶性淋巴瘤中均可见到，二者均表现出咽鼓管功能障碍，但进展至颈动脉鞘时恶性淋巴瘤出现下位神经病变的概率较低。

· Ichikawa Y et al. Efficacy of diffusion-weighted imaging for the differentiation between lymphomas and carcinomas of the nasopharynx and oropharynx: correlations of apparent diffusion coefficients and histologic features. AJNR Am J Neuroradiol 2012; 33: 761–6.

概述

· 鼻咽来源的恶性淋巴瘤。

临床表现及影像学表现

· **鼻咽恶性肿瘤中发生率仅次于鼻咽癌的第二常见的恶性肿瘤**。在Waldeyer环起源的病变中，鼻咽腺样体来源的病变仅次于腭扁桃体来源的，是第二常见的。好发于中老年人，60余岁为发病高峰。
· 可见耳塞、鼻塞、鼻漏、颈部淋巴结肿大等症状（类似鼻咽癌），与鼻咽癌相比预后良好。
· 在日本，80%~90%的恶性淋巴瘤为非霍奇金淋巴瘤，其中以弥漫性大B细胞淋巴瘤（diffuse large B-cell lymphoma，DLBCL）最为常见。
· 除Waldeyer环以外的头颈部结外病变部位包括大唾液腺（如腮腺）、上腭、泪腺、眼睑、鼻窦、牙龈等。
· 仅凭影像学表现难以与鼻咽癌明确鉴别。

CT（图12.16）

· **几乎对称**的相对较大的肿块，**是内部结构及增强效果均匀的软组织密度肿块**。

MRI（图12.17）

· 在T2加权图像上呈均匀的**轻度高信号**，在T1加权图像上呈低信号，在增强T1加权图像上**呈均匀的增强效果**。
· 在弥散加权图像呈高信号，在ADC图呈低信号及弥散能力明显下降。
· 向深部浸润的能力差，对周围组织表现出压迫性向外生长，有填满咽腔的趋势。
· **当肿瘤体积较大但向深部浸润较差**时，应怀疑恶性淋巴瘤。
· 通常表现为双侧内部均匀的多发性颈部淋巴结肿大，较少出现内部坏死的情况。
· 与鼻咽癌相同，也可发生颅底浸润、颈长肌浸润、神经周围扩散，但其颅底浸润的发生率常低于鼻咽癌的。
· 类似颈部淋巴结病变中"鼻咽癌的转移表现为Rouvière淋巴结、Ⅱ级及Ⅲ级等相对系统的分布"，恶性淋巴瘤有"表现为腮腺淋巴结、颞浅淋巴结，包含Ⅰ级及Ⅴ级等，有不规则分布且频发的趋势"（图12.16b、c）。
· PET/CT可用于分期及随访观察。

鉴别诊断

· **鼻咽癌（参见P230）**：可呈与恶性淋巴瘤相似的表现，非角化性（尤其是未分化型）鼻咽癌呈与恶性淋巴瘤相似的表现。
· **腺样体肥大（参见P240）**：特征性表现为对称、内部均匀、条纹状增强效果。

- 鼻咽癌中黏膜层深部的线性增强效果常消失，但在恶性淋巴瘤及腺样体肥大中则趋于保留。
- **小唾液腺肿瘤（参见P237）**：是需要鉴别的疾病之一。

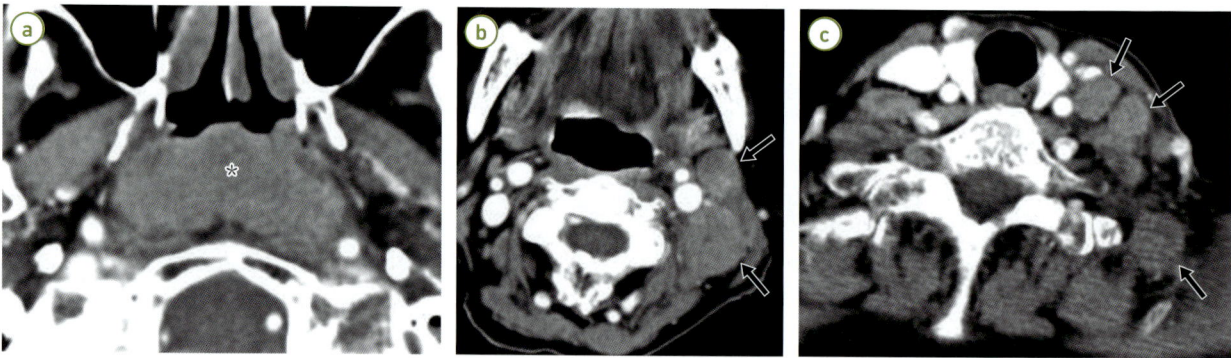

图12.16　鼻咽恶性淋巴瘤（80余岁，女性）

a~c. 增强CT

图a中可见充满鼻咽腔的呈相对均匀增强效果的肿块（*）。图b中可见左侧I级淋巴结肿大，图c中可见左侧Ⅳ级及Ⅴ级淋巴结肿大（黑色箭头），提示淋巴结病变

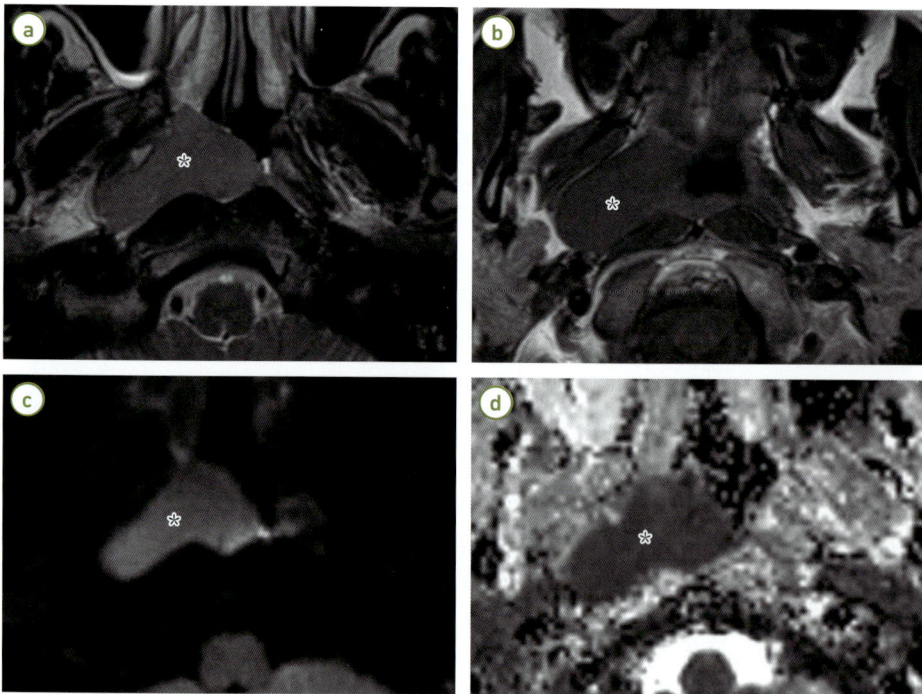

图12.17　鼻咽恶性淋巴瘤（40余岁，女性）

a. T2加权

鼻咽右侧可见内部均匀的轻度高信号肿块（*）

b. T1加权

肿块（*）呈均匀低信号

c. 弥散加权

肿块（*）呈高信号

d. ADC图

肿块（*）呈低信号且弥散能力明显降低，表现为左右不对称分布的恶性淋巴瘤，类似鼻咽癌

> **关键点**
>
> - 通过影像学检查鉴别恶性淋巴瘤与鼻咽癌有时较为困难，治疗以病理学诊断为基础。不一定要坚持通过影像学检查进行定性诊断。
> - 存在鼻咽肿块时，无论是恶性淋巴瘤还是鼻咽癌，准确描述进展范围都十分重要。

12 鼻咽·咽旁间隙
鼻咽腺样囊性癌

必读

· Steman G, et al. World Health Organization Classification of Tumors: WHO classification of head and neck tumors. 4th ed. IARC Press, Lyon, 2017, p164-5.

MEMO

腺样囊性癌为恶性肿瘤，但ADC值较高，需要注意存在误诊为良性肿瘤的风险。

你知道吗？

虽然不是严格意义上的局部复发，但可见到起于术后/治疗后部位伴有沿神经走行进展的复发及伴有神经周围扩散的局部复发。对该表现进行评估及阅片时，关于神经走行的解剖学知识必不可少。

· Ichikawa Y et al. Efficacy of diffusion-weighted imaging for the differentiation between lymphomas and carcinomas of the nasopharynx and oropharynx: correlations of apparent diffusion coefficients and histologic features. AJNR Am J Neuroradiol 2012; 33: 761-6.

概述

· 鼻咽黏膜小唾液腺来源的腺样囊性癌。

临床表现及影像学表现（图12.18，12.19）

· 大多数鼻咽癌为鳞状细胞癌，偶尔可见腺样囊性癌及腺癌。鼻咽腺样囊性癌占鼻咽部恶性肿瘤的1%以下。临床分期以鼻咽癌为标准。
· 咽黏膜来源的小唾液腺肿瘤按发生率排序，依次是腺样囊性癌、黏液表皮样癌、腺癌。
· 与组织学的恶性程度无关，常表现为缓慢生长，广泛浸润为鼻咽腺样囊性癌的特征，长期病例易转归不佳。
· 易发生神经周围扩散，而神经周围扩散的存在与否极大程度地影响治疗及预后。
· 病理学上有管状、筛状、实性型。实性成分比例越高，则恶性程度越高。
· 复发率高，可发生肺转移、骨转移等远处转移。
· 与通常的鼻咽癌相比，鼻咽腺样囊性癌的淋巴结转移率低。
· 影像学表现无特异性，难以通过影像学诊断与鼻咽部鳞状细胞癌相鉴别。

CT

· 表现为可见增强效果的浸润性肿块。

MRI

· 在T2加权图像中低信号提示病变为实性型，呈高细胞密度，实性型预后不良；高信号则提示病变为预后相对较好的管状或筛状型。
· 在T1加权图像中呈低信号。
· 确定神经周围扩散的有无及程度对制订治疗计划很重要。鼻咽部病变需要确认三叉神经（主要是上颌神经及下颌神经）区域有无进展。
· 与主要在黏膜下层的局部浸润相比，神经周围扩散表现明显时，需要与腺样囊性癌相鉴别。
· MRI适合评估神经周围扩散，在T1加权图像中表现为正常脂肪信号消失，在增强T1加权图像中表现为增强效果。CT中可确认是否存在神经周围脂肪组织消失及神经孔扩大。

鉴别诊断

· **鼻咽部鳞状细胞癌**：可见到与病变大小不相符的明显的神经周围扩散时，更应考虑发生鼻咽腺样囊性癌的可能性。
· **恶性淋巴瘤**（参见P235）：病变为均匀的肿块，弥散加权成像及ADC图中的弥散能力下降反映了高细胞密度。

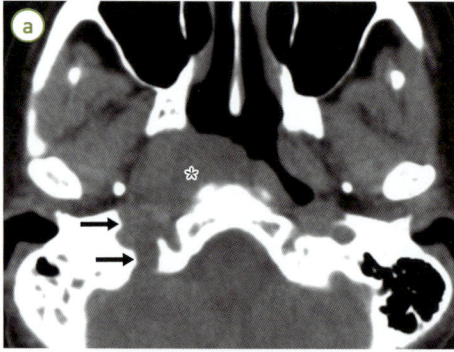

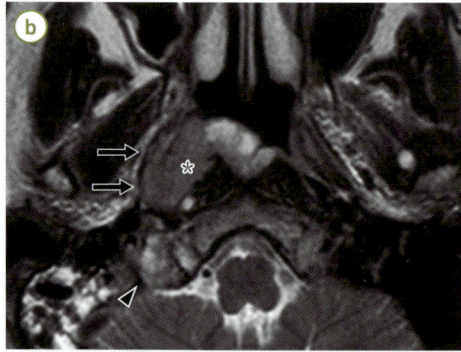

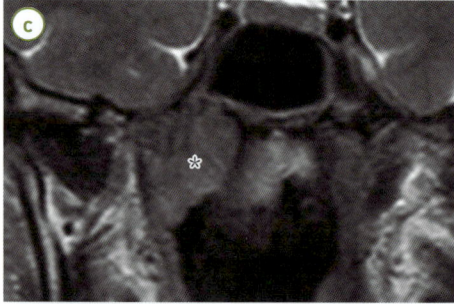

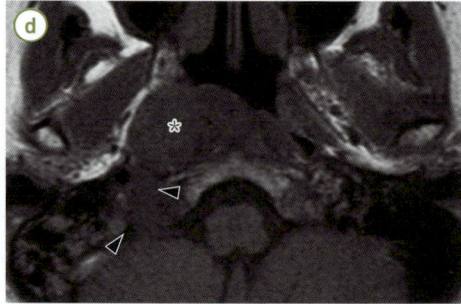

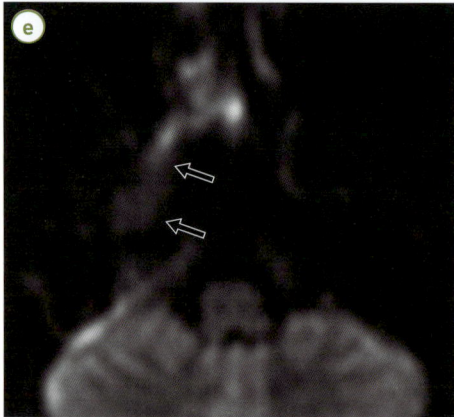

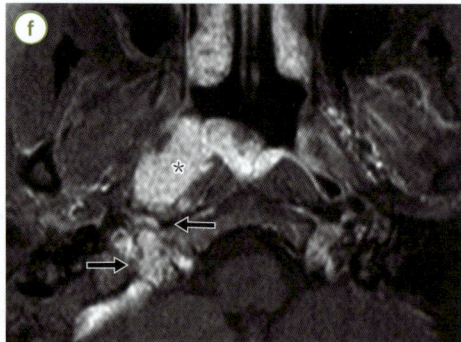

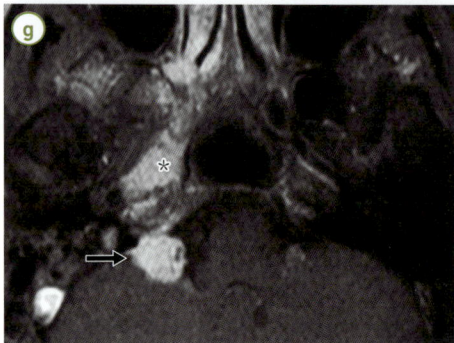

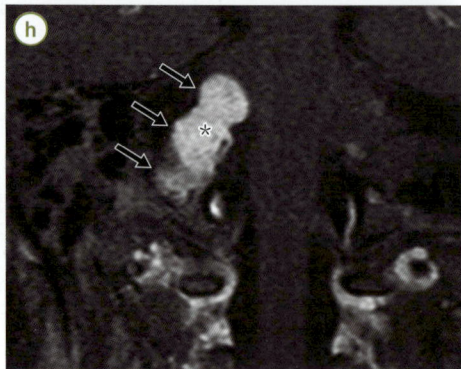

图12.18 鼻咽腺样囊性癌（４０余岁，女性）

a. 非增强CT

可见以鼻咽右侧为中心的肿块（＊）。外侧可见咽旁间隙处肿胀，后方可见颞骨区的缺损（黑色箭头）

b. T2加权；c. 同部位冠状面

ＭＲＩ中可见以右侧Rosenmüller窝为中心的浸润性肿块。在图b及图c中，肿块内部（＊）呈轻度高信号。侧方可见腭帆提肌和腭帆张肌之间的组织层消失（黑色箭头），提示进展至咽旁间隙。后方颈静脉窝区域怀疑有异常信号（黑色三角箭头）

d. T1加权

肿块（＊）呈均匀的低信号，在外侧后方，在颈动脉鞘内侧、颈静脉窝可见异常信号（黑色三角箭头）

e. 弥散加权

肿块呈微弱的高信号（黑色箭头），提示弥散能力轻度下降

f、g. 脂肪抑制T1加权；h. 同部位冠状面

肿块（＊）呈相对均匀的增强效果。从Rosenmüller窝深部向外侧后方的颈动脉鞘进展，进一步与颈静脉窝相连并向颅内进展，在右侧桥小脑角下部形成肿块（黑色箭头）。与沿下位脑神经的神经周围扩散引起的颅内进展表现一致

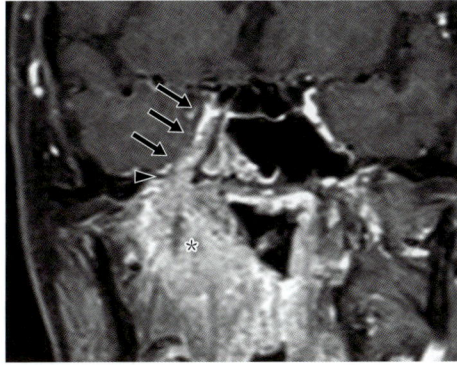

图12.19　伴有神经周围扩散的鼻咽癌（80余岁，男性）

脂肪抑制增强T1加权冠状面

鼻咽右侧可见粗大肿块（＊），可见通过右侧卵圆孔（黑色三角箭头）向Meckel腔、右侧海绵窦水平的进展（黑色箭头），与沿下颌神经的神经周围扩散表现一致

术语表

周围神经浸润（perineural invasion）

组织病理学上的"周围神经浸润"是指显微镜下的原发灶内部向周围神经的浸润，不同于神经周围扩散。

关键点

· 即使在影像学上没有做出腺样囊性癌的定性诊断，其临床分期仍与鼻咽癌共通。

· 因对预后及治疗有很大影响，应先确定有无神经周围扩散。

12 鼻咽·咽旁间隙
腺样体肥大

必读

· Wesolowski J, et al. Pathology of the Pharynx. Head and Neck Imaging 5th ed, Som PM, et al, eds. Mosby, St. Louis, 2011, p1749–809.

MEMO

儿童中常见的腺样体肥大无法被确认时，可能提示免疫缺陷。30岁以上人群可见明显腺样体肥大时，可能是肿瘤性病变或伴有HIV感染的免疫缺陷，需要仔细检查。

你知道吗？

HIV患者头颈部的影像学表现包括双侧腮腺肿胀、引起内部单侧或双侧多发囊性病变的淋巴上皮性病变、包括腺样体增生在内的扁桃体组织增生、多发颈部淋巴结肿大（图12.21）。

· King AD, et al. MR imaging criteria for the detection of nasopharyngeal carcinoma: Discrimination of early-stage primary tumors from benign hyperplasia. AJNR Am J Neuroradiol 2018; 39: 515–23.

概述

· 一种存在于鼻咽上壁淋巴组织中的腺样体肿大的状态。

临床表现及影像学表现

· 顶端或后壁的肿大一般最为发达。
· 2至3岁开始增大，青春期开始缩小，30~50岁变得非常小，但腺样体组织也可能在60~80岁时被发现。
· 无症状、无其他表现的儿童腺样体肥大是正常的。
· 有时会有咽鼓管阻塞导致的阻塞性中耳炎、鼻塞、打鼾。
· 合并感染时，可继发鼻炎、鼻窦炎或鼻炎、鼻窦炎转为慢性。

CT（图12.20a）

· 可见局限于鼻咽腔内的对称的内部均匀的软组织密度区域，偶可见伴有浅表性小囊肿及钙化。

MRI（图12.20b、c）

· 在T2加权图像中呈相对高信号，内部的条纹状增强效果为其特征。
· 若黏膜深部的线性增强效果不消失，则应怀疑腺样体肥大或恶性淋巴瘤，若消失则鼻咽癌的可能性更大。
· MRI中，肥大的腺样体的内部信号可能与恶性淋巴瘤、其他淋巴组织增生性疾病、癌症的信号相似，因此确诊时内镜检查及病理评估必不可少。

鉴别诊断

· **恶性淋巴瘤（参见P235）、淋巴组织增生性疾病**：内部密度及信号等相似，难以鉴别，见到内部条纹状增强效果时，腺样体肥大的可能性更大。
· **鼻咽癌（参见P230）**：特征为黏膜深部的线性增强效果消失及具有向深层浸润的趋势。

关键点

· 儿童腺样体肥大为正常表现。
· 腺样体肥大的特征是内部有条纹状增强效果，并且黏膜深部的线状增强效果不消失。

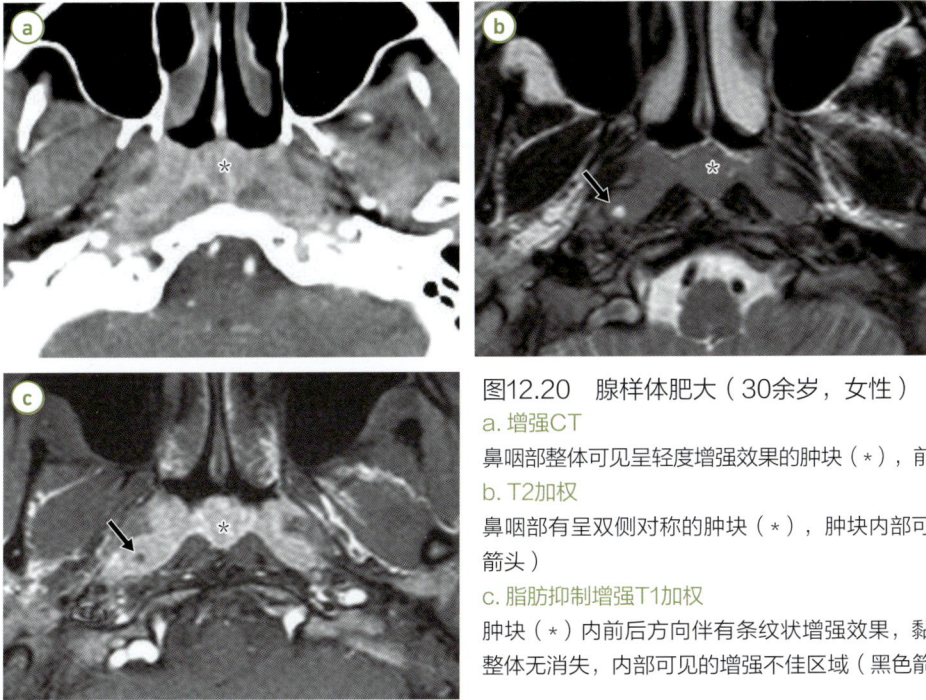

图12.20 腺样体肥大（30余岁，女性）
a. 增强CT
鼻咽部整体可见呈轻度增强效果的肿块（＊），前后方向伴有条纹状增强效果
b. T2加权
鼻咽部有呈双侧对称的肿块（＊），肿块内部可见小的囊泡状高信号（黑色箭头）
c. 脂肪抑制增强T1加权
肿块（＊）内前后方向伴有条纹状增强效果，黏膜下静脉层的线性增强效果整体无消失，内部可见的增强不佳区域（黑色箭头）对应于T2高信号区域

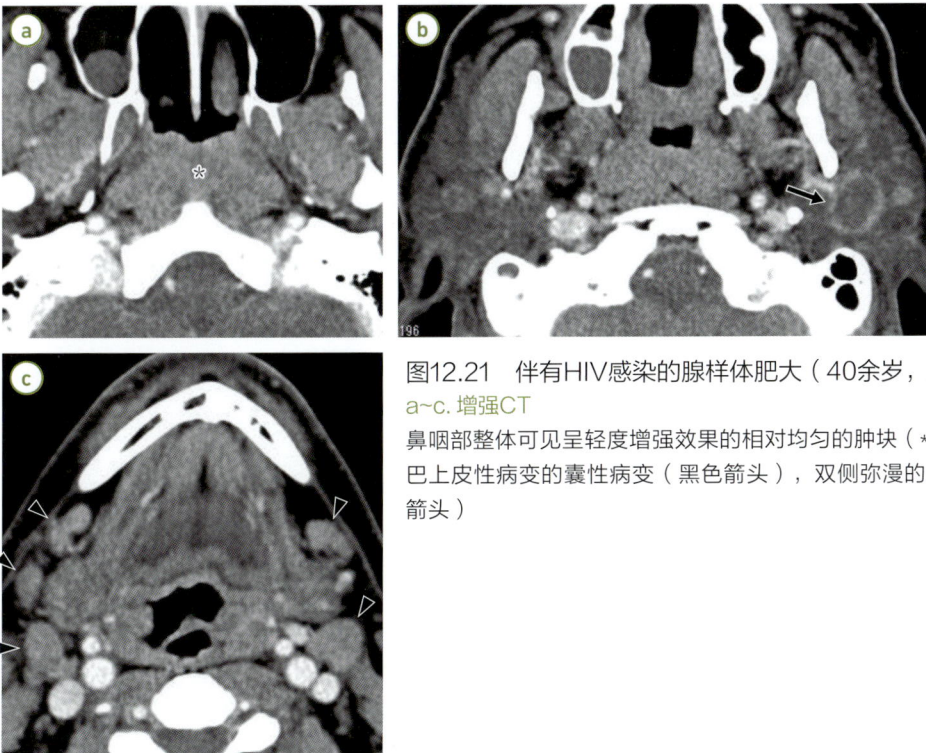

图12.21 伴有HIV感染的腺样体肥大（40余岁，男性）
a~c. 增强CT
鼻咽部整体可见呈轻度增强效果的相对均匀的肿块（＊）。左侧腮腺内可见提示淋巴上皮性病变的囊性病变（黑色箭头），双侧弥漫的均匀淋巴结肿大（黑色三角箭头）

MEMO

Waldeyer环
扁桃体为针对病原体及外来抗原的黏膜免疫器官，是重要的与黏膜相关的淋巴器官之一。而Waldeyer环由咽扁桃体（腺样体）、腭扁桃体、舌扁桃体及咽鼓管扁桃体组成。

13 口咽
正常解剖及影像学解剖

概述

· 在颈部间隙的概念中，口咽表面与咽黏膜间隙相对应。
· **上方边界是硬腭与软腭交界处，下方边界是会厌谷底部**（图13.1 i）。
· 对应颈椎C1~C3水平。

口咽（图13.1~13.5）

· 分为**侧壁、前壁、上壁、后壁**4个亚部位。
· 侧壁：腭扁桃体、腭弓、扁桃体窝、舌扁桃体沟。
· 前壁：舌根（包括舌扁桃体）、会厌谷。
· 上壁：软腭下表面、悬雍垂。
· 后壁：黏膜下被鼻咽、口咽缩肌覆盖的部分。

扁桃体组织的识别

· CT图像上肌肉与扁桃体组织呈相同密度，在CT平扫中尤其难鉴别。
· T2加权图像上扁桃体与肌肉相比呈更高信号，容易识别。此外，扁桃体在增强图像中表现为明显的增强效果，因此增强后识别会变得更容易。

软腭

· 软腭由腭肌及小唾液腺组成，CT中显示两者密度相同，难以鉴别。
· 在T1加权图像及T2加权图像中，小唾液腺与肌肉相比呈更高信号，有助于鉴别腭肌与小唾液腺。

本章插图中的简称所代表的结构：a，软腭；b，咽旁间隙；c，腮腺；d，咬肌；e，颊肌；f，翼内肌；g，舌中隔；h，舌；i，腭扁桃体；j，咽后壁；k，下颌下腺；l，会厌；m，会厌前间隙；n，梨状窝；o，硬腭；p，舌根部；q，悬雍垂；r，前腭弓；s，翼突下颌缝；t，咽缩肌；u，后腭弓；v，颈长肌；w，二腹肌后腹；x，茎突舌肌；y，舌下腺；z，颏舌肌；1，舌骨舌肌；2，下颌舌骨肌；3，茎突咽肌；4，颈内动脉；5，舌横肌；6，舌上纵肌；7，舌下纵肌；8，颏舌骨肌；9，腭帆提肌；10，会厌谷；11，正中舌会厌皱襞。红色圆圈为舌根扁桃体组织（软组织密度），黄圆圈为黏膜下脂肪层（脂肪密度），蓝圆圈为舌上纵肌（软组织密度），灰圆圈为肌间脂肪层（脂肪密度），5~7为舌内肌（起点、止点均在舌内）。此外虽无显示，但是还有舌垂直肌。x、z、1为舌外肌（起点在舌外，止点在舌内）。此外虽无显示，但是还有腭舌肌）。详细信息请参照本书其他部分。

红色字为组成口咽的结构，绿色字为作为恶性肿瘤的进展通路需要注意的解剖结构。

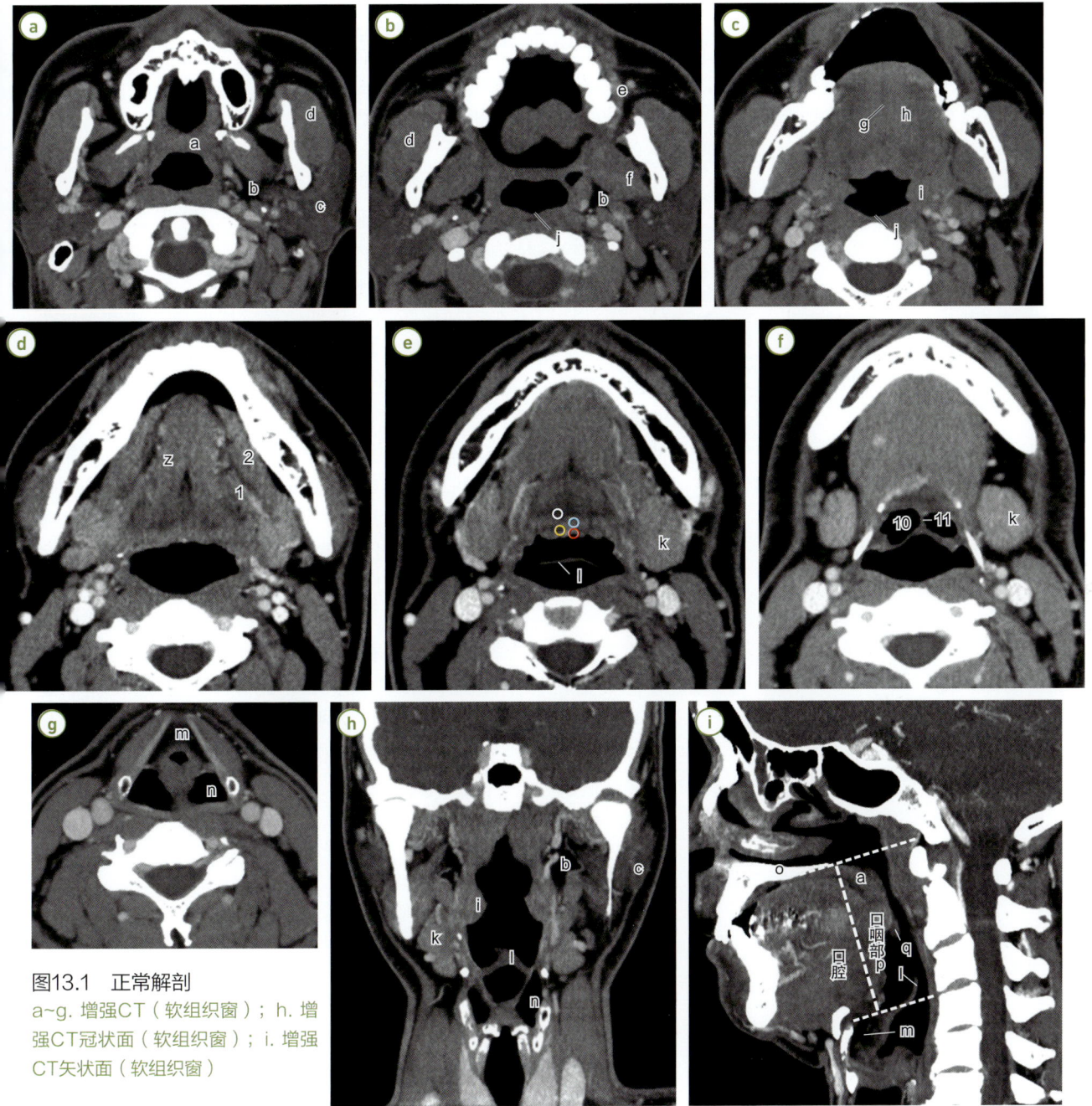

图13.1 正常解剖
a~g. 增强CT（软组织窗）；h. 增
强CT冠状面（软组织窗）；i. 增强
CT矢状面（软组织窗）

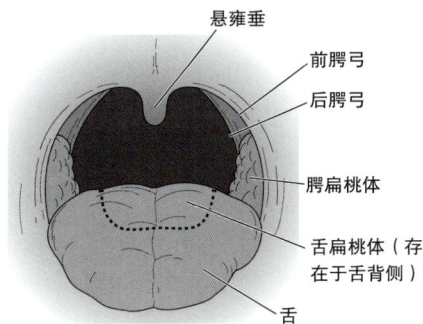

图13.2 口咽的解剖示意图

术语表

磨牙后三角（图13.3，13.5c）

下颌最后一颗磨牙后方覆盖在下颌升支前面的三角形黏膜区域。黏膜下有磨牙腺（小唾液腺），深部有翼突下颌缝。

翼突下颌缝（图13.3，13.4，13.5c）

是颊肌与咽缩肌之间的连接（肌腱），从蝶骨翼突尖端的翼钩延伸至下颌骨内表面。

茎突咽肌（图13.5b）

起点为颞骨茎突，止点为咽黏膜下组织、会厌、甲状软骨。在横断面图像中位于颈内动脉的前方。

对与口咽癌进展相关的解剖学结构的理解（图13.1，13.5）

· 本章介绍了腭扁桃体癌及舌根癌。
· TNM分期中的T4期相关因素参见P249。

腭扁桃体癌

· **向上方（鼻咽）的进展**：沿软腭及腭帆提肌进展的概率高。正常的腭帆提肌在T2加权图像上呈低信号（图13.5a），因此应关注有无该低信号结构的断裂及异常信号。
· **茎突咽肌**（图13.5b）是腭扁桃体癌向颈动脉、颅底浸润的路径。正常情况下在T2加权图像上呈低信号，因此应关注有无该低信号结构的断裂及异常信号。
· **向前方进展**：判断有无舌外肌进展时，应注意在T2加权图像中呈低信号的正常舌外肌有无断裂或异常信号。
· **向侧方、外侧后方进展**：扁桃体癌可越过咽缩肌向翼突下颌缝（图13.5c）进展，并通过翼突下颌缝向颊肌、翼突（翼钩）及颅底进展。扁桃体癌也可从翼突下颌缝进展至磨牙后三角（图13.5c）及下颌骨等区域，因此认识这些解剖结构非常重要。可通过与健侧的翼突下颌缝进行对比，判断有无向翼突下颌缝浸润。

舌根癌

· **向前方进展**：舌根部的结构有4层，在CT中从表层至深部依次为舌根扁桃体组织（软组织密度）、黏膜下脂肪层（脂肪密度）、舌上纵肌（软组织密度）及肌间脂肪层（脂肪密度）（图13.1e）。癌症进展时这4层结构变得模糊。
· **向喉部进展**：评估会厌谷前间隙（图13.1g）的脂肪密度及有无脂肪信号消失。

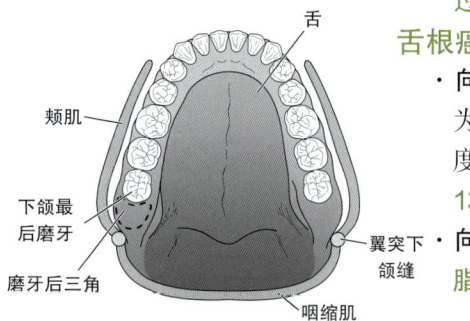

图13.3　下颌横切面解剖示意图

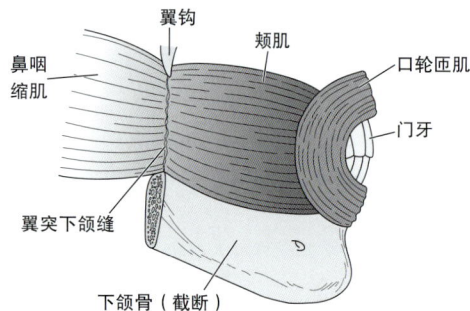

图13.4　下颌部分肌肉示意图

MEMO

口咽部病变

· 从黏膜发生的鳞状细胞癌。
· 从扁桃体组织发生的恶性淋巴瘤。
· 口咽上壁在横断面图像上几乎与成像断面平行，因此评估病变的扩散及大小时矢状面及冠状面是有用的。

你知道吗？

口咽部有腭扁桃体、舌扁桃体等扁桃体组织，鼻咽部有咽扁桃体及咽鼓管扁桃体。这些扁桃体组织与咽后壁及软腭淋巴组织统称为Waldeyer环。恶性淋巴瘤可存在于多处。因此，在腭扁桃体或舌扁桃体中发现病变时，彻底观察鼻咽等周围组织非常重要。

必读

· 久野博文. 咽頭・喉頭総論, 第6章 咽頭・喉頭. 頭頸部の画像診断, 改訂第2版, 酒井 修 編著. 学研メディカル秀潤社, 東京, 2018, p248-55.
· 藤田晃史. 1. 中咽頭の解剖, X. 中咽頭. 頭頸部のCT・MRI, 第3版, 尾尻博也, 酒井 修 編著. メディカル・サイエンス・インターナショナル, 東京, 2019, p512-5.

· Harnsberger HR. Pharyngeal Mucosal Space Overview, section 3 Pharyngeal Mucosal Space. Diagnostic Imaging Head and Neck, 3rd, ed, Koch BL, et al eds. ELSEVIER, 2017, p18-21.

关键点

· 了解4个亚部位中所包含的结构。
· 在恶性病变中，阅片时应注意与T分期相关的解剖学结构是否保持完好。

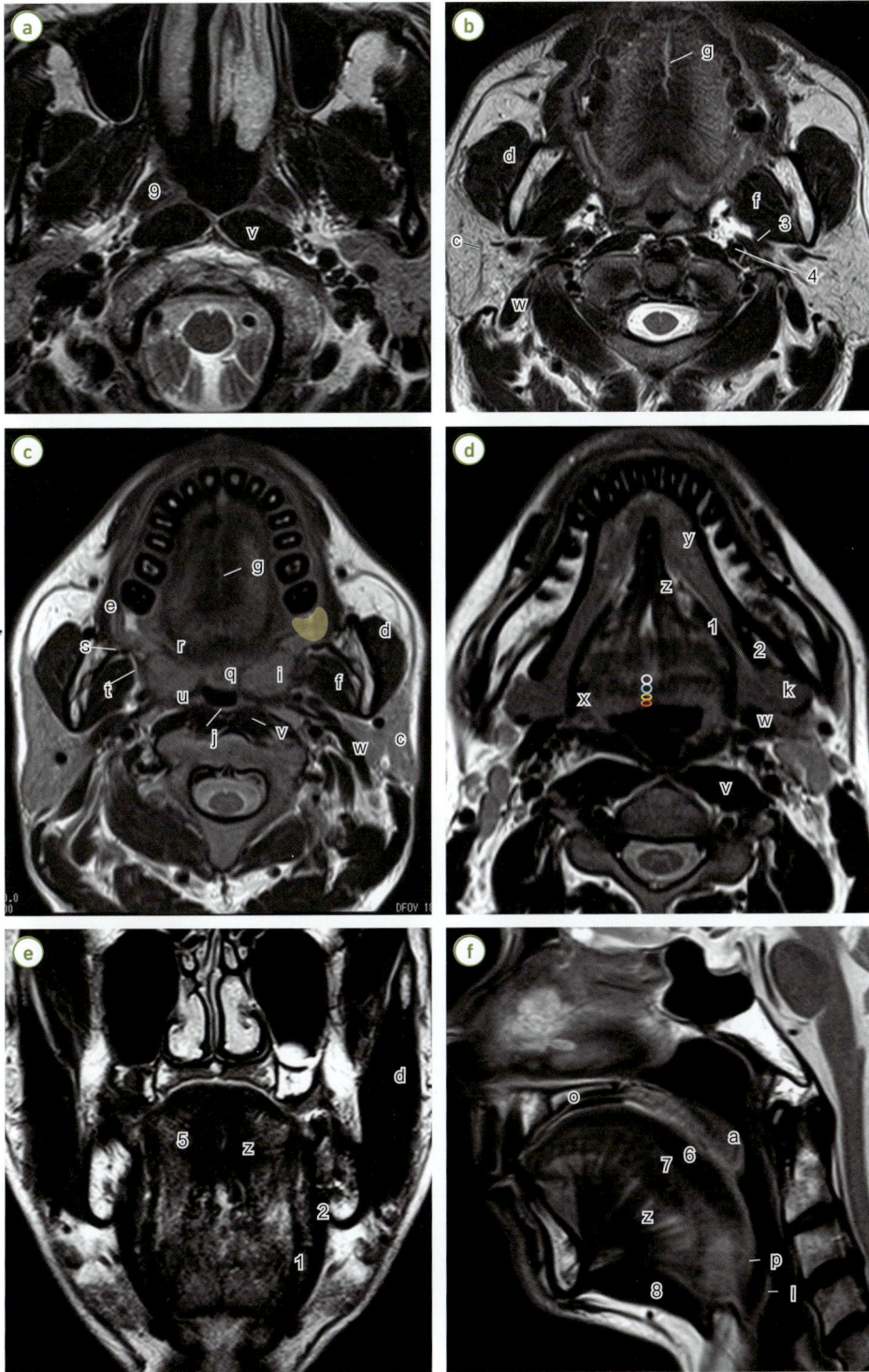

图13.5 正常解剖

a~d. T2加权；

e. T2加权冠状面；

f. T2加权矢状面

图c中黄色区域为磨牙后三角

图d中红色圆圈为舌根扁桃体组织（软组织密度），在T2加权图像中呈高信号；黄色圆圈为黏膜下脂肪层，在T2加权图像中呈高信号；蓝色圆圈为舌上纵肌，在T2加权图像中呈低信号；灰色圆圈为肌间脂肪层，在T2加权图像中呈高信号

T2加权图像中的舌根扁桃体组织（红色圆圈）与黏膜下脂肪层（黄色圆圈）均呈高信号，因此二者的鉴别非常困难

5~7为舌内肌（起点、止点均在舌内。舌垂直肌未显示）

x、z、1为舌外肌（起点在舌外，止点在舌内。腭舌肌未显示）

13 口咽
成像要点

必读
· 日本医学放射線学会,
编. 上中咽頭 ②頭頸部.
画像診断ガイドライン,
2016. 金原出版, 東京,
2016, p113-5.

MEMO

增强CT中使用注射器以2~3 mL/s的速度注射240~300 mgI的造影剂,在60~80 s后开始成像。造影剂引起过敏性休克的可能性很小,但若发生则应毫不犹豫地予以肾上腺素治疗。成年人可在大腿外侧肌内注射0.3 mg肾上腺素,必要时每5~15分钟重新给药一次。因可能发生双相过敏反应,患者休克好转后应进行24小时的随访观察。

术语表

磁化率伪影

磁化率伪影是在存在强磁性体的部位或磁化率不同的组织相邻部位中发生的图像失真。在人体内容易发生在与空气接触的部位(鼻窦、颅底及体表等)。

MRDSA

一种将使用高速成像方法的T1加权图像在增强前后反复成像,在增强前图像中减影来获取类似X射线DSA的MRI血管图像的方法。

你知道吗?

注射MRI造影剂前与患者交流,若患者因回应医师而发生移动,可能无法制作造影减影图像。为防止出现此类情况,应提前告知患者在回应医师时不要移动身体。

概述

· 为避免身体运动导致的伪影,应事先告知患者在成像过程中不要吞咽或大口呼吸。
· 为减少金属伪影,应在成像前摘除可摘义齿。不易受伪影影响的MRI是首选。

CT(表13.1)

· 以颅底至上纵隔为范围进行成像。
· 恶性病变应评估原发灶的进展范围及有无淋巴结转移,炎性病变应评估内部性状(有无脓肿形成等)及炎症波及范围。若怀疑有颅内或纵隔进展,可通过向头足方向扩大成像范围。成像层厚建议在3 mm以下。
· 对肿瘤及炎症的评估应尽可能使用造影剂。通过增强扫描可增加组织之间的对比度,从而更正确地诊断肿瘤及炎症(脓肿)等病变的形状及进展范围。此外,根据需要行动态扫描以了解病变的血流动力学。
· 如果设备配备了金属伪影减少算法,应对其灵活运用(图13.6)。
· 虽然基本上在软组织窗进行诊断,但对于肿瘤、伴有骨质破坏及骨浸润的炎性病变、外伤等情况,也应重建骨窗。
· 不仅需要横断面图像,还应根据需要重建冠状面及矢状面图像,通过多方向评估尽力准确诊断病变的进展范围。

MRI(表13.2)

· 使用头部用线圈。
· MRI可清晰地描绘出肿瘤的软组织浸润及骨髓浸润、神经周围扩散等情况。
· 扫描肿瘤及炎性病变时建议使用造影剂。
· 增强扫描时应联用脂肪抑制。若因强磁化率伪影等原因无法联用,则在T1加权图像上制作增强前、后的减影图像(差异图像)进行评估。
· 对于血管过多性病变等病例来说,动态扫描及磁共振数字减影血管造影(magnetic resonance digital subtraction angiography, MRDSA)很有帮助。
· 对于很难进行增强扫描的病例来说,脂肪抑制T2加权图像及STIR图像很有帮助。

· 久野博文. 咽頭・喉頭総論, 第6章 咽頭・喉頭. 頭頸部の画像診断, 改訂第2版, 酒井 修 編著. 学研メディカル秀潤社, 東京, 2018, p248-55.
· 藤田晃史. 2. 検査法・撮像プロトコール, X. 中咽頭. 頭頸部のCT・MRI, 第3版, 尾尻博也, 酒井 修 編著. メディカル・サイエンス・インターナショナル, 東京, 2019, p515-7.

关键点

- 除横断面图像外，通过与病灶垂直的冠状面或矢状面图像可以准确进行形态学诊断及进展范围评估。
- CT中除软组织窗外还应活用骨窗，对细微的皮质骨浸润进行评估。
- 增强MRI应尽可能联用脂肪抑制，可增强周围脂肪组织与病变组织之间的对比度，以进行更准确的诊断。

- 看懂T1加权图像及T2加权图像是掌握解剖学结构的基础。在对病变的检出及炎症进展范围的评估中，脂肪抑制T2加权图像及STIR图像、脂肪抑制增强T1加权图像都很有帮助。
- **弥散加权图像有助于肿瘤的定性诊断**，在淋巴结转移的诊断中也有帮助。
- 与CT相比，MRI受口腔科假体的影响较小，但常受正畸引起金属伪影的影响。
- 还需注意由鼻窦内含气等引起的磁化率伪影。
- 近年来，使用三维图像进行评估已成为可能。

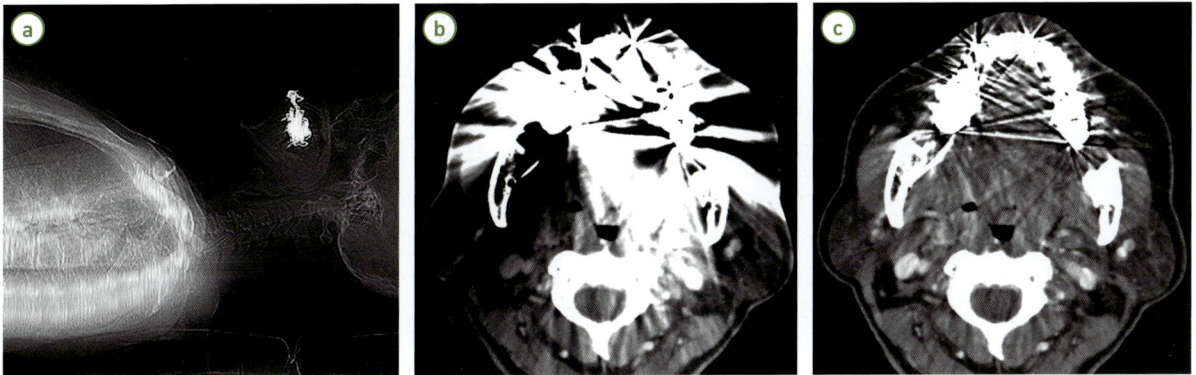

图13.6　金属伪影减少

a. 定位

上颌及下颌牙齿中可见大量的假体

b. 使用金属伪影减少算法前

口腔假体的金属伪影很明显，舌、扁桃体、咬肌、牙槽突等结构难以辨别

c. 使用金属伪影减少算法后

金属伪影减少，可以辨别舌的一部分、腭扁桃体及咬肌。与使用前的图像相比，腮腺的内部性状被清晰地描绘了出来

表13.1　CT成像参数示例

视窗	层厚（mm）	FOV	WW/WL	其他
软组织窗	2	240	350/40	根据需要追加冠状面、矢状面图像，口腔科假体伪影较强时，使用金属伪影减少算法
骨窗	1~2	240	2000/400	

表13.2　MRI成像序列示例

成像方法	成像断面	序列	TR/TE（ms）	层厚（mm）	其他
T2加权	横断面	FSE法	4000/85	3	
T1加权	横断面	SE法	460/10	3	
T1加权	冠状面	FSE法	749/8.7	3	对包含海绵窦、三叉神经第3支走行区域在内的范围进行成像
增强T1加权	横断面，适当追加冠状面、矢状面	SE法	460/10	3	联用脂肪抑制

改编自日本医学放射线学会，编. 上中咽頭 ②頭頸部. 画像診断ガイドライン, 2016. 金原出版, 東京, 2016, p113-5.

13　口咽

口咽癌（HPV阳性、HPV阴性）

术语表

HPV相关性及非HPV
相关性癌
HPV相关性癌：p16阳性。
非HPV相关性癌：p16
阴性。

p16
作为HPV感染的替代指
标，因比检测mRNA的方
法更便宜、简单而被广泛
使用。全细胞中p16过表
达在70%以上则为阳性。

MEMO

· 吸烟史是HPV相关性癌
的预后恶化因素，但与
非HPV相关性癌无关。

必读

· 久野博文. HPV関連
（p16陽性）中咽頭癌,
第6章 咽頭·喉頭. 頭
頸部の画像診断, 改訂
第2版, 酒井 修 編著. 学
研メディカル秀潤社,
2018, p262-5.
· 藤田晃史. 3.中咽頭癌,
X. 中咽頭. 頭頸部の
CT·MRI, 第3版, 尾尻博
也, 酒井修編著. メディカ
ル·サイエンス·インタ
ーナショナル, 東京, 2019,
p517-25.

· Hudgins PA. HPV-Related
Oropharyngeal Squamous Cell
Carcinoma, Oropharyngeal
Carcinoma, section 17. Primary
Sites, Perineural Tumor and
Nodes. Diagnostic Imaging Head
and Neck 3rd, ed, Koch BL, et al,
eds. ELSEVIER, 2017, p498-501.
· 久野博文. 中咽頭扁平上皮癌（p16陰
性）, 第6章 咽頭·喉頭. 頭頸部の画
像診断, 改訂第2版, 酒井 修 編著. 学
研メディカル秀潤社, 2018, p266-7.
· Young D, et al. Increase in head and
neck cancer in younger patients
due to human papillomavirus
（HPV）. Oral Oncology 2015; 51:
727-30.

概述

· 近年来，口咽癌主要分为HPV相关性癌（p16阳性）及非HPV相关
性癌（p16阴性）。二者的好发年龄、好发部位、危险因素、对治
疗的反应及影像学表现不同（表13.3）。
· 与非HPV相关性癌相比，HPV相关性口咽癌对治疗的反应更好，
第7版的TNM分期不足以预测预后。因此，TNM分期在第8版
（UICC/AJCC）中，对口咽癌的HPV相关性癌和非HPV相关性癌
使用了独立的TNM分期（表13.4，13.5）。
· 日本的《头颈癌治疗指南》第6版符合TNM分期的第8版。
· 若非HPV相关性癌有结外浸润，无论大小或数量如何，都归类为
N3b期（ⅣB期以上）。
· 若原发灶不明的淋巴结转移为p16阳性，则视为p16阳性口咽癌T0期。
· 未进行p16免疫组化检查时，则按非HPV相关性癌处理。
· 欧美的口咽癌发生率呈上升趋势，这被认为是由HPV相关性癌引
起的（>70%）。
· 口咽侧壁（腭扁桃体）的HPV阳性率很高（约50%），提示口咽
癌与深部扁桃体窝的持续感染的相关性很高。

临床表现

· 主要症状包括咽痛、耳痛（舌咽神经及迷走神经的关联痛）、异
物感、肿块感、咽部出血等。
· 有时会出现几乎仅有黏膜下病变的情况，本病可能为原发灶不明
癌颈部淋巴结转移病变的原发灶，这一点非常重要。
· HPV相关性癌通常在发病时可见淋巴结转移。与非HPV相关性癌
相比，HPV相关性癌的淋巴结转移病变较大、结外浸润的发生率
高。由于原发灶较小，淋巴结转移被认为是原发灶不明癌的转移
的情况也不少见。

影像学表现（图13.7，13.8）

HPV相关性癌

· HPV相关性癌常发生在腭扁桃体及舌根。病变在CT及MRI中显影为
表现增强效果的肿块。在T1加权图像中，与肌肉信号相比呈等/
低信号；在T2加权图像中，与扁桃体及舌根相比呈等/高信号。
· 与非HPV相关性癌相比肿瘤的体积较小，趋于表现为相对边界清
晰、内部均匀。
· 辨别病变时注意扁桃体及舌根有无超过生理范围的不对称非常重要。
· 淋巴结转移率高，多见于Ⅱ区（相当于颈深上淋巴结）及Ⅲ区
（相当于颈深中淋巴结）。
· 淋巴结转移的有无、淋巴结转移的大小与原发灶的大小不相关。

- Hama T, et al. Prevalence of human papillomavirus in oropharyngeal cancer: A multicenter study in Japan. Oncology 2014; 87: 173–82.
- 家根旦有. HPV関連中咽頭癌の新TNM分類について. 頭頸部外科 2018; 28: 9–14.
- Rath TJ, et al. Solid lymph nodes as an imaging biomarker for risk stratification in human papillomavirus-related oropharyngeal squamous cell carcinoma. AJNR Am J Neuroradiol 2017; 38: 1405–10.
- Chan MW, et al. Morphologic and topographic radiologic features of human papillomavirus-related and -unrelated oropharyngeal carcinoma. Head Neck 2017; 39: 1524–34.
- 馬場　亮. 4. 中咽頭癌に関連する進展経路. 進展経路からアプローチする頭頸部癌の画像診断. 画像診断, 2019; 39: 850–9.
- 日本頭頸部学会 編. 頭頸部癌取扱い規約, 第6版. 金原出版, 東京. 2018.
- Marur S, et al. HPV-associated head and neck cancer: a virus-related cancer epidemic.Lancet Oncol 2010; 11:781–9.

- **囊性淋巴结转移**（增强CT上被壁厚<2 mm的薄壁包围，内部呈均匀的低密度，在T2加权图像中呈高信号）为其特征。
- 实性淋巴结转移是预后不良的因素。
- 肿大淋巴结的边缘不规则图像及周围脂肪组织密度的增加提示结外浸润。
- 病理性结外浸润很常见且预后良好。
- HPV相关性癌在18F–FDG–PET/CT上呈SUV低值。

表13.3　HPV相关性癌及非HPV相关性癌的不同点

特征	HPV相关性癌（p16阳性）	非HPV相关性癌（p16阴性）
发生率	增加	减少
危险因素	HPV	吸烟、饮酒
好发部位	舌根部、腭扁桃体	各部位均可发生
好发年龄	青年	中老年
男女比	3：1	3：1
组织型	非角化型、中/低分化	角化型、中/高分化
T分期	TX*、T1~T2	多样
多原发性癌	少	多（食管）
预后	良好	不良

注：*，无法评估原发肿瘤。
改编自Young D, et al. Increase in head and neck cancer in younger patients due to human papillomavirus（HPV）. Oral Oncology 2015; 51: 727–30.和 Marur S, et al. HPV-associated head and neck cancer: a virus-related cancer epidemic.Lancet Oncol 2010; 11:781–9.

表13.4　口咽癌的TNM分期

分期	HPV相关性癌（p16阳性）	非HPV相关性癌（p16阴性）
原发肿瘤（T）		
TX	无法评估原发性肿瘤	无法评估原发性肿瘤
T0	无原发性肿瘤	无原发性肿瘤
Tis	上皮内癌	上皮内癌
T1	最大直径≤2 cm	最大直径≤2 cm
T2	2 cm<最大直径≤4 cm	2 cm<最大直径≤4 cm
T3	最大直径>4 cm或向会厌舌面进展	最大直径>4 cm或向会厌舌面进展
T4	浸润至以下任一处：喉*、舌深层肌肉/舌外肌**、翼内肌、硬腭、下颌骨、翼外肌、翼突、鼻咽侧壁、颅底或环绕颈动脉四周	T4a期，浸润至以下任一处：喉*、舌深层肌肉/舌外肌**、翼内肌、硬腭或下颌骨 T4b期，浸润至以下任一处：翼外肌、翼突、鼻咽侧壁、颅底或环绕颈动脉四周
区域淋巴结（N）		
NX	无法评估区域淋巴结	无法评估区域淋巴结
N0	无区域淋巴结转移	无区域淋巴结转移
N1	同侧≤6 cm	同侧单发≤3 cm，无结外浸润*
N2	对侧或双侧≤6 cm	N2a期，3 cm<同侧单发≤6 cm，无结外浸润 N2b期，同侧多发≤6 cm，无结外浸润 N2c期，双侧或对侧多发≤6 cm，无结外浸润
N3	最大直径>6 cm	N3a期，最大直径>6 cm，无结外浸润 N3b期，单发或多发，有临床结外浸润***
远处转移（M）		
M0	无远处转移	无远处转移
M1	有远处转移	有远处转移

注：*，舌根或会厌谷的原发性肿瘤向会厌舌表面黏膜的进展，并非喉浸润。
**，颏舌肌、舌骨舌肌、腭舌肌、茎突舌肌。
***，存在皮肤浸润且下层肌肉或邻近结构上有强附着或结合的软组织浸润时，或者有神经浸润的临床表现时，则归类为临床上的结外浸润。
正中淋巴结被视为同侧淋巴结。
有颜色的文字：HPV相关性癌与非HPV相关性癌之间的不同点。N分期中，HPV相关性癌与是否存在结外浸润无关。

表13.5　口咽癌的临床分期

分期	HPV相关性癌（p16阳性）	非HPV相关性癌（p16阴性）
0	Tis、N0、M0	Tis、N0、M0
I	T1、T2、N0、N1、M0	T1、N0、M0
II	T1、T2、N2、M0 T3、N0、N1、N2、M0	T2、N0、M0
III	T1、T2、T3、N3、M0 T4，与N无关，M0	T3、N0、M0 T1、T2、T3、N1、M0
IV	与T无关，与N无关，M1	ⅣA期，T1、T2、T3、N2、M0；或T4a、N0、N1、N2、M0 ⅣB期，T4b，与N无关，M0；或与T无关，N3、M0 ⅣC期，与T无关，与N无关，M1

注：HPV相关性癌若是M1则为Ⅳ期。
非HPV相关性癌若有结外浸润则为N3b和ⅣB期以上。若是M1则为ⅣC期。

引自日本頭頸部学会 編. 頭頸部癌取扱い規約, 第6版. 金原出版, 東京. 2018.

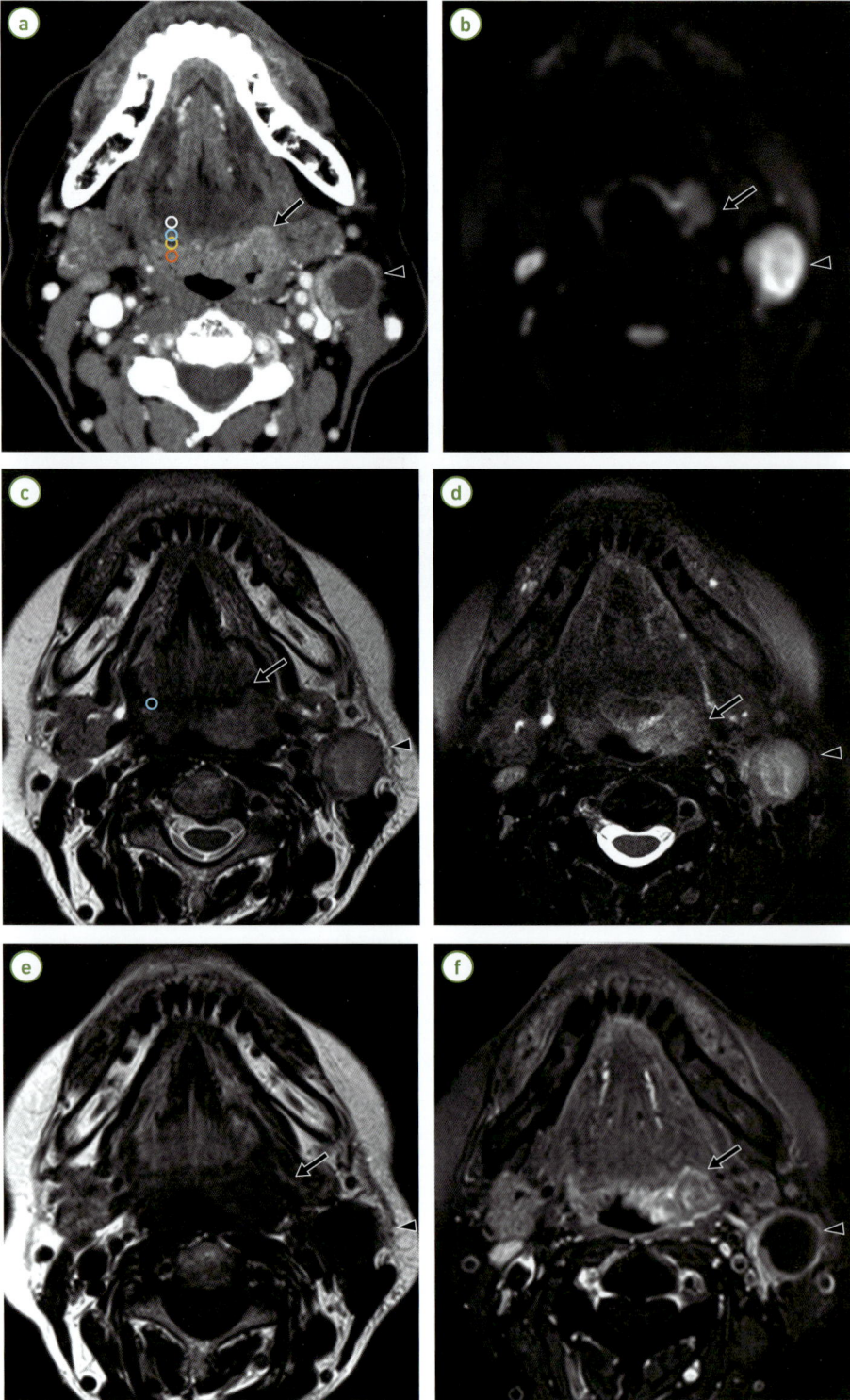

图13.7　p16阳性口咽癌
　　　　（60余岁，女
　　　　性）

发现左颈部肿大及喉部疼痛
2月，口服抗生素后喉部疼
痛仍持续，无饮酒、吸烟史

a. 增强CT

左侧舌根肿块呈微弱、不均
匀的高密度。舌根组织层
（黏膜下脂肪层、部分舌内
肌及肌间脂肪层）左侧可见
部分模糊（黑色箭头），提
示浸润（对侧正常结构参考
本书P243），可见舌根扁
桃体轻度肿大。左颈深上淋
巴结（黑色三角箭头）呈囊
性环状增强效果

b. 弥散加权

左侧舌根部肿块（黑色箭
头）及左颈深上淋巴结（黑
色三角箭头）呈高信号

c. T2加权

左侧舌根部肿块（黑色箭
头）与舌根组织层相比呈略
不均匀的轻度高信号。舌根
组织层（相当于舌内肌的低
信号结构）左侧边缘可见部
分模糊（黑色箭头），提示
浸润（圆圈为对侧正常舌内
肌）。左颈深上淋巴结呈略
不均匀的轻度高信号（黑色
三角箭头）

d. 脂肪抑制T2加权

与T2加权图像相比，病变的
影像更清晰

e. T1加权

左侧舌根肿块（黑色箭头）
与舌根组织层相比呈低信
号。淋巴结转移癌内部呈低
信号（黑色三角箭头）

f. 脂肪抑制增强T1加权

左侧舌根肿块（黑色箭头）
呈不均匀的增强效果。左颈
深上淋巴结边缘可见1层很薄
的增强效果区域，淋巴结内
部呈囊性（黑色三角箭头）

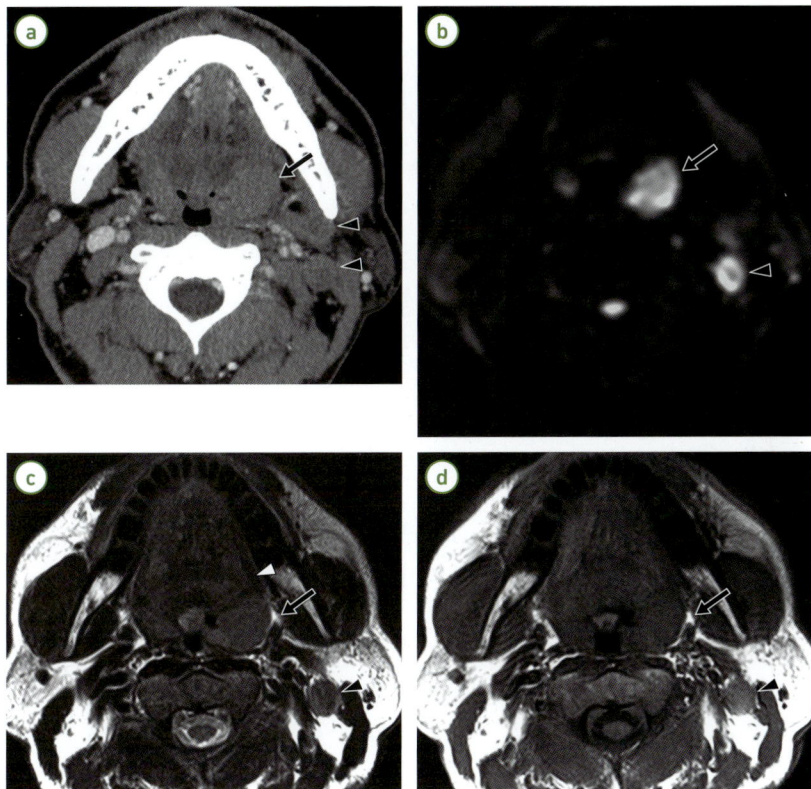

图13.8　p16阴性口咽癌（60余岁，男性）

左颈部淋巴结肿大2周，偶尔饮酒

a. 增强CT

左侧腭扁桃体可见稍高密度的不规则肿块（黑色箭头）。左颈深上淋巴结肿大，淋巴结内部有部分增强效果不佳的区域，提示坏死（黑色三角箭头）

b. 弥散加权

左侧腭扁桃体肿块（黑色箭头）及左颈深上淋巴结（黑色三角箭头）呈高信号

c. T2加权

左侧腭扁桃体与对侧正常扁桃体（黑色箭头）呈等信号，相连的左侧舌骨舌肌（白色三角箭头）的形态及信号未见异常。左颈深上淋巴结呈不均匀的低信号（黑色三角箭头），未见明显的结外浸润

d. T1加权

左侧腭扁桃体肿块与对侧正常扁桃体呈等信号（黑色箭头），左颈深上淋巴结呈轻度高信号（黑色三角箭头）

你知道吗？

甲状腺乳头状癌的淋巴结转移作为引起囊性变性的淋巴结转移被熟知。

关键点

· 阅片时应注意，p16阳性病例及p16阴性病例的临床表现差异很大。

· CT及MRI，若仅通过横断面图像评估，有低估转移淋巴结长径的可能性。因此，必须在冠状面或矢状面图像上确认头足方向的长径。

非HPV相关性癌

· 与HPV相关性癌相比，非HPV相关性癌更常发生在扁桃体及舌根以外的部位。

· 原发灶有呈浸润性、表现为边缘形状不规则的趋势。

· 淋巴结有角化及坏死（与囊性变性的淋巴结相比壁更厚或不规则，在CT图像上内部呈不均匀低密度）的趋势。

影像学检查的要点

· 脂肪抑制T2加权图像在CT或MRI无法做增强检查时非常有用（病变与周围结构对比清晰）。

· MRI增强检查时，必须联用脂肪抑制法。不联用时，病变部位（原发灶及转移淋巴结）被增强呈高信号，隐藏于周围脂肪中，病变检出困难。若无法获得良好的脂肪抑制图像，则应制作增强前后的减影图像。

鉴别诊断

· 恶性淋巴瘤：病变部位呈明显ADC低值提示恶性淋巴瘤的可能性大。

· 颈外侧囊肿：Ⅱ区的HPV相关性癌囊性淋巴结转移与颈外侧囊肿的鉴别非常重要。

13 口咽
恶性淋巴瘤

MEMO

氨甲蝶呤（methotrex-ate，MTX）为类风湿性关节炎的治疗药物，已被广泛使用。长期服用该药可能导致氨甲蝶呤相关性淋巴组织增生性疾病（methotrexate-associated lymphop-roliferative disorders，MTX-LPD）。MTX-LPD中的恶性淋巴瘤在口咽区域呈增加趋势。确认类风湿关节炎既往病史及MTX使用史非常重要。

必读

· Hudgins PA. Non-Hodgkin Lymphoma of Pharyngeal Mucosal Space, Benign and Malignant Tumors, section 3. Pharyngeal Mucosal Space. Diag-nostic Imaging Head and Neck, 3rd, ed, Koch BL, et al, eds. ELSEVIER, 2017, p34-37.

你知道吗 ？

舌根病变有时会因病变不平行于横截面或受呼吸等身体运动的影响而难以详细评估。要谨记需同时观察矢状面图像。

· 久野博文. 中咽頭悪性リンパ腫. 第6章咽頭・喉頭. 頭頸部の画像診断. 改訂第2版. 酒井 修 編著. 学研メディカル秀潤社, 東京, 2018, p268-9.
· 藤田晃史. a. 悪性リンパ腫, 4. その他の腫瘍性疾患, 腫瘍類似疾患, X. 中咽頭. 頭頸部のCT・MRI. 第3版. 尾尻博也, 酒井 修 編著. メディカル・サイエンス・インターナショナル, 東京, 2019, p526-8.

概述

· 口咽恶性淋巴瘤，发生于口咽扁桃体及舌扁桃体（舌根部）。常发生于多个位置。好发于中老年，60余岁达发病高峰，男女比例为3∶2。
· 既往有艾滋病、干燥综合征、桥本甲状腺炎等病史者发病率增高。
· 组织学类型包括霍奇金淋巴瘤（Hodgkin lymphoma，HL）及非霍奇金淋巴瘤（non Hodgkin lymphoma，NHL）。
· 日本的恶性淋巴瘤中，NHL占80%～90%，其中弥漫大B细胞淋巴瘤（diffuse large B-cell lymphoma，DLBCL）最为常见。
· 高级别病变及艾滋病相关性NHL的预后不佳。

临床表现及影像学表现 （图13.9）

· 主要症状包括咽痛、耳痛及扁桃体肿块等。
· 临床表现中扁桃体肿块及颈部肿块最为常见。
· 边界不清、弥漫性浸润的大肿块（>4 cm）较多。肿块内部结构均匀，增强效果虽均匀但不佳。
· 比肿块更深的结构可相对被保留。
· 半数NHL伴有淋巴结病变，淋巴结病变通常很大（>2 cm），但不伴有坏死性改变。
· 淋巴结伴有坏死性改变时，应考虑高级别NHL或艾滋病相关性NHL。
· 病变在T1加权图像中与肌肉相比，呈等信号，在T2加权图像中根据细胞密度呈各种信号，但大多数呈均匀的中等信号。
· 病变在弥散加权图像中呈高信号，在这种情况下^{18}F-FDG-PET/CT呈明显的SUV值升高。

鉴别诊断

· **鳞状细胞癌**：口咽区域中鳞状细胞癌与恶性淋巴瘤的发生比例约为3∶1，而两者在腭扁桃体的发生比例约为1∶1。
· **p16阳性鳞状细胞癌（HPV相关性癌）**：表现出相对均匀的内部性状，仅凭肿块形态常难以鉴别，与鳞状细胞癌相比，恶性淋巴瘤呈低ADC值的特点可能有助于鉴别。
· **淋巴组织增生**：发生于20岁以下的年轻人，表现为双侧对称性腭扁桃体肿大及淋巴结肿大。增强检查在腭扁桃体内部可见有增强效果的隔膜。

关键点

· 口咽部的肿块较大，咽旁间隙及舌根组织层等周围结构被保留时，应考虑恶性淋巴瘤。
· 成像时应考虑颈部淋巴结病变的检出率高。

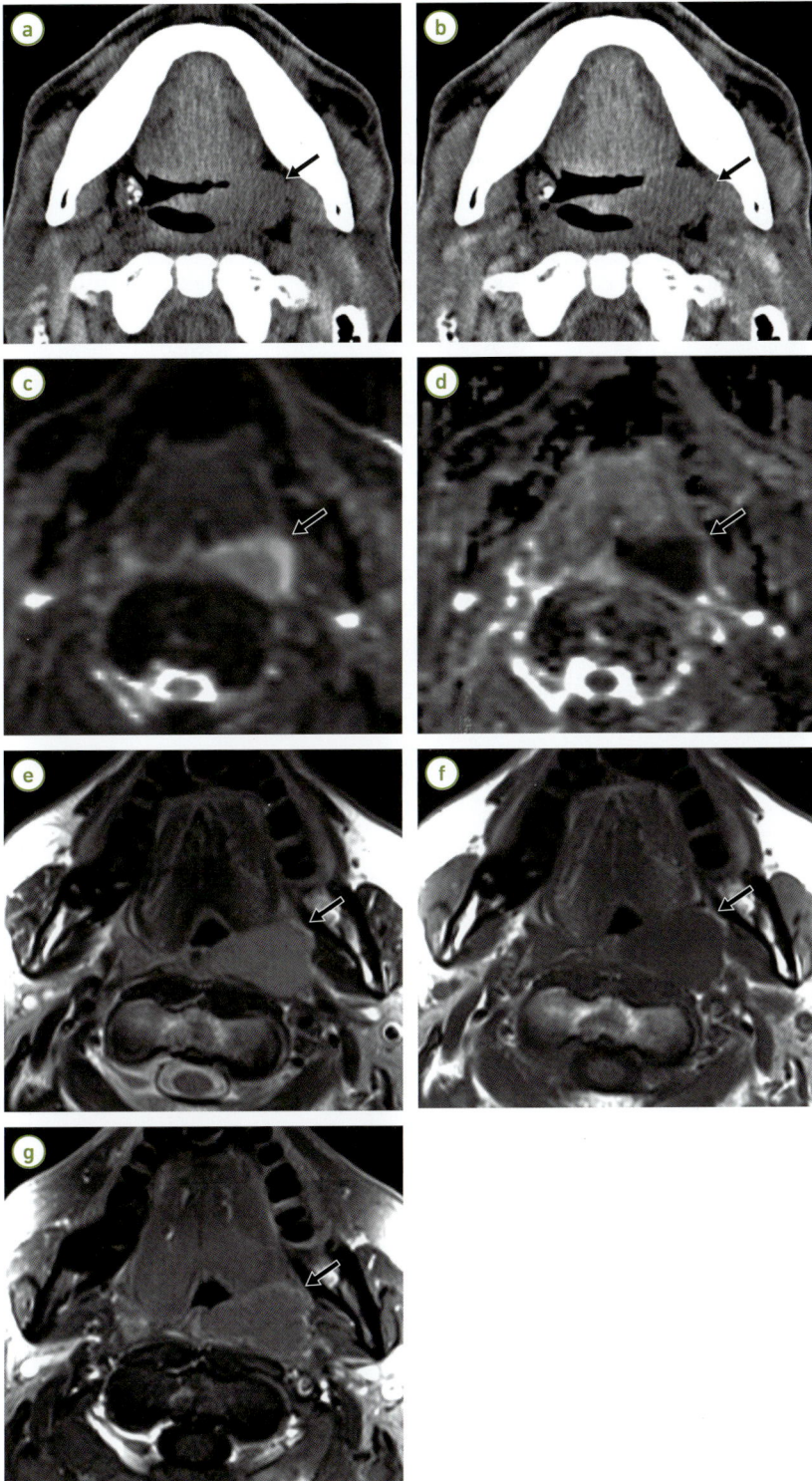

图13.9　DLBCL（左侧腭扁桃体）（80余岁，男性）

咽部不适约半年

a. CT平扫

左侧腭扁桃体可见边缘光滑、内部均匀的肿块（黑色箭头），右侧腭扁桃体处有扁桃体结石

b. 增强CT

肿块的增强效果不佳（黑色箭头）

c. 弥散加权（b=700）

肿块呈高信号（黑色箭头）

d. ADC图

ADC值下降（黑色箭头）（0.7×10^{-3} mm²/s）

e. T2加权

扁桃体肿块的边缘光滑，与对侧正常腭扁桃体相比呈略高信号，性状均匀（黑色箭头）

f. T1加权

与对侧正常扁桃体相比，左侧腭扁桃体肿块呈内部均匀的低信号（黑色箭头）

g. 脂肪抑制增强T1加权

肿块呈均匀的微弱增强效果（黑色箭头）

14 下咽、喉
正常解剖及影像学解剖

梨状窝顶端的正确位置（高度）

内镜图像中梨状窝的顶端在日本头颈部癌学会的《头颈部浅表癌治疗指南》中被定义为"甲状软骨外侧缘与环状软骨外侧缘的交点"。虽然其高度因人而异，但通常位于环状软骨下缘偏上方的位置。在实际的影像学报告中描述癌症进展范围时，仅写成"顶端"是不准确的，应描述为从声带水平至足侧多少毫米或从环状软骨下缘至上方多少毫米等。

概述

- 下咽、喉位于舌骨上缘（或会厌谷底部）至环状软骨下缘水平，腹侧为喉部，背侧为下咽部。
- 喉将气道和消化道隔开，起到发声、吞咽、保护气道、防止误吸的作用。
- 下咽是连接口咽和颈段食管的形状复杂的空腔器官，具有吞咽功能。

下咽：亚部位

- 下咽分为梨状窝、环状软骨后区、下咽后壁3个亚部位。在对各亚部位的理解中，喉镜、内镜检查结果及影像学表现的解剖学知识是必须的（图14.1，14.2）。

梨状窝

- 位于咽会厌皱襞至食管上缘的外壁，分为甲状软骨侧的梨状窝外壁及杓会厌皱襞喉侧的梨状窝内壁（喉侧）。

环后区（环状软骨后区）

- 构成下咽部的前壁，从杓状软骨及杓间韧带水平延伸至环状软骨下缘的范围。

下咽后壁

- 下咽后壁从舌骨上缘（会厌谷底部）水平延伸至环状软骨下缘，被甲状软骨外侧线与双侧梨状窝分隔开。

喉：亚部位

- 喉是被喉软骨、韧带及肌肉所包围形成的结构，分为声门上区、声门区及声门下区3个亚部位。

声门上区

- 声门上区是会厌（包括会厌舌面）至喉室的部分，包含舌骨上会厌、舌骨下会厌、杓会厌皱襞的喉面、杓间区、假声带及喉室。

声门区

- 声门区包括声带的上下表面、前联合及杓状软骨间部（后联合），为左右喉室顶端至下方1 cm的区域。

声门下区

- 声门下区包括覆盖环状软骨内腔至环状软骨下缘的黏膜。

关键点

- 必须同时掌握下咽部与喉部的解剖结构。不仅要掌握CT及MRI的影像学解剖，还要了解喉镜及内镜相关解剖。

· 日本頭頸部癌学会癌委員会，编. 頭頸部癌取扱い指針. 日本頭頸部癌学会，2018.

本章插图中的简称所代表的结构：AC，前联合；Ae，杓会厌皱襞；Ary，杓状软骨；C，环状软骨；CTM，环甲膜；CTL，环甲韧带；Epi，会厌；FVC，假声带；HB，舌骨；HEL，舌骨会厌韧带；IA，杓状软骨间部；LV，喉室；NVB，喉上神经血管束；PC，环后区；PCm，咽缩肌；PES，会厌前间隙；PGS，声门旁间隙；PS（lat），梨状窝外侧壁；PS（med），梨状窝内侧壁；PW，后壁；TA，外侧甲杓肌；Th，甲状软骨；Th（non-os），甲状软骨（非骨化）；Th（os），甲状软骨（骨化）；THM（thyrohyoid membrane），甲状舌骨膜；Tr，气管；VC，声带。红字为应记住的喉部解剖结构，蓝字为应记住的下咽部解剖结构，绿字为恶性肿瘤中尤其要注意的结构。

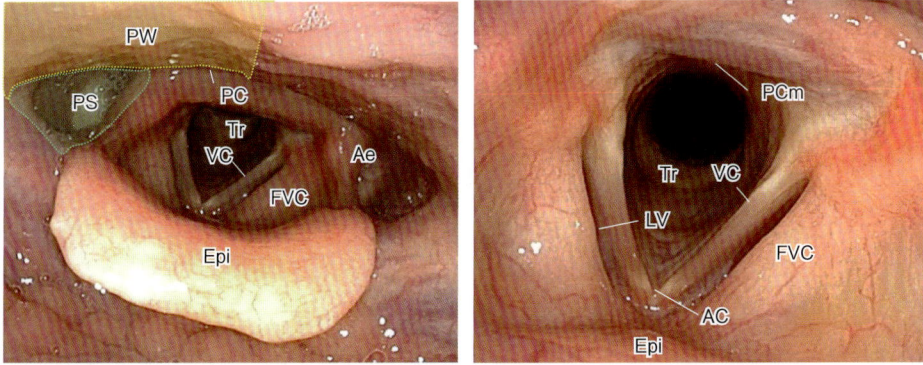

图14.1 喉及下咽的喉镜照片

应注意喉镜及上消化道内镜的照片是上下左右颠倒的

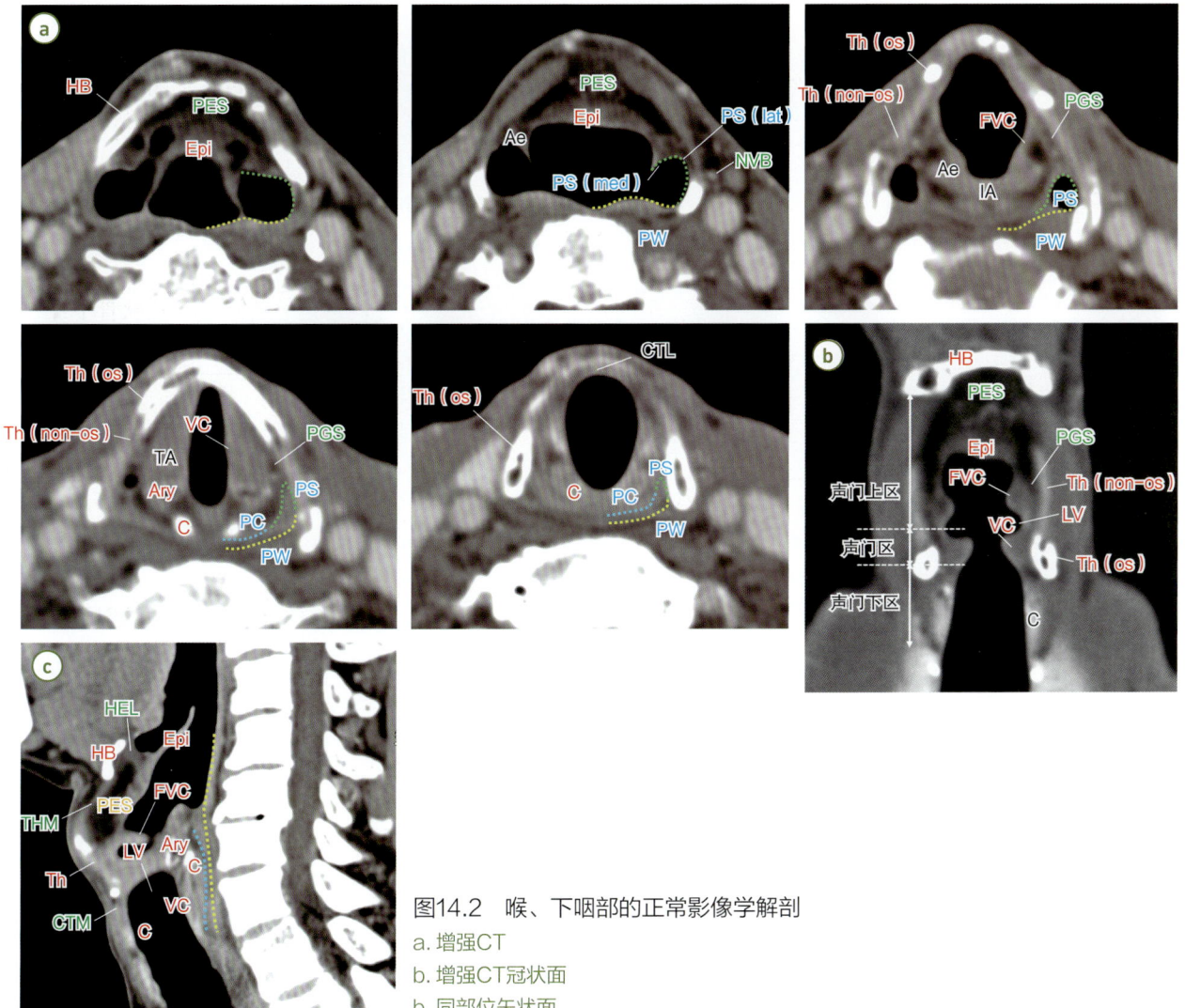

图14.2 喉、下咽部的正常影像学解剖
a. 增强CT
b. 增强CT冠状面
b. 同部位矢状面

喉深部间隙

- 喉内黏膜下层有会厌前间隙、声门旁间隙等深部间隙，对肿瘤的T分期及治疗方案的选择非常重要。危险因素是主要由脂肪组织构成的结缔组织中淋巴网不发达、癌症向间隙内的进展是淋巴结转移。

会厌前间隙（pre-epiglottic space, PES）（图14.3）

- 会厌前间隙（pre-epiglottic space, PES）是位于声门上喉深部的间隙，上方为舌骨会厌韧带，前方为舌骨、甲状舌骨膜、甲状软骨，下方正中以甲状会厌韧带为界。矢状面图像中可见三角形的脂肪密度区，横断面图像中可见倒"V"形的脂肪密度。

声门旁间隙（paraglottic space, PGS）（图14.4）

- 声门旁间隙（paraglottic space, PGS）是喉黏膜深部在甲状软骨内表面上下分布的空间。通过甲状声门韧带与喉前间隙分隔开。声门旁间隙在声带水平处明显变窄。

喉软骨（甲状软骨、环状软骨、杓状软骨）

- 喉被甲状软骨、环状软骨、杓状软骨等多个软骨包围着，保留这些软骨的功能是治疗喉癌及下咽癌的要点。
- 甲状软骨是最大的喉软骨，形成喉的前壁和侧壁。易被癌浸润，需要进行评估。
- 环状软骨是喉软骨中唯一的环形软骨，是喉部骨结构的基础。
- 杓状软骨是一对呈三角锥体状的软骨，在人体发声中起重要作用。癌浸润的存在与否对治疗方案及T分期影响不大。
- 需要注意的是，喉软骨随着年龄增长而变性，骨化软骨（骨皮质和黄骨髓）及非骨化软骨混合，往往变得左右不对称。
- 骨化软骨包括骨皮质及黄骨髓，非骨化软骨由透明软骨构成。非骨化软骨在CT上的密度与肿瘤的相似（约100 HU）（图14.5，表14.1）。

隔膜、韧带

- 喉部软骨间及间隙内有隔膜、韧带、关节、肌腱等组织存在。喉部软骨间及间隙内的结构作为癌症进展路径非常重要。

甲状舌骨膜

- 甲状舌骨膜（thyrohyoid membrane, THM）是连接舌骨与甲状软骨并提拉喉软骨的纤维膜。
- 甲状舌骨膜后外侧有喉上神经血管束通过，为声门上癌及梨状窝癌的喉外软组织进展（T4a）路径，此处的进展是Ⅲ区淋巴结转移的危险因素。

环甲膜

- 甲状软骨及环状软骨在环甲关节处连结，它们之间存在环甲膜（cricothyroid membrane, CTM）及环甲韧带。
- 环甲膜是喉癌中前方及侧方的喉外颈部软组织的主要进展路径，进展至此处的病例被分期为T4a期，此处的进展是喉前淋巴结转移的危险因素。

必读

- 佐藤公則. 喉頭の立体解剖. 耳鼻と臨床 1987; 33（Suppl 1）: 153-82.

术语表

甲杓间隙（thyroary-tenoid gap）甲状软骨外侧板与杓状软骨之间的间隙，是梨状窝前壁与声门旁间隙之间的病变的进展路径。

关键点

- 在恶性肿瘤的评估中，对喉深部间隙、软骨、隔膜、韧带的了解非常重要。
- 为了正确评估喉部软骨，有必要了解骨皮质、黄骨髓（骨化软骨）及透明软骨（非骨化软骨）在CT及MRI中的密度与信号强度。

- Sato K, ed. Functional Histoanatomy of the Human Larynx. Springer Nature, Singapore, 2018.

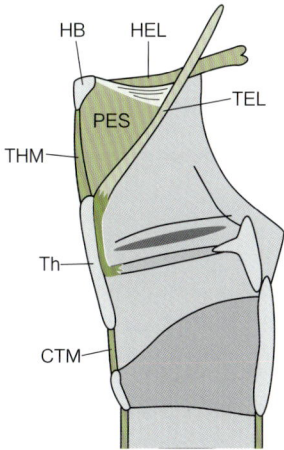

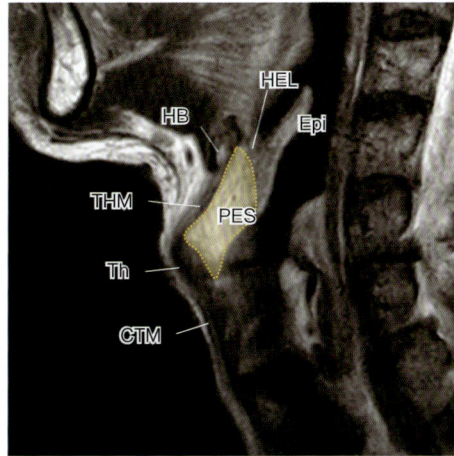

图14.3　会厌前间隙
会厌前间隙（PES）是由舌骨会厌韧带（HEL）、舌骨（HB）、甲状舌骨膜（THM）、甲状软骨（Th）及甲状会厌韧带（TEL）围成的间隙，在CT及MRI中呈与脂肪相同的密度及吸收值。Epi为会厌软骨。

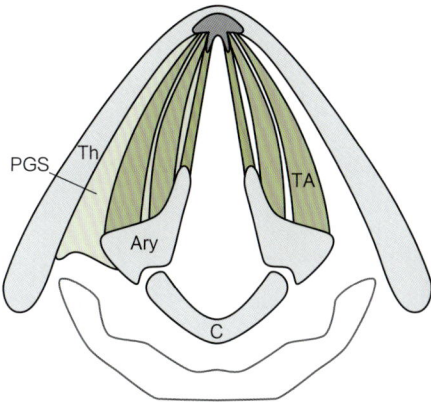

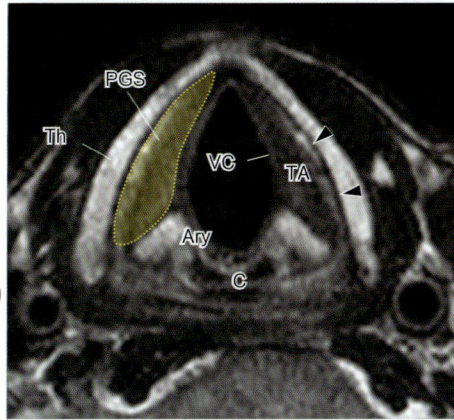

图14.4　声门旁间隙
声门旁间隙（PGS）是声门至声门上区深部之间的间隙，包括内侧甲杓肌、外侧甲杓肌（TA）、脂肪组织、喉上动脉降支等。CT及MRI检查时，可通过甲状软骨（Th）内部的脂肪密度、信号强度来确认声门旁间隙（黑色三角箭头）

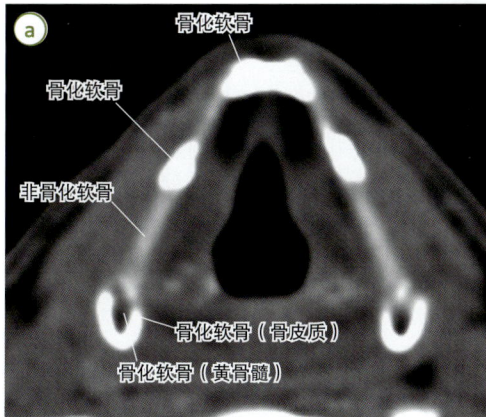

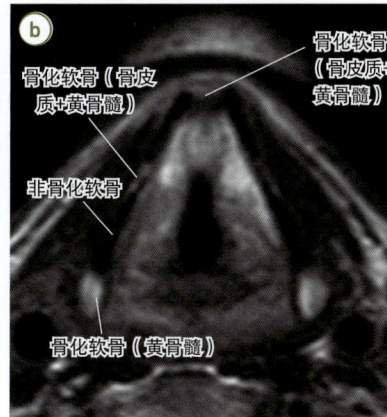

图14.5　喉软骨的CT（a）、MRI（b）
正常的喉软骨会随年龄增长而骨化，因此表现不均匀，且通常是不对称的

表14.1　骨化软骨（骨皮质及黄骨髓）与非骨化软骨（透明软骨）的CT及MRI表现

正常软骨的CT、MRI表现				
图像类型		骨化软骨（骨皮质）	骨化软骨（黄骨髓）	非骨化软骨	癌的浸润部分
增强CT	软组织窗	高密度（与骨相同）	低密度（与脂肪相同）	等密度（约100 HU，与肿瘤相同）	等密度（约100 HU，与肿瘤相同）
MRI	T1加权	无信号	高信号	低信号	低信号
	T2加权	无信号	高信号	低信号	中等/高信号
	增强T1加权	无增强效果	无增强效果	无增强效果	有增强效果

注：此外，会因炎症及坏死等变化为各种密度及信号强度。

14 下咽、喉 成像要点

术语表

碘叠加图像

由DECT得到的图像类型之一。是碘图叠加虚拟平扫图形成的图像，在评估恶性肿瘤对喉软骨的浸润时使用。

· 日本医学放射線学会，编：画像診断**ガイドライン**，2016年版. 金原出版，2016, p108-56.
· Kuno H, et al. Evaluation of cartilage invasion by laryngeal and hypopharyngeal squamous cell carcinoma with dual-energy CT. Radiology 2012; 265: 488-96.

必读

· Ailianou A. MRI with DWI for the detection of posttreatment head and neck squamous cell carcinoma: Why morphologic MRI criteria matter. AJNR Am J Neuroradiol 2018; 39: 748-55.

概述

· 喉癌、下咽癌等肿瘤及**咽后脓肿等炎症的评估首选增强CT**，异物检查选择CT平扫。
· 对向喉软骨、椎前肌、颈动脉等周围软组织浸润情况的评估，若增强CT的评估不充分，应使用MRI进行补充评估。然而，与CT相比，MRI的运动伪影问题更严重。
· 成像时**让受检者放慢呼吸**（因为呼吸停止时进行成像会导致声带关闭，使对声门病变评估困难）。
· 深呼吸也会因声带运动而导致画质下降，因此告知受检者放慢呼吸、放松声带等非常重要。
· 成像时的告知内容取决于成像设备，但基本是"请放轻松"等。
· 对佩戴外伤用颈托者进行成像时，固定姿势可以给受检者安全感，喉部周围区域放松有助于提高画质。

CT（表14.2）

· 在以原发灶为目的的重建中，层厚应为1~2mm，舌骨至环状软骨下缘范围增加2cm左右。
· **横断面图像以与声带平行为标准设置重建的参考线**（比平时前倾），**冠状面图像垂直于声带进行重建**。
· 若使用双能CT（Dual-energy CT，DECT）时，应制作碘叠加图像（iodine overlay image）（碘图叠加在虚拟平扫图上形成的图像）并用其评估非骨化软骨及肿瘤浸润。DECT可以减少过大评估，提高检查特异性（**图14.6**）。

MRI（表14.3）

· 主要使用增强MRI检查。
· 横断面平行于声带进行成像与重建，冠状面垂直于声带进行成像与重建。如使用三维成像法，则可进行横断面及冠状面的薄层厚重建。
· MRI在对癌向椎前肌等软组织的进展评估中很有用（**图14.7**）。
· 喉癌及下咽癌在放疗后可能出现水肿，因此需谨慎判断放疗效果，应积极使用MRI的弥散加权成像及ADC图。

关键点

· 下咽部成像时，如何减少由呼吸及吞咽等产生的运动伪影的影响是重点，应让受检者呈放松状态。
· 告知受检者不要屏住呼吸，而是平静地放慢呼吸。

表14.2 下咽部、喉部恶性肿瘤DECT成像方案示例

表示方法	图像平面	层厚（mm）	FOV	WW/WL
软组织窗*	横断面	1	160	350/50
软组织窗*	冠状面	1	160	350/50
骨窗*	横断面	1	160	3000/650
骨窗*	冠状面	1	160	3000/650
碘叠加图像*	横断面	1	160	250/130
软组织窗**	横断面	3	240	350/50

注：将管电压设置为100 kVp及Sn140 kVp。
　以2.5~3.0mL/s的速度注射造影剂，并在开始给药60~70s后进行成像。
　*，对舌骨上方2 cm至环状软骨下缘下方2cm处进行重建，对于环后及后壁的病变，在必要时追加矢状面图像。
　**，对颅底至上纵隔水平进行重建。

表14.3 下咽部、喉部精查序列示例

成像方法	图像平面	序列	TR/TE（ms）	层厚(mm)	旋转角度（°）	FOV
T2加权	横断面	TSE	4500/90	3	90	210
弥散加权	横断面	EPI（b=0，800~1000）	10000/70	3	90	210
ADC图	横断面	EPI（b=0，800~1000）				
STIR	冠状面		4000/60	3	90	230
T1加权	横断面	TSE	620/13	3	90	210
T1加权	冠状面	TSE	400/10	3	90	230
增强T1加权	横断面	SE、FFE、DIXON等	140/3.5	3	70	210
增强三维T1加权	横断面（从3个方向重建）	mDIXON等	5/0	1	15	200

注：横断面图像应与声带平行，冠状面图像应垂直于声带进行成像。
　三维T1加权图像应是增强前（无脂肪抑制）及增强后的。

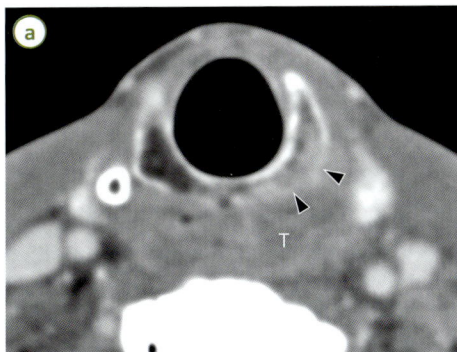

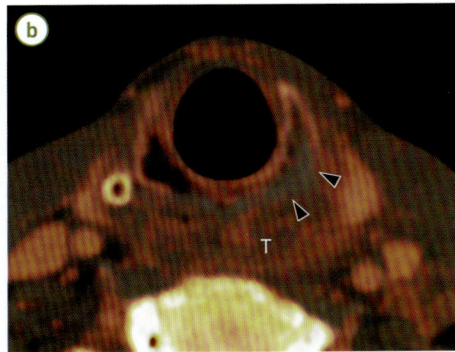

图14.6 环后区癌，DECT有效病例（男性，80余岁）

a. 增强CT（软组织窗）

肿瘤（T）与环状软骨呈相同密度（黑色三角箭头），且看起来环状软骨已被浸润

b. 碘叠加

正常的非骨化软骨组织，可判断没有浸润（黑色三角箭头）

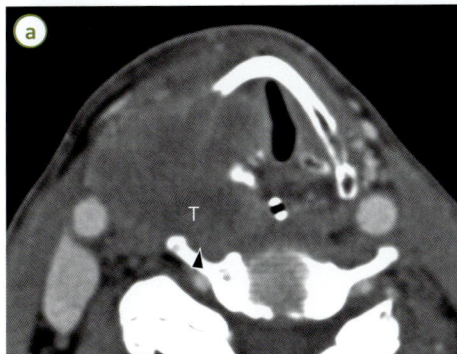

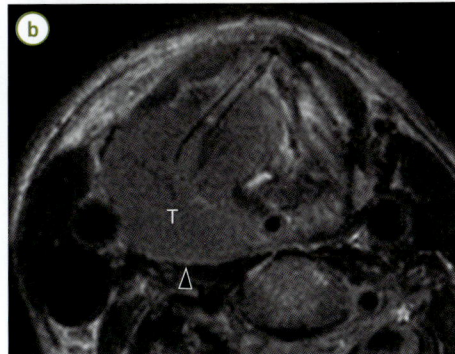

图14.7 梨状窝癌，MRI有效病例（60余岁，男性）

a. 增强CT（软组织窗）

肿瘤（T）与椎前肌的对比度不佳，因此评估有无椎前肌浸润很困难（黑色三角箭头）

b. T2加权

可清晰地鉴别有无浸润（黑色三角箭头）

14 下咽、喉
下咽癌

概述

- 在咽部，起源于舌骨上缘至环状软骨下缘水平的黏膜上皮的恶性肿瘤，在日本99%以上是鳞状细胞癌。
- 分为梨状窝、（下）咽后壁、环后区3个亚部位。
- 临床分期使用《AJCC/UICC》第8版，日本的《头颈癌治疗指南》也以此为依据（**表14.4**）。

临床表现及影像学表现

- 与喉癌相比，发生率有增加的趋势，日本最近的统计数据显示，下咽癌的发生率与喉癌几乎相同（有吸烟史的患者较喉癌的少，但有饮酒史的患者与之相同）。
- 梨状窝最常见（66%~75%），其次是咽后壁（12%~16%）、环后区（7%~10%），环后区为原发部位的下咽癌较为少见。
- 60%以上为局部进展期癌，常伴有淋巴结转移。
- 下咽癌的治疗方式大致分为放疗（或化疗）及外科手术治疗［如咽喉颈段食管全切术（total pharyngo-laryngo-cervical esophagectomy，TPLE）］。影像学诊断对于治疗方案的制订（尤其是判断是否可进行保留喉功能的治疗）是必须的。
- 一般来说，伴有喉软骨浸润的下咽癌在原则上不适用以保留喉功能为目的的治疗方式（保喉部分切除术、放疗、化疗等），而是需要进行下咽喉颈段食管切除术。
- 无喉软骨浸润的喉外进展占T4期病变的40%~50%及以上，根据肿瘤的体积及进展范围，即使是T4a期病变也可能使用保留功能的治疗方式。
- 大多数下咽癌病例是局部进展期癌，表现为浸润周围组织的肿块。**向甲状软骨的浸润以及通过甲状舌骨膜及咽缩肌向喉外软组织进展**的诊断（均为局部T4a期因素）很重要。
- 早期下咽癌及浅表进展（扩散）在增强CT图像及MRI图像中表现为黏膜壁增厚和增强效果不规则（**图14.8**）。
- 下咽后壁癌可见与口咽后壁（或颈段食管后壁）相连续，治疗上常视为"咽后壁癌"单一病理状态处理（**图14.9**）。
- 环后区癌大多伴有向梨状窝内壁及杓间区的进展（**图14.10**）。

鉴别诊断

- 如果是黏膜下肿瘤，需要与除鳞状细胞癌（腺样囊性癌及肉瘤）之外的肿瘤相鉴别，尽管其他肿瘤罕见。
- 可能难以依据图像与环后区癌或咽后壁癌相鉴别，应注意黏膜下的结构是否保留（**图14.11**）。
- 对于以杓会厌皱襞及杓间区为中心的肿瘤，可能需要与下咽癌及

MEMO

对早期病变进行外切除喉保留术（部分下咽切除）及经口的切除术，对浅表性咽癌进行内窥镜下喉咽手术（内镜下切除术/内镜下黏膜剥离术）。以上适应证是根据图像上向深部进展的范围来决定的。

你知道吗？

原发灶不明癌中，原发灶可能隐藏在梨状窝尖部或环后区。由于正常环后区已塌陷，内镜下直接观察非常困难，肿瘤的评估也常常很困难（被发现时往往处于进展期），故影像学检查结果很重要。

术语表

窄带成像内镜（narrow band imaging，NBI）

新的内镜技术之一，可检测到在正常光线下难以观察到的浅表癌。近年来，咽癌在上消化道内镜检查中以早期浅表癌被发现的情况越来越多。

- Amin MES, et al. AJCC Cancer Staging Manual Eighth Edition. Springer, NewYork, 2017.
- 日本頭頸部癌学会，編：頭頸部癌取扱い規約. 第6版. 金原出版，東京, 2018.

喉癌相鉴别（图14.12）。对肿瘤进展以哪个部位为主的判断很重要，向下咽部（尤其是环后区及梨状窝尖部）的进展常难以通过内镜判断，若其进展较喉侧进展严重，则分类为下咽癌。杓会厌皱襞内走行的血管向何方向偏离有时也有助于鉴别。

表14.4　下咽癌的TNM分期

分期	判断标准
T1	病变≤2 cm，1个亚部位
T2	病变≤4 cm，≥2个亚部位
T3	病变>4 cm，且固定于声带、向食管黏膜进展
T4a	病变向甲状软骨、环状软骨、舌骨、甲状腺、喉外、食管肌层进展
T4b	病变进展至椎前筋膜、纵隔内结构、颈动脉（环绕性）

分期	判断标准
N1	患侧、单发，≤3 cm
N2a	患侧、单发，≤6 cm；N2b：患侧，多发
N2c	双侧、健侧
N3a	>6 cm；N3b，临床上有结外浸润*
M0	无远处转移
M1	有远处转移

注：*，有皮肤浸润、淋巴结的固定、粘连及神经系统症状的患者，正中淋巴结视为包含于患侧。
引自文献日本頭頸部癌学会，编：頭頸部癌取扱い規約，第6版. 金原出版，東京，2018.

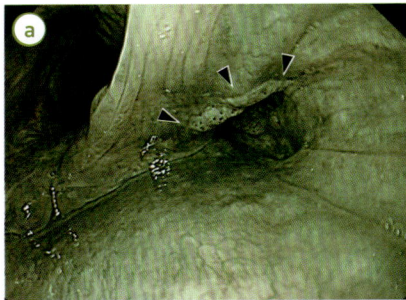

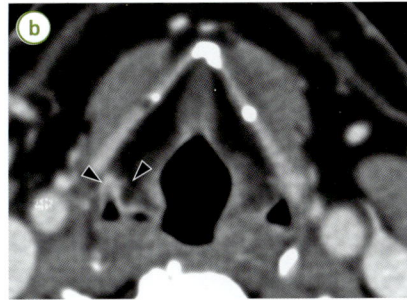

限于1个亚部位的T1期病变，并进行了内镜下切除术

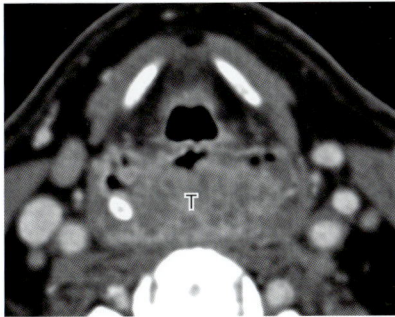

图14.8　下咽癌（60余岁，男性）
有口腔癌既往史，随访过程中消化道内镜检查时偶然发现
a. 上消化道内镜NBI
右侧梨状窝可见非典型的血管壁增厚（黑色三角箭头），通过活检诊断为鳞状细胞癌
b. 增强CT
右侧梨状窝内侧壁至外侧壁可见壁增厚（黑色三角箭头）。诊断为局

图14.9　下咽后壁癌（60余岁，男性）
增强CT
患者因喉咙痛及吞咽障碍至医院就诊，有吸烟、饮酒史。咽后壁可见肿块（T），活检提示鳞状细胞癌，诊断为下咽后壁癌

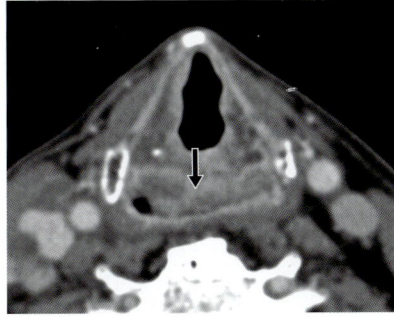

图14.10　下咽癌（以环后区为中心）（60余岁，男性）
增强CT
因双耳疼痛及吞咽时疼痛至医院就诊，有吸烟、饮酒史。双侧梨状窝内侧壁至杓间区可见壁增厚（黑色箭头），其与环后区相连，诊断为下咽癌（以环后区为中心）

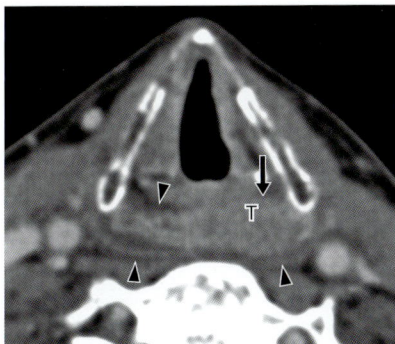

图14.11　环后区癌（60余岁，男性）
增强CT
因吞咽不适感及声音嘶哑至医院就诊，有吸烟、饮酒史。声带水平的下咽部可见肿块（T）。虽然内镜下难以判断肿瘤原发灶位于环后区还是后壁，但结合增强CT检查发现环后区的黏膜下脂肪层消失（黑色箭头），后壁的咽缩肌（黑色三角箭头）及皮下脂肪层被保留，因此可诊断为环后区癌

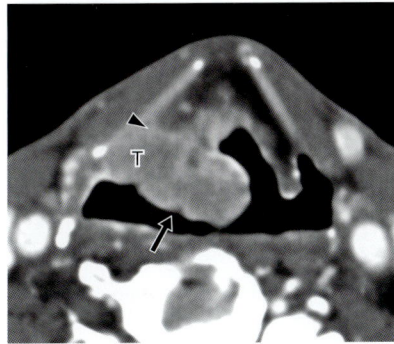

图14.12　下咽癌（梨状窝）（60余岁，男性）
增强CT
因吞咽不适感及声音嘶哑至医院就诊，有吸烟、饮酒史。右侧杓会厌皱襞可见肿块（T），存在于边缘区域，梨状窝处的下咽癌很难与声门上喉癌相鉴别，其与喉表面相比下咽面边缘不规则（黑色箭头），杓会厌皱襞内的血管向喉侧移位（黑色三角箭头），可诊断为下咽癌

下咽癌中对决定治疗方案很重要的影像学表现

浅表进展（梨状窝尖部及环后部）

- 浅表性癌的评估以内镜检查结果为准，但内镜难以评估的**向梨状窝尖部及环后区等下方的进展**，应通过影像学检查观察其表现（当病变波及梨状窝尖部或环后区时，通常不适合进行保留喉部的部分切除术）。

喉软骨浸润：T4a期因素

- 伴有软骨浸润的下咽癌在原则上不适合保留喉部的治疗方法，因此应仔细评估软骨浸润情况。虽然通过影像学图像进行正确的判断很重要，但避免过大评估（减少伪阳性）在实际的临床中更为重要。**MRI虽然灵敏度高，但特异性通常较低。**
- 多数由下咽癌引起的软骨浸润是向骨化软骨部分的浸润，甲状软骨侧板后端较多（**图14.13，14.14**）。
- 环状软骨浸润仅见于进展期病例，但发生率并不高。

喉外进展：发生率高的T4a期因素

- 喉外是指向喉部及下咽部外的软组织（喉外脂肪组织、甲状腺等）的进展，**无论有无软骨浸润，都是T4a期因素。**
- 下咽癌喉外进展的好发部位（**图14.13**）包括沿贯穿甲状舌骨膜的喉上神经血管束走行的进展路径（**图14.15**），沿咽缩肌环绕甲状软骨侧板后缘的进展路径（**图14.16**），环甲关节周围等。

椎前筋膜浸润：T4b期因素

- 表现为对椎前筋膜、椎前间隙、颈椎等结构的直接浸润，是不可行根治性切除的因素之一，即使是进展期病变也并不常见。
- **MRI非常适合用于评估椎前筋膜浸润（图14.7）。**
- 若通过CT及MRI可识别出咽后间隙的脂肪层，则对椎前肌浸润的阴性准确率分别为82%及97.5%。
- 可见咽缩肌及咽后间隙脂肪层破坏或模糊、椎前肌前缘与肿瘤间轮廓不规则、椎前肌呈与肿瘤相同的信号强度、椎前肌不对称性凹陷时，提示椎前筋膜浸润。

颈动脉浸润（环绕性）：T4b期因素

- 向颈总动脉、颈内动脉、颈内外动脉分叉处的浸润（环绕性）是不可行根治性切除的因素之一。头颈部癌之中下咽癌因颈动脉浸润导致无法切除的概率很高。
- MRI的T2加权图像适用于评估颈动脉浸润（**图14.17**）。

下咽癌的淋巴结转移

- 下咽癌中，原发灶很小但淋巴结转移范围很大的结外进展导致的向周围组织的浸润很常见。此外Rouvière淋巴结转移的发生率也很高。

必读

- 和田　武，田中宏子．下咽頭癌に関連する進展経路．画像診断 2019; 39: 872-82.
- Kuno H, et al. Primary staging of laryngeal and hypopharyngeal cancer: CT, MR imaging and dualenergy CT. Eur J Radiol 2014; 83: e23-35.
- Becker M, et al. Imaging of the larynx and hypopharynx. Eur J Radiol 2008; 66: 460-79.

术语表

环绕式进展（wrap-around spread）
在下咽梨状窝癌及后壁癌中可见到的进展方式。之所以这样称呼，是因为其环绕甲状软骨后端进展（图14.16）。

Rouvière淋巴结
指外侧咽后淋巴结中，位于颅底下缘至第1颈椎上缘区域（约2cm范围）的淋巴结。下咽癌中Rouvière淋巴结转移较为常见，因此进展期病变的成像范围应包括颅底。

- Loevner LA, et al. Neoplastic fixation to the prevertebral compartment by squamous cell carcinoma of the head and neck. AJR Am J Roentgenol 1998; 170: 1389-94.

关键点

- 增强CT检查是评估下咽癌的首选检查手段，但在局部进展期癌中，对椎前筋膜及颈动脉浸润的正确评估非常必要，因此应尽可能进行CT及MRI两种检查。

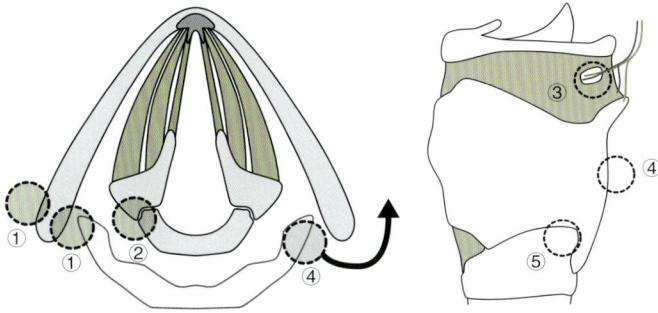

图14.13 下咽癌中软骨浸润及喉外进展的好发部位
软骨浸润
①甲状软骨后端（内侧及外侧）
②环杓关节周围
喉外进展
③甲状舌骨膜（喉上神经血管束周围）
④沿咽缩肌包绕甲状软骨后缘
⑤环甲关节周围

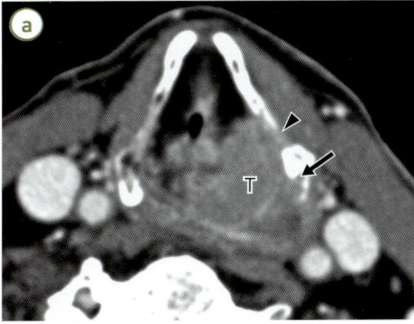

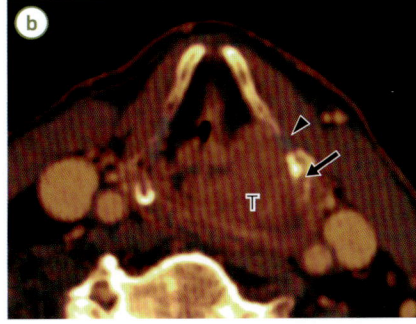

图14.14 咽癌（70余岁，男性）
a. 增强DECT（虚拟120kVp图像）；
b. 相同部位（碘叠加）
因咽喉痛及吞咽障碍至医院就诊，有吸烟、饮酒史。左侧梨状窝可见不规则肿块（T），考虑为下咽癌。图a中，甲状软骨左侧板后端的骨化软骨（黑色箭头）及其前方的非骨化软骨部分（黑色三角箭头）可见密度与肿块密度相同的部分。图b中，后段部分

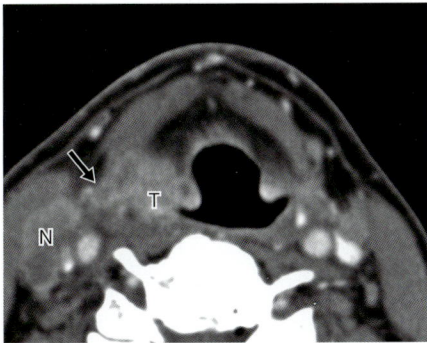

碘增强强度与肿块的相同，可判断为甲状软骨浸润阳性（黑色箭头），其前方可判断为阴性（黑色三角箭头）。甲状软骨后段部分是下咽癌软骨浸润的好发部位

图14.15 梨状窝癌（70余岁，男性）
增强CT
因咽喉痛及颈部肿块至医院就诊，有吸烟、饮酒史。从右侧梨状窝肿块处（T）开始，沿右侧喉上神经血管束可见喉外软组织中有肿块形成（黑色箭头）。这是伴有喉外进展的梨状窝癌（T4a期）的表现，右颈部可见淋巴结转移（N）

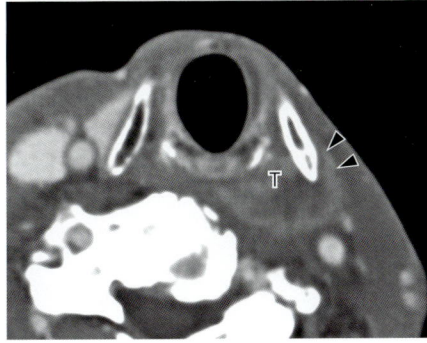

图14.16 伴有喉外进展的下咽癌（60余岁，男性）
增强CT
以左颈部肿块为主诉至医院就诊，内镜检查可见下咽部有肿块，有吸烟、饮酒史。咽后壁左侧至左侧梨状窝尖部可见肿块（T）。有包绕甲状软骨后端的进展，到达喉外软组织处（黑色三角箭头），诊断为伴有喉外进展的下咽癌（T4a期）

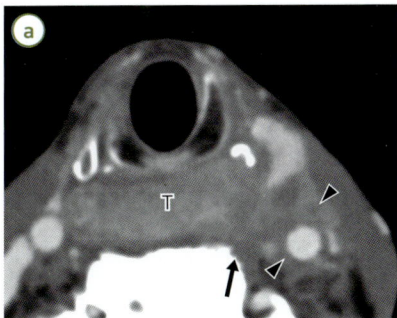

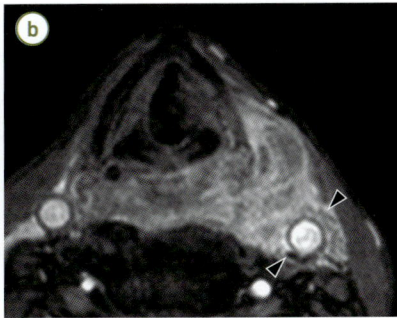

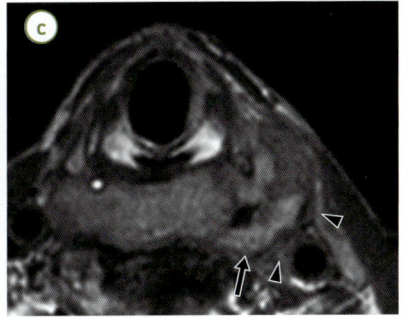

图14.17 T4a期的下咽癌（70余岁，男性）
a. 增强CT；b. 脂肪抑制增强T1加权；c. T2加权
因吞咽痛及吞咽障碍至医院就诊，有吸烟、饮酒史。可见以下咽后壁为中心的肿块（T），考虑为下咽癌。图a中，颈长肌的边界变得不清楚（黑色箭头），甚至可见包绕在左侧颈总动脉周围的软组织影（黑色三角箭头），怀疑这两处均有浸润（怀疑为T4b期）。图b中，与增强CT表现相同，可见肿瘤包绕左侧颈总动脉（黑色三角箭头）。在图c中，肿瘤与左侧颈总动脉的接触小于45°（黑色三角箭头），与颈长肌前方的边界清晰。行TPLE，术中可剥离颈长筋膜与颈动脉，进行了病理学上的根治性切除，诊断为T4a期下咽癌

14 下咽、喉咽癌

术语表

跨声门癌
指同时累及声门上区及声门的一类喉癌，一般预后不佳。

概述

- 起源于喉黏膜上皮的恶性肿瘤，99%是鳞状细胞癌。
- 发生率随吸烟率的降低而降低。
- 分为声门上癌、声门癌及声门下癌。
- 声门癌最多见，约占65%；其次是声门上癌（30%）；原发于声门下区的癌（图14.18f）很少见（约3%）。
- 临床分期采自《AJCC/UICC》第8版，日本的《头颈癌治疗指南》也以此为基准（表14.5）。

临床表现及影像学表现（图14.18~14.20）

- 声门上癌较难出现症状，在发展至进展期之前很难被发现，声音嘶哑症状易在早期出现。与声门癌相比，声门上癌预后不佳。
- 声门上癌中淋巴结转移率较高，为59%左右。患者常有因颈部淋巴结肿大而发现颈部肿块的情况。
- 声门癌常以声音嘶哑症状起病，且倾向于在相对较早的阶段被发现。T1~T2期的淋巴结转移率低。
- 对于早期病变（T1~T2期），行喉部分切除术、放疗、化疗等保留功能的治疗。对于进展期病变，采用放疗、化疗、手术治疗相结合的多学科疗法。
- 近年来因放化疗技术的进步，喉全切除术主要作为针对保留功能治疗后的复发或残留病灶的补救手术的比例越来越高。
- 喉癌根据发生部位有不同的影像学表现及进展模式（图14.18）。
- 声门上癌的发生部位包括会厌（舌骨上方、下方）、杓会厌皱襞（喉面）、杓间区及假声带（图14.18 a~c）。向会厌前间隙的进展是重要表现。
- 声门癌的好发部位是声带前1/3~1/2的游离缘上表面（图14.18d）。即使在环杓关节未受累、**声带的活动性被相对保留的情况下，若在CT/MRI中可见进展至声门旁间隙则为T3期**（图14.20）。
- **同时累及声门上区及声门的喉癌被称为跨声门癌（trans glottic cancer）**（图14.18e）。通过声门旁间隙及会厌前间隙向头足方向进展，大多伴有声带固定。

鉴别诊断

- 进展期病例可能出现跨越声门上区及声门的肿瘤进展（跨声门进展），在考虑内镜检查及影像学检查中肿瘤中心的定位、进展方式及一般的发生频率等因素后，再决定使用声门癌还是声门上癌的临床分期。
- 与发生在声门下区的其他肿瘤中包括腺样囊性癌在内的腺癌相鉴别，但很难仅靠影像学诊断进行鉴别，应先通过喉镜及活检进行诊断。

MEMO

起源于喉室的咽癌易表现为黏膜下肿瘤。因此，假声带水平的黏膜下肿瘤应首先考虑为喉室来源的病变（图14.18c）。

· Amin MES, et al. AJCC Cancer Staging Manual Eighth Edition. Springer, NewYork, 2017
· 日本頭頸部癌学会，編：頭頸部癌取扱い規約，第6版. 金原出版，東京，2018.

表14.5 咽癌的TNM分期

分期	判断标准		
	声门上区	声门区	声门下区
T1	1个亚部位	a, 单侧; b, 双侧	局限于声门下区
T2	2个以上亚部位, 向鼻咽、梨状窝进展	向声门上区、下区进展, 声带运动受限	向声门进展, 声带运动受限
T3	声门旁间隙进展、甲状软骨内板浸润、声带固定		局限于喉部, 被声带固定
	会厌前间隙, 环后区		
T4a	向甲状软骨全层浸润, 有喉外进展		向环状软骨、甲状软骨、喉外进展
T4b	向椎前间隙、颈动脉（环绕性）、纵隔内结构浸润		
N1	患侧、单发, ≤3 cm		
N2	N2a, 患侧、单发, ≤6 cm; N2b, 患侧、多发; N2c, 双侧、健侧		
N3	N3a, >6 cm; N3b, 临床上有结外浸润*		
M0	无远处转移		
M1	有远处转移		

注: *, 有皮肤浸润、淋巴结的固定、粘连及神经系统症状的患者。正中淋巴结视为包含于患侧。

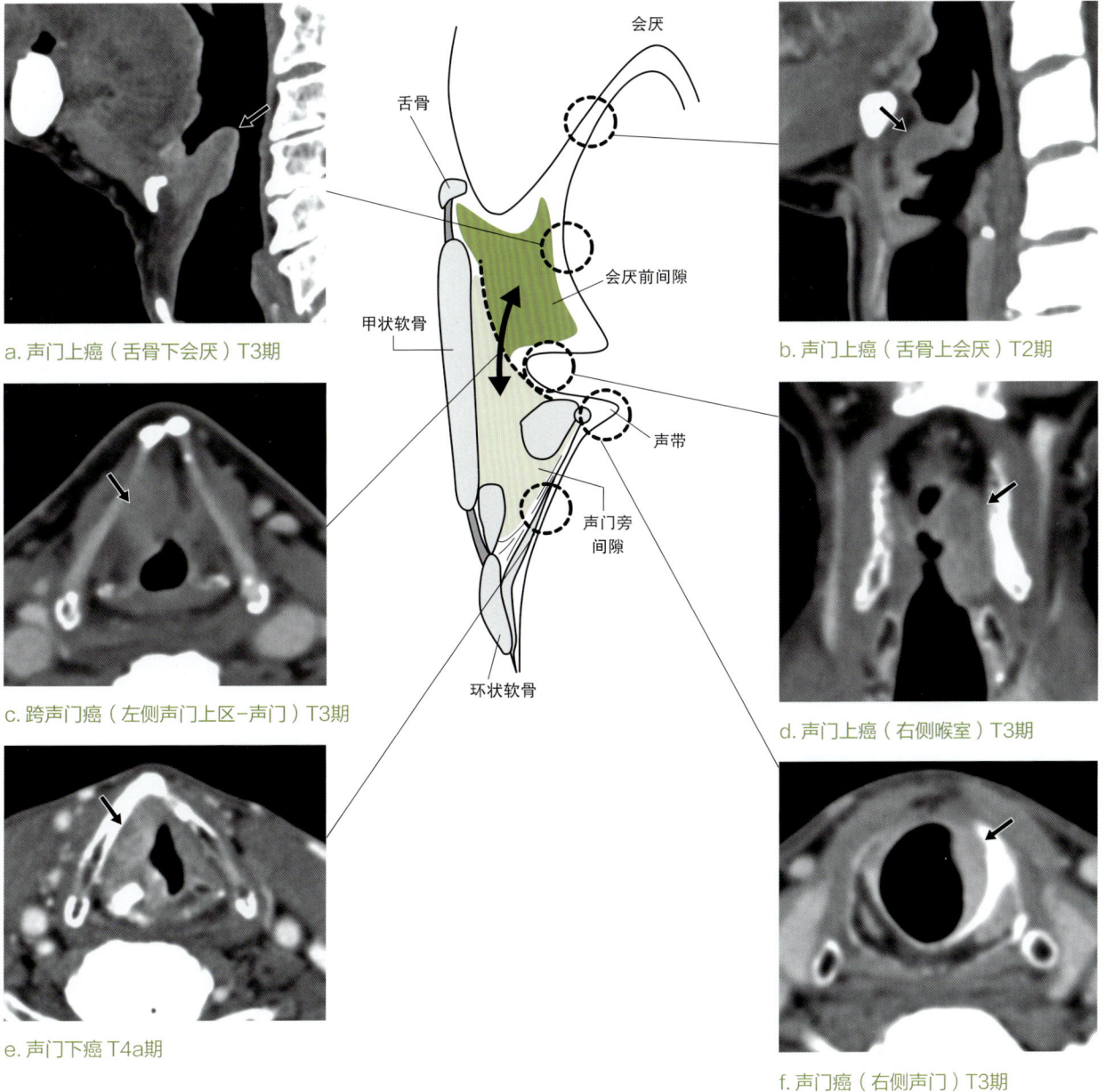

a. 声门上癌（舌骨下会厌）T3期

b. 声门上癌（舌骨上会厌）T2期

c. 跨声门癌（左侧声门上区-声门）T3期

d. 声门上癌（右侧喉室）T3期

e. 声门下癌 T4a期

f. 声门癌（右侧声门）T3期

图14.18 各部位的喉癌
箭头表示肿瘤发生部位

Broyle韧带（前联合肌腱）

是附着于甲状软骨背侧正上方3/4处的胶原纤维束，被称为Broyle韧带或前联合肌腱。与甲状会厌韧带及声带韧带相连，易成为甲状软骨浸润的通路。

必读

· 冨田隼人, 久野博文. 喉頭癌に関連する進展経路. 画像診断 2019; 39: 860-71.

对决定治疗方案来说很重要的影像表现

会厌前间隙和声门旁间隙进展

· 进展至会厌前间隙及声门旁间隙的肿瘤被归类为T3期及以上。
· 间隙内因没有肿瘤进展的阻碍，故为肿瘤头足方向的进展通路。此处淋巴回流也很丰富，淋巴结转移的风险也因此增加。
· **向会厌前间隙进展的影像学表现：**间隙内软组织取代脂肪。可通过CT/MRI准确诊断，矢状面图像很有帮助。
· **向声门旁间隙进展的影像学表现：**沿甲状软骨内侧面的脂肪及脉管结构消失、外侧甲杓肌模糊等。

喉软骨浸润（图14.21）

· 喉软骨浸润是喉癌中最影响治疗方案的重要进展模式。
· 若局限于甲状软骨内侧皮质则为T3期，若浸润超出外侧皮质则为T4a期。
· 喉癌中向软骨膜缺损部位的浸润较多：①Broyle韧带（前联合肌腱）附着处；②甲状软骨前1/4处的甲杓肌起始部；③环杓关节周围；④环甲膜附着处（甲状软骨、环状软骨）等。除上述部位外的单发浸润发生率低。
· MRI灵敏度高，但往往特异性低。若可行双能CT（DECT）检查，应灵活运用碘叠加技术。

喉外进展（图14.21）

· 指向喉外软组织（喉前脂肪组织、舌骨下肌等）的进展。无论有无软骨浸润均是T4a期因素，若进展仅局限于小范围，则可进行保留喉部的治疗。
· 喉癌进展的好发部位：①环甲膜、韧带周围（图14.22）；②环甲关节周围；③贯穿过甲状舌骨膜的喉上神经血管束的周围。

声门下进展

· 是声门癌、声门上癌累及声门下区的进展模式。沿弹性圆锥的黏膜下进展很常见，有时难以用喉镜确认。
· 绝大多数到达环状软骨水平的声门下进展并不是喉保留术的适应证。
· CT上见到环状软骨内侧面与气道直接接触是正常的，因此若在环状软骨内侧面见到与原发肿瘤相连的软组织增厚，则可判断为进展（图14.23）。
· 在向前方的声门下进展中，较易发生通过环甲膜向喉外软组织的进展（图14.23）。

淋巴结转移

· 喉癌中，声门上癌及跨声门癌的淋巴结转移率较高。向喉前淋巴结（Delphian淋巴结等）转移是预后不佳因素。

· Becker M, et al. Imaging of the larynx and hypopharynx. Eur J Radiol 2008; 66: 460-79.
· van Egmond SL, et al. Systematic review of the diagnostic value of magnetic resonance imaging for early glottic carcinoma. Laryngoscope Investig Otolaryngol 2018; 3: 49-55.
· Becker M, et al. Neoplastic invasion of laryngeal cartilage: reassessment of criteria for diagnosis at MR imaging. Radiology 2008; 249: 551-9.
· Kuno H, et al. Primary staging of laryngeal and hypopharyngeal cancer: CT, MR imaging and dual-energy CT. Eur J Radiol 2014; 83: e23-35.
· Kuno H, et al. Comparison of MR imaging and dual-energy CT for the evaluation of cartilage invasion by laryngeal and hypopharyngeal squamous cell carcinoma. AJNR Am J Neuroradiol 2018; 39: 524-31.

关键点

· 软骨浸润及喉外进展是喉癌进展的好发模式。过大评估可能错过保留喉功能治疗的机会，因此应注意不要对进展发生率低的部位过分解读。

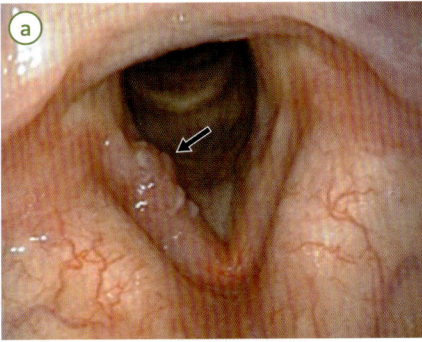

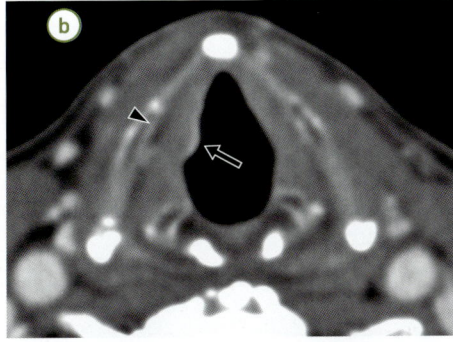

图14.19 声门癌T1a期（60余岁，男性）

声音嘶哑，声带活动度良好

a. 喉镜

右侧声带可见隆起性病变（黑色箭头）

b. 增强CT

右侧声带可见局限性壁增厚（黑色箭头），深处的声门旁间隙的脂肪（黑色三角箭头）被保留。诊断为声门癌T1a期

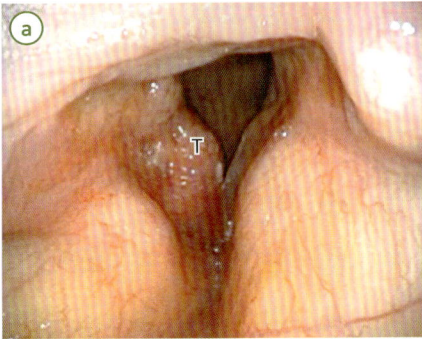

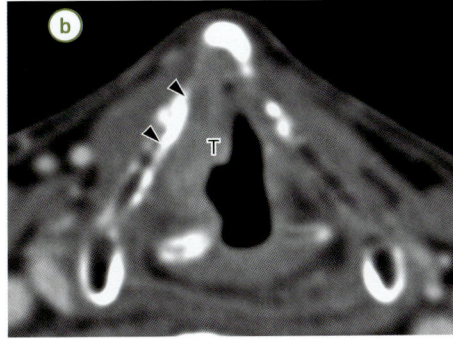

图14.20 声门癌T3期（70余岁，男性）

声音嘶哑，声带活动度良好

a. 喉镜

可见以右侧声带为中心的肿块（T）

b. 增强CT

右侧声带可见不规则肿块（T），与甲状软骨内侧板紧密相连的深处声门旁间隙的脂肪（黑色三角箭头）消失。诊断为伴有声门旁间隙浸润的声门癌T3期

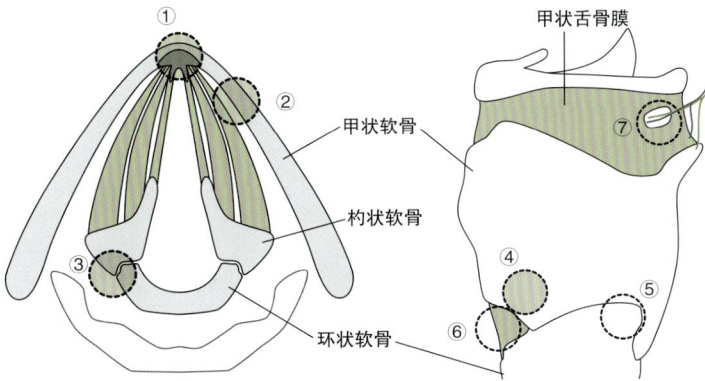

图14.21 喉癌的软骨浸润及喉外进展的好发部位

软骨浸润

①Broyle韧带（前联合肌腱）附着处

②甲状软骨前1/4处的甲杓肌起始部

③环杓关节周围

④环甲膜附着处（甲状软骨、环状软骨）

喉外进展

⑤环甲关节周围

⑥环甲膜、韧带周围

⑦甲状舌骨膜（喉上神经血管束周围）

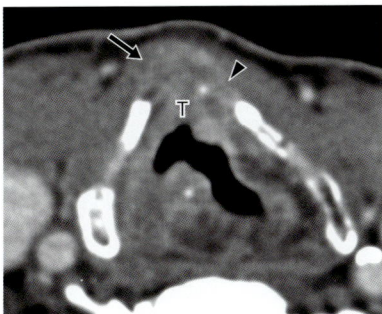

图14.22 声门上癌（70余岁，男性）
增强CT
因发声困难就诊，内镜检查显示喉部及食管处有肿块，右侧声带固定。有吸烟史。假声带水平的喉部声门上区可见浸润性肿块（T），考虑为声门上癌。Broyle韧带（前联合肌腱）附着处（黑色箭头）及甲状软骨的甲杓肌起始部（黑色三角箭头）可见融合图像，是软骨浸润的表现

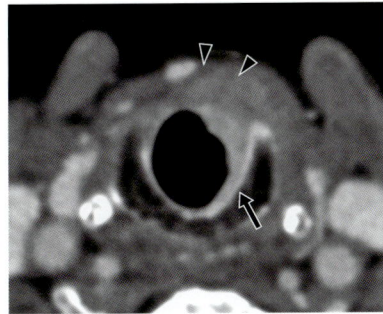

图14.23 喉癌（90余岁，男性）
增强CT
以声音嘶哑为主诉就诊，喉镜显示左侧声带处有肿块。有吸烟史。肿块从左侧声带向咽旁间隙进展（未显示）。声门下水平的增强CT可见环状软骨左侧内表面的软组织增厚，提示声门下进展（黑色箭头）。前方可见通过环甲膜向前方软组织的进展（黑色三角箭头），诊断为伴有喉外进展（T4a期）的喉癌

14 下咽、喉
咽部异物

术语表

PTP
PTP（press through-package）是包含药物的包装，由铝片和有圆顶的塑料片构成，塑料部分使用聚氯乙烯及聚丙烯材料。

必读

· Pinto A, et al. Role of imaging in the assessment of impacted foreign bodies in the hypopharynx and cervical esophagus. Semin Ultrasound CT MR 2012; 33: 463-70.

关键点

· 儿童及患有痴呆、精神疾病的患者，有时可能缺少临床信息，因此通过影像学检查识别异物很重要。
· 木制筷子CT值低、难以与空气鉴别，因此很容易被漏掉。通过扩大窗宽进行观察可有助于鉴别。

· 佐藤満雄, ほか. 当科における入院を要した咽頭食道異物の検討. 耳鼻臨床 2013; 59: 64-70.
· Castán senar A, et al. Foreign bodies on lateral neck radiographs in adults: Imaging findings and common pitfalls. Radiographics 2017; 37: 323-45.
· 苅安俊哉, ほか. 異物の画像診断. 画像診断 2014; 34: 647-60.
· Yamashita K, et al. An intraorbital wooden foreign body: description of a case and a variety of CT appearances. Emerg Radiol 2007; 14: 41-3.
· Ishisaka E, et al. Radiological findings of transorbital penetrating intracranial injury in a child. Childs Nerv Syst 2017; 33: 2061-4.

概述

· 在常规及急诊诊疗中经常遇到咽部异物。咽部异物可在所有年龄段人群中见到，但在儿童及老年人中较多。
· 鱼骨是最常见的异物，老年人中，假牙、PTP及食物团块较常见。

临床表现与影像学表现（图14.24~14.27）

· 虽然患者常自诉有咽喉痛、吞咽痛、咽部不适感等，无法描述上述症状的儿童及痴呆或精神疾病患者可能出现流涎、吞咽困难、呕吐及纳差等症状。
· 并发症包括异物进入周围组织、穿孔、脓肿形成、皮下气肿及纵隔气肿等。
· 虽然通常可以用喉纤维镜进行诊断，但也有异物因位于黏膜下而被漏诊的情况。
· 绝大多数情况下，异物可以经口或通过内镜取出。当异物有尖锐部位、黏膜损伤或穿孔的风险较高、已形成脓肿时，应选择颈外切开治疗。
· 射线无法穿透的异物可以通过颈部平片来诊断（侧面图像很有用）。
· 椎体前表面的软组织肿胀、气液平面形成是提示异物的间接表现。
· CT对异物的检出、并发症的诊断很有帮助。当有脓肿形成或血管损伤的可能性时，则应行增强CT检查。
· PTP在药物呈高密度且未开封时，与内部的空气密度、药物的高密度形成3层的靶状结构是其特征。塑料部分使用聚氯乙烯及聚丙烯，聚氯乙烯因呈高密度而在CT中显影，聚丙烯无法显影。不同药物的密度各异。
· 筷子的CT值因材质而异，木制筷子具有多孔性且内部含有空气，因此CT值为-200HU至-500HU。有文献表明，由于在体内吸收水分等原因，其CT值会随时间的推移而增加。

鉴别疾病

· 在X线平片中，需要将环状软骨钙化等咽周围组织的钙化与高密度异物相鉴别。

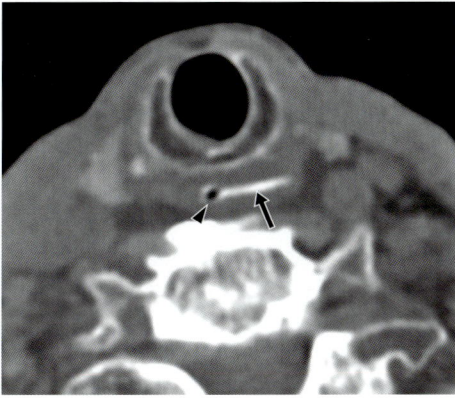

图14.24 鱼骨（80余岁，女性）
CT平扫
饮用鲷鱼味噌汤后出现吞咽疼痛。下咽部至颈段食管可见扁平、致密的高密度结构（黑色箭头），提示为鱼骨。部分异物含有提示鱼骨黄骨髓的低密度影（黑色三角箭头）。后通过内镜手术去除

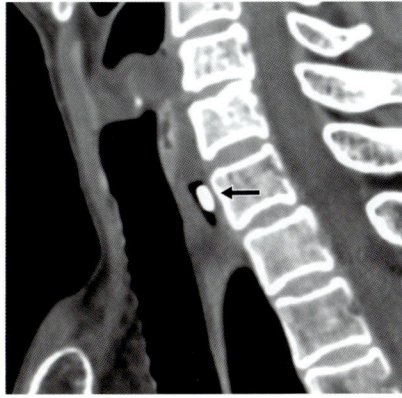

图14.25 PTP（60余岁，女性）
CT平扫
因有可能服用了未去除PTP的加兰他敏片剂而就诊。矢状面图像颈段食管中可见被空气密度影包围的高密度结节，是PTP内的药物（黑色箭头）。PTP未显影，推测其材质为聚丙烯

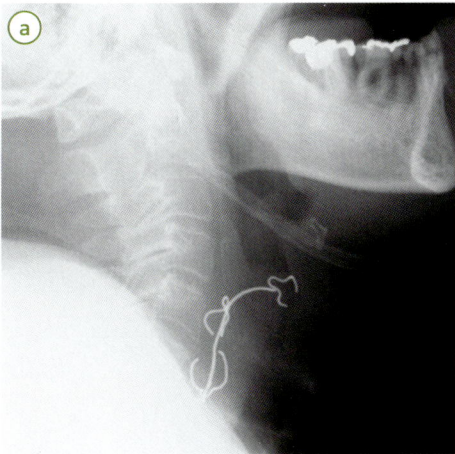

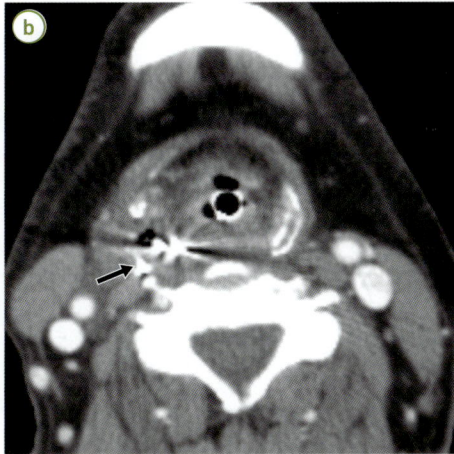

图14.26 义齿（70余岁，男性）
误吞三颗义齿
a. 颈部X线平片侧面
C4~C6水平的椎体前方可见高密度结构。考虑是义齿的钢丝（金属结扎丝）
b. CT平扫
右侧梨状窝中可见呈金属密度的部分义齿（黑色箭头）。将喉部张开后，异物通过Magill镊子被经口去除

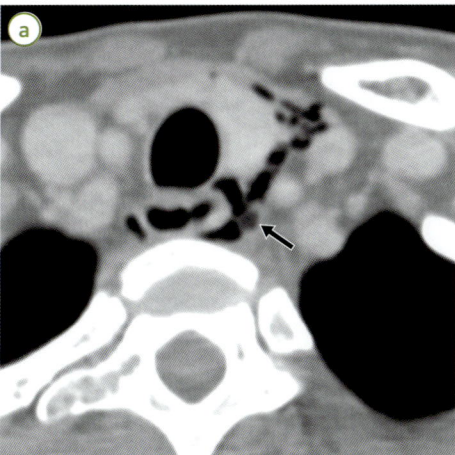

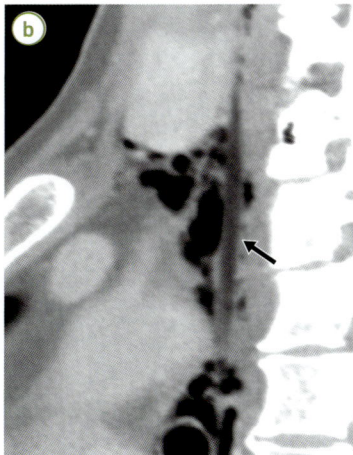

图14.27 筷子（40余岁，女性）
抑郁症住院治疗中，早餐时误吞一次性木制筷子
a. CT平扫（WL为−136，WW为853）；b. CT平扫矢状面（WL为−139，WW为862）
左侧梨状窝至食管左侧纵隔内可见棍状低密度结构（黑色箭头），是穿入纵隔的一次性筷子。伴有纵隔气肿

15 甲状腺、器官间隙
正常解剖及影像学解剖

MEMO

甲状腺内部被结缔组织分成小叶单元，小叶由多个滤泡组成。滤泡内有胶质存在，胶质内甲状腺激素（T3，三碘甲状腺原氨酸；T4，胸腺素）与蛋白质相结合，以甲状腺球蛋白的形式储存。滤泡旁细胞（C细胞）分布于侧叶上方约1/3处的滤泡间并分泌降钙素。

你知道吗？

甲状腺在峡部通过正中的甲状腺韧带固定于环状软骨及第1气管软骨处，侧叶分别通过Berry韧带固定于环状软骨及第1~2气管软骨处。甲状腺随吞咽动作上下移动。

术语表

喉返神经与非喉返神经
0.5%~2%的人右锁骨下动脉起始处发育异常，右锁骨下动脉作为主动脉弓的第4分支起始于主动脉弓内侧壁，穿过气管及食管背侧到达右侧锁骨下。在上述情况下，喉返神经没有折返，而是直接延伸至喉部。因神经走行与正常情况不同，在手术过程中存在切断神经的风险。对于预计接受甲状腺手术的患者，应有意识地观察右锁骨下动脉起始处是否存在异常，并记录在影像学诊断报告中。

· 白土秀樹. 臨床ノート "反回しない" 反回神経−非反回神経（Non-recurrent inferior laryngeal nerve；NRILN）について−. 耳鼻, 2010; 56: 168-70.

甲状腺的形态、解剖（图15.1）

- 甲状腺由左右的侧叶及正中的峡部（气管前方连接两侧叶）组成（**图15.1**），整体形状为H形或蝶形。
- 常可见从峡部向上方延伸的棍状锥形叶（约70%的日本人有）。
- 侧叶长4~4.5 cm，宽2 cm，厚约1 cm。峡部厚度为1~3 mm。
- 5%~10%的峡部有缺损（甲状腺峡部发育不全，agenesis of isthmus of thyroid gland）。

甲状腺及周围结构的解剖（图15.2）

- 甲状腺位于被颈深筋膜内侧叶包围的器官间隙内。
- 前方为颈前肌群（尤其是胸骨甲状肌靠近腹侧），后方有喉-气管及下咽-食管，外侧与颈动脉间隙紧密接触。
- 由食管和气管构成的食管气管沟内有喉返神经走行。

甲状腺的神经支配

- 甲状腺受迷走神经及交感神经丛支配，临床上为迷走神经分支的喉返神经的走行非常重要。
- 迷走神经从颈静脉孔沿颈动脉间隙下行，并分出左右两支分别穿过主动脉弓及右锁骨下动脉后折返（上行），称喉返神经。
- 两侧喉返神经折返后在食管气管沟上行，分布于甲状腺附近（**图15.2**）。

甲状腺的血流支配

- 甲状腺供血主要来自甲状腺上、下动脉。
- 甲状腺上动脉在颈外动脉起点后的颈外动脉前壁处分支、下行，在侧叶上极附近供血（**图15.3**）。
- 甲状腺下动脉在锁骨下动脉分支出的甲状颈干的内侧壁处分支，向内侧走行后在侧叶下极附近供血。
- 甲状腺上、中、下静脉回流至两侧颈内静脉及头臂静脉处。

甲状腺的发育

- 甲状腺原基起自舌盲孔（舌前2/3与后1/3分界线的正中处）。
- 甲状腺原基沿舌、口腔底的肌肉之间的正中线向前下走行，在舌骨及喉软骨前方下行。
- 孕3周时甲状腺原基在舌盲孔处发育，孕7周时到达气管前的最终位置。
- 甲状腺的上述下行通路被称为甲状舌管（**图15.4**），孕8~10周时消失。

致谢

本章（甲状腺、器官间隙）引用的部分病例由Poston Medical Center友情提供。衷心感谢Osamu Sakai博士同意使用。

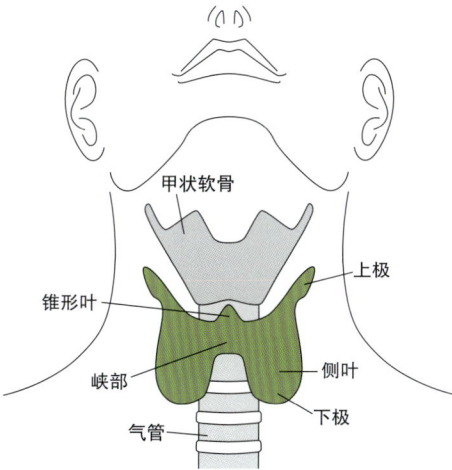

图15.1　甲状腺的正面图像
甲状腺主要由较厚的两个侧叶及气管前方较薄的峡部组成，有时存在向上方突出的锥形叶

关键点

· 对于甲状腺周围的重要解剖结构，不仅要注意影像上可以识别的结构（颈前肌群、气管、食管、颈动脉间隙等），还要注意无法识别的结构（喉返神经）。

· 应牢记甲状腺相关疾病不仅可以发生在甲状腺中，还可以发生在甲状舌管通路中。

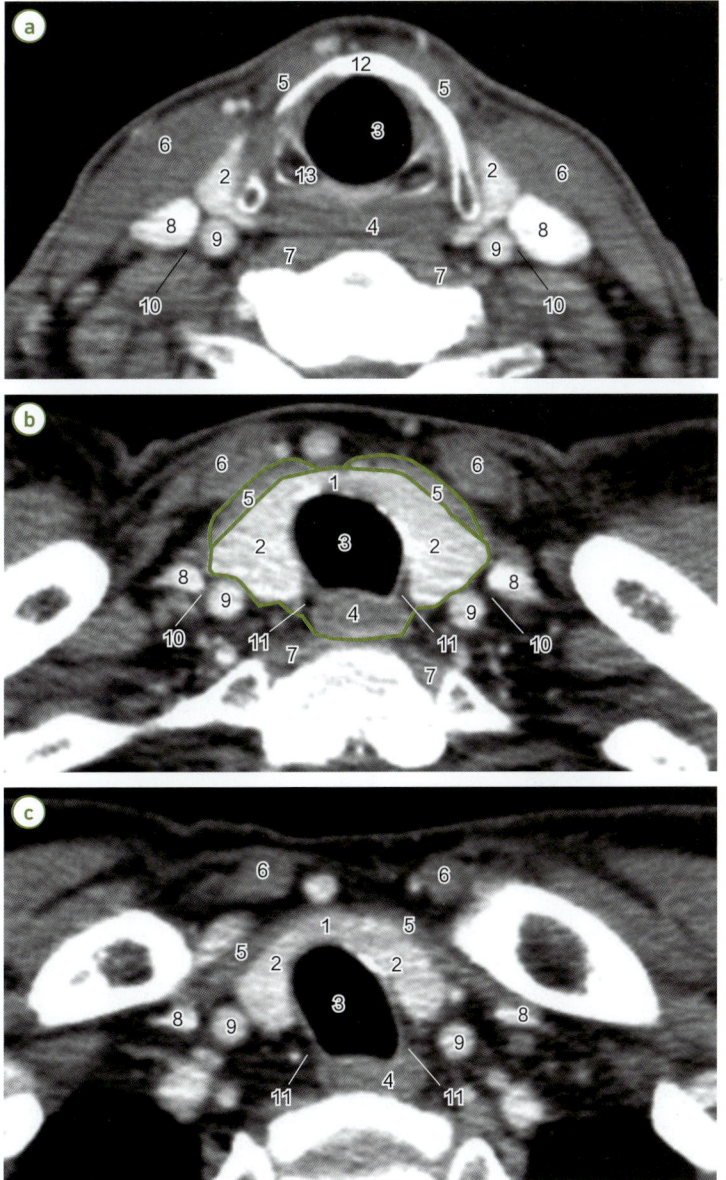

图15.2　甲状腺的增强CT横断面图像（头侧和足侧）

a. 甲状腺上极水平；

b. 甲状腺中央水平；

c. 甲状腺下极水平

1，甲状腺峡部；2，甲状腺侧叶；3，气管；4，食管；5，颈前肌群（位于背侧的胸骨甲状肌与甲状腺接触）；6，胸锁乳突肌；7，椎前肌；8，颈内静脉；9，颈总动脉；10，迷走神经走行通路（颈动脉、颈静脉之间有迷走神经走行，有时可在影像中观察到）；11，食管气管沟（其旁边有喉返神经走行）；12，甲状软骨；13，环状软骨

绿色线为颈深筋膜中叶处的线（仅在中央水平层面显示）

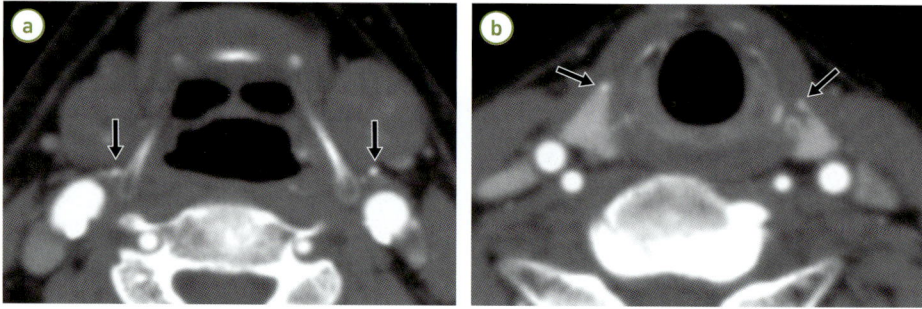

图15.3　甲状腺的增强CT（动态CT动脉期）

a. 甲状腺上动脉分叉后的近端；b. 甲状腺上极水平

甲状腺上动脉从颈外动脉起始处发出后立即从前壁向腹侧分支，然后沿颈总动脉的腹侧下行（图黑色箭头），从甲状腺侧叶的上极进入腺体内（图b黑色箭头）

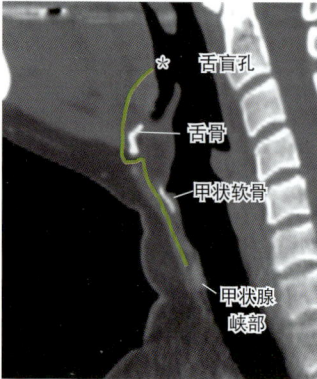

图15.4　甲状腺沿甲状舌管的下行通路

CT矢状面

可见从舌盲孔（*）开始延伸至甲状腺最终位置（绿色线）的甲状舌管通路。从舌骨前方至下方的环绕走行路线是其特征

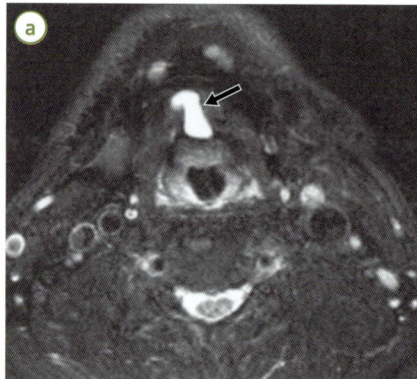

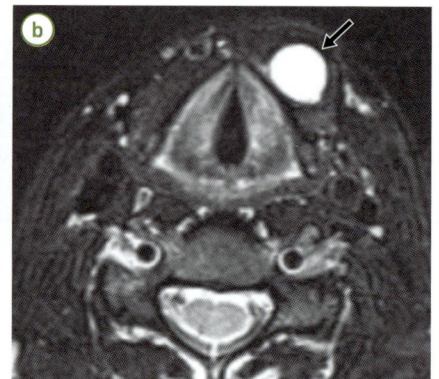

图15.5　甲状舌管囊肿（正中颈部囊肿）

a、b. 脂肪抑制T2加权

见到发生在甲状舌管通路的囊肿时应考虑为甲状舌管囊肿。甲状舌管囊肿好发于舌骨下（图a黑色箭头），虽然有时不发生在正中处，但通常很容易通过其在舌骨下及颈前肌下确诊（图b黑色箭头）

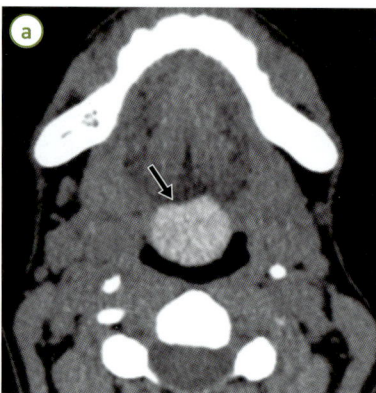

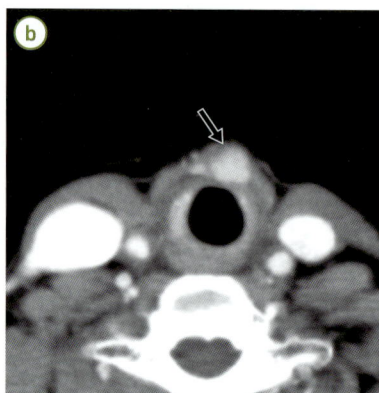

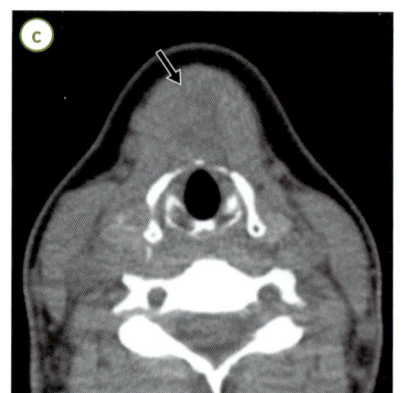

图15.6　异位甲状腺

a. CT平扫（舌根部水平）

舌根部是异位甲状腺的典型位置（黑色箭头）

b. 增强CT（甲状腺略偏向上方的水平）

可发生在甲状舌管通路的任何位置，因此需要注意（黑色箭头）

c. CT平扫（甲状软骨水平）

异位甲状腺也可癌变，当观察到甲状舌管通路内出现实性软组织肿块时，应进行鉴别诊断（黑色箭头）

15 甲状腺、器官间隙
成像要点：检查方法的灵活应用

概述

- 甲状腺的影像学成像方式大致分为超声、CT、MRI及核医学检查。
- **初筛首选超声检查**，将其结果与甲状腺功能检查结果结合后进行诊断。CT、MRI及核医学检查应根据诊疗目的作为追加精细检查在必要时使用。

甲状腺功能检查

- 甲状腺激素（T3、T4）反映甲状腺功能，有激素作用的是游离T3（free T3，FT3）及游离T4（free T4，FT4）。
- 在中枢神经系统中，下丘脑通过促甲状腺素释放激素（thyrotropin-releasing homorne，TRH）促进垂体释放促甲状腺激素（thyrotropin，TSH）以刺激T3、T4的分泌。T3、T4分泌过多时TSH的分泌会被抑制。
- 滤泡旁细胞（C细胞）分布于侧叶上1/3边界附近的滤泡间，负责分泌降钙素，降钙素具有降低血钙浓度的作用。

超声检查（图15.7）

- 通过视诊或触诊怀疑有甲状腺异常时、存在甲状腺功能异常时或由于其他原因怀疑甲状腺疾病时，首选无创且诊断性能优良的超声检查。
- **超声检查有助于诊断早期病变存在与否及鉴别诊断。**
- 超声检查在细针穿刺细胞学检查及甲状腺病变治疗的随访中也有所使用。该检查的缺点是结果取决于检查医师的熟练程度，是一种缺乏客观性的检查。
- 超声检查根据诊断流程图对病变进行弥漫性及结节性的判断。此外还可参考决定弥漫性病变性状的图表以及对结节性病变进一步分类的图表（实性、囊性、甲状腺外肿块）（P55）。
- 对于实性及囊性病变，进一步使用将特征细化的流程图。参考各流程图（P57）做出适当的诊断非常重要。
- **甲状腺疾病的钙化有时非常细微，CT常判断困难。超声检查对上述细微钙化的检出也很优秀。**

CT（图15.8）

- **诊断结节的周围进展或客观地观察甲状腺的整体影像及其与周围结构的关系时，CT非常有用。**
- 主要使用横断面图像，根据需要也可以使用其他断层平面的重建图像。
- 无论从哪个方向进行观察，层厚主要设置为2~3mm，必要时使用更薄的层厚进行观察。

· 日本乳腺甲状腺超音波医学会 甲状腺用語診断基準委員会 编；甲状腺超音波診断ガイドブック，改訂第3版. 南江堂，東京，2016.

进行增强CT检查时应注意甲状腺功能。控制不佳的Basedow病（Graves病）患者在使用含碘造影剂后可能出现甲状腺毒症，因此该病属于禁忌证。此外需要注意，接受^{131}I治疗时在注射碘造影剂6周后不能进行^{131}I治疗。

· 若只评估甲状腺，则应将成像范围设置为颅底至气管分叉水平。
· **甲状腺因含碘而在CT平扫中呈高CT值（70~120 HU）。**
· 增强后，甲状腺因实质内的丰富血流从而被明显增强。
· 实性结节有时在非增强的情况下更容易被识别。是否在增强前后进行成像应在考虑暴露剂量的增加及临床上的实用性后决定。

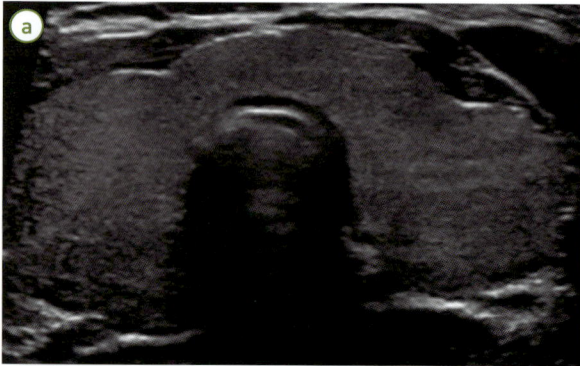

图15.7　甲状腺的超声图像
超声检查不仅在对甲状腺整体影像（图a）的把握中有用，还具有很强的检出甲状腺内极小病变的能力（图b黑色箭头所指为甲状腺内非常小的低回声结节）。此外，对实性成分内部性状的详细评估（图c黑色箭头所指分别为甲状腺内肿块边缘处的包膜样低回声区、占内部大部分的高回声区、囊性较小的极低回声区，均清晰显影）也很有帮助。超声检查具有非侵入性，是甲状腺疾病初筛的首选检查

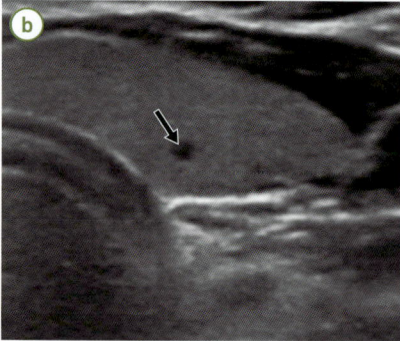

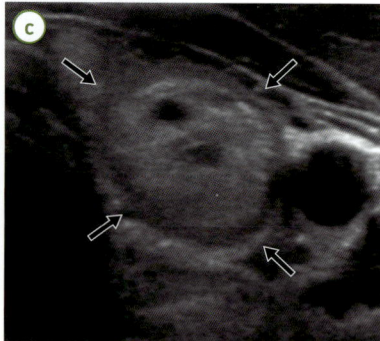

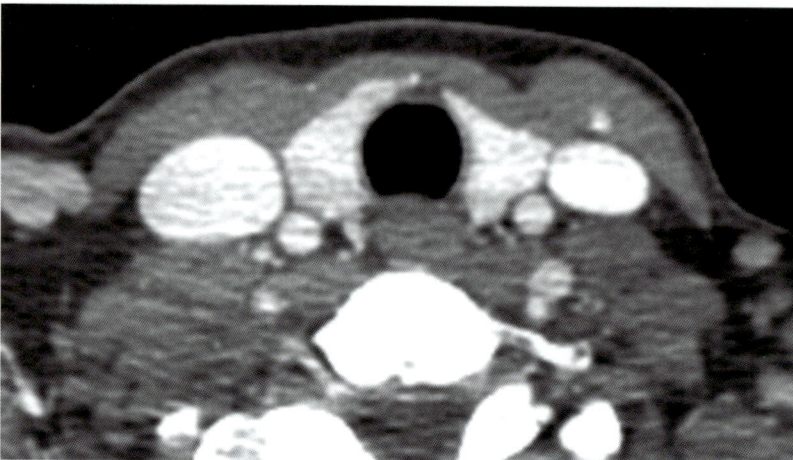

图15.8　甲状腺的增强CT
CT可对甲状腺及其周围结构以高空间分辨率进行成像。尤其是对在肿瘤的甲状腺外进展的诊断及淋巴结转移的检出很有帮助

甲状腺的MRI图像因下颈部特有的磁场不均匀、含空气等原因易受到伪影影响。必要时应用使用大米或聚苯乙烯球子弹（BB弹）的sat pad可以减少伪影。由呼吸及吞咽引起的运动伪影在该区域也很明显，因此检查时需要尽量减小呼吸幅度、减少吞咽次数。

你知道吗？

有文献表明，弥散加权成像可用于鉴别结节性病变的良恶性，但因其分辨能力尚未明确，故现阶段并不是必需的。大部分文献认为ADC值低的病灶疑似恶性，但其在不同文献的准确率为50%~90%，相差较大。

关键点

· 在甲状腺的影像学诊断中，CT及MRI的作用是有限的，对可能有用的信息的把握非常重要。

MRI（图15.9）

· 与CT相同，为了对甲状腺整体影像及结节进展范围进行评估，常为追加精查。

· 其软组织对比分辨率高，因此对食管与气管的黏膜结构及外层组织的分辨能力强，对向上述器官进展的评估非常有用。

· T1加权、T2加权、增强T1加权是主要序列。T2加权及增强T1加权在必要时需要与脂肪抑制相结合。

· 主要选择横断面图像。肿瘤等从上方或下方向甲状腺外突出时、观察肿瘤与头足方向相邻结构的关系时、确认是否存在颈部淋巴结肿大时，可根据需要进行冠状面及矢状面扫描。

· 层厚3~4 mm，层间距在1 mm以下。近年来，也可以通过成像设备使用三维成像技术获得三维空间数据，并在三维重建中获得高质量图像。

核医学检查

· 一般成像目的是获取功能相关信息，也可以获取粗略的形态相关信息。

· ^{123}I及^{99m}TcO$_4^-$甲状腺闪烁显像是甲状腺常规检查。除诊断甲状腺功能亢进［Basedow病（Graves病）、Plummer病、亚急性甲状腺炎等］及甲状腺功能减退症（桥本甲状腺炎）之外，也用于诊断异位甲状腺等。

· ^{201}Tl–Cl有时作为甲状腺癌定性诊断方法而被辅助性使用，有时也可以检测到转移及复发性病变。

· ^{123}I–MIBG闪烁显像有时可用于检出髓样癌，其诊断能力不高，近年来使用频率有所下降。

· 提起恶性肿瘤的核医学检查很多人常会想起FDG–PET/CT。有时将其用于甲状腺癌患者的全身检查，其在鉴别甲状腺结节良恶性方面的可用性较低。

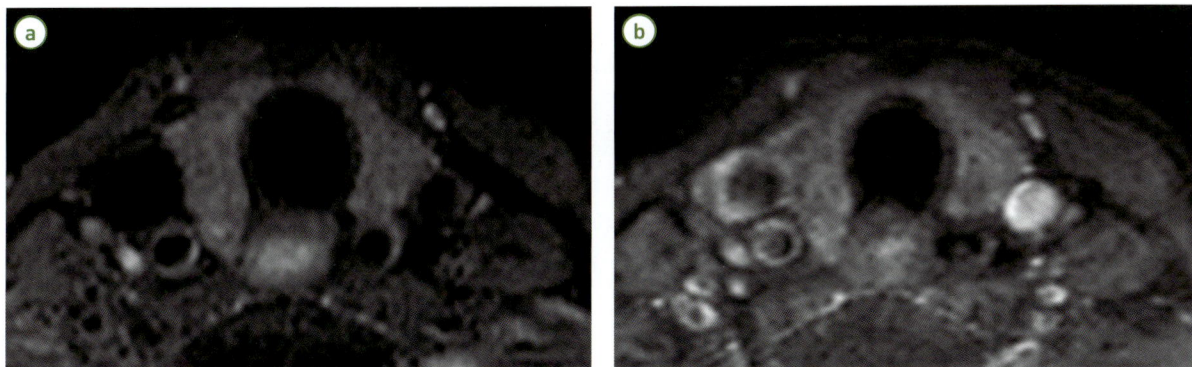

图15.9　甲状腺MRI

a. 脂肪抑制T2加权；b. 脂肪抑制增强T1加权

MRI在甲状腺周围的软组织对比分辨率非常优秀。MRI可确认气管及食管的各层结构，对甲状腺癌向上述区域进展的诊断来说很有用。需要注意因磁化率伪影及图像局部的脂肪抑制不佳、运动伪影导致的画质显著下降

15 甲状腺、器官间隙
甲状腺功能亢进

概述

- Basedow病（Graves病）在甲状腺功能亢进中最常见。
- Basedow病是由作用同促甲状腺激素（TSH）一样的自身抗体过度产生引起的自身免疫性疾病。
- 机制为自身抗体与TSH受体结合，促进甲状腺激素过度产生、分泌，进而产生症状。
- 其他导致甲状腺功能亢进的疾病包括Plummer病（功能性腺瘤）、甲状腺炎（如亚急性甲状腺炎、无痛性淋巴细胞性甲状腺炎，两者均为一过性甲状腺功能亢进）。

临床表现及影像学表现

- 可见Merseburg三联征（甲状腺肿大、突眼、心动过速）。
- 表现为以双侧叶为主的明显甲状腺肿大。与侧叶相比，峡部的肿大程度低，肿大的甲状腺质地相对较软。甲状腺功能亢进多见于青年或中年女性。
- FT3及FT4增加，TSH被抑制，TSH结合抑制抗体有所增加。
- 形态影像学评估可见甲状腺双侧叶明显肿大，峡部肿大不太明显。

超声检查（图15.10）

- 甲状腺实质的回声水平常下降，20%左右是正常表现。
- 内部有均匀的也有不均匀的回声。
- 彩色多普勒中可见甲状腺内血流量增加，也可见到内部血管扩张。
- 治疗可改善甲状腺的肿大及内部血流的增加，然而回声水平的下降有时会持续下去。

CT（图15.11）

- CT平扫中内部密度降低，常表现为稍不均匀的密度。

核医学检查（图15.12）

- 甲状腺闪烁显像（^{123}I及^{99m}TcO$_4^-$）中可见甲状腺体积增大及摄碘率明显增加。

鉴别诊断

- **甲状腺炎**：如慢性甲状腺炎、亚急性甲状腺炎、无痛性淋巴细胞性甲状腺炎，无论哪种情况，甲状腺闪烁显像均常表现为摄碘率的减少。
- **Plummer病**：毒性结节性甲状腺肿（存在多个功能性结节时则为毒性多结节性甲状腺肿），甲状腺闪烁图中不是甲状腺整体，而是结节性浓聚被显影，周围的甲状腺实质的摄取有相当程度的减少（图15.13）。

你知道吗？

首选通过抗甲状腺药物治疗，对治疗效果不佳的患者往往进行同位素治疗及手术等追加治疗。

MEMO

Basedow病与慢性甲状腺炎（桥本甲状腺炎）的甲状腺影像学表现常非常相似。相对于桥本甲状腺炎中峡部也很肿大的情况，Basedow病的峡部与侧叶没有那么肿大，这是两者的鉴别要点。

甲状腺眼病被广泛认为是Basedow病的并发症。若怀疑Basedow病患者存在甲状腺眼病，成像范围应包括眼眶。影像学表现请参考P110部分内容。

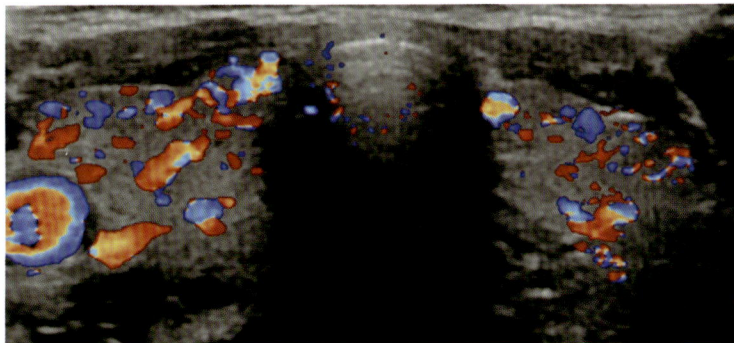

图15.10　自觉颈前部有肿块（40余岁，女性）

彩色多普勒法

可见提示甲状腺内有丰富血流的表现，与Basedow病的表现一致

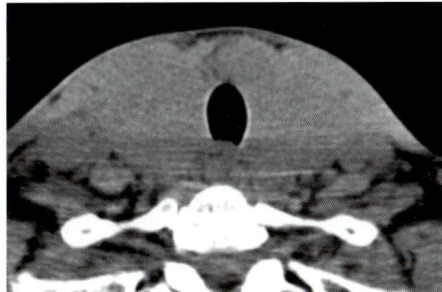

图15.11　心动过速及颈前肿块（30余岁，女性）

CT平扫

可见甲状腺明显肿大，甲状腺前方的颈前部皮下组织被整体向腹侧压迫。可见甲状腺内的密度整体降低。以上均是Basedow病的典型表现

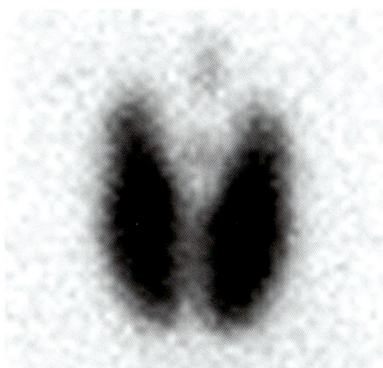

图15.12　颈前部肿块（40余岁，女性）

123I甲状腺闪烁图

可见甲状腺明显肿大及摄碘率明显增加（4小时值为45.8%，24小时值为71.7%），对Basedow病来说非常典型

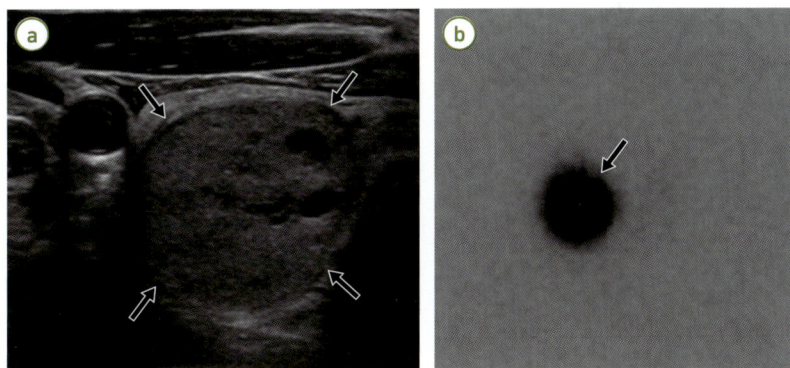

图15.13　心动过速、心悸（40余岁，男性）

a. 超声检查

甲状腺右叶可见内部稍不均匀的局限于腺体内的结节（黑色箭头）

b. 123I甲状腺闪烁图

可见与在超声检查中见到的结节相一致的摄碘率（黑色箭头），与Plummer病的表现一致

15 甲状腺、器官间隙
亚急性甲状腺炎

概述

· 甲状腺内较快产生的弥漫性或局部炎症。
· 多认为病毒感染及自身免疫等是病因，但真正的原因尚未明确。

临床表现及影像学表现

· 急性-亚急性病程。
· 出现伴有疼痛的甲状腺肿大及发热。常发生于30~50岁的女性。
· 炎症引起的组织破坏导致滤泡内甲状腺激素释放，产生一过性的甲状腺毒性症状。
· 可见一过性的甲状腺激素升高及TSH降低。
· CRP升高且血沉亢进。
· 炎症病灶在病程中向甲状腺内迁移为其特征。
· 通常会在几个月内自愈。
· 形态学表现为甲状腺局部肿大，但也可能会出现弥漫性肿大。
· 在随访观察中，可能出现迁移性甲状腺炎（migratory/creeping thyroiditis）。
· 有时伴有轻度颈部淋巴结肿大。

超声检查（图15.14）
· 病变处表现为边界模糊、不均匀的低回声区域。

CT（图15.15）
· 表现为与病灶一致的密度降低。
· 病变较大时呈地图样分布，较小时可能形态不规则或呈结节状。
· 增强成像后，表现为比正常甲状腺实质密度低的、稍不均匀的强化。

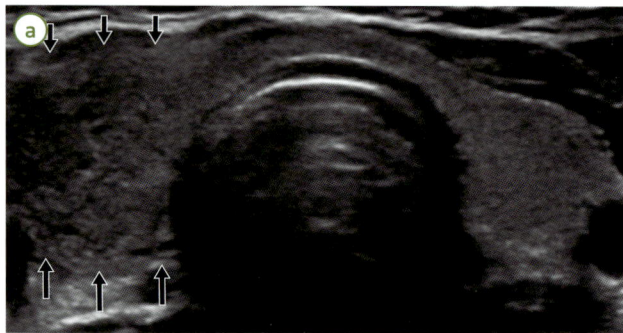

MEMO

亚急性甲状腺炎在急性期出现的伴有疼痛的甲状腺肿大是临床上的重要信息。其他几种甲状腺疾病也有疼痛的症状，具有代表性的有急性化脓性甲状腺炎、甲状腺肿瘤内出血、未分化甲状腺癌。

图15.14　颈部疼痛，低TSH血症（30余岁，女性）

a. 超声检查（甲状腺双叶）
与甲状腺左叶相比，右叶可见轻度肿大（黑色箭头）

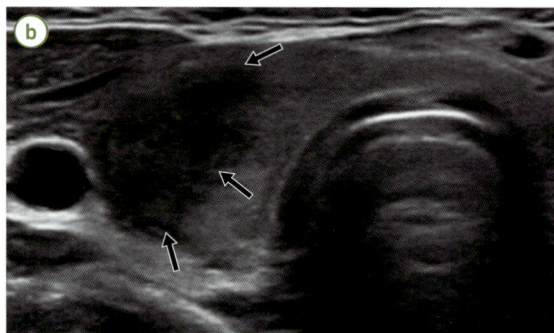

b. 超声检查（甲状腺右叶）
甲状腺右叶外侧可见不均匀的、边界稍模糊的低回声区域（黑色箭头）。结合临床病程，诊断为亚急性甲状腺炎

核医学检查

- 急性期的甲状腺闪烁显像可见摄取减少及摄碘率降低。
- 病况缓解时，甲状腺的摄取功能部分恢复。

鉴别诊断

- **急性化脓性甲状腺炎**：常见于儿童。甲状腺左侧发生率极高，梨状窝至甲状腺左侧或其附近可见连续的炎症图像（图15.16）。
- **局限于腺体内的甲状腺癌**：通过影像学检查可能无法与早期甲状腺癌相鉴别，结合临床信息在内进行判断，根据情况进行FNAC。
- **其他**：桥本甲状腺炎（尤其是急性加重期）及肿瘤性病变中的病灶内出血，因具有急性病程而需要被鉴别，但通常可以根据既往史及甲状腺功能来判断。

关键点

- 虽然通常可以根据临床症状及甲状腺功能对亚急性甲状腺炎进行临床诊断，但与影像学表现一致方可确认。
- 需要认识到亚急性甲状腺炎有地图样–结节状分布等差异较大的表现。

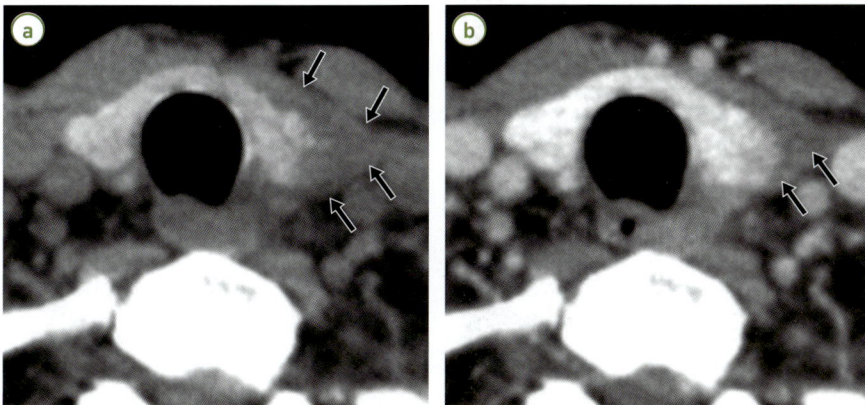

图15.15　颈部疼痛及发热（40余岁，女性）

a. CT平扫

可见甲状腺左叶肿大，同一部位有不均匀的密度降低（黑色箭头）

b. 增强CT

增强后部分区域强化，部分区域几乎完全不强化（黑色箭头）。结合临床病程及血液检查结果，诊断为亚急性甲状腺炎

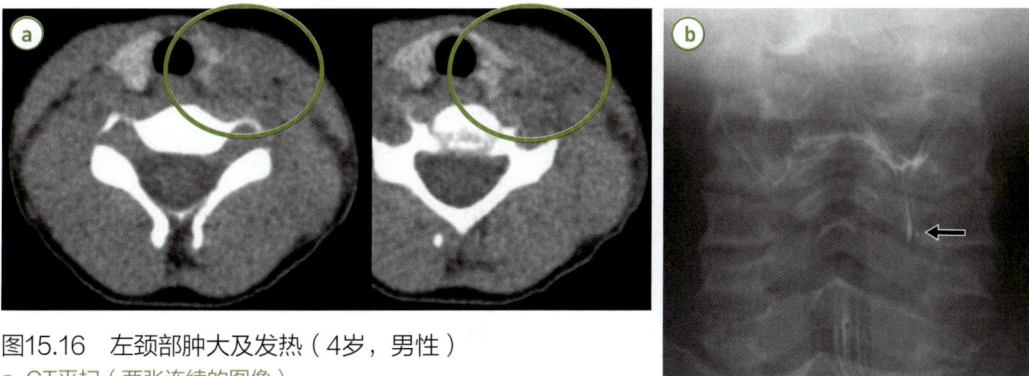

图15.16　左颈部肿大及发热（4岁，男性）

a. CT平扫（两张连续的图像）

甲状腺左叶可见边界模糊、形状不规则的低密度区域，可见包括该区域在内的左颈部软组织整体边界模糊及组织间脂肪密度增加（圆圈）。病变的定位具有特征性，怀疑是急性化脓性甲状腺炎

b. 瘘管造影

可见梨状窝瘘内线性的造影剂滞留（黑色箭头）

15 甲状腺、器官间隙
慢性甲状腺炎（桥本甲状腺炎）

你知道吗？
曾有文献报道IgG4相关性甲状腺病变（IgG4相关性甲状腺炎）及慢性甲状腺炎亚型中的IgG4甲状腺炎（IgG4桥本甲状腺炎）。尽管全身症状的有无及发病方式与慢性甲状腺炎有根本性不同，但也有甲状腺肿大及炎症表现等许多相似之处，诊断时必须注意。

MEMO

伴有桥本甲状腺炎的自身免疫性脑病被称为桥本脑病。不同病例（脑或颈部）的MRI表现差异很大，可能没有异常表现。提示抗NAE抗体相关性、激素用药有效等对早期诊断很重要。桥本甲状腺炎患者出现脑病时，应确认是否患有桥本脑病。

· Song YM, et al. MR findings in Hashimoto encephalopathy. AJNR Am J Neuroradiol 2004; 25: 807–8.

概述

· 由甲状腺自身抗体（抗甲状腺微粒体抗体、抗甲状腺球蛋白抗体）引起的自身免疫性疾病。
· 由慢性甲状腺炎症引起甲状腺激素的合成及分泌障碍。在女性中极为常见，好发于30~50岁。

临床表现及影像学表现

· 进展非常缓慢。约10%的病例有明显症状，20%的病例有轻度甲状腺功能减退，70%的病例甲状腺功能正常。
· 甲状腺整体肿大、质硬，表面可触及凹凸不平的小叶结构，病例有颈前部压迫感及咽喉部异常感。
· 在进展期病例中，心动过缓、体重增加、月经异常、对寒冷敏感、精力不足等不易确定的主诉症状会变得显著。
· T3、T4水平在正常范围内或降低，TSH水平相应升高。
· 形态学上，甲状腺整体肿大，边缘呈凹凸不平的结节状，形状不规则。
· 甲状腺内有炎性淋巴细胞浸润及纤维化，甲状腺内部表现不均匀。
· 常伴有甲状腺附近的气管周围淋巴结肿大。
· 随着炎症的进展，甲状腺通常会整体萎缩。

超声诊断（图15.17）
· 内部回声降低且不均匀。
· 通过彩色多普勒法，在进展期病例（甲状腺功能减退病例）中可见到甲状腺内部血流量增加。

CT（图15.18）
· 甲状腺肿大导致周围结构的压迫性改变。
· 可见甲状腺密度整体降低及不均匀。

MRI（图15.19）
· T2加权图像中可见腺体内混合分布的高信号（炎症变化）及低信号（纤维化）区域。

核医学检查（图15.20）
· 甲状腺闪烁显像中可见甲状腺的肿大及整体摄取不均匀。

鉴别诊断

· Basedow病及其他类型的甲状腺炎：如亚急性甲状腺炎、无痛性淋巴细胞性甲状腺炎等，无论哪种均可通过临床病程及甲状腺功能轻易鉴别。

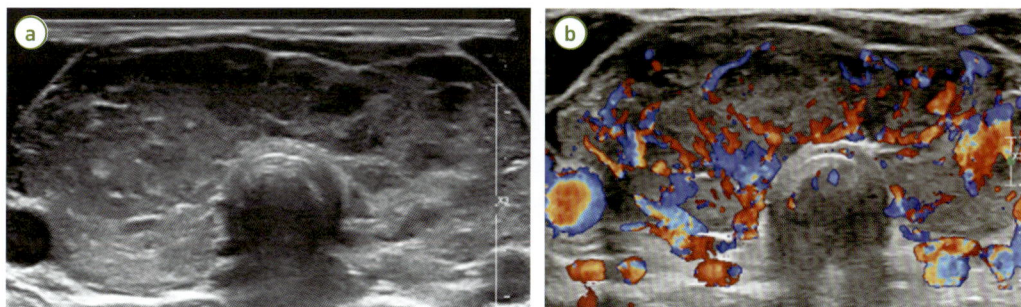

图15.17 甲状腺功能减退（40余岁，女性）

a. 超声检查

甲状腺（包括峡部）可见整体的肿大，内部可见不均匀回声

b. 彩色多普勒法

内部的丰富血流被显影，同时伴有甲状腺功能减退，是典型的慢性甲状腺炎表现

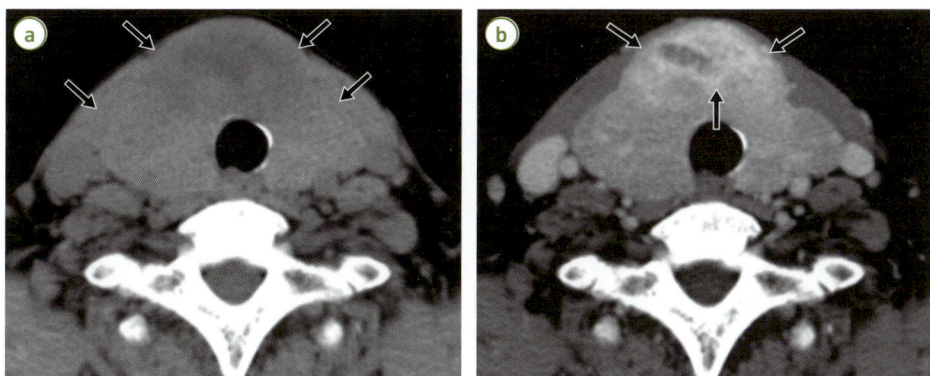

图15.18 自觉颈部有肿块，伴有甲状腺功能减退（40余岁，女性）

a. CT平扫

甲状腺明显肿大，肿大不仅发生在侧叶，也发生在峡部（黑色箭头）

b. 增强CT

增强后可见表现为稍不均匀增强效果的区域（黑色箭头）。无法仅凭此CT图像确定是否合并肿瘤

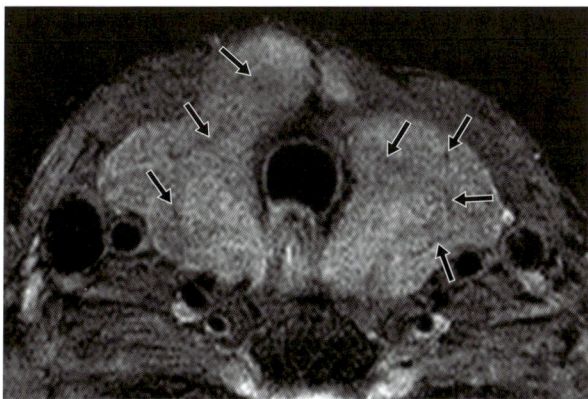

图15.19 颈前部有肿块，甲状腺功能减退（30余岁，女性）

脂肪抑制T2加权

内部信号整体稍不均匀，大部分呈高信号，但也有条索状、不规则的低信号区域（黑色箭头）。该表现提示慢性甲状腺炎的炎症浸润及纤维化

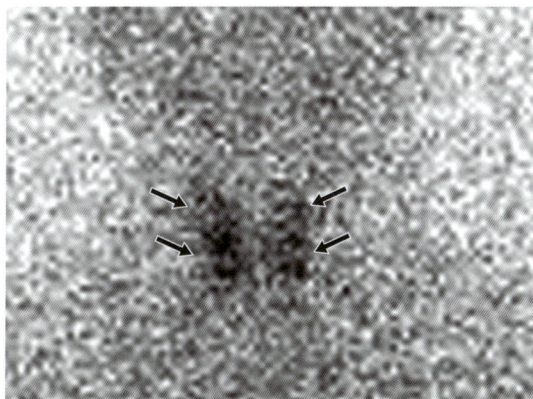

图15.20 甲状腺功能减退（20余岁，女性）

[123]I甲状腺闪烁图

甲状腺的摄取整体减少（黑色箭头），内部也可见稍不均匀的、与背景噪声几乎相同的部分。4小时摄取率为明显低值（1.8%）。表现与慢性甲状腺炎一致

15 甲状腺、器官间隙
甲状腺癌

概述

- 乳头状癌、滤泡状癌、髓样癌及未分化癌是主要的组织学类型。
- 有研究者认为甲状腺癌是具有介于高分化癌与未分化癌之间的生物学特征的低分化癌。

临床表现及影像学表现

- **未分化癌以外的类型常无症状**，若肿瘤增大则可触及位于颈前部的原发肿瘤及位于颈部的转移淋巴结。
- 甲状腺癌常在躯干CT等检查中被偶然发现。
- 甲状腺癌通常生长缓慢，**即使无生长倾向也可能是恶性的。**
- 引起气管受压及浸润导致的呼吸困难、食管进展导致的吞咽困难、喉返神经浸润导致的声音嘶哑、喉浸润导致的咳嗽等各种症状。

各组织学类型甲状腺癌的特征

- **乳头状癌：约占所有甲状腺癌的90%**，最初的AMES分类将其分为低危群组及高危群组。低危组占90%，5年生存率在90%以上，预后良好。
- **滤泡状癌：** 分为微小浸润型及广泛浸润型，但前者无法通过影像学与滤泡性腺瘤相鉴别。广泛浸润型可根据包膜浸润或血管浸润进行诊断。**包膜浸润严重的肿瘤呈分叶状，远处转移及复发多见，预后较差。若血管浸润较严重则可能伴有肿瘤栓塞**，因此阅片时应注意颈内静脉等附近血管。
- **髓样癌：** C细胞（滤泡旁细胞）起源的罕见癌症，好发于甲状腺侧叶的上1/3处。**血降钙素及CEA水平升高。双侧及多中心分布时，考虑为多发性内分泌肿瘤 (multiple endocrine neoplasia，MEN) 2型。**
- **未分化癌：** 占甲状腺癌的3%~4%，**迅速生长、周围浸润、内部坏死及出血的出现频率高**，常伴有全身炎症表现、呼吸困难及吞咽障碍。

诊断方式

- 甲状腺结节的定性诊断通过超声检查或超声引导下细针穿刺细胞学检查进行。
- 若确诊甲状腺癌，则为了诊断进展范围应追加CT、MRI检查。

甲状腺结节的良恶性诊断：首选超声检查

- 良恶性甲状腺结节的超声诊断标准如**表15.1**所示。
- 超声引导下的FNAC应按照《甲状腺超声诊断指南》（第3版）中的标准进行。
- 若通过CT或MRI可确认甲状腺包膜外进展或淋巴结转移，则对恶性肿瘤的诊断非常容易。若肿瘤局限于腺体且无淋巴结转移，则几乎无法鉴别肿瘤的良恶性。

术语表

乳头状癌高度恶性组
有远处转移的类型，40岁以上的男性或50岁以上的女性中有甲状腺外浸润者、病变为5cm以上者被归类于甲状腺乳头状癌的高度恶性组。

术语表

MEN2型
甲状腺髓样癌常作为遗传性疾病的症状之一出现，MEN2A型伴有嗜铬细胞瘤及甲状旁腺肿瘤，MEN2B型则合并嗜铬细胞瘤、多发性黏膜神经病变及胃肠道神经节瘤。

· Cady B, Rossi R. An expanded view of risk-group definition in differentiated thyroid carcinoma. Surgery 1988; 104: 947–53.

甲状腺癌组织型中钙化的发生率及特征

乳头状癌（钙化发生率为60%~80%）：细小的多发钙化沉积物（砂粒体、超声中细小高回升）是典型表现，但也可见点状钙化、粗大钙化和蛋壳状钙化，表现非常多样。

滤泡状癌（钙化发生率为30%~60%）：甲状腺癌中钙化发生率较低，粗大钙化、蛋壳状钙化的发生率稍高。

髓样癌（钙化发生率为40%~70%）：常伴有粗大钙化（大片雪花样钙化），但也常见微钙化及点状钙化。

未分化癌（钙化发生率为60%~80%）：未分化癌在去分化之前的先前病变中伴有的粗大钙化，常为蛋壳状钙化。

钙化在鉴别肿瘤良恶性中的作用

· 超声检查中观察到的微钙化（大小在2mm以内的多发点状高回声灶）被认为是特异性很高的恶性表现。

· 不伴有声影的点状高回声可能是被称为砂粒体的与乳头状癌高度相关的小钙化灶。

· 虽然CT中钙化的存在增加了恶性肿瘤的可能性，但良性肿瘤中约30%可见钙化（恶性肿瘤约60%），因此钙化不是鉴别良恶性的决定性因素。

· 钙化类型分为边缘部位钙化、粗大钙化、单发或多发的点状钙化等，CT中多发点状钙化提示恶性肿瘤的概率高。

进展范围的诊断：首选CT、MRI

· TNM分期（第8版）（UICC）（表15.2，15.3）及《甲状腺癌治疗指南》中的Ex分期（甲状腺肿瘤肉眼可见的腺外浸润分期）（表15.4）作为标准被使用。

· 早期包膜外进展（图15.21）：指甲状腺周围脂肪组织及颈前肌群，通常是最接近甲状腺的胸骨甲状肌的进展。图像中可见甲状腺周围脂肪组织边界不清并呈绒毛样，胸骨甲状肌被肿瘤取代并可见增强效果。颈前肌的浸润区域可以同时切除，并非不良预后因素。

· 气管进展（图15.22）：当肿瘤与气管接触超过180°时，可见突入管腔的肿块、肿瘤导致气管壁结构塌陷及不规则的黏膜增厚图像。MRI中气管软骨（气管外层）在T2加权图像上呈低信号，气管黏膜–黏膜下组织（气管内层）在T2加权图像上呈高信号。若有该层结构断裂、肿瘤异常增强效果，则怀疑为浸润。

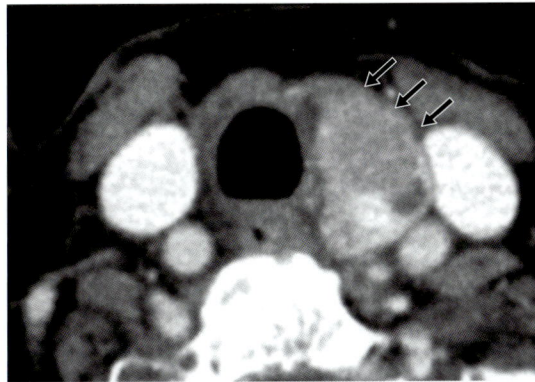

图15.21 肿瘤的颈前肌进展（40余岁，男性）

增强CT

甲状腺左侧叶可见内部不均匀强化的肿块。胸骨甲状肌与肿块的边界不清，此外肌肉组织有增强效果（黑色箭头），是向颈前肌进展的表现

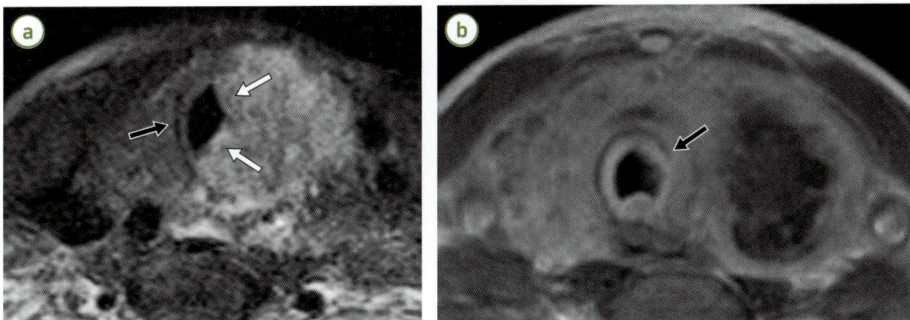

图15.22 肿瘤的气管进展（60余岁，男性）

a. 脂肪抑制T2加权

甲状腺左叶可见内部呈不均匀信号的肿块。气管壁层状结构与对侧正常层状结构相比（白色箭头），该肿块内侧的结构已消失（黑色箭头），明显是已被肿瘤取代的表现

b. 增强T1加权

甲状腺左叶可见伴有粗大的内部坏死或空洞的肿块，气管外层低信号带在与肿块相接处断裂，是提示气管进展的表现（黑色箭头）

必读

· 齋藤尚子. 甲状腺疾患
のCT, MRI. 画像诊断
2013; 33: 280-90.

✐ MEMO

淋巴结转移
（1）见到年轻女性的颈部
囊性肿块时，即使在甲状
腺中未发现原发肿块，也
必须注意是否有乳头状癌
的淋巴结转移。
（2）甲状腺癌的淋巴结转
移发生在甲状腺周围、气管
周围、前纵隔、颈深部区
域。术后复发时，还需注意
外侧咽后区是否有继发性淋
巴结转移的情况。

术语表

腺瘤样甲状腺肿
甲状腺内可见多发结节，一
部分伴有融合。甲状腺整体
肿大，有时可能有向纵隔内
的隆起性进展。可见囊肿变
性及钙化，需注意1%~2%
合并癌症。
滤泡性腺瘤
单发性类圆形的实性肿块，
可见各种增强效果，有时也
可见钙化。尤其是滤泡性腺
瘤与小浸润性癌只能从组织
病理学上进行鉴别，二者统
称为滤泡性病变。

· **食管进展**（图15.23）：当肿瘤与**食管外周接触超过180°时，可**
见肿瘤向食管腔内突出、食管层状结构断裂及增强效果异常区域
进展等。正常食管在MRI中表现为内层（黏膜-黏膜下组织）呈
T2高信号，外层（肌肉层-外膜）呈T2低信号。
· **喉返神经进展**（图15.24）：由于难以在图像上识别喉返神经，因
此应确认沿神经走行的脂肪组织的密度/信号。**若甲状腺肿瘤向后**
方进展至食管气管沟，则考虑为神经浸润。患侧声带萎缩、声带
正中结构偏离、喉室扩大（怀疑为声带麻痹）也是神经浸润的间
接表现，非常重要。有时也可见环杓肌萎缩（图15.25）。

淋巴结转移的诊断

· 甲状腺癌原发灶出现钙化时，转移淋巴结常也可见钙化。
· 可见中心性坏死、囊性变性等多种影像学表现，也可见实性成分
少的囊性转移灶。
· 囊肿内容物为血液等物质，内容物不同，MRI上表现出的信号多
样。因此淋巴结囊性变性常需与侧颈囊肿、淋巴管瘤、囊性神经
鞘瘤等良性囊性病变相鉴别。

鉴别诊断

· **良性甲状腺肿瘤（主要是腺瘤样甲状腺肿及滤泡性腺瘤）：**参考
本节"临床表现及影像学表现"部分。
· **恶性淋巴瘤、转移性甲状腺肿瘤等甲状腺恶性肿瘤：**可通过MRI
弥散加权成像中有无明显弥散受限、有无合并桥本病等提示恶性
淋巴瘤的可能性，转移可根据全身性检查、恶性疾病的既往史
等，通过FNAC进行病理学诊断。
· **结节性亚急性甲状腺炎：**结合临床症状及甲状腺功能进行综合性
判断。

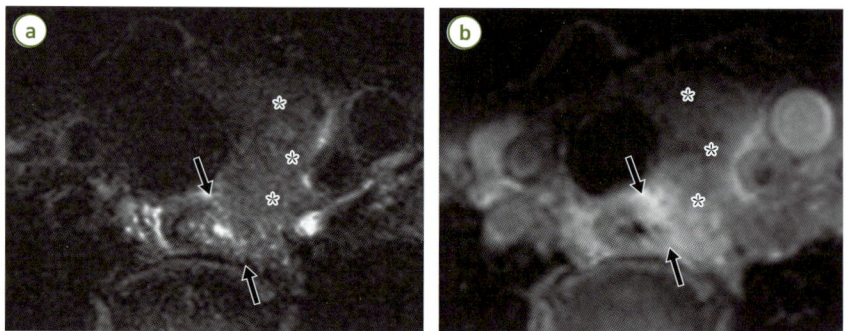

图15.23　甲状腺癌的食管进展（60余岁，男性）
a. 脂肪抑制T2加权
甲状腺左侧叶可见肿块，并可观察到稍靠背侧的进展（＊）。肿块背内侧食管壁
的层状结构断裂，是提示肿瘤进展的表现（黑色箭头）
b. 脂肪抑制增强T1加权
与图a相同，肿块与食管相接触，同一部位的食管层状结构消失及增强效果进
展，是食管扩张的表现（黑色箭头）
c. 增强CT
虽然可确认食管与肿块的接触，但组织对比度差，对与进展相关的判断非常困难

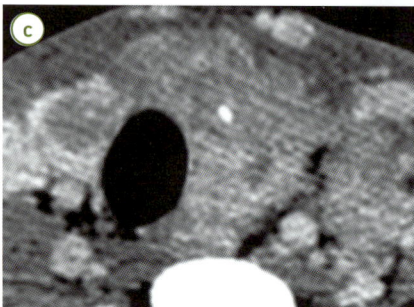

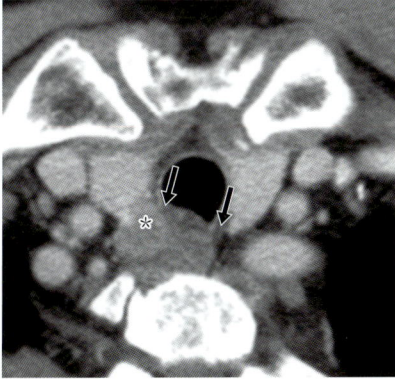

图15.24　右侧喉返神经麻痹（40余岁，男性）

增强CT

甲状腺右侧叶背侧可见软组织肿块，甲状腺外背侧可见腺外进展（*）。食管气管沟中存在的脂肪组织不如对侧的（黑色箭头）明显。上述是强烈提示肿瘤的右侧喉返神经进展的表现

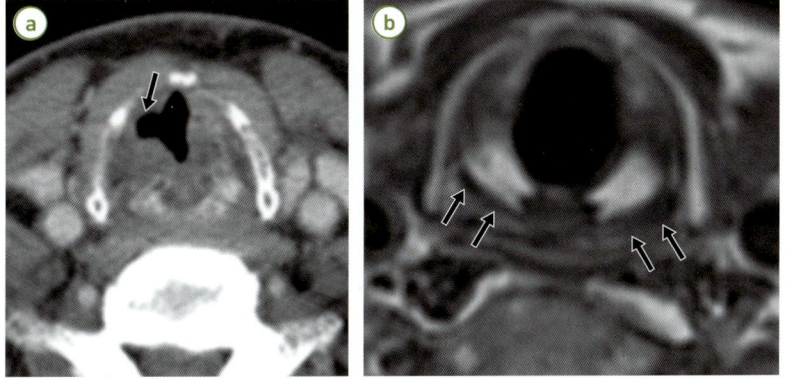

图15.25　右侧喉返神经浸润的间接表现（60余岁，男性）

a. 增强CT

可见右侧声带扩张（黑色箭头）

b. T1加权（较图a更偏向下方的水平）

可见环杓肌的左右区别（右侧的萎缩）（黑色箭头），声带扩张和环杓肌萎缩均为同侧喉返神经浸润所致的间接表现

表15.1　甲状腺结节的超声诊断标准

表现类型	主要表现				次要表现	
	形状	边界的清晰度、性状	内部回声		细小高回声	边界处低回声带
			回声水平	均质性		
良性表现	规则	清晰、平滑	高–低	均匀	无	整齐
恶性表现	不规则	不清、粗糙	低	不均匀	多发	不整/无

表15.3　甲状腺癌N分期（日本超声医学会官网）

分期	判断标准
NX	无法评估区域淋巴结
N0	无区域淋巴结转移
N1a	向Ⅵ等级（气管前及气管旁淋巴结，喉前/Delphian淋巴结）或上纵隔淋巴结的转移
N1b	向Ⅵ等级以外的同侧颈部淋巴结、两侧或对侧的颈部淋巴结（等级Ⅰ、Ⅱ、Ⅲ、Ⅳ、Ⅴ）或咽后淋巴结的转移

表15.4　甲状腺癌的Ex分期

分期	进展范围
Ex0	无甲状腺肿瘤的腺外浸润
Ex1	甲状腺肿瘤的腺外浸润局限于胸骨甲状肌或脂肪组织
Ex2	甲状腺肿瘤的腺外浸润累及上述外的组织或器官

表15.2　甲状腺癌T分期（根据日本超声医学会首页）

分期	判断标准
TX	无法评估原发肿瘤
T0	无原发肿瘤
T1	局限于甲状腺，最大直径<2 cm
T2	局限于甲状腺，2 cm<最大直径≤4 cm
T3a	局限于甲状腺，最大直径>4 cm
T3b	向颈前肌群浸润
T4a	浸润至皮下软组织、喉、气管、食管、喉返神经的任一处
T4b	浸润至椎前筋膜、纵隔内血管的任一处，或包围颈动脉

16 颈部淋巴结
正常解剖及影像学解剖

MEMO

例如CHICAGO（Cancer，癌症；Hyper-sensitivity syndrome，超敏反应综合征；Infection，感染；Connective tissue disease，结缔组织病；Atypical lymphoproliferative disorder，非典型淋巴组织增生性疾病；Granulomatous lesion，肉芽肿性病变；Other unusual cause 其他异常原因），多种疾病可引起淋巴结肿大。

必读

· Som PM, et al. Imaging-based nodal classification for evaluation of neck metastatic adenopathy. AJR Am J Roentgenol 2000; 174: 837-44.

术语表

MALT
MALT在恶性淋巴瘤等淋巴组织增生性疾病中常可见浸润或肿大等变化，鉴别诊断时需要仔细观察。

概述

· 头颈部区域有150~350个淋巴结，占全身淋巴结的1/3。
· 咽淋巴环（Waldeyer环）虽然不是淋巴结，但其也是大淋巴组织之一，由4个扁桃体（咽鼓管扁桃体、咽扁桃体、腭扁桃体、舌扁桃体）和咽侧索及咽后壁的孤立淋巴滤泡组成。
· 扁桃体属于黏膜相关淋巴组织（mucosa-associated lymphoid tissue，MALT）。
· 头颈部有腮腺及下颌下腺等唾液腺、泪腺、甲状腺、结膜、泪囊、气管等其他与MALT相关的组织。
· 淋巴组织在出生后6个月左右开始增生，成年后逐渐消退。
· 解剖学上容易自觉到的颈部淋巴结，常需要通过影像学诊断来鉴别是肿瘤还是炎症。

淋巴结的结构（图16.1a、b）

· 淋巴结呈蚕豆样，有被称为淋巴结门（hilum）的中心凹陷。
· 门处有正常的动静脉及至少1根输出淋巴管穿过。
· 输入淋巴管有数根至数十根，穿过包膜从皮层流入。

淋巴结分区（图16.1c~g，16.2~16.5，表16.1~16.3）

· 本节主要介绍临床常用的分区系统，以及其与基于经典Rouvière分区的日本肿瘤学会淋巴结指南的对应关系。
· 分区基于图像，是淋巴结清扫的基础。下颌下腺至前方为Ⅰ区，从上方开始的颈内动脉外侧为Ⅱ~Ⅳ区，胸锁乳突肌后方为Ⅴ区，颈内动脉内侧为Ⅵ区、Ⅶ区（舌骨为界）（表16.1）。
· 咽后淋巴结在癌症治疗指南及TNM分期中被视为区域淋巴结，对制订治疗方案影响很大，但触诊或超声检查无法评估其状态。因此需要使用CT及MRI进行评估。
· 锁骨上淋巴结在狭义上为颈横静脉周围的淋巴结，在分区系统中属于Ⅳ区、Ⅴ区。治疗指南因原发肿瘤而异。
· 面淋巴结、枕淋巴结不包括在分区系统及区域淋巴结中（表16.2）。

· 日本癌治療学会, 編. 日本癌治療学会リンパ節規約. 金原出版, 東京, 2002.

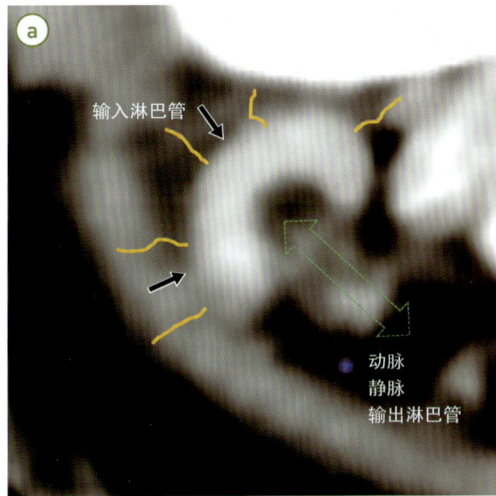

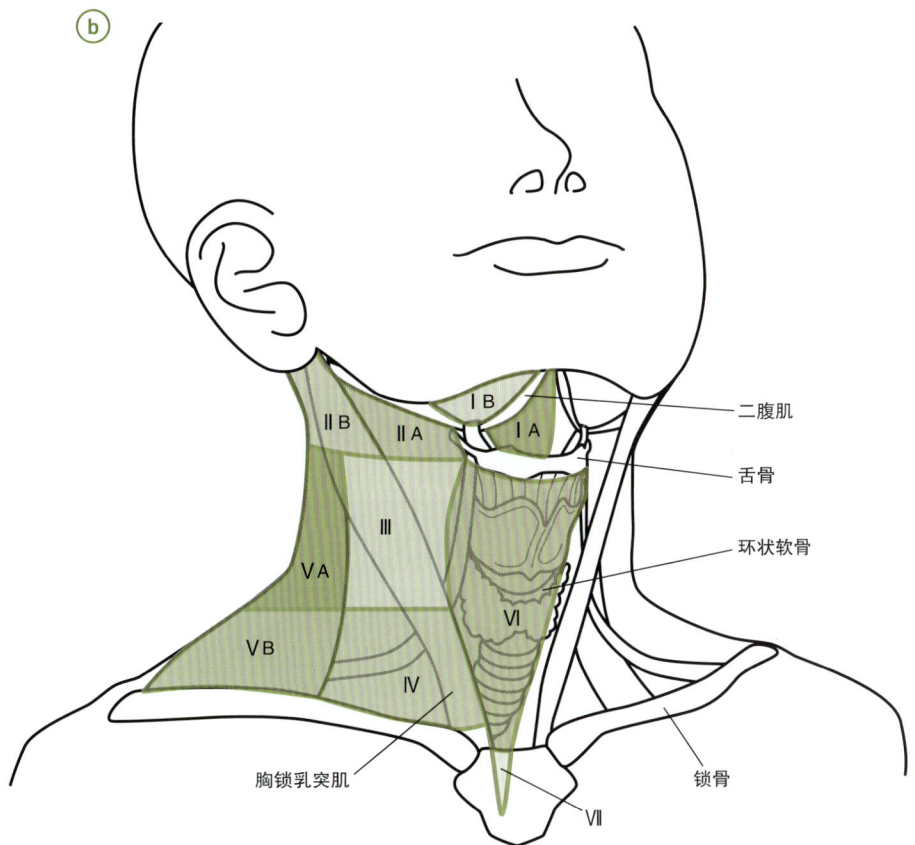

图16.1　淋巴结及分区系统

a. CT（放大图像）

箭头表示输入淋巴管，双向箭头表示动脉、静脉及输出淋巴管。

b. 分区系统示意图

左右：胸锁乳突肌、二腹肌前内侧缘、双侧颈内/颈总动脉内侧缘

前后：下颌下腺后缘、胸锁乳突肌后缘、前斜角肌后外侧缘、斜方肌前缘

上下：颅底、正中舌骨下缘、环状软骨下缘、胸骨柄上缘、锁骨

你知道吗？

头颈外科及放射治疗科常使用分区系统。分区系统虽然仅凭文字很难理解，但在理解舌骨、胸锁乳突肌、下颌下腺、颈内动脉等结构的位置关系后，对照图像更易于理解。

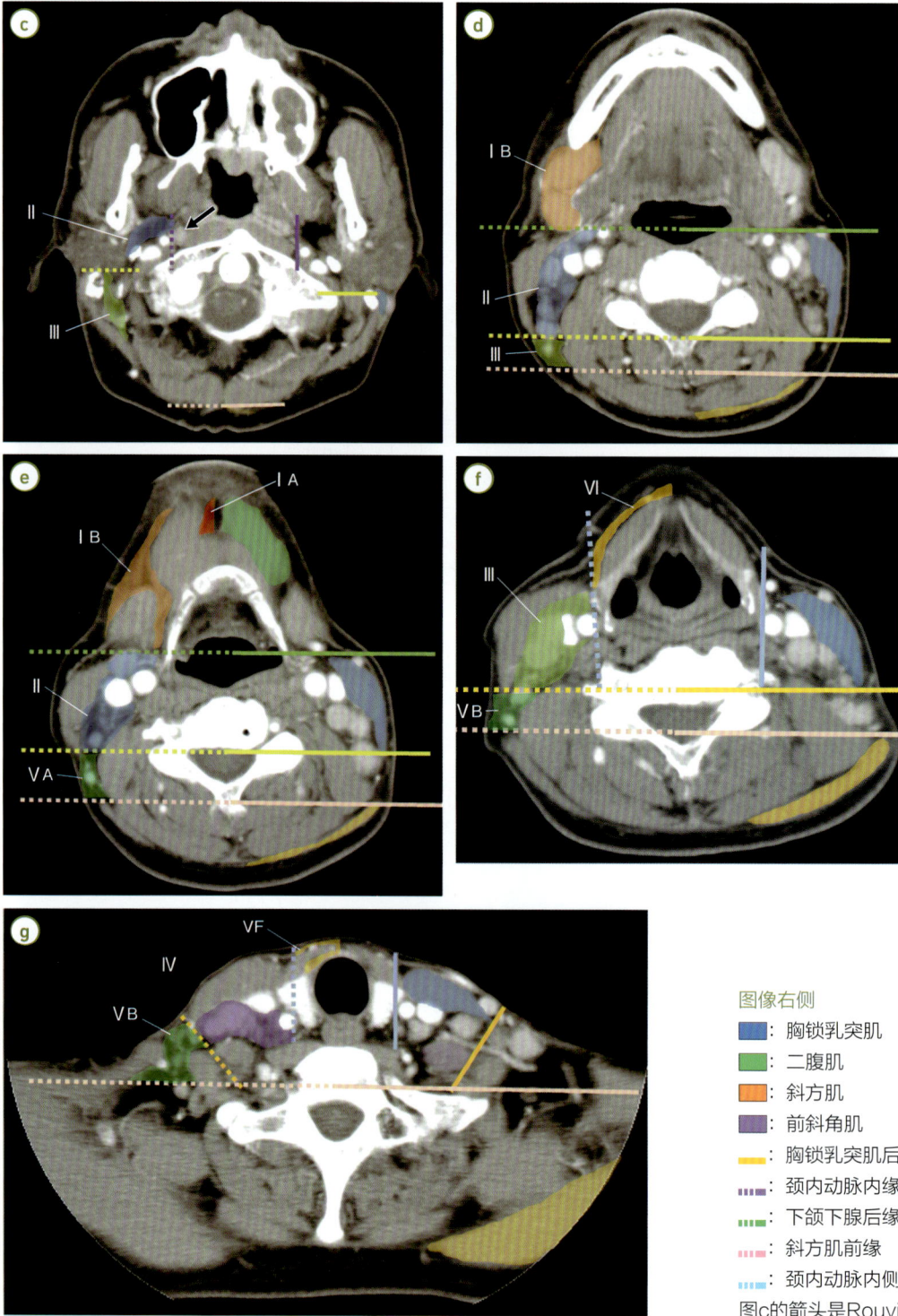

图16.1 淋巴结及分区系统（续）
c~g. 增强CT
展示了淋巴结的范围和标志性肌肉

图像右侧
- 🟦 胸锁乳突肌
- 🟩 二腹肌
- 🟧 斜方肌
- 🟪 前斜角肌
- 🟨 胸锁乳突肌后缘
- ⬛ 颈内动脉内缘
- ⬛ 下颌下腺后缘
- ⬛ 斜方肌前缘
- ⬛ 颈内动脉内侧缘

图c的箭头是Rouvière淋巴结

图像左侧
- 🟥：ⅠA
- 🟧：ⅠB
- 🟦：Ⅱ
- 🟩：Ⅲ
- 🟪：Ⅳ
- 🟩：Ⅴ
- 🟨：Ⅵ

表16.1 颈部淋巴结的分区系统

分区	淋巴结
Ⅰ区	颏下淋巴结（ⅠA区）、下颌下淋巴结（ⅠB区）
Ⅱ区	颈内静脉淋巴结上组（ⅡA区）/副神经淋巴结最上组（ⅡB区）
Ⅲ区	颈内静脉淋巴结中组
Ⅳ区	颈内静脉淋巴结下组
Ⅴ区	副神经淋巴结上组（ⅤA区）/副神经淋巴结下组（ⅤB区）
Ⅵ区	颈前淋巴结（喉前）
Ⅶ区	上纵隔淋巴结

［Ⅰ区］
在下颌舌骨肌与舌骨体下缘之间，后界为下颌下腺后缘前方。ⅠA区和ⅠB区的分界为左、右二腹肌前腹内缘，肌腹之间的正中区域为ⅠA区。下颌下淋巴结根据指南分为腺前、血管前、血管后及腺后淋巴结

［Ⅱ区］
在颅底至舌骨体下缘之间、胸锁乳突肌后缘前方、胸锁乳突肌内侧。在颅底2cm以内的颈内动脉内侧的淋巴结被定义为咽后淋巴结。ⅡA区和ⅡB区的分界为颈内静脉后方的脂肪

［Ⅲ区］
在舌骨体下缘与环状软骨下缘之间、胸锁乳突肌后缘前方、胸锁乳突肌内侧、颈内/颈总动脉内缘的外侧

［Ⅳ区］
在环状软骨下缘与锁骨之间、胸锁乳突肌后缘及前斜角肌后缘连线的前内侧、胸锁乳突肌内侧、颈总动脉内缘的外侧

［Ⅴ区］
在胸锁乳突肌的颅底附着部位与锁骨之间、胸锁乳突肌后缘的后方、斜方肌前缘的前方

［Ⅵ区］
在舌骨体下缘与胸骨柄上缘之间、双侧颈内/颈总动脉内缘内侧的正中部

［Ⅶ区］
在胸骨柄上缘与头臂静脉之间、双侧颈内/颈总动脉内侧缘内侧的正中部

引自日本癌治療学会，編. 日本癌治療学会リンパ節規約. 金原出版，東京，2002.

表16.2 分区系统未包含的淋巴结

淋巴结	组成
咽后淋巴结	外侧咽后淋巴结 内侧咽后淋巴结
枕淋巴结	筋膜上、浅表枕淋巴结 筋膜下枕淋巴结 夹肌下枕淋巴结
乳突淋巴结	NA
腮腺淋巴结	筋膜上、浅表腮腺淋巴结 筋膜下腺外淋巴结 深部腮腺内腮腺淋巴结
面淋巴结 （Tart分类）	下颌淋巴结 颊淋巴结（前、后） 眶下淋巴结 颧骨淋巴结 颧后淋巴结
舌淋巴结	外侧舌淋巴结 内侧舌淋巴结

MEMO

腮腺淋巴结
大唾液腺中只有腮腺在腺体内有淋巴结。这是由胚胎发育时唾液腺包膜形成时期延迟造成的。

表16.3 淋巴液的输入、输出通路

分区	输入通路	输出通路
ⅠA区	口腔内前方（口腔底、颊黏膜、牙龈、舌尖部）、下颌中线、面部皮肤	ⅠB区、Ⅲ区、Ⅳ区
ⅠB区	口腔、牙龈、舌、腭、面部皮肤、下颌下腺、舌下腺	ⅡA区、Ⅲ区
Ⅱ区	咽、口腔、腭扁桃体、口腔、声门上喉、腮腺、面部皮肤、外耳道、中耳、鼻腔、鼻窦、枕骨、乳突小房淋巴结	Ⅲ区
Ⅲ区	声门上、下喉，下咽，Ⅰ区，Ⅱ区	Ⅳ区
Ⅳ区	声门下喉、下咽、甲状腺、颈段食管、Ⅲ区	锁骨上窝、静脉角
Ⅴ区	鼻咽、枕部及头顶部皮肤、肩	锁骨上窝、Ⅳ区
Ⅵ区	气管、甲状腺、喉	Ⅳ区、静脉角、Ⅶ区
咽后淋巴结	鼻咽、口咽、鼻、鼻窦（尤其是后部）	Ⅱ区
腮腺淋巴结	腮腺、顶叶及面部的皮肤、眼眶、外耳道	Ⅱ区、Ⅴ区

· AJCC Cancer Staging Manual. 8th ed. Springer, New York, 2017, p58–72.

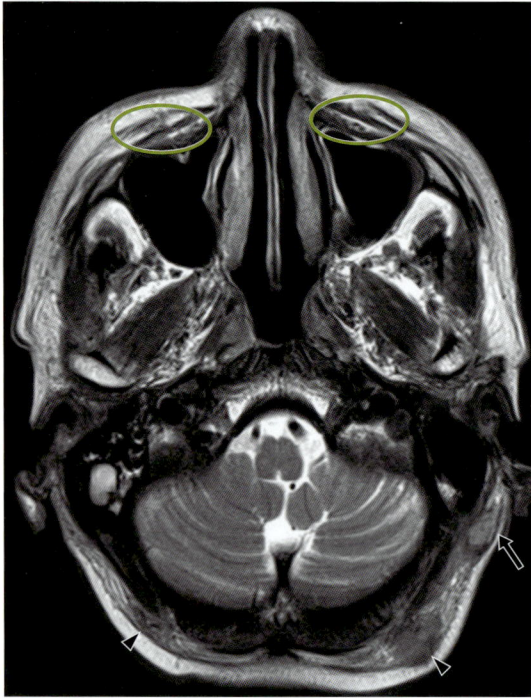

图16.2　恶性淋巴瘤（DLBCL）
T2 加权
乳突部淋巴结、筋膜上的枕淋巴结及眶下淋巴结的结构也稍明显（圆圈内区域）。在左侧乳突（右侧有中耳炎引起的液体潴留）外侧（黑色箭头）及以左侧为主的双侧枕区（黑色三角箭头）可见不规则结节。头部MRI检查中经常可以看到正常淋巴结显影

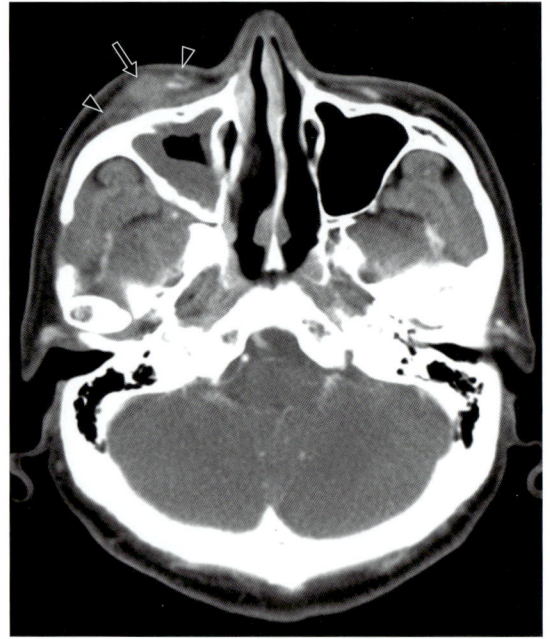

图16.3　面部淋巴结转移（60余岁，女性）
增强CT
右侧面部皮下可见淋巴结肿大（黑色箭头），并伴有浅表肌肉腱膜系统（superficial muscloaponeurotic system，SMAS）增厚（黑色三角箭头）

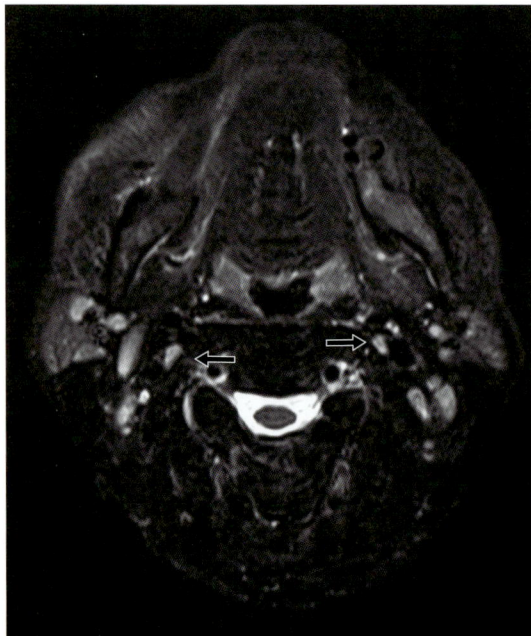

图16.4　颈上神经节（50余岁，男性）
STIR
副神经区、颈深内上区、深部腮腺淋巴结的正常淋巴结明显。颈上神经节（黑色箭头）是交感神经的膨大部位，位于外侧咽后淋巴结的后外侧下方。有相对明显的正常结构，不应与肿大的淋巴结相混淆

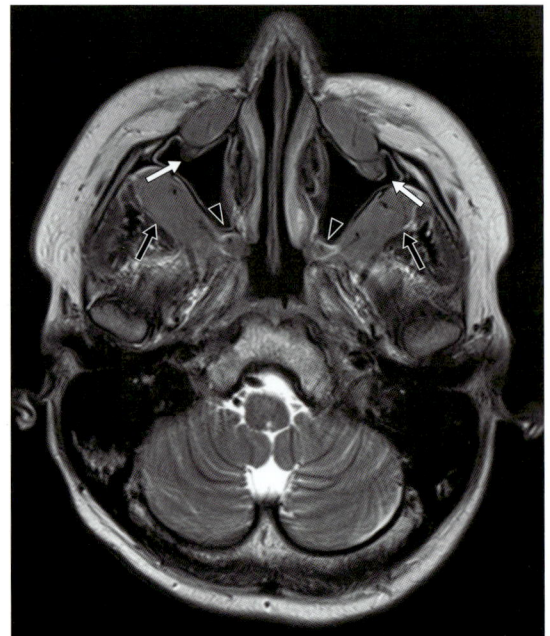

图16.5　眶下淋巴结、颧后淋巴结的IgG4相关性疾病（40余岁，女性）
T2加权
眶下及颧后淋巴结肿大（黑色箭头），伴有眶下神经（白色箭头）及翼腭神经节（黑色三角箭头）、眶下神经管增粗

16 颈部淋巴结
成像要点：检查方法的灵活应用

必读

· Wu LM, et al. Value of magnetic resonance imaging for nodal staging in patients with head and neck squamous cell carcinoma: a meta-analysis. Acad Radiol 2012; 19: 331-40.

概述

· 超声检查因其简单性及非侵入性，常在初次就诊时使用。
· 本节将对影像科医师主要使用的CT、MRI、^{18}F-FDG-PET/CT进行概述。

各检查方式的特点

CT

· 再现性高，可以客观地评估器官及组织的大小、有无坏死及钙化，以及受累淋巴结的分布情况。
· 主要以3 mm以下的层厚进行增强检查。
· 对可引起钙化及角化的疾病（结核性淋巴结炎、甲状腺癌淋巴结转移、角化型鳞状细胞癌淋巴结转移等），应在充分考虑医疗辐射后进行CT平扫。

MRI

· 对比分辨率高，即使不使用造影剂，对融合、坏死等情况的评估也非常出色（图16.6）。
· 除T1、T2、增强T1加权图像外，追加STIR图像、脂肪抑制T2加权图像、弥散加权图像、ADC图可提高诊断性能。
· 对于放射敏感性比成年人高的儿童来说，MRI可以说是仅次于超声检查的检查方法，但常需要儿童保持平静，很难说具有简便性。

^{18}F-FDG-PET/CT

· 不仅是恶性肿瘤，炎症也表现为高摄取。
· 在头颈部癌的治疗后评估中表现为高阴性预测值（95%以上）。

头颈部癌的淋巴结分期诊断

· 有无淋巴结转移是影响预后评估的重要因素之一。
· 增强CT因其简单性及大范围成像的能力，为首选的检查方式。有碘造影剂禁忌证的患者，推荐使用MRI及^{18}F-FDG-PET进行评估。
· 有meta分析表明，增强CT、MRI及^{18}F-FDG-PET对淋巴结分期诊断的准确性无统计学上的明显差异。

· Suh CH, et al. The diagnostic value of diffusion-weighted imaging in differentiating metastatic lymph nodes of head and neck squamous cell carcinoma: A systematic review and meta-analysis. AJNR Am J Neuroradiol 2018; 39: 1889-95.
· Goel R, et al. Clinical practice in PET/CT for the management of head and neck squamous cell cancer. AJR Am J Roentgenol 2017; 209; 289-303.

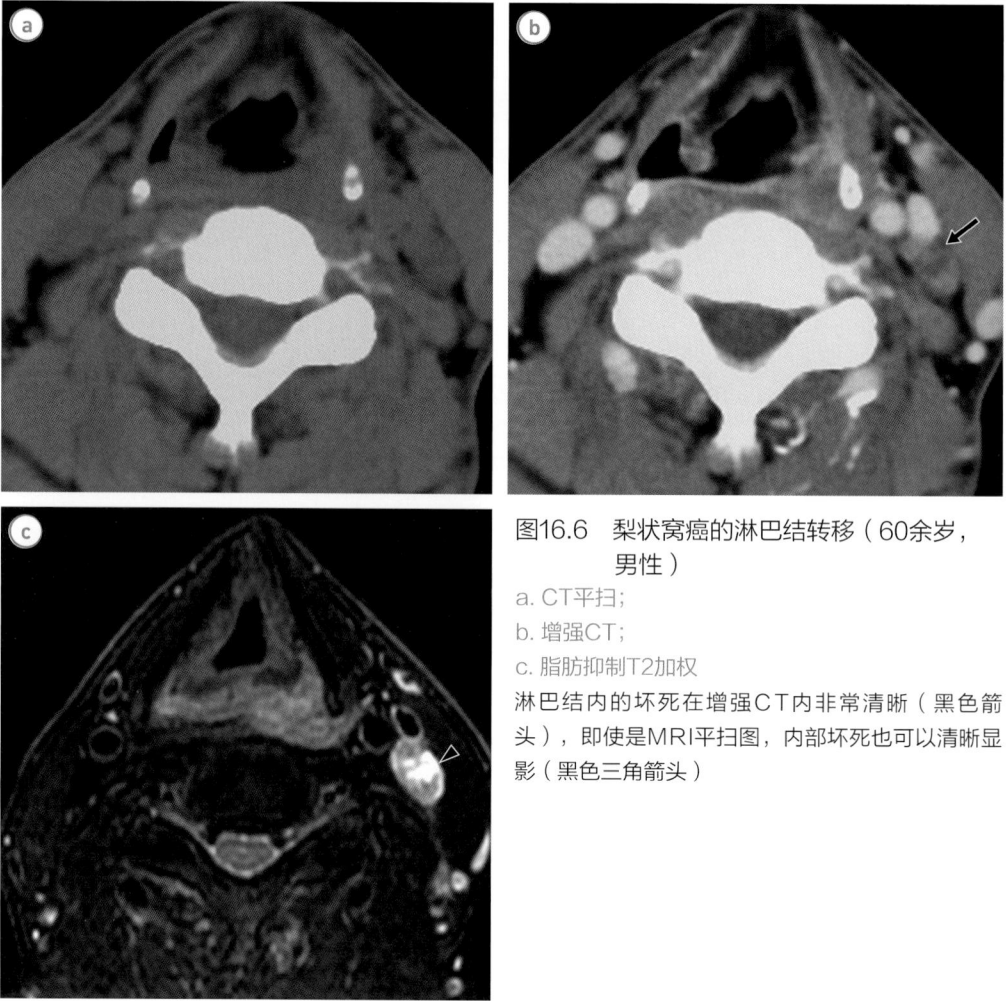

图16.6　梨状窝癌的淋巴结转移（60余岁，男性）

a. CT平扫；

b. 增强CT；

c. 脂肪抑制T2加权

淋巴结内的坏死在增强CT内非常清晰（黑色箭头），即使是MRI平扫图，内部坏死也可以清晰显影（黑色三角箭头）

16 颈部淋巴结
淋巴结转移

概述

· 在头颈部癌中，淋巴结转移是预后不良因素，在治疗前分期中评估有无淋巴结转移很重要。

临床表现及影像学表现（图16.7~16.13）

· 本节主要介绍在头颈部癌中发病率较高的鳞状细胞癌。
· 若有淋巴结转移，则5年生存率减半。
· 若有包膜外浸润（结外浸润），则生命预后减半。
· 鼻咽、腭扁桃体、舌根、梨状窝等淋巴回流丰富区域的原发肿瘤，诊断时淋巴结转移的阳性率高。
· 鼻咽癌、舌根癌、软腭癌、声门上癌的双侧淋巴结转移的发生率高。
· 鼻咽癌、人乳头瘤病毒（human papilloma virus，HPV）（p16染色）阳性口咽癌、HPV/EB病毒（Epstein-Barr virus，EBV）阳性的原发灶不明癌、甲状腺鳞状细胞癌及其他头颈部鳞状细胞癌的N分期不一样。
· 即使综合观察超声、CT、MRI等检查的图像，单凭形态也难以做出判断。
· 有研究表明，^{18}F-FDG-PET/CT的敏感性高但特异性较低。虽然有用，但对尺寸小的病灶的检出能力弱，可出现假阴性，炎症变化也可导致假阳性。

尺寸

· 可通过长轴或最大短轴进行评估，虽然常使用长轴图像，但使用最大短轴图像时准确率更高。
· 使用长轴时的诊断标准：Ⅱ区、ⅠB区在15 mm以上，其他分区在10mm以上为转移阳性。
· 使用短轴时的诊断标准：Ⅱ区在11 mm以上，其他分区在10 mm以上为转移阳性。
· 外侧咽后淋巴结（Rouvière淋巴结）的长轴在10 mm以上、短轴在6 mm以上被认为是转移阳性。
· 仅依据淋巴结尺寸进行诊断的准确率较低，需要结合边缘及内部性状。

形态

· 反应性淋巴结肿大常呈椭圆形、蚕豆形等与原有淋巴结相似的形态。因炎症等导致血流量增加时，主要为淋巴门处血流量增加。
· 恶性淋巴结肿大，呈圆形，包膜侧流入的血液增多。

内部性状

· 内部不均匀的淋巴结提示转移，但"不均匀"的影像学表现提示内部坏死、囊肿形成及角化等病理表现。

MEMO

结外浸润
2017年版《头颈癌治疗指南》规定，有活动性差、皮肤发红等临床表现者按结外浸润处理，这与对病理检查结果及相应影像学表现的处理不同。此外，美国癌症联合委员会（AJCC）将病理结果中的结外浸润分为2 mm以上及以下，但《癌症治疗指南》中无此种分类。

MEMO

外侧咽后淋巴结正常也是圆形，通过形态很难判断。

术语表

坏死
常使用中心坏死（central necrosis）一词描述淋巴结内的低密度区域，但淋巴结内的低密度区域还可能是肿瘤细胞增殖或囊性变性，并不一定意味坏死，因此使用术语局部缺损（focal defect）更合适。

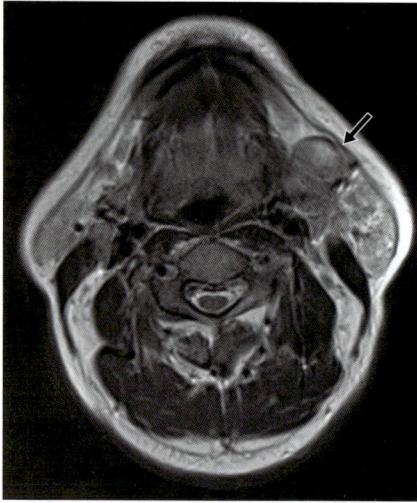

图16.7 鼻腔癌的淋巴结转移（60余岁，女性）

T2加权

可见左ⅠB区、下颌下淋巴结肿大，有与局部缺损轮廓一致的不规则高信号区（黑色箭头），是伴有内部坏死的淋巴结转移

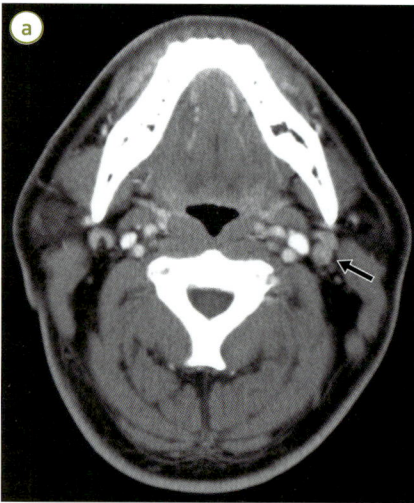

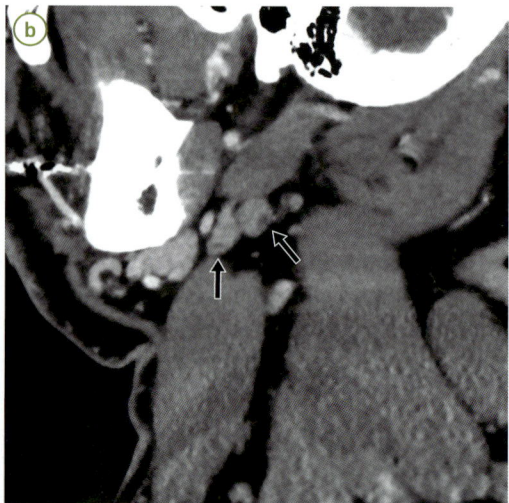

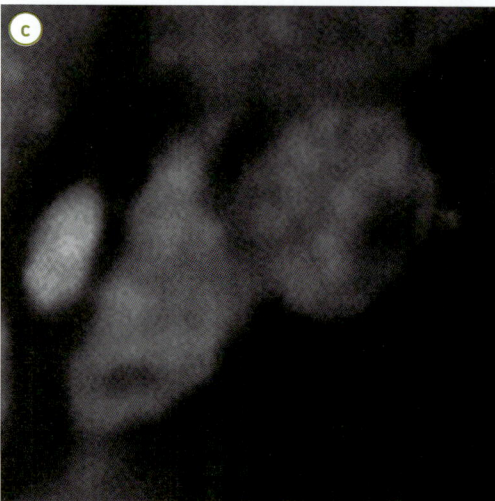

图16.8 上颌窦癌治疗后（30余岁，男性）

a. 增强CT（5mm厚）

左颈深上区及ⅠA区淋巴结边缘可见稍细长的低密度区（黑色箭头），但形态及大小均在正常范围内

b. 同部位矢状面（3mm厚）

调整窗宽，在淋巴结内低密度区域周围可见稍强的增强信号，提示向淋巴结内边缘区的淋巴转移

c. 图b箭头区域放大

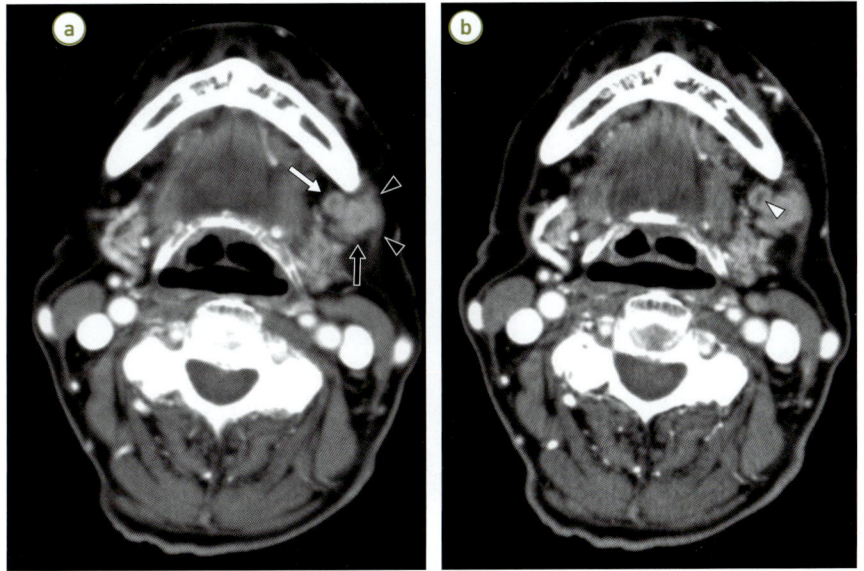

图16.9 舌癌（60余岁，女性）
a. 增强CT（层厚5 mm）；
b. 同部位增强CT（层厚1 mm）

可见下颌下、IB区淋巴结肿大（黑色箭头），伴有边界不规则的颈阔肌增厚（黑色三角箭头），提示结外浸润。病理学上颈阔肌也可见结节浸润。其附近的淋巴结内部呈低密度（白色箭头），在层厚5 mm的图像上很难与中心坏死相鉴别，但结合1 mm的薄层图像可以很容易地识别出是淋巴门的脂肪（白色三角箭头）

· Cantrell SC, et al. Differences in imaging characteristics of HPV-positive and HPV-negative oropharyngeal cancers: a blinded matched-pair analysis. AJNR Am J Neuroradiol 2013; 34: 2005-9.

· 淋巴结转移中，癌细胞先侵入淋巴结边缘区，在CT及MRI图像中表现为正常大小的淋巴结内边缘区出现较小的增强不佳区域（图16.8）。

· 尽管是特异性高的表现，但感染性淋巴结也可能在内部出现微小的增强不佳区域，其存在并不意味着会立即发生转移。

结外浸润

· 增强CT或MRI中包膜不规则强化、边界不清、向周围脂肪组织及肌肉的浸润等表现提示结外浸润。

· MRI中表现为边缘毛糙（shaggy margin）及flair征。

鉴别诊断

· 虽然应与所有颈部肿块相鉴别，但可根据无痛性及缓慢增大怀疑恶性肿瘤。

· 无变性的低分化癌难以与恶性淋巴瘤相鉴别。在恶性淋巴瘤中，坏死和出血绝非罕见。

· 感染性淋巴结炎引起的局部缺损图像提示脓肿，与淋巴结转移中产生的坏死及囊性变性引起的局部缺损图像相比，ADC值较低。

· 感染性第2鳃裂囊肿及HPV相关性癌的囊性淋巴转移可能呈现相似的图像。内部存在乳头状结构时，应强烈怀疑后者。

· 腮腺淋巴结转移难以与腮腺原发癌相鉴别，淋巴结转移好发于腮腺下极及耳前部。

MEMO

甲状腺癌（图16.12、16.13）

以无痛性肿块的形式出现，CT及MRI中甲状腺常无异常。尤其是年轻人有可能出现该情况，故进行超声检查及组织学评估非常重要。存在以囊肿为主要成分、实性成分不明显，需要与淋巴管畸形等良性疾病相鉴别的情况。甲状腺癌的淋巴结转移表现多种多样，常有真性红细胞增多症及包含钙化的淋巴结肿大。

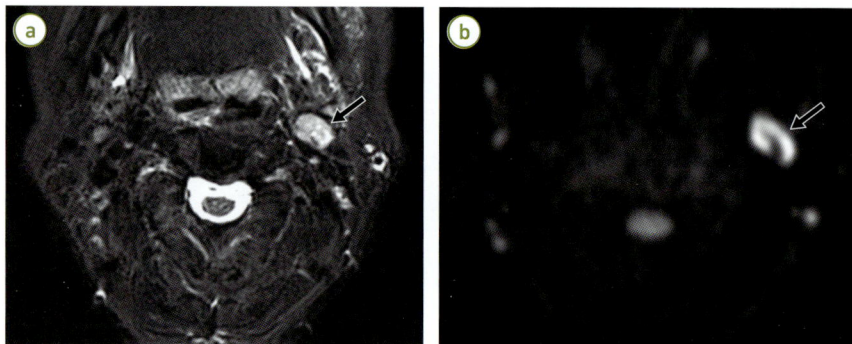

图16.10 口咽癌（60余岁，男性）

a. 脂肪抑制T2加权；b. 弥散加权

颈深上区的淋巴结非常明显，脂肪抑制T2加权图像可见圆形的肿大淋巴结，在弥散加权图像中可观察到保持原有形态的淋巴结（黑色箭头），这并非转移，应怀疑反应性淋巴结肿大

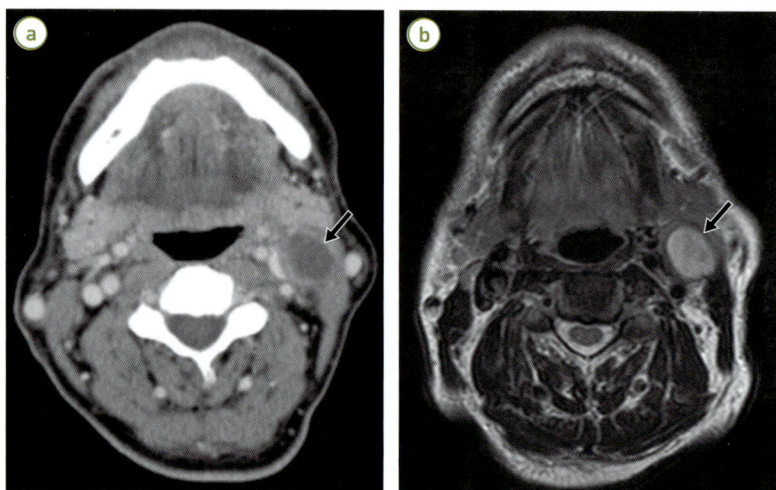

图16.11 HPV阳性（p16阳性）的原发灶不明的鳞状细胞癌（70余岁，男性）

a. 增强CT；b. T2加权

因颈部肿块至医院就诊。左颈深上区可见肿块（黑色箭头）。内部可见低密度、不均匀的厚壁。活检诊断为HPV相关性鳞状细胞癌，但口咽部肉眼观察及影像学检查均正常，后诊断为原发灶不明癌

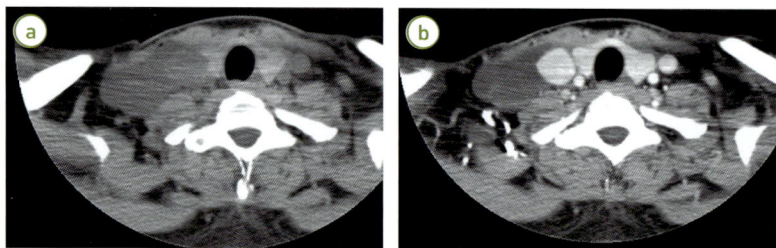

图16.12 甲状腺乳头状癌的淋巴结转移（30余岁，男性）

a. CT平扫；b. 增强CT

因颈部肿块至医院就诊。甲状腺右叶外侧可见相比于相邻区域有轻微增强效果的低密度区域。考虑为淋巴管畸形或有高度囊肿形成的淋巴结转移癌，若是恶性则提示可能为甲状腺癌

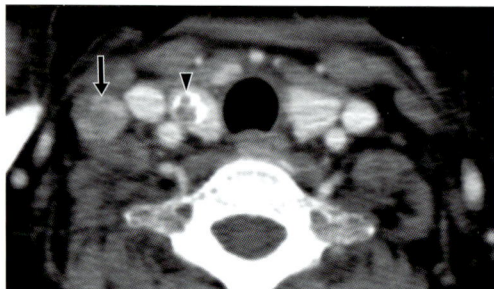

图16.13 甲状腺乳头状癌（70余岁，男性）

增强CT

胰腺癌治疗前转移筛查偶然发现。右颈深中区可见不均匀增强的淋巴结肿大（黑色箭头）。甲状腺右叶可见伴有钙化的结节（黑色三角箭头），通过FNAC确认其为原发灶

16 颈部淋巴结
恶性淋巴瘤

术语表

黏膜相关淋巴组织淋巴瘤
在消化道（胃及肠道）、唾液腺、支气管、肺、胸腺等通过黏膜与外界接触的部位形成的黏膜相关淋巴组织（mucosa-associated lymphoid tissue, MALT）出现的结外淋巴瘤，以低级别B细胞淋巴瘤表现为特异性临床病理学图像。起病与细菌感染、病毒感染、自身免疫等相关，已知与桥本病及干燥综合征相关。大多为良性，但约10%发生性质转换，其中大多数转变为弥漫性大B细胞淋巴瘤(DLBCL)。

EBV相关淋巴组织增生性疾病
Epstein-Barr病毒（EBV）与部分恶性淋巴瘤及白血病的起病有关，也与只能被称为淋巴组织增生性疾病的多克隆疾病有关。年轻人在初次感染EBV时可能出现传染性单核细胞增多症，通常在感染停止后转变为潜伏状态。发生无转变但EBV持续感染淋巴细胞且潜伏感染细胞重新激活等情况时，淋巴细胞可出现肿瘤化及前驱状态化。分型：慢性活动性、暴发性、进行性成人起病型EBV相关淋巴组织增生性疾病，移植后淋巴组织增生性疾病（post-transplant lymphoproliferative disorder, PTLD），氨甲蝶呤（methotrexate, MTX）相关淋巴组织增生性疾病等。由免疫缺陷引起的PTLD的影像学表现与HIV相关疾病的表现相似：内部不均匀坏死。

概述

- 占成年人恶性肿瘤的5%左右，儿童恶性肿瘤的10%左右，是鳞状细胞癌之后、第二常见的头颈部恶性肿瘤。
- 大致分为霍奇金淋巴瘤与非霍奇金淋巴瘤。
- 非霍奇金淋巴瘤分为B细胞性及T/NK细胞性，进一步分为50种以上的组织病理学类型。

临床表现及影像学表现（图16.14~16.17）

- 按部位分为淋巴结病变及结外病变。
- 头颈部病变中，霍奇金淋巴瘤与非霍奇金淋巴瘤均是淋巴结病变比结外病变更常见。
- 多个淋巴结无痛性肿大既是典型表现，也可看作孤立性病变。
- 反复增大并自发消退的肿瘤、病理学上诊断困难的肿瘤，常需要多次活检。
- CT值略高于肌肉，在T2加权图像中的信号强度介于肌肉与脂肪之间，在T1加权图像中的信号强度与肌肉相等或更高，使用造影剂后被中等程度增强，弥散加权图像中信号的强度高、肿块的性状均匀是典型表现。
- FDG呈异常高摄取。
- 肿块中钙化及出血的发生率低。若见到出血则应怀疑为T细胞性。
- 既存结构没有被破坏或被阻塞等情况，病变整体均匀为其特征。
- 非霍奇金淋巴瘤分为低度、中度、高度三种恶性程度，影像学表现多样。
- 根据组织病理学类型，有时内部性状可不均匀，此种情况预后不佳。
- 性状均匀者预后较好。

鉴别诊断

- 与其他恶性肿瘤的头颈部淋巴结转移鉴别：①全身性病变；②有无一般不见于鳞状细胞癌的发热、消瘦、出汗、不适等全身性症状。头颈部病变有时可累及面部淋巴结及腮腺淋巴结，躯干部病变有时可累及腋窝及腹部骨盆区域的淋巴结。对头颈部癌来说，关注非典型的病变分布也有助于鉴别。
- IgG4相关性疾病、结节病（图16.18）等有时可在影像学上进行鉴别。血液中的IgG4、ACE活性及可溶性白细胞介素2受体（slL-2R）是诊断的参考。

关键点

- 恶性淋巴瘤的影像学表现多样。
- 即使临床诊断为头颈部癌，初诊时未见破坏性的头颈部多发淋巴结肿大、躯干部多发淋巴结肿大，也应考虑恶性淋巴瘤的可能性。

你知道吗？

MTX相关淋巴组织增生性疾病

一类EBV相关淋巴组织增生性疾病，是因口服MTX引起免疫力下降导致的EBV感染再激活而产生的淋巴组织增生性疾病。在治疗类风湿关节炎期间，双侧颈部出现肿胀，增强CT中可见下颌下淋巴结、颈深上淋巴结、副神经淋巴结的均匀肿大（图16.16）。

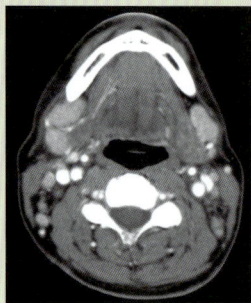

图16.16　MTX相关淋巴组织增生性疾病（50余岁，男）

· Loevner LA, et al. Posttransplantation lymphoproliferative disorder of the head and neck: imaging features in seven adults. Radiology 2000; 216: 363-9.

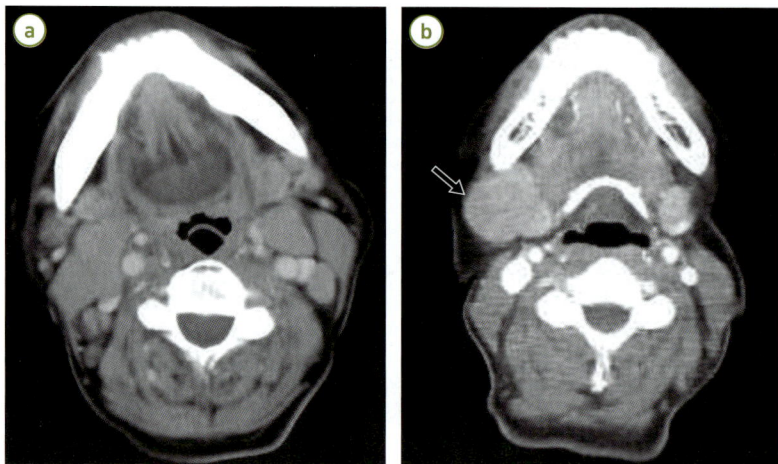

图16.14　恶性淋巴瘤
a. DLBCL（40余岁，男性）
在 ⅠB区、Ⅱ区、Ⅲ区中可见均匀增强的多个肿块，还伴有多数躯干部位的淋巴结肿大
b. 滤泡性淋巴瘤（60余岁，女性）
右侧下颌下ⅠB区可见与下颌下腺相邻的呈均匀密度的边界清晰的肿块（黑色箭头），其他淋巴结肿大不明显，是以单发肿块起病的滤泡性淋巴瘤

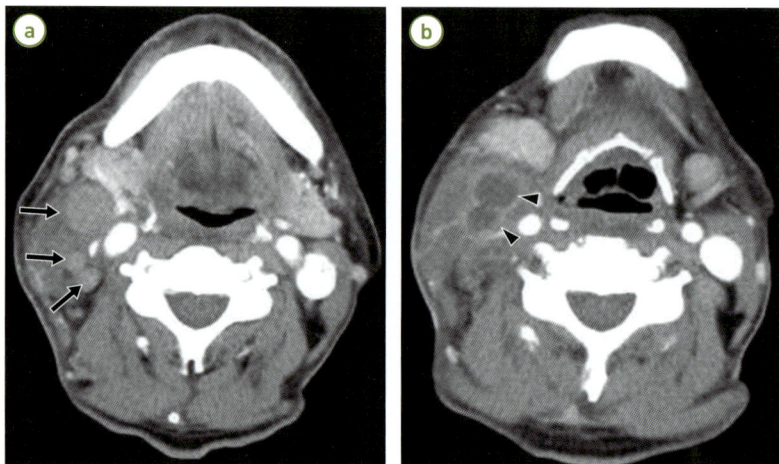

图16.15　DLBCL（80余岁，男性）
增强CT
以伴有轻微疼痛的右侧颈部肿块为主诉。右颈深部区域、副神经区域可见均匀且边界清晰的淋巴结肿大（黑色箭头）。多数表现为均匀的淋巴结肿大，但在下方可见内部低密度、边缘被增强的淋巴结（黑色三角箭头）

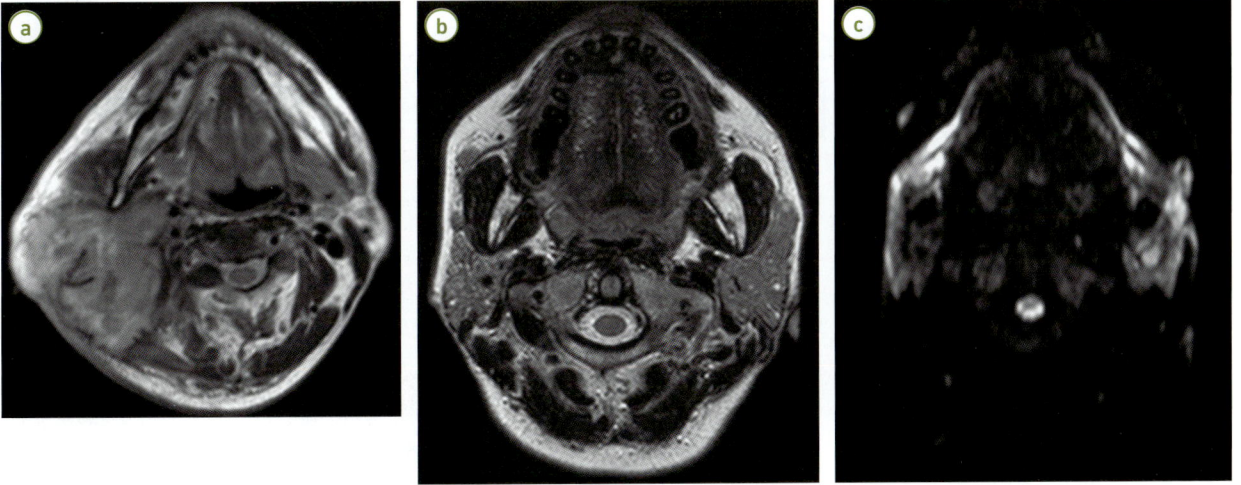

图16.17 恶性淋巴瘤的影像学表现多样性

a、b. T2加权；c. 弥散加权

a. 50余岁，男性，DLBCL间变型，有结外浸润、内部性状不均匀的淋巴结肿大。b、c. 40余岁，女性，在干燥综合征的背景下形成的淋巴上皮囊肿，并从MALT转变为DLBCL，左侧腮腺在T2加权图像上信号强度略低，而在弥散加权成像上信号强度高，提示DLBCL

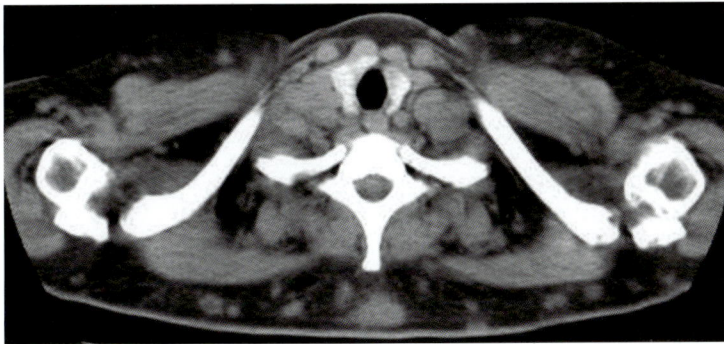

图16.18 结节病（30余岁，女性）（参照图像）

CT平扫

体检时发现双侧肺门淋巴结肿大及肺部阴影，可见多发淋巴结肿大，皮下脂肪组织内可见多个结节

你知道吗？

结节病

好发于青年人及中年人的肉芽肿性疾病。原因不明，但被认为与痤疮丙酸杆菌、结核分枝杆菌的Ⅳ型过敏以及*HLA*基因等相关。颈部淋巴结肿大虽非特异性，但常伴有双侧肺门淋巴结肿大。所有器官均受累，多发性肝脾病变、皮肤病变等表现相对有特征性。双侧泪腺及腮腺（肿大）也有助于鉴别，但其在包括IgG4相关性疾病在内的淋巴组织增生性疾病中也常受累。

16 颈部淋巴结
感染性淋巴结炎

概述

· 病原体通过淋巴管及血管到达淋巴结，引起局部炎症细胞浸润、血管扩张、水肿，皮肤出现压痛、发红、肿胀等表现。

病毒性淋巴结炎

· 是颈部反应性淋巴结肿大的最常见原因。
· 常继发于上呼吸道感染。
· 流感病毒、副流感病毒及其他各种病毒感染为病因。
· 非特异性淋巴结肿大，无脓肿形成，肿大淋巴结周围通常无明显变化（图16.19）。

细菌性淋巴结炎/急性化脓性淋巴结炎

· 伴有由细菌感染引起的有压痛的淋巴结炎。
· 多见于儿童期至青壮年期，尤其是1~4岁的儿童。
· 金黄色葡萄球菌和A型链球菌是最常见的病原体。
· 治疗药物主要是抗生素。
· 早期、轻症可见伴有均匀增强效果、边界清晰的淋巴结肿大。
· 重症时会形成结内脓肿（图16.20）。
· 淋巴结包膜破裂时形成颈部脓肿。
· 肿瘤在T2加权图像及弥散加权图像中呈高信号，在T1加权图像中呈低信号、边缘增强。
· 颈部脓肿应注意是否合并血栓性静脉炎、Lemierre综合征。

鉴别诊断

· 与其他引起淋巴结肿大的许多疾病相鉴别，根据生理表现（如疼痛）、临床症状及病程、实验室检查（如血液生化检查）结果进行综合判断。
· 病毒感染通常伴有肝脾肿大。
· 仅根据图像可能需要与菊池病或川崎病相鉴别。
· 有轻度白细胞减少、LDH升高时，CT中出现伴有坏死的淋巴结炎时需要考虑菊池病，咽后间隙水肿明显时需要考虑川崎病。
· 在伴有包膜外脓肿形成的化脓性淋巴结炎中，应注意是否存在牙源性脓肿等其他可形成脓肿的情况。
· 急性期的结核感染难以通过图像进行鉴别。
· 与恶性肿瘤转移的鉴别在临床上很容易。
· 有时需要与全身症状严重的恶性淋巴瘤相鉴别。
· 伴有与感染部位距离较远的淋巴结肿大时，应考虑恶性淋巴瘤，但如果是局部的小淋巴结肿大，则难以鉴别。

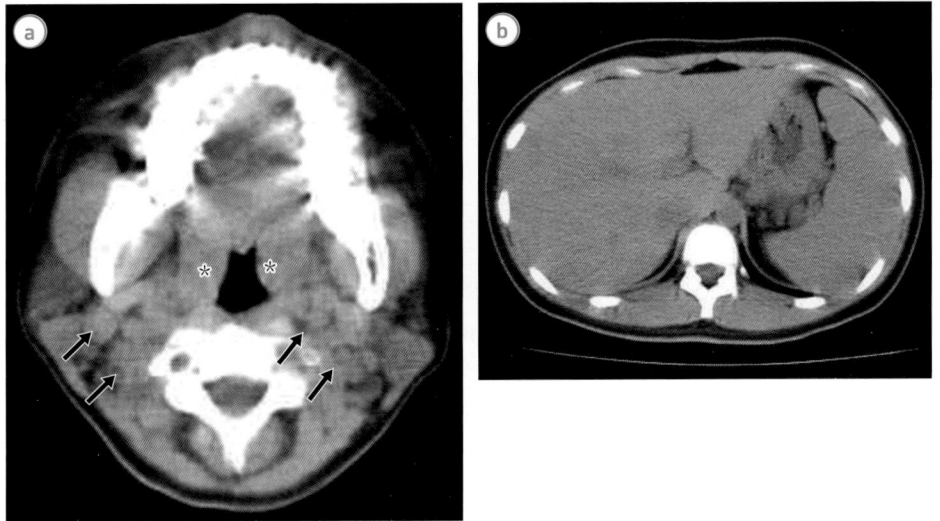

图16.19　传染性单核细胞增多症、EBV感染（10余岁，女性）

a. CT平扫；b. 躯干CT

发热5日，出现面部水肿、红斑、颈部淋巴结肿胀，伴有白细胞明显增加（20×10⁹/L）并出现异型白细胞。双侧颈部淋巴结肿大明显（黑色箭头），腭扁桃体也出现肿大（*），躯干CT可见脾肿大

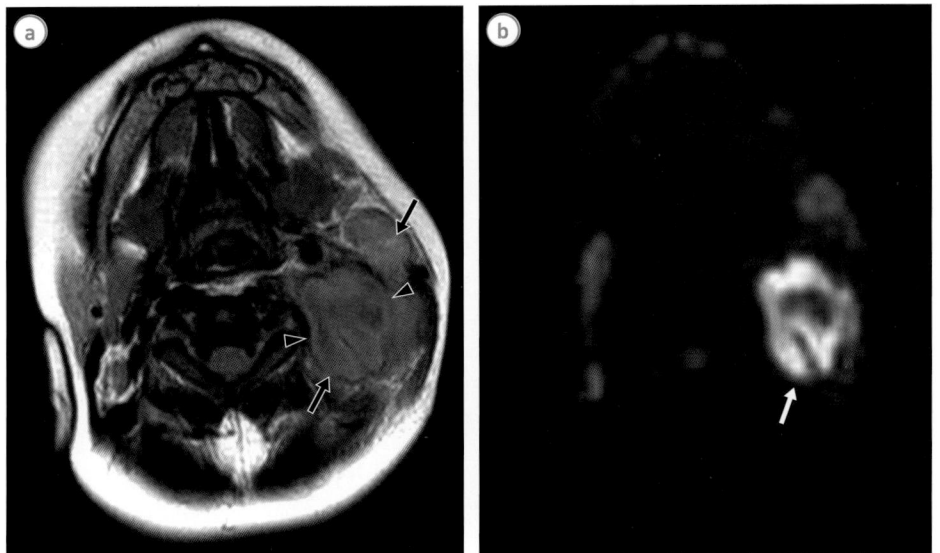

图16.20　细菌性淋巴结炎（2岁2个月，男性）

a. T2加权；b. 弥散加权

因发热及左侧颈部肿块至医院就诊，根据高WBC及CRP值怀疑是细菌感染。左侧颈深部区域及副神经区域可见淋巴结肿大（黑色箭头），伴有内部呈不均匀信号的液体潴留（黑色三角箭头）。潴留液体在弥散加权图像中大部分呈高信号。结合临床表现，可诊断为脓肿。根据穿刺培养结果诊断为中间型链球菌引起的细菌性淋巴结炎，给予抗生素后患者病情好转

16 颈部淋巴结
川崎病

你知道吗？

在感染COVID-19的儿童中出现的表现出川崎病样症状的疾病，称为儿童多系统炎症综合征（multisystem inflammatory syndrome in children，MIS-C），其好发年龄尚不明确，器官损伤的严重程度等临床表现多样，病理生理机制有待阐明。

MEMO

颈部伴有严重水肿的淋巴结肿大是强烈提示川崎病的表现，但也有许多仅在影像学中呈非特异性表现的病例。虽然很少见，但也有仅以关节炎及筋膜炎为初始症状出现的情况，可能影响诊断。

概述

- 婴儿或儿童的病因不明的急性全身性血管炎。
- 80%~85%的患者在4岁以下，男性多见。死亡率为0.05%，死因为冠状动脉瘤、并发症相关的心肌梗死。极少情况可见复发。

临床表现及影像学表现（图16.21，16.22）

- 根据川崎病诊断手册，主要有以下症状。
  - （1）发热。
  - （2）双眼球结膜充血。
  - （3）唇及口腔表现：嘴唇发红、草莓舌、口咽黏膜弥漫性发红。
  - （4）皮疹（包括卡介苗接种痕发红）。
  - （5）四肢末端的变化。
    - a. 急性期：手足出现硬性水肿，手掌、足底或指尖及趾尖出现红斑。
    - b. 恢复期：指尖处有膜样脱屑。
  - （6）急性期非化脓性颈淋巴结肿大。
- 诊断方法如下。
  - a. 在病程中出现以上6种主要症状中至少5种时，即诊断为川崎病。
  - b. 如果仅见到4种主要症状，排除其他疾病，病程中断层心脏超声表现为冠状动脉病变，内径Z值在+25以上，或实测值在3.0mm以上（5岁以下）或4.0mm以上（5岁以上），即诊断为川崎病。
  - c. 如果仅见到3种主要症状，排除其他疾病，表现为冠状动脉病变时，诊断为不完全型川崎病。
  - d. 有3种或4种主要症状但无冠状动脉病变，排除其他疾病，综合各种情况认为最有可能是川崎病时，诊断为不完全型川崎病。
  - e. 2种以下主要症状。
- 治疗方式为对症治疗。为了预防并发症中冠状动脉瘤的形成，推荐早期给予丙种球蛋白制剂。
- 常发生伴有疼痛的非特异性淋巴结肿大。
- 会引起咽后间隙的水肿性增厚，CT中呈低密度。
- 常可见全身各部位广泛炎症、水肿表现，也有关节炎及筋膜炎发生。
- 3岁以上患者常以发热及颈部淋巴结肿大为主诉。
- 免疫系统不成熟的幼儿常不伴有淋巴结肿大。

· 日本川崎病学会, ほか編. 川崎病诊断の手引き 改訂6版. 日本川崎病学会, 2019.
· Kyungmin R, et al. Analysis of retropharyngeal abnormality in Kawasaki Disease. Korean J Radiol 2011; 12: 700-7.

鉴别诊断

· 与咽后脓肿及咽后间隙水肿的鉴别存在困难。咽后脓肿在增强CT中边缘被增强是鉴别要点。

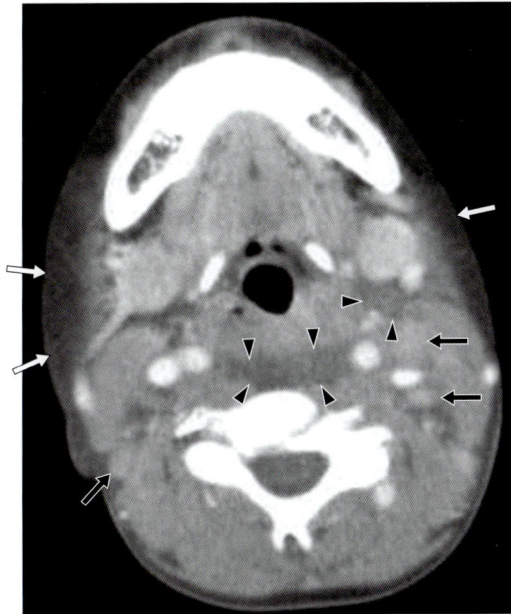

图16.21　川崎病（9岁，男性）
增强CT
持续发热4日，可见伴有压痛的颈部淋巴结肿大。可见以左侧为主的淋巴结肿大（黑色箭头），咽后间隙-左侧下颌下腺可见低密度区域（黑色三角箭头），考虑是水肿。皮下脂肪组织密度轻微增加（白色箭头），是大范围的炎症及水肿性变化的表现

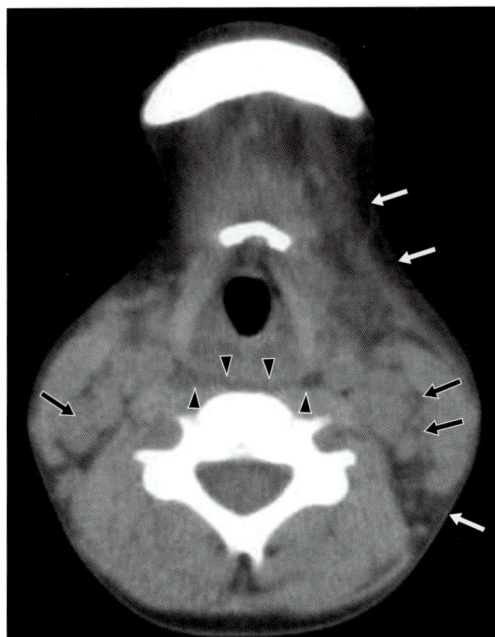

图16.22　川崎病（9岁，男性）
CT平扫
因出现发烧、咽痛及左侧颈部疼痛4日就诊。以寻找颈部脓肿为目的进行了CT检查。可见稍以左侧为主的淋巴结肿大（黑色箭头），咽后间隙呈低密度并肿大（黑色三角箭头）。CT平扫无法鉴别咽后间隙水肿与咽后脓肿。可见左侧下颌下部及后颈部的皮下脂肪组织轻度密度增加及肿胀（白色箭头），是大范围的炎症及水肿性变化的表现

16　颈部淋巴结
菊池病（组织细胞坏死性淋巴结炎）

概述

- 原因不明的引起亚急性坏死性淋巴结肿大的疾病。
- **特异性组织学图像：** 皮质旁出现凝固性坏死，可见组织细胞及大淋巴细胞增殖，但通常无中性粒细胞或嗜酸性粒细胞的浸润。

临床表现及影像学表现

- 好发于20~30岁，可以发生在所有年龄组，男女比例为1∶2~2∶3，女性多见。
- 常因单侧淋巴结肿大被发现，在1~2个月内自发消退。
- 急性或亚急性发热为最常见的初始症状，也有大约1/3的患者体温正常。
- 90%以上的患者可见头颈部淋巴结肿大。
- 很少伴有腋窝及其他部位淋巴结肿大。
- 若同时有关节症状及皮肤症状，应怀疑合并系统性红斑狼疮（systemic lupus erythematosus，SLE）。

必读

- Kato H, et al. MR imaging findings of cervical lymphadenopathy in patients with Kikuchi disease. Eur J Radiol 2011; 80: e576–81.

CT（图16.23）

- 典型表现为伴有内部坏死及淋巴结周围水肿的多发性淋巴结肿大。
- 约75%是单侧，25%是双侧。
- 若进行厚度为3mm以下的薄层增强CT成像，可在90%以上的病例中发现内部坏死。
- 80%以上病例存在淋巴结周围水肿。
- 坏死部分的密度低。

MRI（图16.24）

- T2加权图像中淋巴结边缘低信号的特征性表现是由皮质凝固性坏死引起的。

关键点

- 年轻人的单侧淋巴结肿大中，若淋巴结内存在普遍性低密度区域，则应考虑菊池病的可能性。
- T2加权图像中淋巴结内的低信号是菊池病的特征。

鉴别诊断

- 与结核性淋巴结炎及淋巴结转移相鉴别。
- 若坏死部分存在于淋巴结边缘，则应怀疑菊池病。
- 增强CT中坏死部分与实性成分的CT值比值在2以下时应怀疑菊池病。
- 尚无伴有Rouvière淋巴结肿大的菊池病的文献报道。
- 若淋巴结有钙化，应怀疑结核性淋巴结炎或甲状腺乳头状癌来源的转移。

· Known SY, et al. CT findings in Kikuchi disease: analysis of 96 cases. AJNR Am J Neuroradiol 2004; 25: 1099–102.

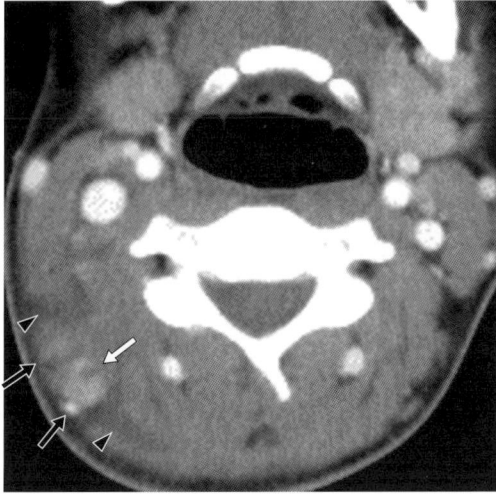

图16.23　菊池病（10余岁，女性）
增强CT
发热、右颈部肿胀2周后就诊。可见右颈淋巴结肿大
（黑色箭头）。肿大淋巴结周围软组织水肿产生的低
密度区域非常广泛（黑色三角箭头）。淋巴结包膜下
可见坏死产生的普遍性低密度区域（白色箭头），这
是菊池病的典型表现

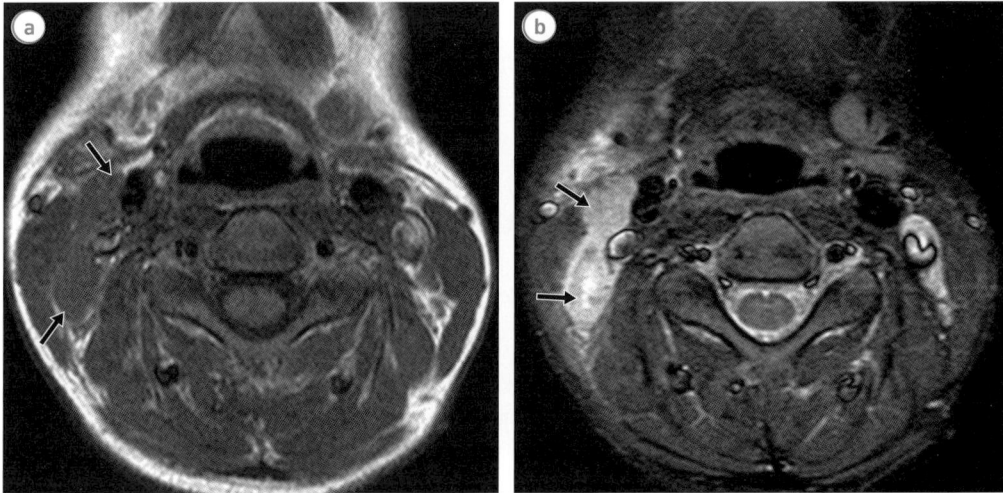

图16.24　菊池病（20余岁，女性）
右颈部肿胀1个月
a. T1加权
右颈部可见多个肿大淋巴结（黑色箭头）
b. STIR
肿大淋巴结边缘可见低信号的圆形区域（黑色箭头），是凝固性坏死的表现

16 颈部淋巴结
结核性淋巴结炎

MEMO

颈部结核除淋巴结炎外，还包括咽部结核及喉部结核。

必读

· Moon WK, et al. CT and MR imaging of head and neck tuberculosis. Radiographics 1997; 17: 391–402.

你知道吗？

非结核分枝杆菌引起的颈部淋巴结炎的CT表现与本病相似；发生于1~5岁的儿童中，经过数月的长期病程后，头颈部淋巴结出现肿大；淋巴结肿大常见于腮腺及口腔周围，CT中可见内部低密度区域及钙化；治疗方式主要是手术。与结核性淋巴结炎非常不同，所以鉴别非常重要。

概述

· 颈部结核性淋巴结炎发生于吸入的结核菌从咽部黏膜到达淋巴结、停留并增殖后。
· 纵隔有连续淋巴结病变的患者，其结核性淋巴结炎常发生于下颈部。
· 结核病的患者数量正在逐渐减少，但它也是HIV感染的重要并发症。

临床表现及影像学表现（图16.25，16.26）

· 结核性淋巴结炎占肺外结核的20%~30%，是第二常见的肺外结核。
· 有研究表明其占颈部淋巴结炎的5%。
· 在营养状况不佳的年轻人及免疫能力低下的老年人中发病率较高。
· 出现无痛性、有坏死倾向的淋巴结肿大。
· **进展相对较慢，内部可触及波动的软化淋巴结，肿块形成常发生于颈深部区域及副神经区。**
· 若不合并感染，不出现白细胞增多，CRP值的升高也很轻微。
· 颈部结核半数以上不伴有肺部病变。
· 临床上分为以下5种类型。
　　Ⅰ早期肿胀型：初期可见数个无痛、柔软、可移动的肿大淋巴结。
　　Ⅱ浸润型：引起淋巴结炎，肿大的淋巴结不可移动且出现融合，内部出现干酪样坏死。
　　Ⅲ脓肿型：淋巴结内部发生融合性坏死，脓肿形成，若发生在表层淋巴结则会导致皮肤浸润及发红。
　　Ⅳ溃疡及瘘管型：坏死、与皮肤相通。
　　Ⅴ硬化型：淋巴结内的病灶出现纤维化及钙化。
· 图像上分为急性期、亚急性期、慢性期3个阶段。
　　急性期对应早期肿胀型。
　　亚急性期对应浸润型、脓肿型、溃疡及瘘管型。
　　慢性期对应硬化型。
· **急性期：**早期可见肉芽肿，肿大的淋巴结呈相对增强的均匀增强信号，逐渐出现微小坏死。
· **亚急性期：**坏死灶清晰，呈环状，可见溃疡形成及与周围组织的瘘管形成。
· **慢性期：**纤维化及液化，表现为均匀、低密度的结节，也可见钙化，但其出现概率低于胸部。

鉴别诊断

· 与淋巴结转移、菊池病、化脓性淋巴结炎等内部伴有低密度区域的颈部淋巴结病变相鉴别。

· 与其他有局部缺损的淋巴结转移癌相比，结核的坏死区域较大、被增强的壁较厚且不规则、周围脂肪组织的变化较少。

· 与肺及纵隔相连的病灶常位于颈深部区域（Ⅳ区），仅在颈部发生的病灶常位于颈后三角区（Ⅴ区）的淋巴结。

· Ⅴ区肿瘤的鉴别诊断除包括结核在内的感染性疾病外，还有咽后壁癌或乳癌等恶性肿瘤的转移等。

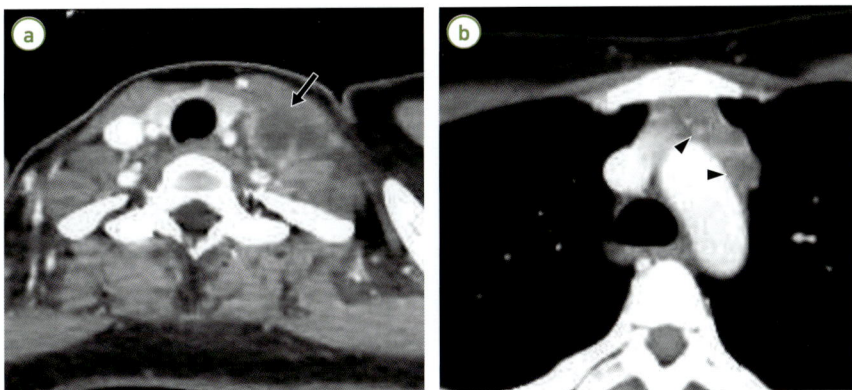

图16.25　结核性淋巴结炎（20余岁，女性）
a、b. 增强CT
因左颈部肿胀就诊。锁骨上窝（Ⅴ区、Ⅵ区下部）可见壁呈不规则增强效果的内部低密度的肿块（黑色箭头），前纵隔及肺门也可见环形增强的淋巴结（黑色三角箭头）

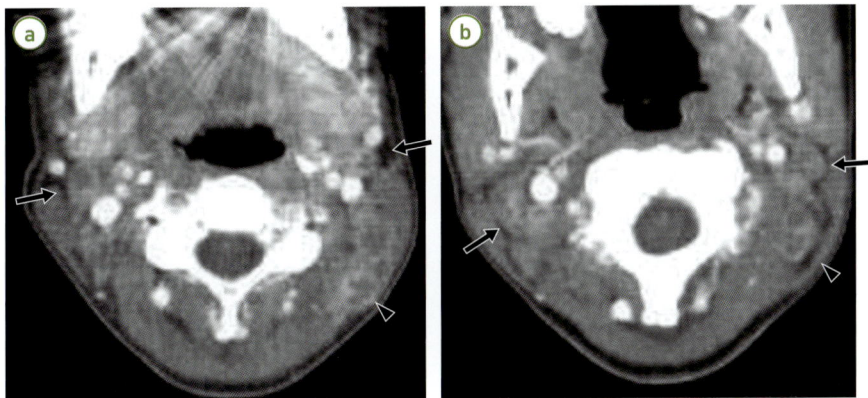

图16.26　结核性淋巴结炎（20余岁，女性）
a、b. 增强CT
左侧颈部肿胀1个月，自觉有轻微疼痛。左侧副神经区及颈深部可见若干壁厚且被不规则增强的内部低密度的淋巴结（黑色箭头），部分融合（黑色三角箭头）。患者有肺结核家族史，QFT试验呈阳性，病理学确诊为结核性淋巴结炎

16 颈部淋巴结
木村病（嗜酸性粒细胞增多性肉芽肿）

概述

- 多见于日本及东南亚中年男性，罕见于欧美的特发性慢性淋巴组织增生性疾病。
- 虽然是良性的，但病程长，易复发。
- Koji Kimura等于1948年首次报道。
- 病因不明，但伴有外周血中嗜酸性粒细胞增多及IgE升高，考虑与自身免疫异常及过敏机制有关。

临床表现及影像学表现（图16.27，16.28）

- 孤立、多发的皮下肿块及颈部淋巴结病变为其特征。
- 常伴有以腮腺为主的唾液腺肿大及颈部淋巴结肿大。
- 上述肿瘤是无痛的且具有慢性病程。
- 有时会有伴有哮喘样症状等嗜酸性粒细胞增多的全身症状。
- 虽是良性，但根据全身症状、伴随症状可能需要进行激素治疗、放射治疗及手术治疗等。
- 治疗后经常复发，尤其是激素治疗后的复发最常见，发生率约为70%。

CT
- 不均匀增强的软组织密度肿块是非特异性的表现。

MRI
- 血管增生及纤维化的程度因发病时间而异，因此不同时期表现为不同的异常信号。
- T1加权图像与肌肉相比呈相等至轻度增高信号，T2加权图像中呈均匀或不均匀的高信号。
- 增强效果为不均匀至均匀信号且程度各异。
- 可能伴有因血流量增加导致的信号丢失（血管流空）。
- 伴有腮腺病变的病例常表现为单侧或腮腺实质至浅表部皮下及皮肤的浸润性病变。
- 皮下形成边界不清的肿块。
- 软组织中发病的病例边界不清，周围脂肪组织中的信号不均匀增高。
- 伴随的淋巴结肿大常表现为均匀增强。

MEMO
将木村病的腮腺病变看作伴有腮腺内及腮腺浅层的淋巴结呈融合样向周围浸润的病变，则容易理解。

鉴别诊断

- 木村病的腮腺病变需要与高度恶性癌及恶性淋巴瘤相鉴别，仅从图像鉴别通常很困难。
- 木村病的多发性淋巴结肿大是非特异性的影像学表现，仅靠影像学检查很难诊断。
- 应确认有无木村病的特征性临床表现，尤其是血象及血液学检查结果。若未进行以上检查，应向主治医师建议追加检查。

- Park SW, et al. Kimura disease: CT and MR imaging findings. AJNR Am J Neuroradiol 2012; 33: 784-8.
- Horikoshi T, et al. Head and neck MRI of Kimura disease. Br J Radiol 2011; 84: 800-4.

关键点

· 非特异性且有浸润倾向的颈部淋巴结肿大、腮腺肿瘤可能是木村病。外周血中嗜酸性粒细胞增多、血清IgE水平升高是鉴别要点，推荐进行组织病理学检查。

MEMO

引起嗜酸性粒细胞增多的情况
嗜酸性粒细胞增多是木村病的特征，但也见于以下情况。
嗜酸性粒细胞性鼻窦炎、过敏性疾病（支气管哮喘等）、胸膜肺疾病（变应性支气管肺曲霉病)、嗜酸性粒细胞增多性肺浸润 、嗜酸性肉芽肿性多血管炎 、结节性动脉周围炎、肉芽肿性多血管炎等血管炎、慢性嗜酸性粒细胞白血病、肥大细胞增多症等血液病、嗜酸性粒细胞性血管性水肿、过敏性皮炎、结节病、寄生虫感染等。

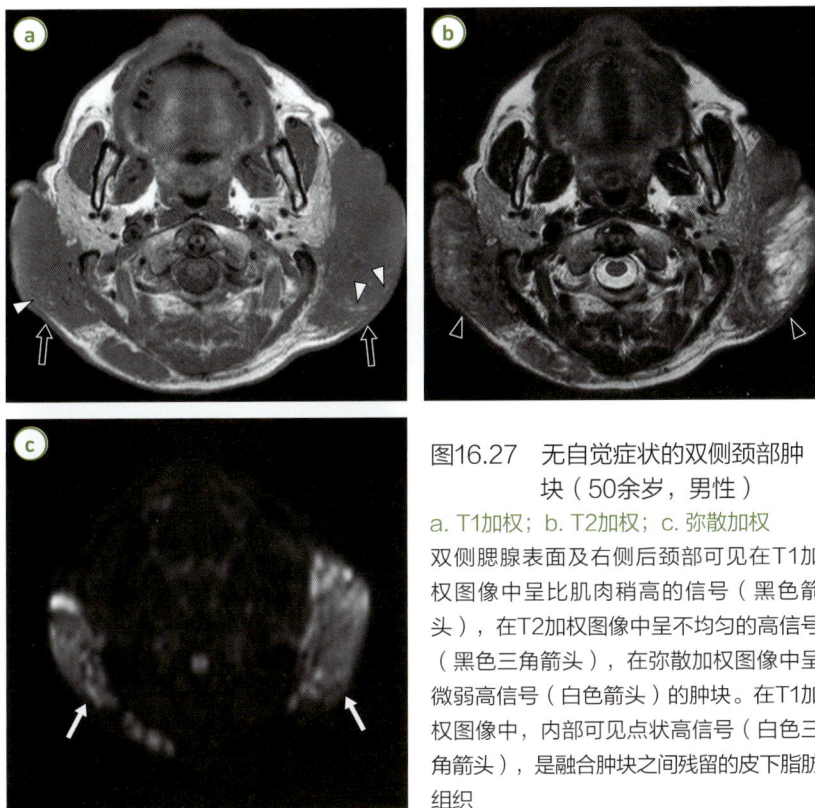

图16.27　无自觉症状的双侧颈部肿块（50余岁，男性）

a. T1加权；b. T2加权；c. 弥散加权

双侧腮腺表面及右侧后颈部可见在T1加权图像中呈比肌肉稍高的信号（黑色箭头），在T2加权图像中呈不均匀的高信号（黑色三角箭头），在弥散加权图像中呈微弱高信号（白色箭头）的肿块。在T1加权图像中，内部可见点状高信号（白色三角箭头），是融合肿块之间残留的皮下脂肪组织

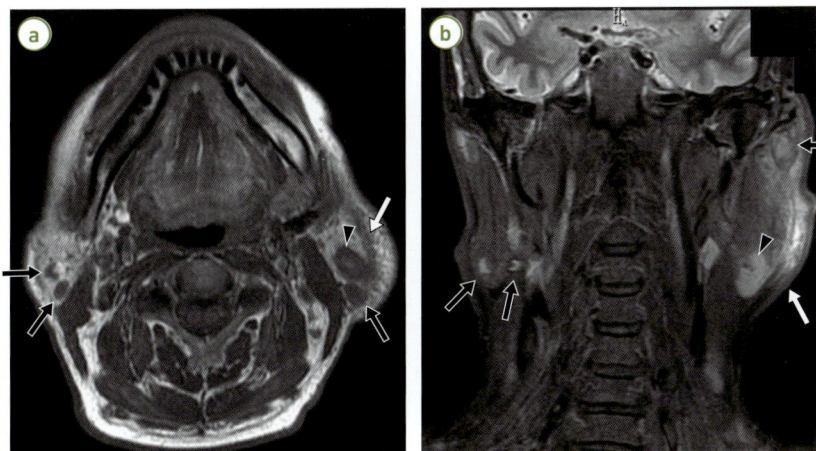

图16.28　无疼痛的颈部肿块（50余岁，男性）

a. T1加权；b. 脂肪抑制T2加权冠状面

包括双侧腮腺淋巴结在内的多发且明显的淋巴结病变（黑色箭头）。尤其是左侧腮腺可见较大但保持形态的淋巴结（黑色三角箭头），腮腺周围水肿变化明显（白色箭头）

16 颈部淋巴结
硬纤维瘤

必读

· Rhim JH, et al. Desmoid-type fibromatosis in the head and neck: CT and MR imaging characteristics. Neuroradiology 2013; 55: 351-9.

你知道吗？

硬纤维瘤虽然放在第16章中，但与淋巴组织无关。因为其是具有穿透性浸润的无痛性肿块，临床上常被怀疑是恶性淋巴瘤而进行影像学检查。可通过CT等检查仔细观察来鉴别。

概念

· 硬纤维瘤是一种成纤维细胞增殖性肿瘤。局部浸润性强，复发率高，但不向远处转移，因此在WHO分类中被归为中间型软组织肿瘤。
· 腹腔内发生及腹腔外发生的硬纤维瘤的特征差异很大。
· 85%非家族性的腹腔外发生的病例与β-catenin基因（CTNNBI）的突变有关，好发于腹膜、肩胛区、臀部及四肢。
· 虽然组织病理学表现与掌/跖部纤维瘤病（palmar/planter fibromatosis）相同，但因在深部发生故称为深部纤维瘤病（deep fibromatosis）。

临床表现及影像学表现（图16.29）

· 多见于育龄女性。随着年龄增长，男女间的发病率差异消失。
· 平均发病年龄为40余岁。
· 无痛性肿瘤，治疗后局部复发率高。
· 可能出现伴随怀孕及分娩增大的情况。
· 有时可能因外伤等刺激出现或增大。
· 可能自发消退。
· 腹腔外硬纤维瘤很少造成死亡。然而，头颈部区域中由肿瘤增大引起的呼吸困难及运动受限可能成为问题。

CT

· 其密度与肌肉的相等。
· 钙化很罕见。
· 增强效果通常不是很明显。

MRI

· 胶原纤维丰富，T1加权图像及T2加权图像中常包含低信号区域。
· T2加权图像中的信号因黏液样成分、水肿的程度而异，大部分是高信号。
· 浸润性生长，往往边界不清。
· 没有出血或囊肿。
· 肿瘤中通常看不到血管流空。

鉴别诊断

· 在成年病例中，需要与黏液纤维瘤（如纤维肉瘤及Evans瘤）、无法辨别富血供表现的孤立性纤维瘤（olitary fibrous tumor）等相鉴别，但常有鉴别困难的情况。
· 新生儿需要与胸锁乳突肌纤维瘤病相鉴别，但可根据发病部位及发病时间进行鉴别。
· 仅靠影像学的鉴别是有限的，组织病理学诊断非常重要。

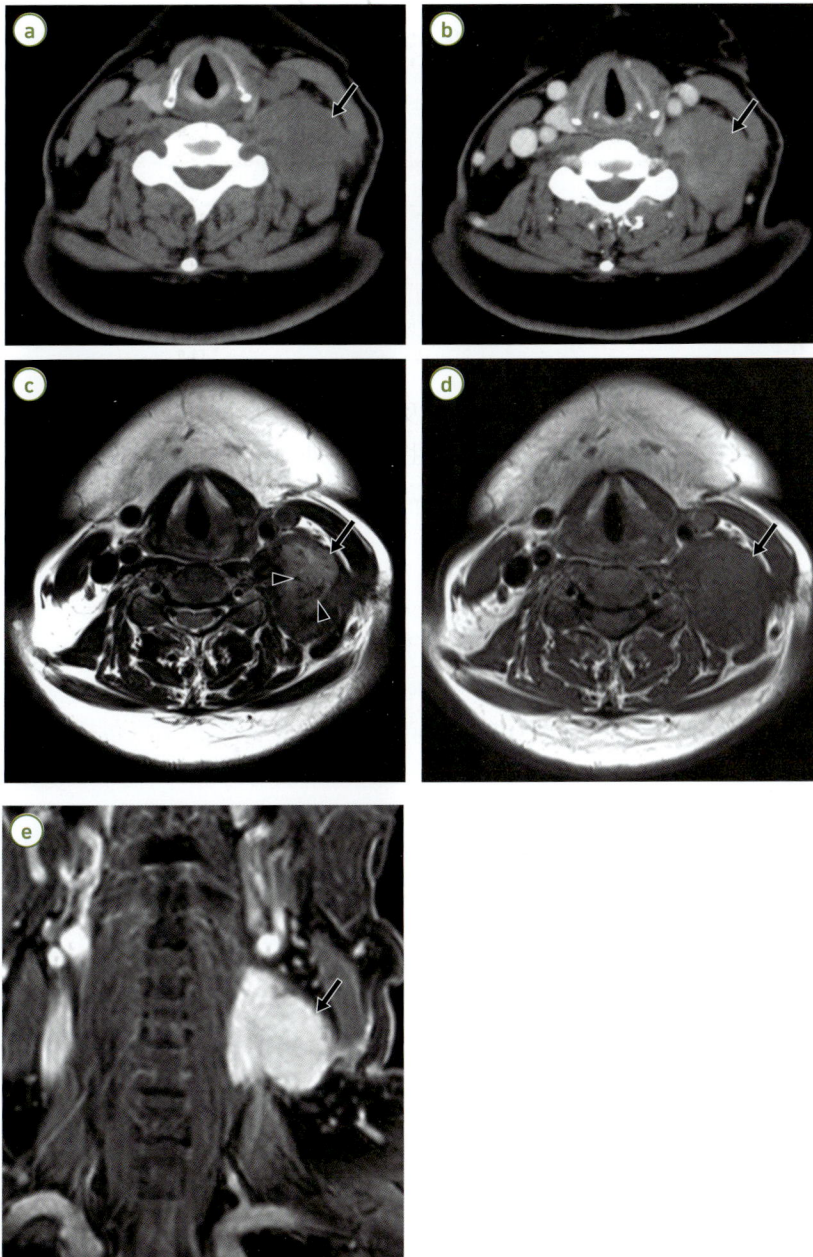

图16.29　左颈部肿块（30余岁，女性）

a. CT平扫；b. 增强CT；c. T2加权；d. T1加权；e. MRI，脂肪抑制T1加权冠状面

CT中可见颈部左侧与肌肉等密度的信号略微增强的肿块（图a、b黑色箭头）。T2加权图像中可见在稍高信号背景内混合了点状低信号（黑色三角箭头）的肿块（图c黑色箭头），肿块在T1加权图像中表现为比肌肉稍高的信号（图d黑色箭头）。T2加权图像中见到的点状低信号为胶原纤维的断面。脂肪抑制增强T1加权冠状面图像中可见边界不清的浸润性病灶，以及几乎均匀的明显增强效果（图e黑色箭头）

关键点

- 若可见突破结构边界、边界不清、增强效果不佳的肿瘤，则将本病添加到鉴别诊断中。
- T2加权图像中正常肌肉组织内可见边界不清的肿块，若肿块内部伴有低信号的索状结构，则较为典型。在多数情况下，需要与肉瘤相鉴别，因此组织病理学检查对于诊断来说不可缺少。

17 头颈部恶性肿瘤的治疗后随访
检查方法的选择

必读

· 日本医学放射線学会, 编. 画像诊断ガイドライン 2016年版 第2版. 金原出版, 東京, 2016.

MEMO

绝大多数头颈部鳞状细胞癌在治疗后2年内复发, 应特别注意此期间的影像学评估。

你知道吗?

有时会在头颈部恶性肿瘤治疗后1个月内, 进行早期CT及MRI检查, 多为评估液体潴留、血肿/出血、缝合失败、脓肿、皮瓣坏死、唾液瘘等术后并发症。需要注意上述术后并发症的表现可能类似局部及颈部复发。

术语表

基线检查（图17.3）
对头颈部恶性肿瘤治疗后的图像进行阅片时, 最重要的是与过去的图像进行比较。基线检查是治疗后变化消失后进行的第1次检查, 需要将此次检查图像与之后进行的治疗后随访观察得到的图像进行比较。在无基线检查及经时评估的情况下, 不应明确判断是否存在复发。

· 馬場 亮, ほか. 頭頸部癌学ー診断と治療の最新研究動向ー. 頭頸部癌の検査・診断 化学放射線治療後の画像評価. 日本臨牀 2017; 75（増刊）: 287-92.

概述

· 在头颈部恶性肿瘤中, 治疗后影像学评估具有重要作用。
· 治疗效果及控制情况的评估、局部复发及颈部复发的检查是主要目的。
· 有残留或复发病灶时, 必须对并发症进行评估, 并判断病灶是否可以切除。

成像方式

CT（图17.1）

· 检查效率及时间分辨率非常高, 操作简便。
· **除局部外, 也可对颈部淋巴结复发及远处转移进行评估。**
· 对喉部及下咽部等舌骨下颈部区域局部复发的评估最有用。
· 以寻找远处转移为目的, 成像范围可包括胸部和腹部。
· 对颈部淋巴结复发来说, 通过CT进行评估是基准。

MRI

· 对鼻咽、鼻窦或口腔（因伪影而难以通过CT进行评估时）、口咽的原发部位复发评估非常有用（图17.2）。
· 当怀疑有神经周围进展、颅底或颅内浸润时, 需要进行MRI检查。
· 对颈部淋巴结复发的诊断能力与CT相近。

PET

· 起到对CT、MRI的补充作用, 对疗效的评估及随访观察中复发的检出非常有用。

评估时期

· 日本的指南推荐在完成治疗后6个月内进行基线检查。
· 治疗后不久, 影像学表现会出现变化, 很难做到对局部复发的高信赖性评估, **一般在治疗结束6~8周后, 治疗后的CT及MRI变化会消失, 使更准确的评估成为可能。**
· 一般来说, 治疗结束后1年内, 每1~3个月进行1次影像学评估; 治疗结束后1~2年, 间隔3~6个月; 治疗结束后3~5年, 以每年1~2次的频率进行影像学评估, 若临床上怀疑复发或复发可能性高, 则需要进行较短间隔的随访观察。
· PET应在治疗结束后10~12周进行。更早期进行会因炎症变化及假阳性导致阳性预测值低, 因此并不推荐。

关键点

· 头颈部恶性肿瘤治疗后的随访观察以CT为主。
· 对于舌骨上颈部病变应适当优先考虑使用MRI。

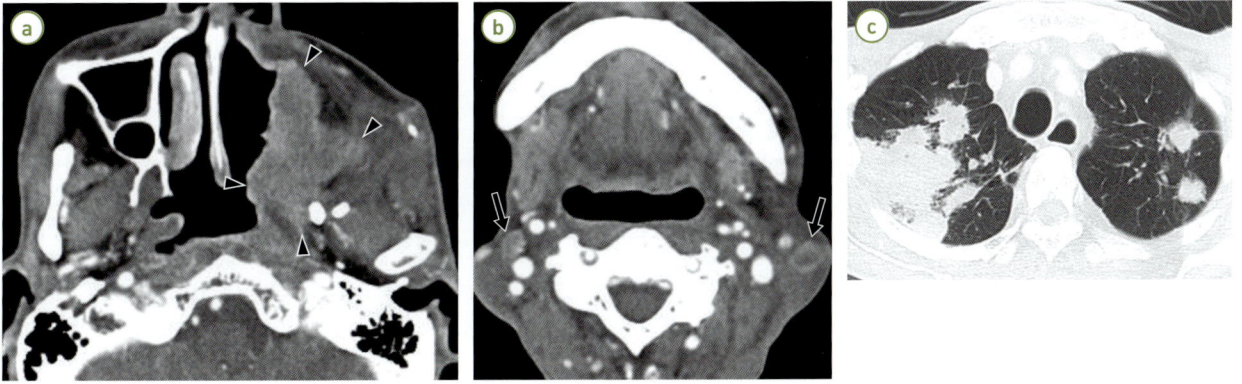

图17.1 左侧上颌窦癌上颌切除术后的局部复发、颈部淋巴结转移及多发肺转移（60余岁，男性）

a、b. 增强CT

可见与手术部位边缘一致的不规则的肿块（黑色三角箭头），与局部复发一致。双侧 II 区淋巴结轻度肿大且内部有局部缺损（黑色箭头），提示颈后淋巴结转移

c. 胸部CT（肺窗）

双肺可见多发不规则肿块，与多发肺转移一致

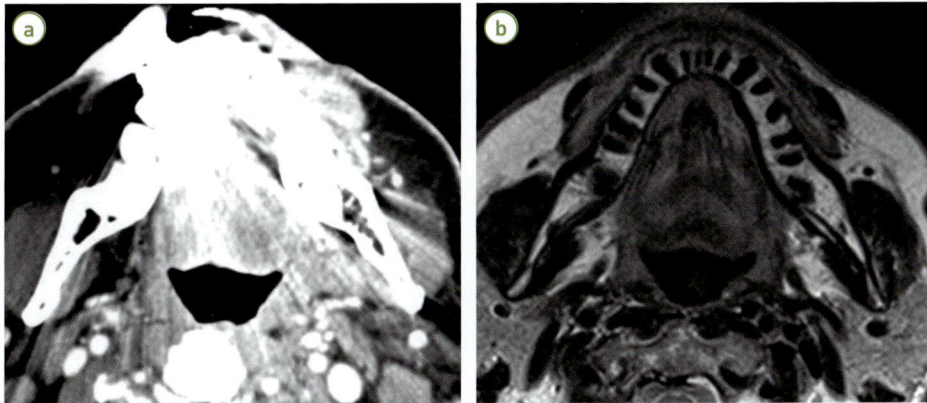

图17.2 右舌癌的舌部分切除术后随访（50余岁，男性）

a. 增强CT

金属伪影导致对是否存在局部复发的评估非常困难

b. T2加权

可以确认没有局部复发的表现

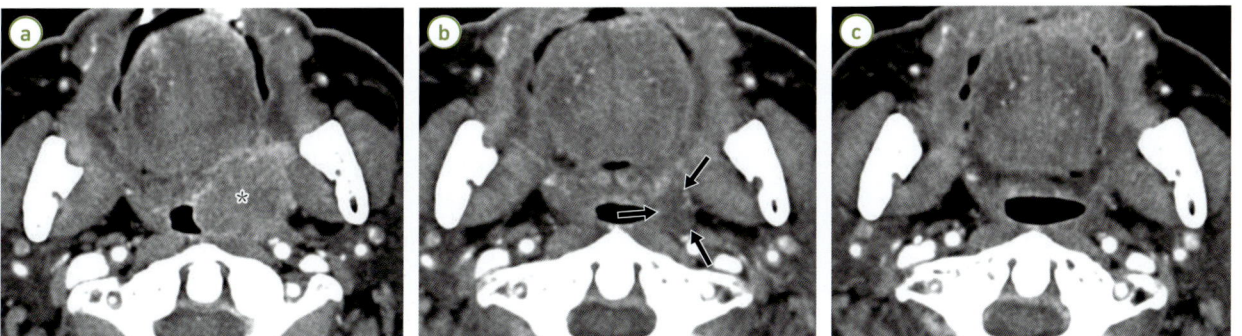

图17.3 基线检查：口咽左侧壁癌（50余岁，男性）

a. 放化疗前增强CT

口咽左侧壁可见肿块（＊），与口咽癌的发现一致

b. 放化疗4个月后的增强CT作为基线检查

肿瘤表现出明显的缩小趋势，可见水肿样低密度区域（黑色箭头）

c. 基线检查3年半后的增强CT

口咽左侧壁未见明显局部复发

17 头颈部恶性肿瘤的治疗后随访
阅片要点及陷阱

必读

· Saito N, et al. Post treatment CT and MR imaging in head and neck. Radiographics 2012; 32: 1261-82; discussion 1282-84.

概述

· 主要目的是检查是否存在局部复发及转移（尤其是内镜难以观察的黏膜下深部组织的）。
· 治疗后产生的炎症及瘢痕组织使治疗后影像学检查的图像的阅片变得困难。因此，认识治疗引起的变化非常重要。
· 影像学评估对评估放化疗的疗效也很重要。

治疗伴随的影像学表现

部分切除后的影像学表现（图17.4）

· 可见术区的组织轻度缺损、周围边缘的组织层缺失、与缺损区一致的软组织密度及信号。
· 术后1个月内表现为水肿性变化，6个月左右表现为瘢痕形成。
· 术后一段时间内，切除部位及吻合口可能表现出增强效果，可能难以鉴别瘢痕与复发/残留的肿瘤。
· 术后瘢痕的T2加权图像反映牵引性及收缩性变化、经时性增强效果的降低、纤维化，表现为信号减少，弥散加权图像未见弥散能力降低。

扩大切除后的影像学表现（图17.5）

· 因肿瘤切除范围较广，缺失部分需通过皮瓣重建进行填补。
· 多数情况下通过肌皮瓣进行重建，术后逐渐出现去神经萎缩，可见脂肪替代的表现。因此使用含有脂肪成分的皮瓣时，脂肪抑制序列非常有用。
· 当甲状腺、唾液腺及舌骨等同时切除时，其结构变得不对称。

颈部清扫术后的影像学表现（图17.6）

· 可见后颈部清扫区域脂肪密度及信号消失、组织层模糊。
· 手术部位可见瘢痕组织置换，CT表现为增强效果不佳的低密度区，MRI的T2加权图像表现为低信号区。
· 颈部清扫范围内的复发病灶往往难以识别，因此需注意内部密度、信号、增强效果的变化。

放化疗后的影像学表现（图17.7）

· 存在于整个照射范围内。
· **急性期可见皮肤、颈浅筋膜、软组织对称性增厚、水肿，脂肪组织索样改变，咽部黏膜造影效果明显，咽后间隙水肿，大唾液腺炎等表现。**
· 慢性期常为陈旧性表现，但软组织的变化可能持续很长时间。

治疗后并发症的影像学表现

· **脓肿**（图17.8）：CT表现为伴有边缘不规则增强效果的内部低密度区，通常出现在术区。对进展的范围、瘘管的有无及定位

· Baba A, et al. Essentials on oncological imaging: Postoperative computed tomography and magnetic resonance imaging of oral tongue cancer. Can Assoc Radiol J 2018; 69: 458-67.
· 馬場　亮, ほか. 癌の術後画像診断—合併症と局所再発のチェックポイント— 頭頸部癌. 画像診断 2013; 33（11）: 10-26.
· 馬場　亮, ほか. 化学放射線治療後の画像評価. Ⅶ.頭頸部癌の検査・診断: 各論. 頭頸部癌学—診断と治療の最新研究動向—. 日本臨牀 2017; 75: 287-92.

的诊断非常重要。鉴别脓肿与术后液体潴留时，增强检查是必须的。

- **血肿**（**图17.9**）：CT中血肿的密度与肌肉的相同或更高。出血性病灶边缘早期可能表现为稍不规则的增强效果，也有类似复发性病灶的情况。
- **液体潴留**：手术部位可能出现不伴有炎症表现的液体潴留。增强CT表现为边缘不伴有明显增强效果的液体密度。
- **螺钉松动**（**图17.10**）：下颌骨切除后放置金属板时，有时可见螺钉周围的骨吸收，提示螺钉松动。
- **放射性骨坏死**（**图17.11**）：放疗后1~3年可见，好发于下颌骨，可能需要与复发性病灶相鉴别。CT表现为伴有骨皮质缺损的局灶性骨透亮区域、坏死骨形成、骨嵴不规则及消失等，MRI表现为骨髓内存在异常信号及骨皮质存在破坏性变化等。

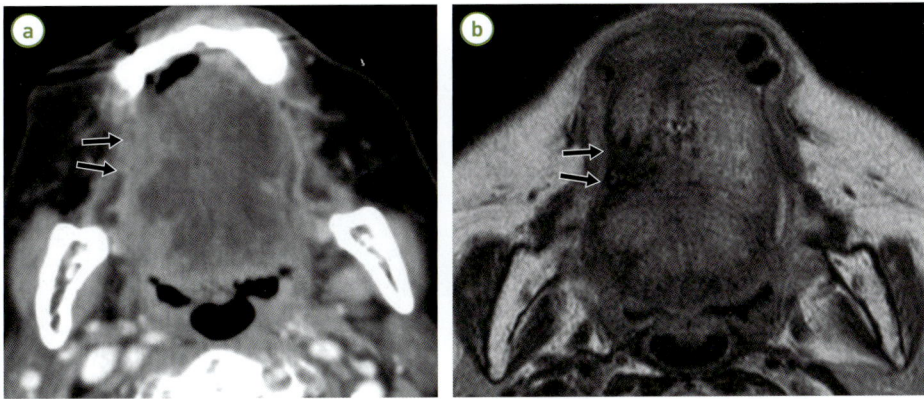

图17.4 舌癌部分切除术后（70余岁，女性）

a. 增强CT
术区的右侧舌缘可见局限性的组织层模糊及软组织密度（黑色箭头），与治疗后变化一致。

b. T2加权
右侧舌缘可见不清晰的低信号区域（黑色箭头），提示术后瘢痕及纤维化改变

引自Baba A, et al. Essentials on oncological imaging: Postoperative computed tomography and magnetic resonance imaging of oral tongue cancer. Can Assoc Radiol J 2018; 69: 458-67.

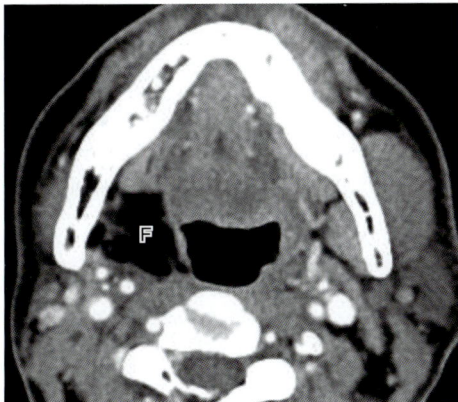

图17.5 口咽侧壁切除术后，肌皮瓣重建术后（50余岁，男性）

增强CT
可见与口咽右侧壁切除部位一致的脂肪化的重建肌皮瓣（F）

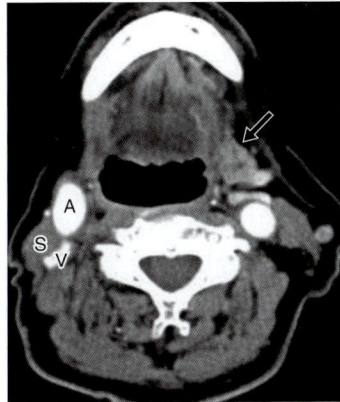

图17.6 右颈部清扫术后（60余岁，男性）

增强CT
未见右侧下颌下腺（黑色箭头所指为左侧下颌下腺），可见右颈动脉（A）、颈静脉（V）、胸锁乳突肌（S）之间的脂肪层消失或模糊。与颈部清扫术后的变化一致

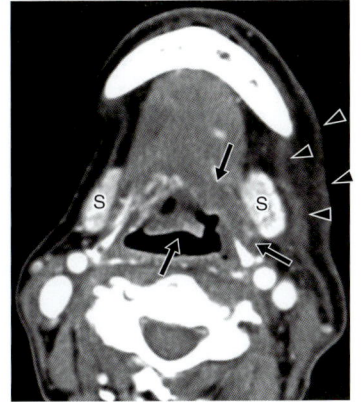

图17.7 左侧口咽癌放疗后的变化（70余岁，男性）

增强CT
可见口咽左侧及会厌的肿胀（黑色箭头）、双侧下颌下腺的增强效果（S）、颈浅筋膜及皮肤的增厚（黑色三角箭头），与放疗后的变化一致

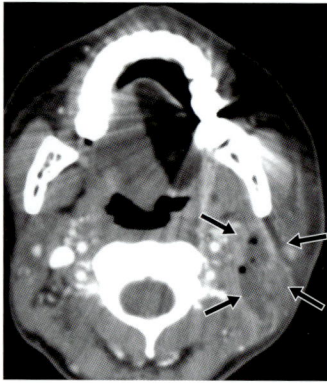

图17.8　脓肿（30余岁，女性）

增强CT

左侧颈部边缘可见伴有模糊增强效果带的液体密度（黑色箭头），部分是空气密度，与脓肿形成的表现一致

引自Baba A, et al. Essentials on oncological imaging: Postoperative computed tomography and magnetic resonance imaging of oral tongue cancer. Can Assoc Radiol J 2018; 69: 458-67.

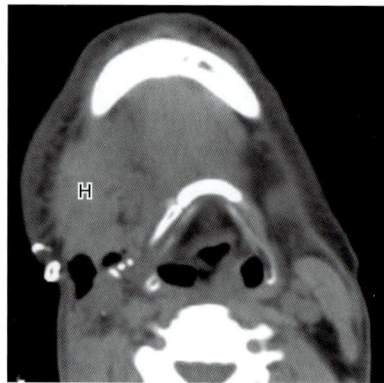

图17.9　术后血肿（40余岁，男性）

CT

右侧下颌下区可见呈稍高密度的区域（H），与血肿的表现一致

引自Baba A, et al. Essentials on oncological imaging: Postoperative computed tomography and magnetic resonance imaging of oral tongue cancer. Can Assoc Radiol J 2018; 69: 458-67.

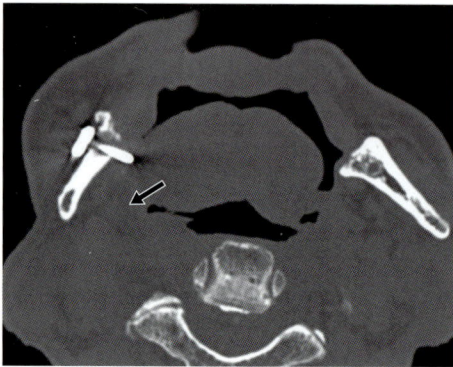

图17.10　螺钉松动（80余岁，男性）
CT（骨窗）
下颌骨右侧的螺钉周围可见提示松动的骨吸收区域（黑色箭头）

引自Baba A, et al. Essentials on oncological imaging: Postoperative computed tomography and magnetic resonance imaging of oral tongue cancer. Can Assoc Radiol J 2018; 69: 458-67.

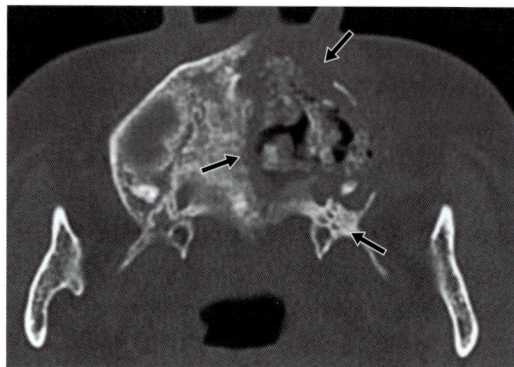

图17.11　放疗后的骨质破坏性改变及坏死骨形成（70余岁，女性）

CT（骨窗）

可见上颌骨左侧的骨吸收、骨实质分割及坏死骨形成（黑色箭头）

放化疗后的疗效判定标准

· 常用的实体瘤疗效评估标准（response evaluation criteria in solid tumors，RECIST）常用于评估放化疗的疗效。

· 虽然RECIST目前仅在实体瘤的临床试验中使用，但在实际临床实践中也可以作为判断标准参考使用。

· 图像中（包括颈部病变及转移的）肿瘤长径（各器官最多测量2个病变，整体最多测量5个病变，使用直径之和）的总和，由基线检查得出的变化率进行判定（表17.1）。

表17.1　由基线检查得出的变化率进行判定

完全治愈（complete response，CR）	病灶消失
部分治愈（partial response，PR）	直径比基线减小30%以上
进展（progressive disease，PD）	直径比基线增加20%以上（且增加超过5 mm）或出现新病灶
稳定（stable disease，SD）	不是PR或PD

局部复发的影像学表现

- 可见在增强CT中表现为不均匀增强效果（小病变中可呈均匀增强效果）的**局限性浸润性隆起肿块**（图17.12，17.13）。
- 可见在MRI的T1加权图像中呈中等信号、在增强T1加权图像中有明显增强效果、在T2加权图像中呈稍高信号的**浸润性隆起肿块**（图17.14a、b）。
- 复发性病变与治疗后/炎症后变化的鉴别，有时弥散加权图像（图17.14c）及ADC图可能有用，复发性病变在弥散加权图像上呈高信号，在ADC图上呈低信号。
- 在术后、放疗后的变化消退前，往往很难观察到复发/残留的肿瘤。
- 评估部位应包括术前的进展范围及皮瓣边缘（图17.12~17.14）。
- 有时复发性病变会因骨或软骨的浸润性表现及神经周围的进展而被发现（图17.15）。
- 放疗后的影像学图像评估中，**在CR后出现肿块或PR后肿块再增大或提示PD时**，局部复发的判断可信度高（图17.16）。
- 放疗后骨坏死与复发性病变的鉴别可能非常困难。
- PET中有局限性或不对称性的明显摄取时，提示复发性病变。

颈部复发的影像学表现

- 对于CT、MRI的影像学表现，基本采用与治疗前相同的诊断标准（大小、形状、边缘、内部性状等）。
- 即使病变很小，但只要有局部缺损的表现就应强烈怀疑复发性病变（图17.17）。

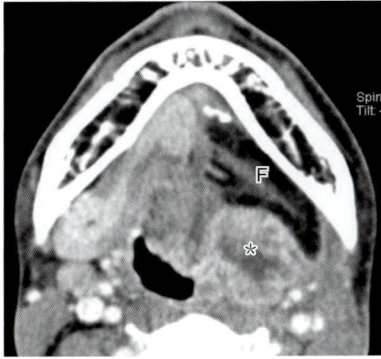

图17.12 局部皮瓣复发（60余岁，男性）

增强CT

舌左半侧切除术及肌皮瓣重建术后。舌左侧皮瓣（F）可见有沿后缘隆起的不规则肿块（＊），与局部复发的表现一致

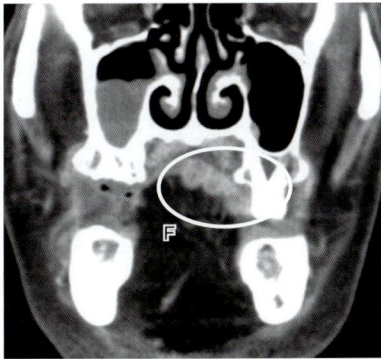

图17.13 皮瓣边缘复发（60余岁，男性）

增强CT

舌次全切除术及肌皮瓣重建术后。可见沿皮瓣（F）边缘的多个结节（圆圈），与皮瓣边缘复发的表现一致

引自Baba A, et al. Essentials on oncological imaging: Postoperative computed tomography and magnetic resonance imaging of oral tongue cancer. Can Assoc Radiol J 2018; 69: 458-67.

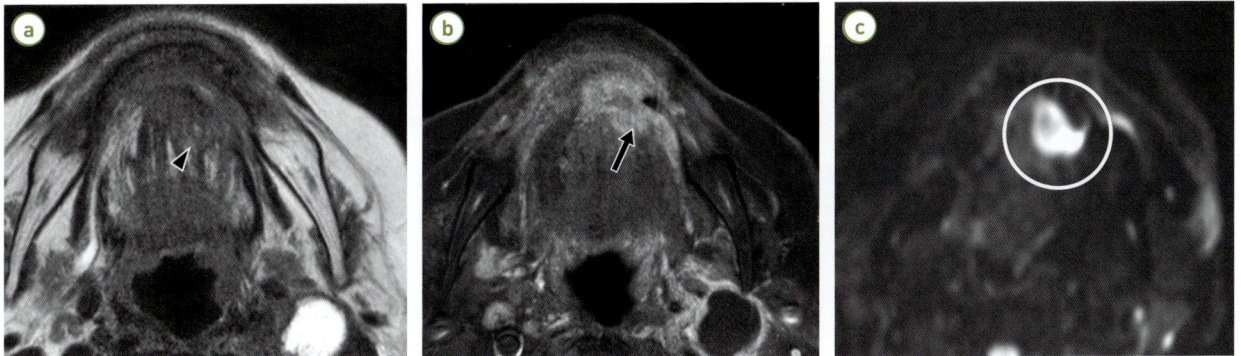

图17.14 左舌癌部分切除后的局部复发（80余岁，男性）

a. T2加权

手术部位可见呈稍高信号的肿块（黑色三角箭头）

b. 脂肪抑制增强T1加权

肿块可见增强效果（黑色箭头）

c. 弥散加权

肿块呈高信号（圆圈），ADC图（未显示）可见弥散能力下降

改编自马场　亮, ほか. 癌の術後画像診断―合併症と局所再発のチェックポイント― 頭頸部癌. 画像診断 2013; 33（11）: 10-26.

- 对放疗后的图像评估与局部复发相同，CR后出现淋巴结肿块或PR后肿块再增大或提示PD时表示颈部复发（图17.18）。
- 复发性病变可见向颈动脉或颈深筋膜深叶浸润时，挽救性手术变得困难。

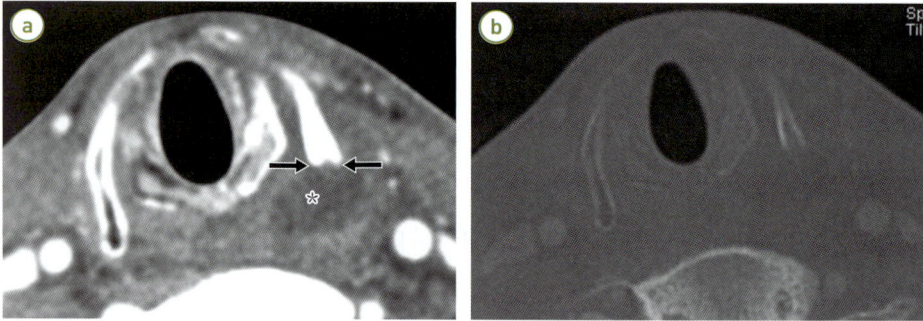

图17.15　甲状软骨边缘下咽癌放疗后复发（70余岁，男性）
a. 增强CT；b. CT（骨窗）
可见由下颌骨切除部位复发引起的肿块（＊）导致的甲状软骨左侧板后方骨吸收（黑色箭头）

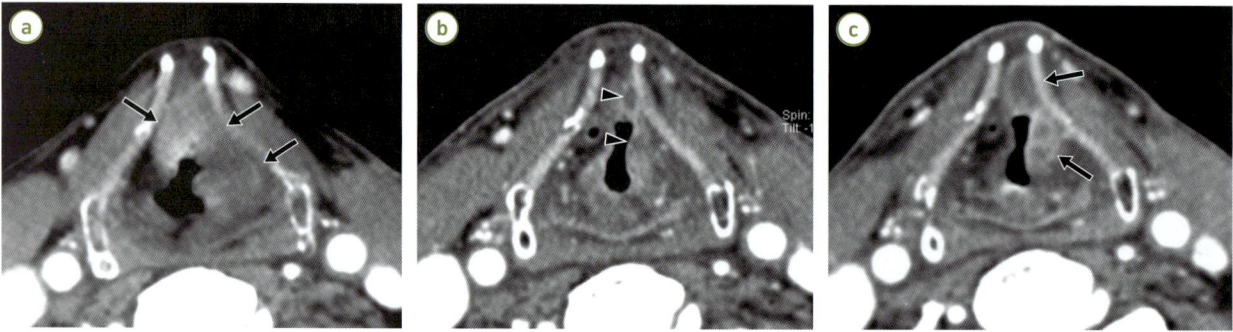

图17.16　放疗后的局部复发（70余岁，男性）
a. 治疗前的增强CT
声门上水平可见以声门上喉、左侧假声带及喉室为中心的浸润性肿块（黑色箭头），与声门上喉癌一致
b. 放化疗结束6周后的增强CT
声门上喉的肿块缩小，但仍可见软组织的轻度残留（黑色三角箭头），为确认是否可以局部控制需进一步随访
c. 放化疗结束22周后的增强CT
声门上喉的肿块（黑色箭头）再增大，提示局部复发或残留病灶

引自馬場　亮, ほか. 化学放射線治療後の画像評価. Ⅶ.頭頸部癌の検査・診断: 各論. 頭頸部癌学—診断と治療の最新研究動向一. 日本臨牀 2017; 75: 287-92.

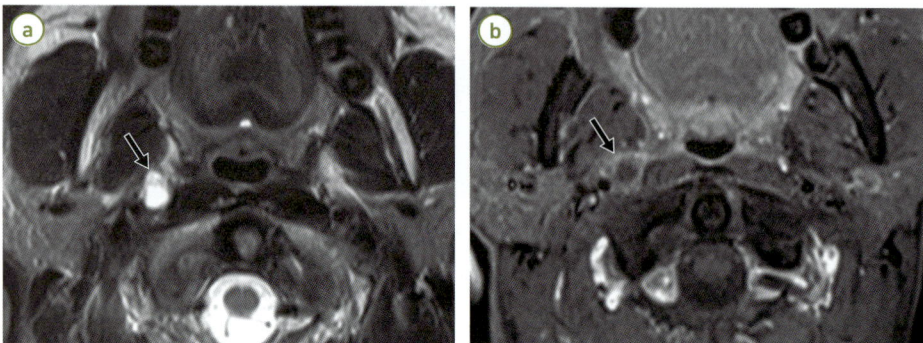

图17.17　下咽癌部分切除术后的右侧Rouvière淋巴结转移（60余岁，男性）
a. T2加权；b. 脂肪抑制T1加权
可见右侧Rouvière淋巴结轻度增大，内部伴有局部缺损（黑色箭头），与淋巴结转移的表现一致。边缘稍不规则，有结外进展的可能性

图像陷阱

- 术后早期并发症包括**液体潴留、感染/脓肿（图17.8）**及**血肿（图17.9）**，有时与残留肿瘤鉴别困难。
- 咽段食管切除术及口咽侧壁切除术后，有时因皮瓣导致残存正常扁桃体组织被压迫、抬高，横断面上出现肿瘤样表现，可能与肿瘤复发相似。冠状面及矢状面图像有利于鉴别（图17.19）。
- 肌肉组织有时可能因治疗导致的去神经性改变而失去对称性，由此产生的肌肉萎缩或代偿性肥大可能被误诊为病理性表现（图17.20）。
- 残留的甲状腺可能类似复发性病变。
- **游离空肠重建的肠系膜淋巴结**虽常表现为肿大，但多数并非复发，而是**反应性淋巴结肿大（图17.21）**。
- 在PET中，炎症、溃疡、正常的大唾液腺也会表现为高摄取（假阳性），与复发的鉴别需要结合其他检查方式进行综合评估。

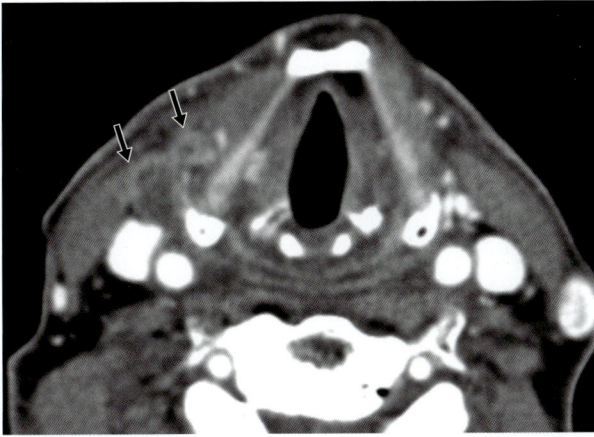

图17.18 颈部复发（60余岁，男性）
口咽癌（舌根癌）放化疗后的增强CT
右颈Ⅲ区可见淋巴结肿大（黑色箭头），提示颈部复发。局部缺损伴边缘模糊，提示有结外进展

引自馬場 亮, ほか. 化学放射線治療後の画像評価. Ⅶ.頭頸部癌の検査・診断: 各論. 頭頸部癌学—診断と治療の最新研究動向—. 日本臨牀 2017; 75: 287-92.

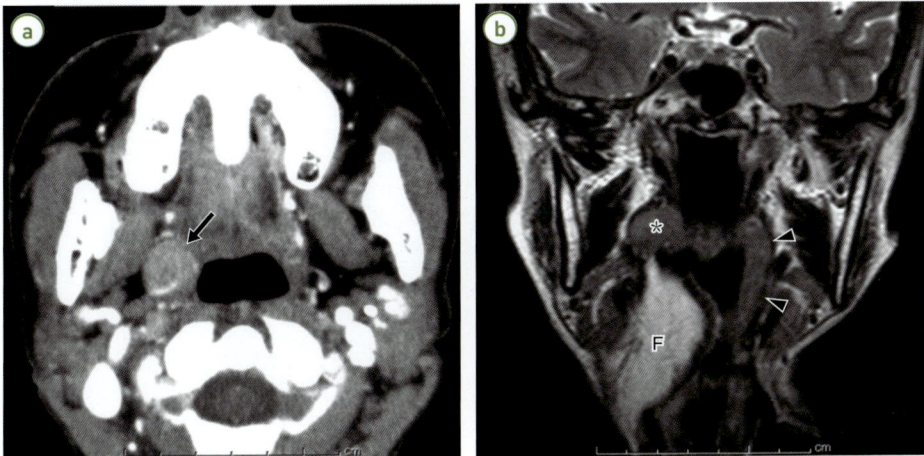

图17.19 口咽癌术后被向上方压迫、抬高的与局部复发相似的腭扁桃体（50余岁，男性）
a. 增强CT；b. T2加权冠状面
图a中右侧腭扁桃体呈肿瘤样（黑色箭头），与复发性病变相似，但在图b中可以确认是被肌皮瓣（F）压迫、抬高的右侧腭扁桃体（患侧为*，健侧为黑色三角箭头）

改编自馬場 亮, ほか. 癌の術後画像診断—合併症と局所再発のチェックポイント— 頭頸部癌. 画像診断 2013; 33（11）: 10-26.

去神经性改变（图17.20）
由肿瘤浸润、外伤、手术等引起的神经损伤导致，发生在低于损伤部位的运动神经支配区域的肌肉。受伤4~6周后出现单侧麻痹及萎缩，初期可见肿胀，随时间推移出现肌肉组织的脂肪变性。去神经性改变是由近端神经病变引起的，因此有必要对相应神经的整体走行进行评估，确认有无肿瘤等器质性异常。

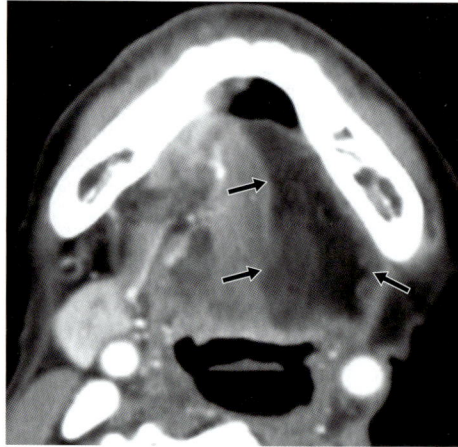

图17.20　术后伴有舌下神经麻痹的舌肌去神经性改变（80余岁，男性）
增强CT
舌可活动部位的左侧与对侧相比，整体密度降低（黑色箭头），提示因舌下神经麻痹导致的舌肌萎缩（脂肪化）

MEMO

下颌骨边缘切除术及下颌骨节段切除术
下颌骨边缘切除术的适应证为与下颌骨相接触的表现为向骨膜及皮质局限性浸润且无骨髓浸润的肿瘤（图17.22）。下颌骨节段切除术的适应证为可见明显的皮质浸润及骨髓浸润的肿瘤（图17.23）。无论哪种术式，其切缘均清晰且规则，可以与表现为不规则切缘的局部复发及炎症变化相鉴别。

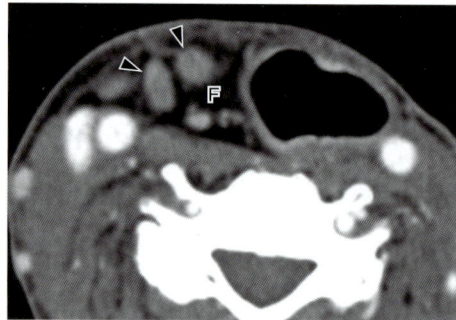

图17.21　重建游离空肠的反应性肠系膜淋巴结肿大（50余岁，男性）
增强CT
可见重建游离空肠的肠系膜脂肪（F），肠系膜淋巴结表现为反应性肿大（黑色三角箭头）

引自Baba A, et al. Essentials on oncological imaging: Postoperative computed tomography and magnetic resonance imaging of oral tongue cancer. Can Assoc Radiol J 2018; 69: 458-67.

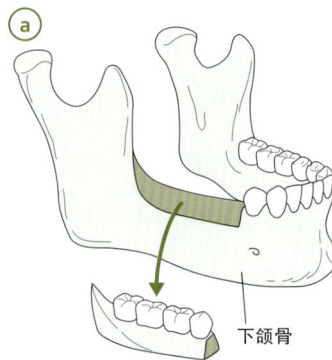

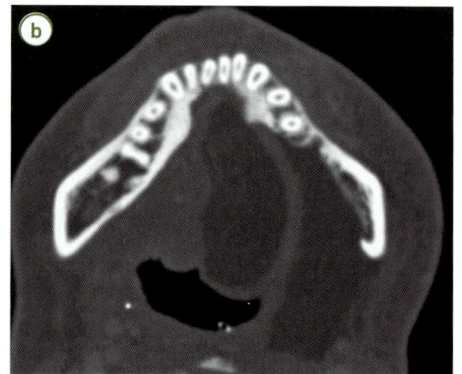

图17.22　下颌骨边缘切除术后（30余岁，女性）
a. 示意图；b. CT（骨窗）
下颌骨左侧体部保有下颌骨的连续性，可见术后骨缺损

改编自马場　亮，ほか. 癌の術後画像診断—合併症と局所再発のチェックポイント— 頭頸部癌. 画像診断 2013; 33（11）: 10-26.

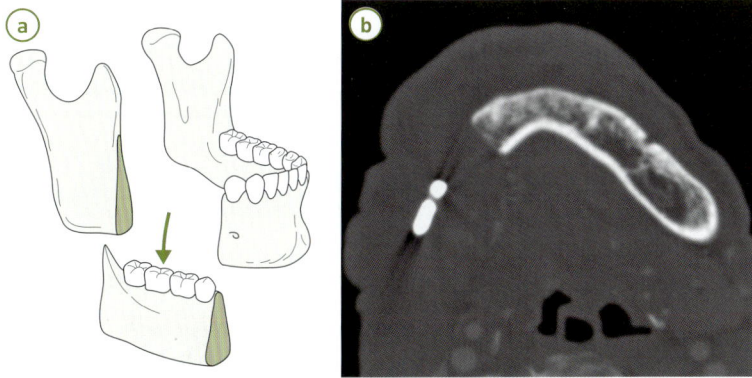

图17.23　下颌骨节段切除术后（70余岁，女性）
a. 示意图；b. CT（骨窗）
下颌骨右侧体部连续性缺失，可见术后骨缺损

改编自馬場　亮，ほか. 癌の術後画像診断─合併症と局所再発のチェックポイント─ 頭頸部癌. 画像診断 2013; 33（11）: 10-26.

你知道吗？

气管切开处复发（图17.24）
喉切除术后的气管切开处复发是预后不良的危险因素之一，其他危险因素包括进展期原发灶（T3、T4病变）、声门下癌、跨声门癌、切缘阳性及术前气管切开术等。CT及MRI中可见气管残端与皮肤之间的浸润性软组织肿块。

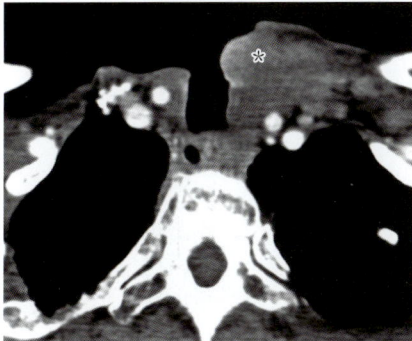

图17.24　气管切开处复发（60余岁，男性）
增强CT
气管切开处可见软组织密度区域，提示气管切开处复发（*）

改编自馬場　亮，ほか. 癌の術後画像診断─合併症と局所再発のチェックポイント─ 頭頸部癌. 画像診断 2013; 33（11）: 10-26.

18 头颈部肿瘤、特殊感染
正常解剖及影像学解剖(以头颈部组织间隙为中心)

必读

· Guidera AK, et al. Head and neck fascia and compartments: no space for spaces. Head Neck 2014; 36: 1058–68.
· Scheinfeld MH, et al. Teeth: what radiologists should know. Radiographics 2012; 32: 1927–44.

概述(图18.1~18.3)

颈部组织间隙

· 头颈部组织间隙主要被颈深筋膜的浅、中、深叶区分隔。
· 筋膜是膜状的结缔组织,影像学图像上很难看到。
· 颈部组织间隙是炎症的进展路径,筋膜是阻止其进展的屏障。
· 没有与身体轴线垂直的筋膜。炎症易向头足方向进展。
· 多以颈部组织间隙为中心观察冠状面及矢状面图像,可以加深对头颈部感染的理解。
· 颈部组织间隙是存在于舌骨上颈部、舌骨下颈部的组织,各个间隙通过跨越二者的组织大致区分(表18.1~18.3)。

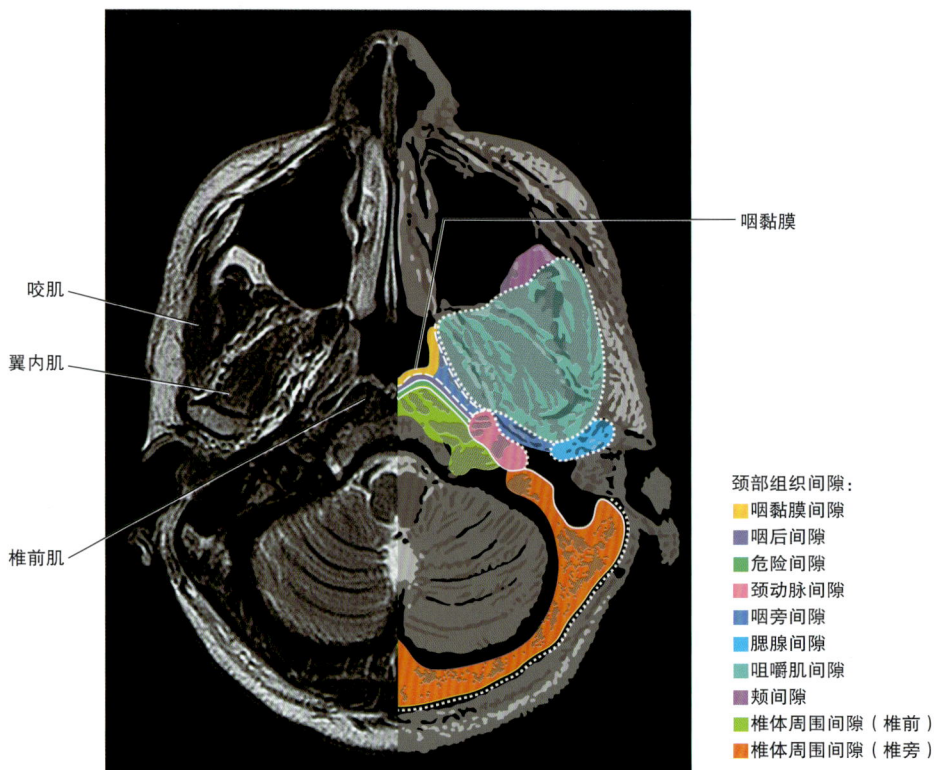

颈部组织间隙:
- 咽黏膜间隙
- 咽后间隙
- 危险间隙
- 颈动脉间隙
- 咽旁间隙
- 腮腺间隙
- 咀嚼肌间隙
- 颊间隙
- 椎体周围间隙(椎前)
- 椎体周围间隙(椎旁)

图18.1 颈部组织间隙
a. 舌骨上颈部,鼻咽水平

· 渡辺哲生. 解剖から見た扁桃周囲膿瘍・深頸部膿瘍. 口腔・咽頭科 2016; 29: 9–17.

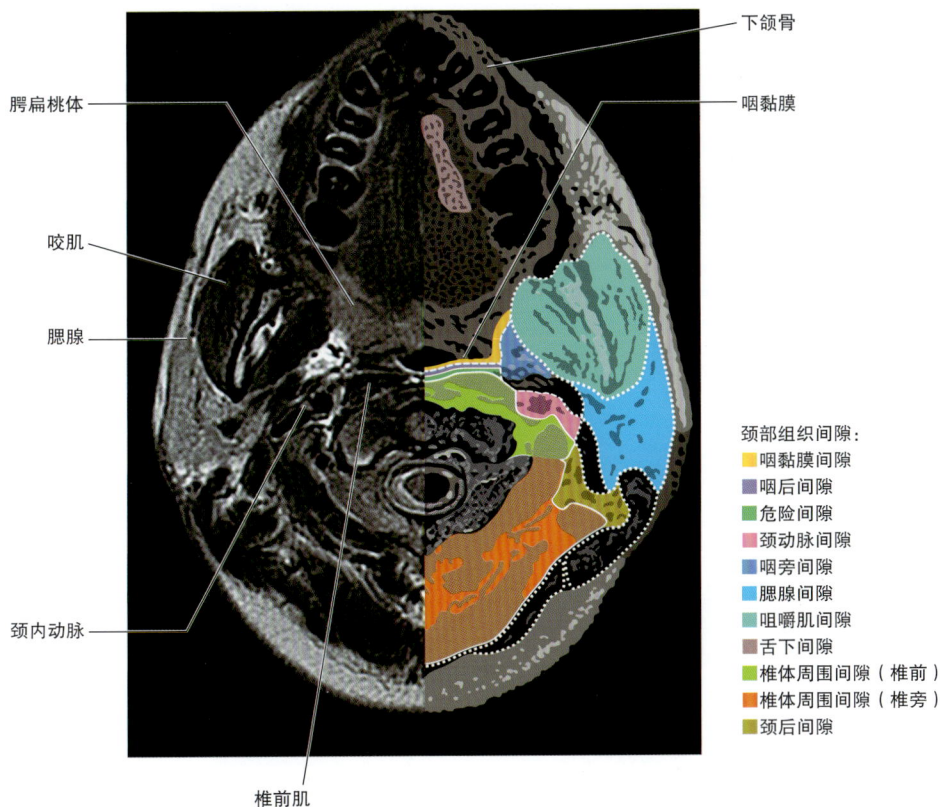

b. 舌骨上颈部，口咽水平

颈部组织间隙：
- 咽黏膜间隙
- 咽后间隙
- 危险间隙
- 颈动脉间隙
- 咽旁间隙
- 腮腺间隙
- 咀嚼肌间隙
- 舌下间隙
- 椎体周围间隙（椎前）
- 椎体周围间隙（椎旁）
- 颈后间隙

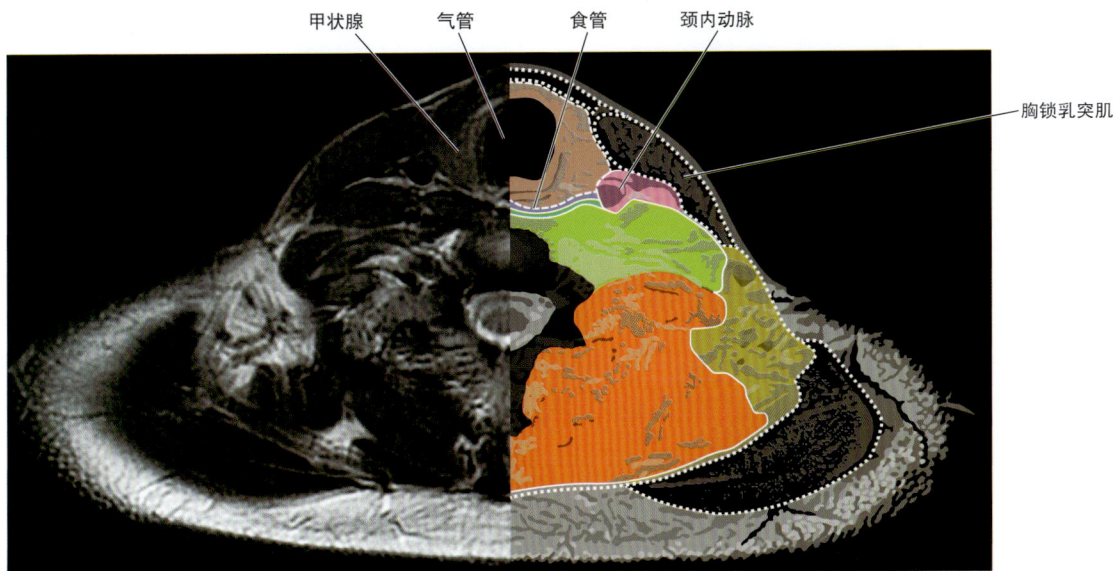

c. 舌骨下颈部，甲状腺水平

颈部组织间隙：
- 器官间隙
- 咽后间隙
- 危险间隙
- 颈动脉间隙
- 椎体周围间隙（椎前）
- 椎体周围间隙（椎旁）
- 颈后间隙

- ········（线）颈深筋膜浅叶
- － － － 颈深筋膜中叶
- —— 颈深筋膜深叶

图18.1　颈部组织间隙（续）

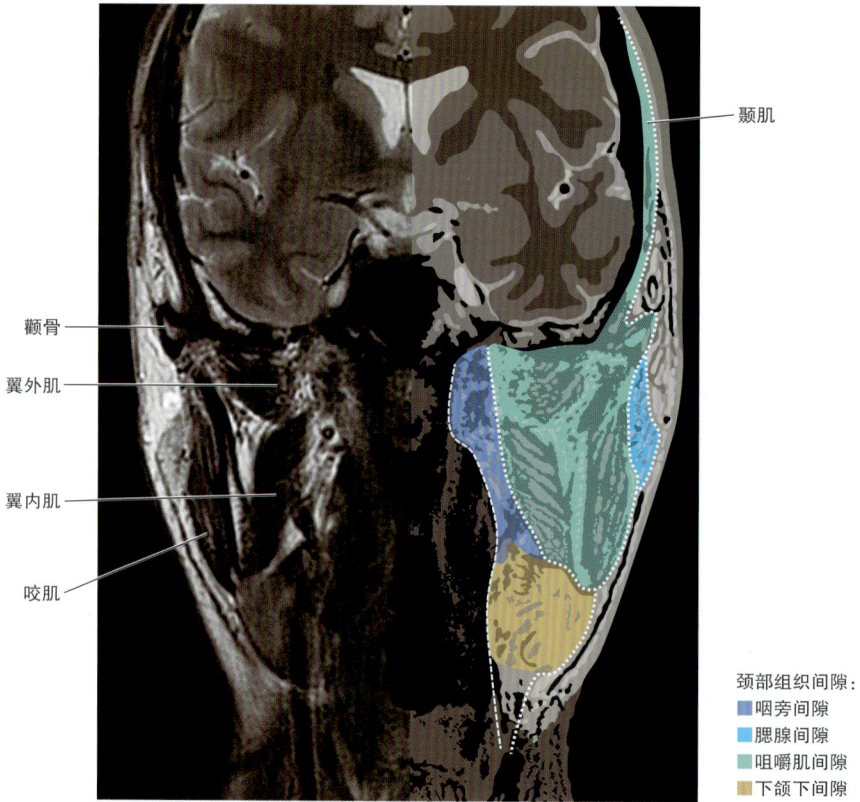

颞肌

颧骨

翼外肌

翼内肌

咬肌

颈部组织间隙：
■ 咽旁间隙
■ 腮腺间隙
■ 咀嚼肌间隙
■ 下颌下间隙

d. 包含咀嚼肌间隙顶部的冠状面

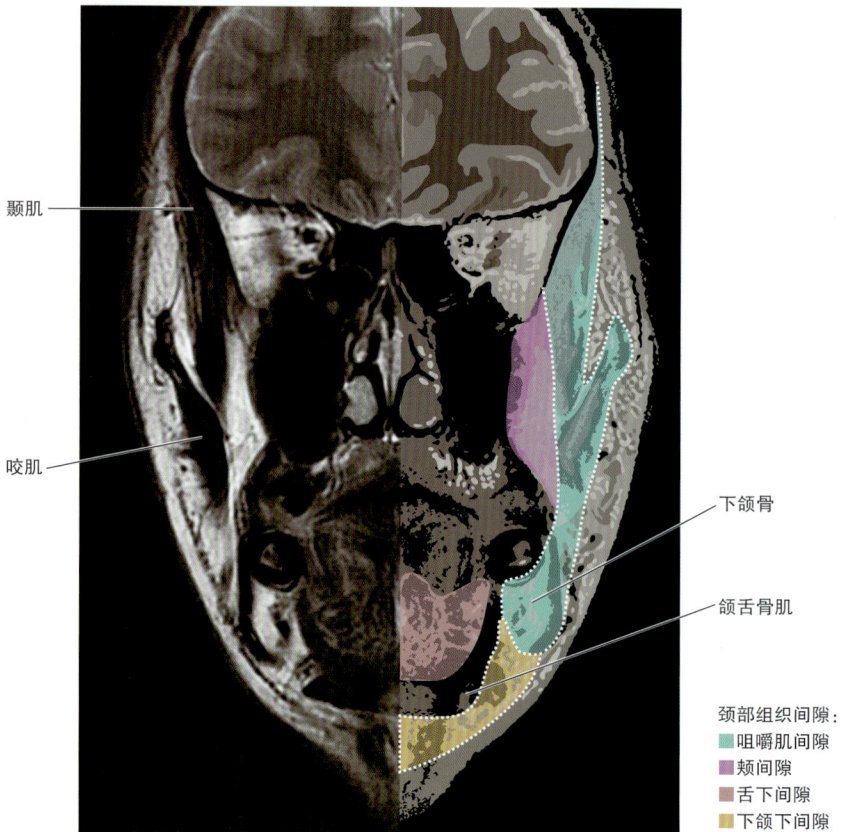

颞肌

咬肌

下颌骨

颌舌骨肌

颈部组织间隙：
■ 咀嚼肌间隙
■ 颊间隙
■ 舌下间隙
■ 下颌下间隙

e. 包含下颌舌骨肌的冠状面

图18.1　颈部组织间隙（续）

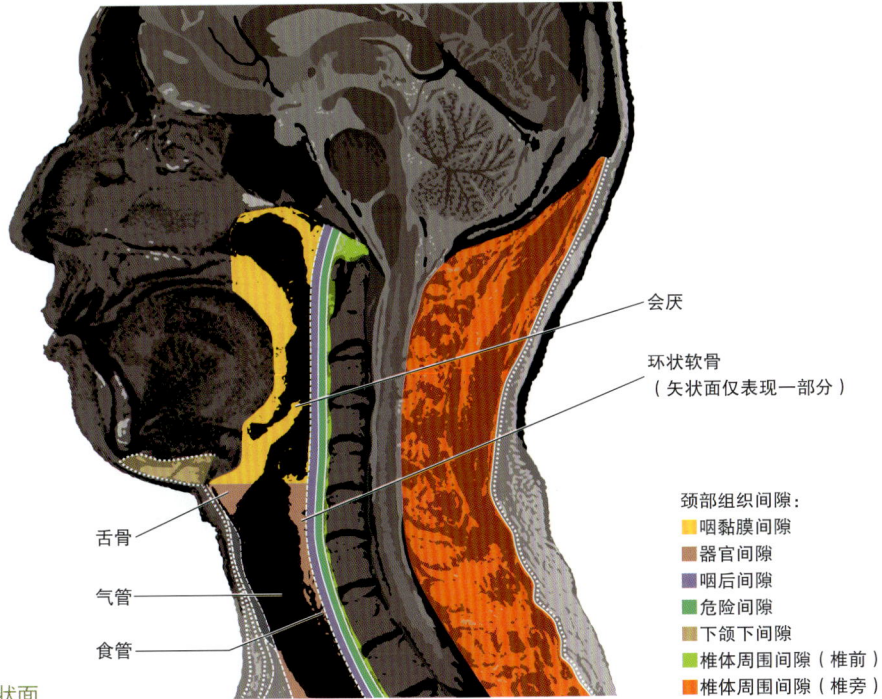

f. 矢状面

图18.1　颈部组织间隙（续）

颈部组织间隙：
- 咽黏膜间隙
- 器官间隙
- 咽后间隙
- 危险间隙
- 下颌下间隙
- 椎体周围间隙（椎前）
- 椎体周围间隙（椎旁）

会厌

环状软骨
（矢状面仅表现一部分）

舌骨

气管

食管

表18.1　舌骨上颈部组织间隙及内容物

组织间隙	内容物
咽旁间隙	脂肪组织、咽升动脉、咽静脉丛、颌动脉
咽黏膜间隙	Waldeyer环、鼻咽黏膜、口咽黏膜、鼻咽缩肌、口咽缩肌、小唾液腺、咽颅底筋膜、腭帆提肌、咽鼓管咽肌、咽鼓管软骨
舌下间隙	腮腺，舌骨舌肌，茎突舌肌，舌动、静脉，舌神经，舌咽神经，舌下神经
下颌下间隙	下颌下腺、颏下淋巴结、下颌下淋巴结、脂肪组织，二腹肌前腹，面动、静脉
咀嚼肌间隙	咀嚼肌（咬肌、颞肌、翼内肌、翼外肌）、下颌骨，腮腺管，下颌关节，三叉神经第3分支，下牙槽动、静脉，翼静脉丛，副腮腺
腮腺间隙	腮腺、腮腺管、腮腺内淋巴结、面神经，三叉神经，颈外动脉，下颌后静脉，面后静脉

注：红色文字为感染性疾病影像学诊断中的重要结构。

表18.2　舌骨下颈部组织间隙及内容物

组织间隙	内容物
器官间隙	喉、下咽、淋巴结、甲状腺、甲状旁腺、气管、喉返神经、舌骨下肌群

注：红色文字为感染性疾病影像学诊断中的重要结构。

表18.3　舌骨下、舌骨下颈部组织间隙及内容物

组织间隙		内容物
咽后间隙		脂肪组织、淋巴结
危险间隙		脂肪组织
椎体周围间隙	椎前	椎体，椎间板，椎前肌，前、中、后斜角肌，神经根，腕神经丛，膈神经，椎动、静脉
	椎旁	脊椎后方结构、脊椎旁肌肉
颈动脉间隙		颈动脉（颈内动脉、颈总动脉）、颈内静脉、交感神经干、第Ⅸ～Ⅻ对脑神经
颈后间隙		脂肪组织、淋巴结

注：红色文字为感染性疾病影像学诊断中的重要结构。

舌下间隙、下颌下间隙（图18.1e，18.2）

· 口腔底被下颌舌骨肌分为上方的舌下间隙及下方的下颌下间隙。
· 下颌舌骨肌后缘背侧没有分隔舌下间隙、下颌下间隙及咽旁间隙的筋膜。
· 磨牙根尖部的炎症根据与**下颌舌骨肌起点**的位置关系，沿不同途径进展（图18.2）。
　下颌第2及第3磨牙→下颌下间隙。
　其他磨牙→舌下间隙。

咀嚼肌间隙（图18.1a、b、d）

· 主要由下颌骨及咀嚼肌组成，被颈深筋膜浅叶包围。
· 被下颌支分为内侧区及外侧区。
· 底部达下颌骨下缘，顶部在内侧到达颅底，外侧越过颧弓到达颞肌的附着处（图18.1d）。

咽旁间隙（图18.1a、b）

· 内侧与咽黏膜间隙相连，内侧后方与咽后间隙、危险间隙相连，外侧前方与咀嚼肌间隙相连，外侧与腮腺间隙相连，后方与颈动脉间隙相连，是由将上述间隙包围的筋膜形成的间隙。
· 通过从翼突内侧板至茎突的张肌–血管–茎突筋膜（tensor vascular styloid fascia，TVSF）分为茎突前区及茎段后区。
· 茎突前区是狭义上的咽旁间隙，茎突后区几乎是颈动脉间隙的同义词。
· 其冠状面在影像学上表现为颅底连接至舌骨大角的三角形脂肪。
· 由于**下颌下间隙与舌下间隙之间没有筋膜形成的边界**，上述间隙炎症进展较容易（图18.4）。
· 可以成为周围间隙发生的炎症进展至颅底的途径。

颈动脉间隙（图18.1a~c）

· 后内侧为颈深筋膜深叶、前侧为中叶、外侧为浅叶。
· 连接颅底至主动脉弓。
· 由被称为颈动脉鞘的筋膜包围，但**舌骨上颈部的筋膜常不完整**。

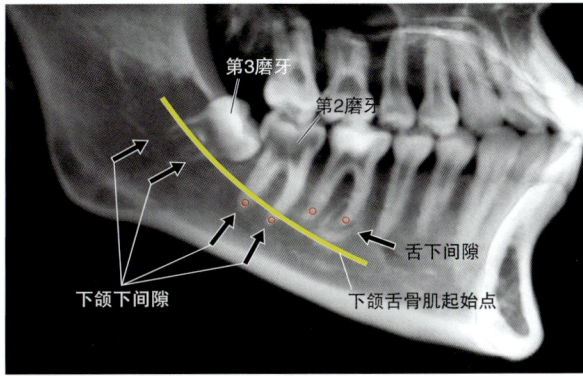

图18.2　下颌骨的X线平片（右侧）

○ 为根尖部

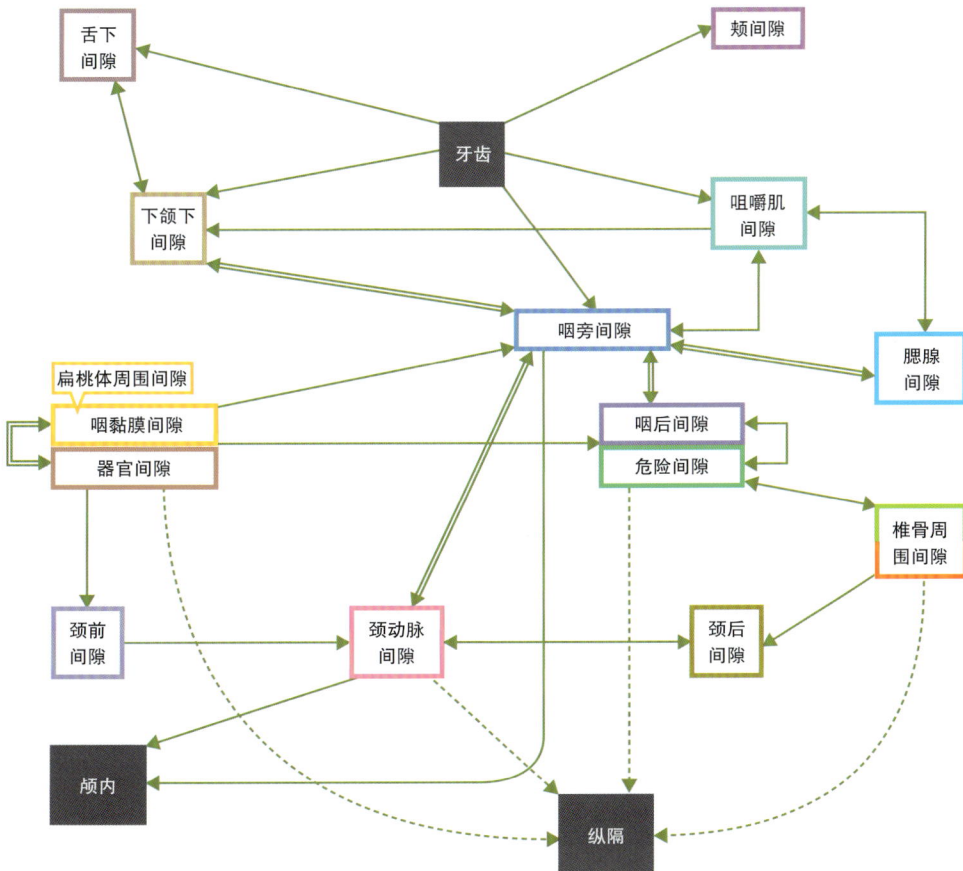

图18.3　咽旁间隙及周围组织间隙

双线：间隙之间的自由通路

虚线：与纵隔的通路

改编自渡辺哲生. 解剖から見た扁桃周囲膿瘍 · 深頸部膿瘍. 口腔 · 咽頭科 2016; 29: 9-17.

咽黏膜间隙、器官间隙（图18.1f）

咽黏膜间隙

- 位于咽的管腔侧，存在于颅底至舌骨。
- 颈深筋膜中叶从后方包围其外侧，但前方没有筋膜，被黏膜所覆盖。
- 扁桃体周围间隙是扁桃体包膜与咽缩肌及颈深筋膜中叶之间的潜在腔隙，解剖学上包含在咽间隙内。
- 与舌骨下方的**器官间隙**之间没有筋膜。

器官间隙

- 由颈深筋膜内侧叶包围的圆柱状区域。
- 包括喉、气管、食管、甲状腺、甲状旁腺等颈部器官。
- 上端为舌骨，**下端为上纵隔**（椎体水平）。

咽后间隙、危险间隙（图18.1a~c、f）

咽后间隙

- 咽背侧的潜在腔隙。
- 从颅底开始，**到达C6~T4椎体水平**。
- 颈深筋膜中叶将其与前方的咽黏膜间隙、器官间隙分隔开（**图18.1f**）。
- 被作为颈深筋膜深叶一部分的翼状筋膜与后方的危险间隙分隔开。
- 舌骨上颈部包含咽后淋巴结，但不包含舌骨下淋巴结。

危险间隙

- 从颅底到达膈膜水平的垂直方向上的很长的间隙。
- 翼状筋膜无法成为防止炎症进展的屏障。因此在临床的头颈部感染中，将危险间隙与咽后间隙视为同义词。

腮腺间隙（图18.1a、b、d）

- 颈深筋膜浅叶包围腮腺而形成的区域。
- 在鼻咽、口咽水平位于最外侧的间隙，位于外耳道至下颌角。
- 上内侧筋膜薄且脆弱，可能有缺损。因此有时会成为腮腺病变向内侧咽旁间隙的进展路径。

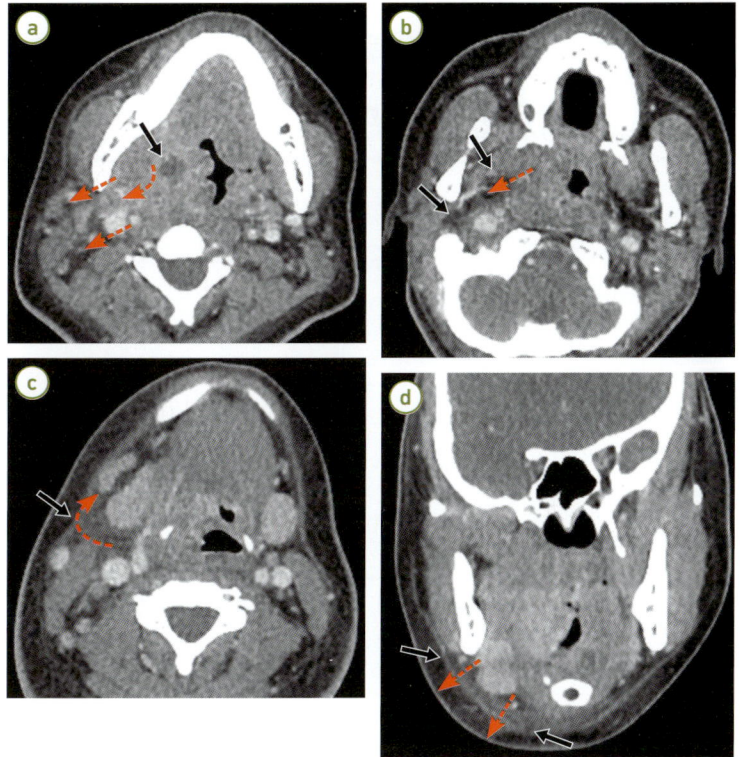

图18.4　炎症波及周围间隙的扁桃体周围脓肿

a. 增强CT

在作为咽黏膜间隙一部分的扁桃体周围间隙内可见脓肿（黑色箭头）。虚线箭头为炎症波及路径

b. 增强CT（图a向上3.0 cm）

可见右侧咽旁间隙的脂肪密度增加，怀疑受炎症波及（黑色箭头）。（虚线箭头）为炎症波及路径

c. 增强 CT（图a向下2.5 cm）；

d. 同部位冠状面（下颌下腺水平）

可见下颌下间隙右侧部的脂肪密度增加及颈阔肌增厚（黑色箭头）。考虑是咽黏膜间隙的炎症向咽旁间隙进展，波及下颌下间隙。虚线箭头为炎症波及路径

关键点

· 口腔内感染首先累及的组织间隙：下颌下间隙、舌下间隙、咀嚼肌间隙。

· 通向纵隔的潜在路径：咽后间隙、危险间隙、器官间隙、颈动脉间隙。

18 头颈部肿瘤、特殊感染
成像要点

概述

- 头颈部炎症的影像学诊断首选增强CT。
- 怀疑有牙源性感染、骨髓炎、唾液腺结石、咽部异物时，追加**骨窗**（图18.5）。
- 增强MRI有助于颅内并发症的诊断。
- 无法使用造影剂时，应考虑对比分辨率高于CT平扫的非增强MRI（图18.6）。

CT

- 层厚在3 mm以下。
- 进行增强CT检查时，静脉注射100 mL或以2~3 mL/s的速度静脉注射（每千克体重2 mL）240~300 mgI/mL的非离子造影剂，50~70 s后进行成像。
- 口腔底、咽、喉的炎症以**颅底至上纵隔**为范围进行成像。
- 观察咀嚼间隙脓肿时应包含**颞区**。
- 增强CT可用于**蜂窝织炎与脓肿的鉴别**，二者的治疗策略不同。

MRI

- 层厚在3 mm以下，层间距1 mm，FOV为160~180 mm。
- 增强MRI是静脉注射钆造影剂（剂量为每千克体重0.1 mmol）后成像。
- 无法进行增强扫描时，**脂肪抑制T2加权图像、STIR图像及弥散加权图像**非常有用。
- 注意因口腔科假体产生的伪影。
- 对唾液腺炎症来说MRI比CT更敏感，但MRI与CT对唾液腺结石的检出率均极低。
- 脑脓肿、硬膜外/硬膜下脓肿、脑膜炎等颅内感染应使用增强MRI进行评估。

关键点

- 怀疑牙源性感染或异物引起感染时，必须参考骨窗CT。

· 日本医学放射線学会 编：画像診断ガイドライン2016年版，第2版. 金原出版，東京，2016，p108-17.

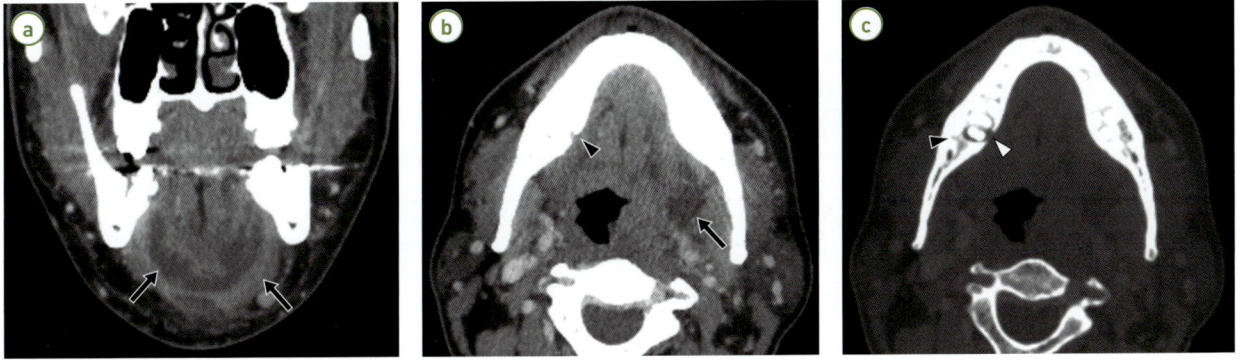

图18.5 牙周炎引起的口腔底脓肿（50余岁，男性）

a. 增强CT冠状面（颏下皮肤向背侧5.5 cm）
舌下间隙可见边缘增强的低密度区域，怀疑是脓肿（黑色箭头）

b. 增强CT
脓肿进展至左侧咽旁间隙（黑色箭头），下颌骨的舌侧骨皮质被破坏（黑色三角箭头），在软组织窗条件下很难观察到

c. CT（骨窗，与图b相同水平）
可以观察到下颌磨牙周围的溶骨性变化（黑色三角箭头）及舌侧骨皮质受损（白色三角箭头），怀疑是由牙源性感染引起的口腔底脓肿

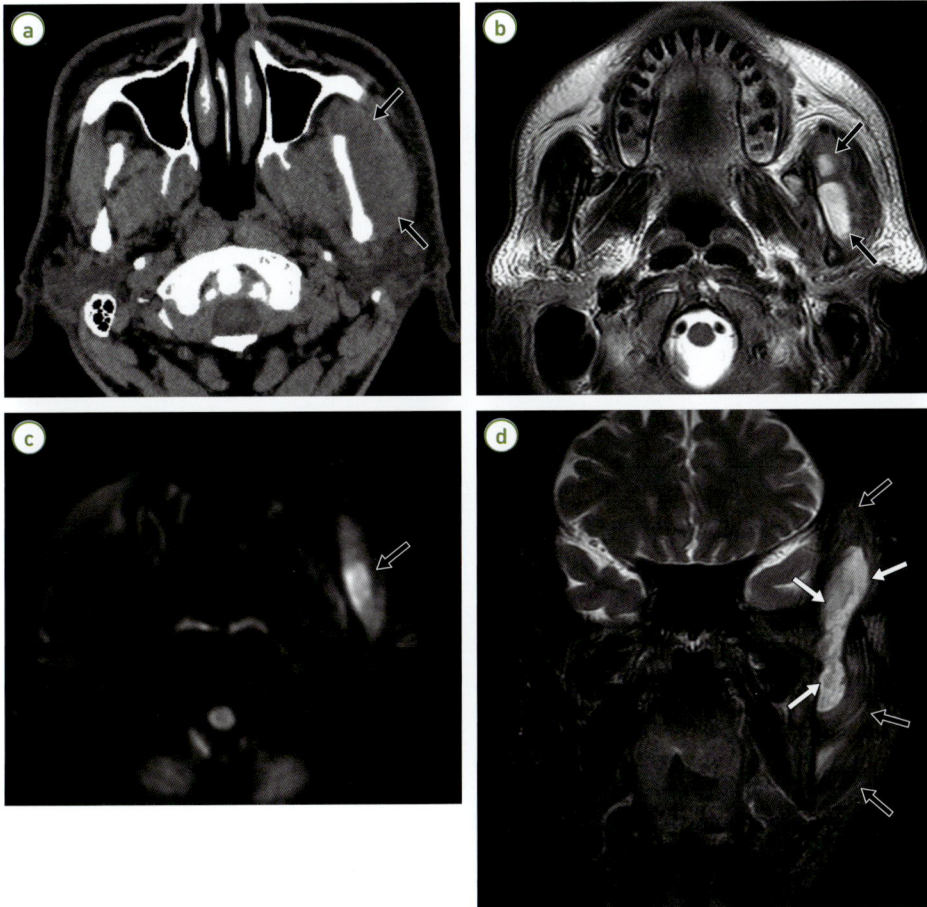

图18.6 咀嚼肌间隙脓肿（60余岁，男性）

a. CT平扫
因支气管哮喘进行了CT平扫检查，可见左侧咬肌肿大（黑色箭头），但很难对脓肿进行评估

b. T2加权
左侧咬肌内封闭的液体滞留腔呈高信号（黑色箭头）

c. 弥散加权（b=1000）
病灶在弥散加权图像上呈高信号（黑色箭头），考虑是脓肿

d. 脂肪抑制T2加权
可以观察到向颈侧颧骨上咀嚼肌间隙进展的脓肿（白色箭头），以及波及周围肌肉及脂肪组织的炎症（黑色箭头）

18 头颈部肿瘤、特殊感染
眼眶骨膜下脓肿

术语表

眼眶隔膜
眼眶隔膜起自眶缘的骨膜，止于睑板的纤维性薄膜，将眼睑与眼眶隔开。眼眶隔膜是防止眶周炎症向眶内进展的屏障。眶周蜂窝织炎的严重程度取决于其是否进展到眼眶隔膜后方，因此必须仔细确认炎症的范围。

表18.4　Chandler分类

分类	病理形态
Ⅰ型	眼眶隔膜前水肿
Ⅱ型	眶内蜂窝织炎
Ⅲ型	眼眶骨膜下脓肿
Ⅳ型	眶内脓肿
Ⅴ型	海绵窦血栓

必读

· Nguyen VD, et al. Demystifying orbital emergencies: A pictorial review. Radiographics 2017; 37: 947–62.

MEMO

将鼻窦与眼眶隔开的骨壁非常薄，易被炎症破坏。此外，眶窦与鼻窦之间的静脉没有瓣膜，鼻窦炎可通过静脉及神经血管孔在不破坏骨壁的情况下向眶内扩散。

· Chandler JR, et al. The pathogenesis of orbital complications in acute sinusitis. Laryngoscope 1970; 80: 1414–28.
· Bae C, et al. Periorbital cellulitis. StatPearls [Internet]. 2019 Jan–. 2019 Feb 11.

概述

· 发生在眼眶隔膜（图18.7）后方的急性化脓性炎症被称为**眶内蜂窝织炎**。
· 鼻窦炎的波及是最常见的原因，口腔内感染及外伤也可导致眶内蜂窝织炎。
· 评估鼻性眶内并发症的严重程度时普遍使用Chandler分类（表18.4，图18.8），本节介绍其中的眼眶骨膜下脓肿。

临床表现及影像学表现（图18.9，18.10）

· 眼眶的骨壁与骨膜之间形成的脓肿。
· 筛窦来源的内侧型及额窦来源的上壁型较为常见。
· 主要症状包括眼睑发红和（或）肿胀、眼球突出、结膜水肿及视力障碍等。
· 筛窦或额窦内可见软组织密度，被骨壁隔开的眼眶内可见**双凸透镜状的软组织密度**。
· 眶内病灶边缘因脓肿壁而被增强。
· 骨窗CT中，脓肿附近的骨壁常可见溶骨性变化。
· 弥散加权图像中，病灶呈强的高信号。

鉴别诊断

· 与眼眶肌锥外肿瘤（皮样囊肿、神经源性肿瘤、恶性淋巴瘤等）相鉴别。
· 与伴有骨折的血肿相鉴别。
· 相邻鼻窦的黏膜增厚、异常密度（或信号）区域、异常形态、以边缘为主体的增强效果是影像学诊断的要点。

关键点

· 蜂窝织炎首选抗生素治疗，脓肿原则上应引流。
· 应确认有无引起视力障碍的眶内压升高（眼球突出、变形），以及炎症波及眶尖部引起的视神经压迫、海绵窦血栓形成引起的缺血性视神经炎。

你知道吗？

眼睛及鼻周围发生的毛囊炎称为粉刺。面部皮肤的炎症也可能波及眼眶及鼻窦。若波及颅内则会引起严重的并发症（曾经被认为是致命性疾病，但在抗生素生产很发达的现在很少变得严重）。

图18.9　合并额窦炎的眼眶骨膜下脓肿（50余岁，女性）
a. CT平扫冠状面；b. 同部位矢状面
前额疼痛及右眼突眼3日。右侧额窦内充满软组织密度影（白色箭头），在眶上壁及上直肌之间可见呈双凸透镜状的软组织密度区域（黑色箭头）

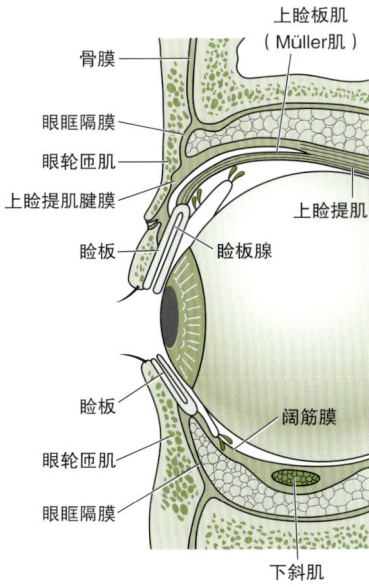

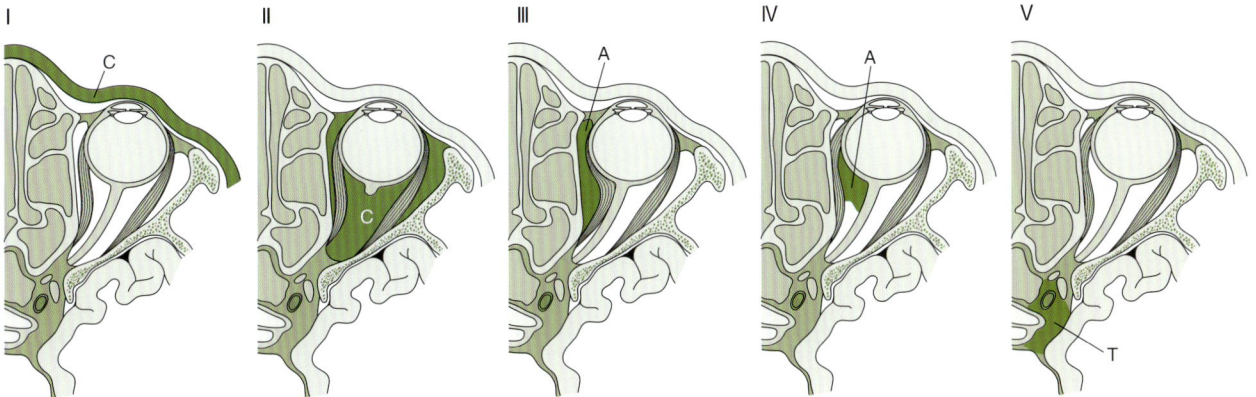

图18.7　眼眶隔膜及周围结构

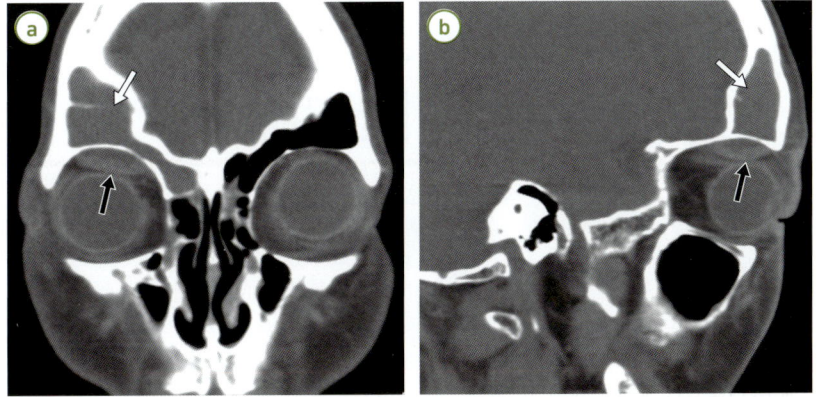

骨膜
眼眶隔膜
眼轮匝肌
上睑提肌腱膜
睑板
睑板腺
睑板
眼轮匝肌
眼眶隔膜
下斜肌
上睑板肌（Müller肌）
上睑提肌
阔筋膜

图18.8　鼻性眶内并发症分类的示意图
C，蜂窝织炎；A，脓肿；T，血栓

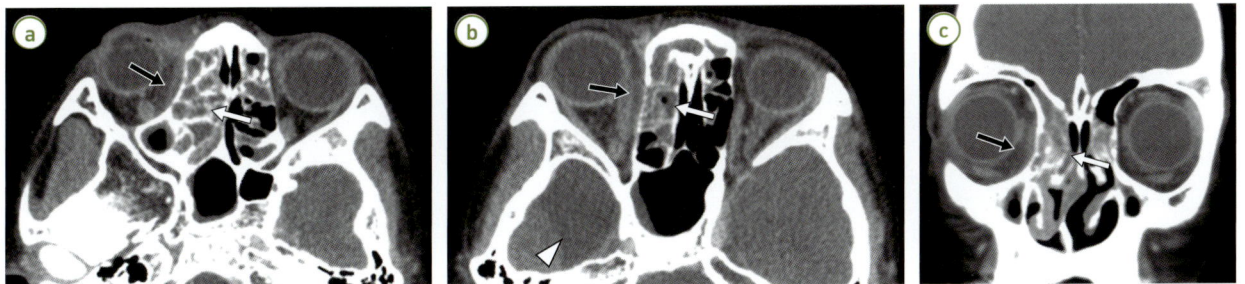

图18.10　眼眶蜂窝织炎（10余岁未满15岁，男性）
a、b. 增强CT；c. 同部位冠状面
右眼疼痛及眼睑肿胀持续3日，抗生素治疗无改善，后出现复视。右侧筛窦内充满软组织密度影，考虑为鼻窦炎（白色箭头）。可见眼眶内侧区脂肪组织密度增加（黑色箭头）。虽处于蜂窝织炎状态，但未见低密度区域，尚未形成脓肿，可见右侧颅中窝蛛网膜囊肿（白色三角箭头）

18 头颈部肿瘤、特殊感染
咀嚼肌间隙脓肿

术语表

药物相关性颌骨坏死（MRONJ）

使用双膦酸盐及狄诺塞麦等抗再吸收剂及贝伐单抗等抗血管生成剂引起的骨坏死。最初被报道为双膦酸盐相关性颌骨坏死（BRONJ）。BRONJ的发生率，注射药物为1%~2%，口服药物为0.01%~0.02%。据估计，服用双膦酸盐的患者约有200万，近年来患者数量大幅增加。

📎 **MEMO**

因咀嚼肌间隙底部的颈深筋膜浅叶与下颌骨结合牢固，脓肿易向阻力较小的上方进展。

必读

- Scheinfeld MH, et al. Teeth: what radiologists should know. Radiographics 2012; 32: 1927-44.

你知道吗？

除炎症波及咀嚼肌以外，颞下颌关节紊乱、肿瘤浸润及支配咀嚼肌的神经障碍也会导致张口障碍。破伤风毒素引起的神经性张口障碍表现为牙关紧闭。

概述

- 咀嚼肌（翼内肌、翼外肌、咬肌、颞肌）间隙及下颌骨的咀嚼肌间隙内的脓液滞留。

临床表现及影像学表现

- 常因牙源性炎症、下颌下间隙炎症及舌下间隙炎症的波及而发生。
- 主要症状包括面部肿胀及疼痛、张口障碍。
- 若炎症波及邻近的咽旁间隙、颊间隙或腮腺间隙，则引起多间隔脓肿（**图18.11**）。
- 可能出现下颌骨及颅底的骨髓炎以及颅内并发症。
- 由抗骨吸收药物及血管生成抑制剂引起的**药物相关性颌骨坏死（MRONJ）**也是一个原因（**图18.12, 18.13**）。
- CT中表现为咀嚼肌间隙内有包膜样增强效果的低密度区。
- **间隙内侧**：沿翼内肌向软腭进展。
- **间隙外侧**：沿颞肌向**颧弓上方**进展，形成颞部皮下脓肿。
- **骨窗CT**可用于识别致病的牙源性炎症。
- MRI适用于诊断下颌骨及颅底的骨髓炎以及颅内并发症。
- 骨髓炎在MRI的T1加权图像中呈低信号，在T2加权图像中被增强，呈高信号。

鉴别诊断

- **扁桃体周围脓肿**：若向咽旁间隙进展，则呈类似咀嚼肌间隙脓肿的表现。应确认有无咀嚼肌间隙内脂肪密度增加或低密度区，以及牙源性感染。
- **肿瘤性病变**：与下颌骨来源的肉瘤、周围神经恶性肿瘤、上颌窦癌及鼻咽癌进展等相鉴别。

关键点

- 通过增强CT评估脓肿的进展范围、能否引流以及有无其他间隙脓肿。
- 引起脓肿的牙源性感染若治疗不当，很容易复发。

· 岸本裕充, ほか. 骨吸収抑制薬関連顎骨壊死の最新情報. 日口腔インプラント誌 2017; 30: 191-9.

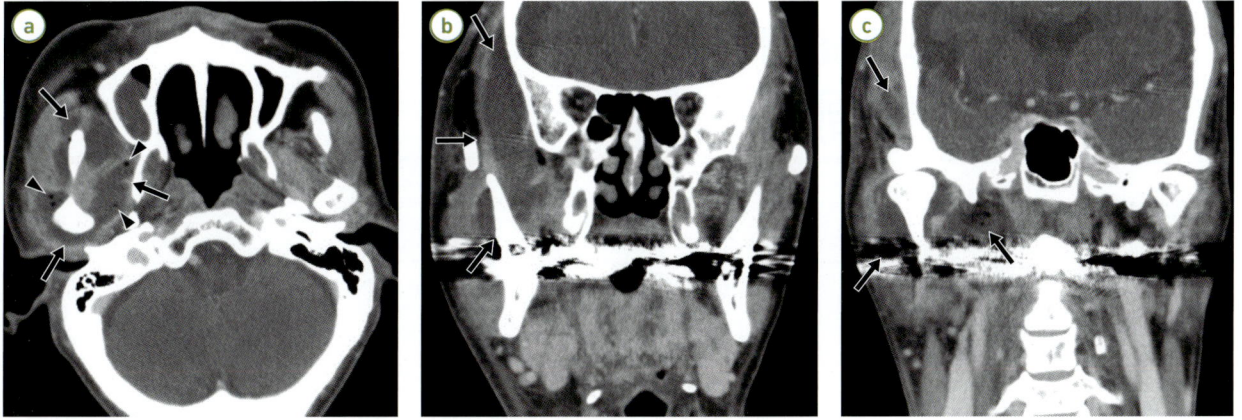

图18.11　右侧咀嚼肌间隙脓肿（80余岁，男性）

右耳道癌放化疗后。右耳周围出现肿胀及发红

a. 增强CT

右侧咀嚼肌间隙可见边缘增强的低密度区（黑色箭头）。脓肿内散在泡沫状的气腔（黑色三角箭头），提示厌氧菌感染

b. 同部位冠状面；c. 同部位（图b向背侧2.5cm）

脓肿超出颧弓向颞区进展（黑色箭头）

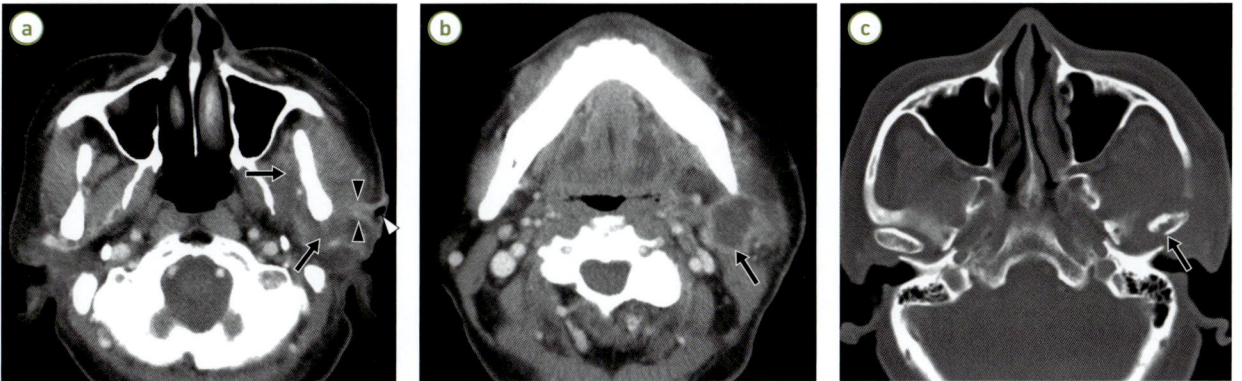

图18.12　因MRONJ引起的咀嚼肌间隙脓肿（60余岁，男性）

左侧面部肿胀、疼痛、张口障碍，左侧面部可见瘘管，正在接受前列腺癌化疗，有双膦酸盐用药史

a. 增强CT（颞下颌关节向下约1mm）

可见沿左侧咀嚼肌间隙的脂肪低密度区域（黑色箭头）。从咀嚼肌间隙至面部皮肤稍被增强，可见伴有气腔（白色三角箭头）的条索样结构（黑色三角箭头），考虑是瘘管

b. 增强CT（下颌角水平）

脓肿向左侧下颌下间隙进展（黑色箭头）

c. 增强CT（骨窗，颞下颌关节水平）

下颌骨表现为以左侧为主的不规则骨硬化及骨皮质断裂（黑色箭头），考虑是下颌骨坏死引起的变化

d. 增强CT（骨窗，颞下颌关节水平）

可以清晰观察到由骨坏死引起的左侧下颌骨的骨质破坏（黑色箭头），三角箭头可能是瘘管开口处

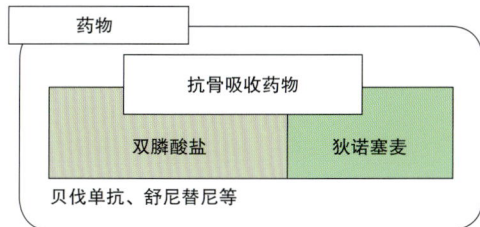

图18.13　药物相关性颌骨坏死的示意图

改编自岸本裕充，ほか. 骨吸収抑制薬関連顎骨壊死の最新情報. 日口腔インプラント誌 2017; 30: 191-9.

18 头颈部肿瘤、特殊感染
扁桃体周围脓肿

术语表

"对吻"扁桃体（kissing tonsils）（图18.15）

因扁桃体炎或双侧扁桃体周围脓肿导致肿大的腭扁桃体在口咽中线处相互靠近，被称为"对吻"扁桃体。

MEMO

扁桃体周围间隙是扁桃体包膜与咽缩肌、颈深筋膜之间的潜在腔隙，解剖学上属于咽黏膜间隙。间隙外侧由咽缩肌支撑，但因肌肉层常有部分缺失，成为炎症向咽旁间隙进展的通路。

你知道吗？

有文献表明，10岁以下儿童的扁桃体周围脓肿发病率为0.3%~3%，相对罕见。儿童发病率低的原因被认为是儿童的扁桃体包膜致密且厚，隐窝较宽不易闭塞等。20~30岁青壮年发病率高的原因包括免疫应答下降、感染部位扁桃体结缔组织增生、吸烟等。

必读

· Capps EF, et al. Emergency imaging assessment of non-traumatic conditions of the head and neck. Radiographics 2010; 30: 1335-52.

· Ludwig BJ, et al. Diagnostic imaging in nontraumatic pediatric head and neck emergencies. Radiographics 2010; 30: 781-99.

概述

· 扁桃体内形成的脓肿破坏纤维性包膜并扩散至扁桃体周围间隙。
· 在青少年和青壮年的颈深部脓肿中最常见，少见于儿童。
· 约占头颈部脓肿的1/3。

临床表现及影像学表现

· 除急性扁桃体炎外，牙科疾病、异物、外伤也可成为病因。
· 主要症状包括扁桃体红肿、咽痛、高热、张口障碍等。
· 通常是单侧，双侧比较少见（图18.14，18.15）。
· 脓肿中心在悬雍垂尖端下方时称为下极型，占扁桃体周围脓肿的10%~30%（图18.16）。
· 下极型的口腔内表现及症状少，查体时易被忽视。合并喉部水肿并且早期有导致气道阻塞的倾向，因此早期诊断很重要。
· 可见肿大的扁桃体以及边缘增强的液体潴留腔。
· 可伴有咽旁间隙、咀嚼肌间隙、下颌下间隙等周围间隙的脓肿进展及炎性水肿。
· 杓间区及会厌的肿大可能导致早期或晚期的气道阻塞。
· 冠状面图像也可用于下极型的评估。
· 颈内动脉在咽部背侧走行时，切勿漏诊。

鉴别诊断

· 急性扁桃体炎：增强CT中肿大的腭扁桃体内部可见线状、条纹状增强效果（图18.17）。
· 扁桃体癌、恶性淋巴瘤：恶性肿瘤合并感染时，可能出现类似的表现，恶性淋巴瘤常伴有颈部淋巴结肿大。

关键点

· 急性扁桃体炎采用内科治疗，而扁桃体周围脓肿基本采用细针穿刺等外科处理。
· 应注意评估脓肿中心与悬雍垂尖端的位置关系以及是否有提示气道阻塞的表现。

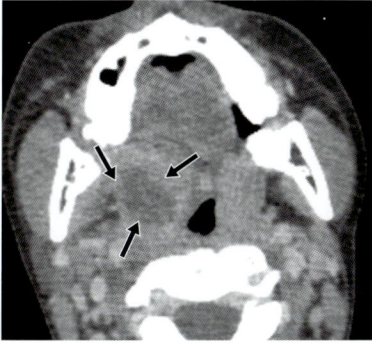

图18.14 右侧扁桃体周围脓肿
（20余岁，女性）

增强CT
自觉咽喉痛7日，发热1日，经口进食困难。右侧腭扁桃体可见边缘增强的低密度区域，是脓肿腔（黑色箭头）

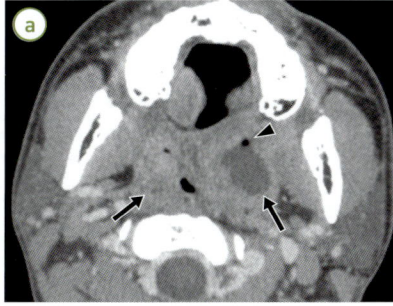

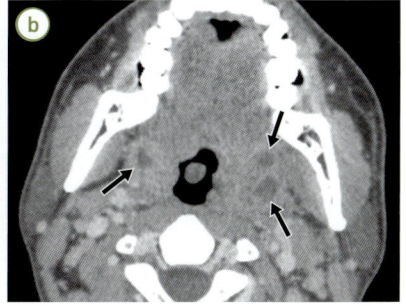

图18.15 双侧扁桃体周围脓肿（20余岁，男性）
增强CT
发热5日，体温最高时为39℃，伴有咽喉痛。双侧腭扁桃体可见脓肿（黑色箭头）。左侧脓肿内可见气腔，提示厌氧菌感染（黑色三角箭头）。肿大的腭扁桃体在口咽中线处相互靠近，为"对吻"扁桃体

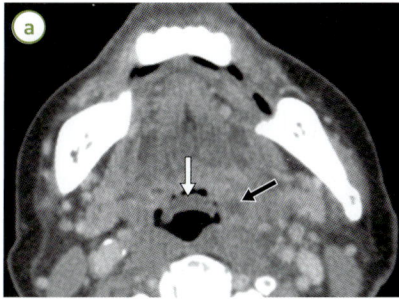

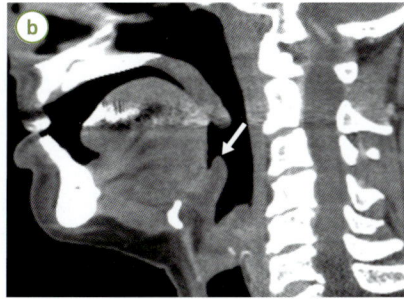

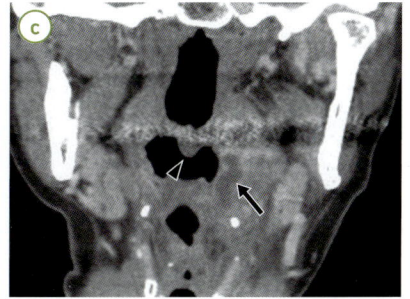

图18.16 下极型扁桃体周围脓肿（60余岁，女性）
自觉咽喉痛，有吞咽困难3日。

a. 增强CT
左侧扁桃体周围腔内可见低密度区域（黑色箭头），会厌水肿（白色箭头）

b. 增强CT矢状面
矢状面图像可清晰显示肿大的会厌（白色箭头）

c. 增强CT冠状面
脓肿中心（黑色箭头）位于悬雍垂尖端（黑色三角箭头）的下方，可诊断为下极型

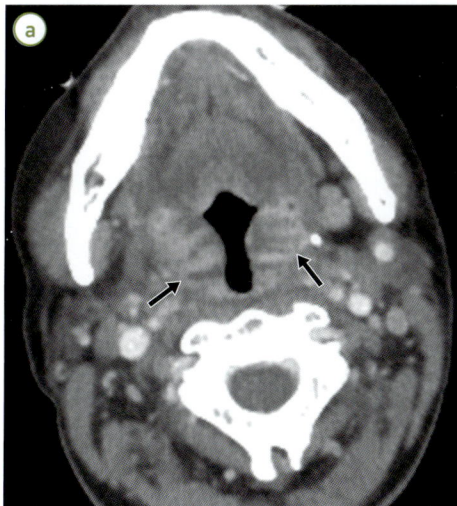

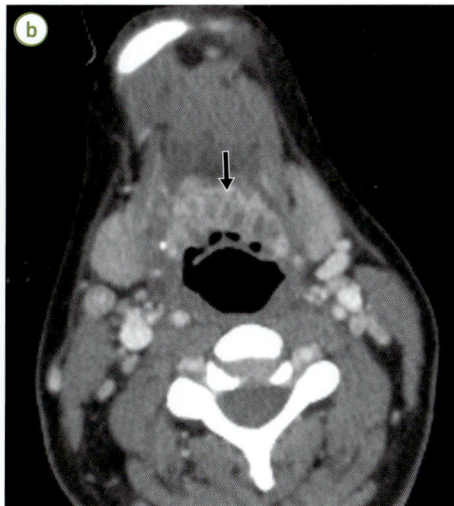

图18.17 扁桃体炎
（40余岁，
女性）

a. 增强CT（腭扁桃体水平）；b. 同部位（舌扁桃体水平）
发热至38℃、咽喉痛。可见双侧腭扁桃体及舌扁桃体肿大（黑色箭头）。肿大的扁桃体内部可见线状、条纹状的增强效果，未见明显的脓腔

18 头颈部肿瘤、特殊感染
Ludwig's angina（口腔底脓肿）

术语表

蜂窝织炎、Ludwig's angina

蜂窝织炎为没有脓肿形成的结缔组织的弥漫性炎症。在组织内浸润的中性粒细胞似蜜蜂幼虫，间质似蜂巢。严格来讲Ludwig's angina是口腔底蜂窝织炎，与脓肿不同，但也有文献将口腔底至颈部的大范围脓肿称为Ludwig's angina。

MEMO

angina源自意为"痉挛性、窒息性、收缩性疼痛"的拉丁语angō。angina pain是指心绞痛引起的胸痛。Ludwig's angina累及纵隔时也会引起心绞痛样疼痛。

必读

· Capps EF, et al. Emergency imaging assessment of non-traumatic conditions of the head and neck. Radiographics 2010; 30: 1335-52.

概述

· 舌下间隙及下颌下间隙的脓肿称为口腔底脓肿。
· Ludwig's angina是口腔底蜂窝织炎的最重症型。

临床表现及影像学表现（图18.18）

· 大半病例由牙源性炎症（龋齿及牙周炎）引起，唾液腺结石引起的下颌下腺炎也是原因之一。
· 在糖尿病患者中常见。
· 可见口腔底及颈部肿大，主要症状为发热、咽喉痛、张口障碍、构音障碍及流涎。
· Ludwig's angina中可见从口腔底至颈部的大范围肿大，有时可发生由喉部水肿引起的气道阻塞。
· 虽然抗生素治疗是主要治疗方法，但对病因进行适当治疗也非常重要。
· 根据气道狭窄程度考虑减张切开或气管切开。
· 增强CT可评估炎症的进展范围、气道狭窄的有无及程度、致病性牙源性感染以及是否存在需要引流的脓肿。
· 若可见以舌下间隙及下颌下间隙为中心的脂肪组织肿胀及图像混浊、液体潴留、颈浅筋膜增厚，则非常典型。
· 脓肿内的气腔提示厌氧菌感染。
· 通过骨窗CT评估牙源性感染及唾液腺结石。

鉴别诊断

· **舌下腺囊肿（蛤蟆肿）：**因舌下腺或舌下间隙内小唾液腺的阻塞引起的黏液潴留囊肿，分为单纯性（局限于舌下间隙）及浸润性（进入下颌下间隙），除非伴有感染，否则不会出现脂肪组织的肿胀或图像混浊以及病变边缘的增强效果。

关键点

· 若只有蜂窝织炎，则采用内科治疗；若伴有脓肿形成，则原则上需要引流。
· 若牙源性感染没有得到正确的诊断及治疗，则蜂窝织炎及脓肿可能反复发作。

· La'porte SJ, et al. Imaging the floor of the mouth and the sublingual space. Radiographics 2011; 31: 1215-30.

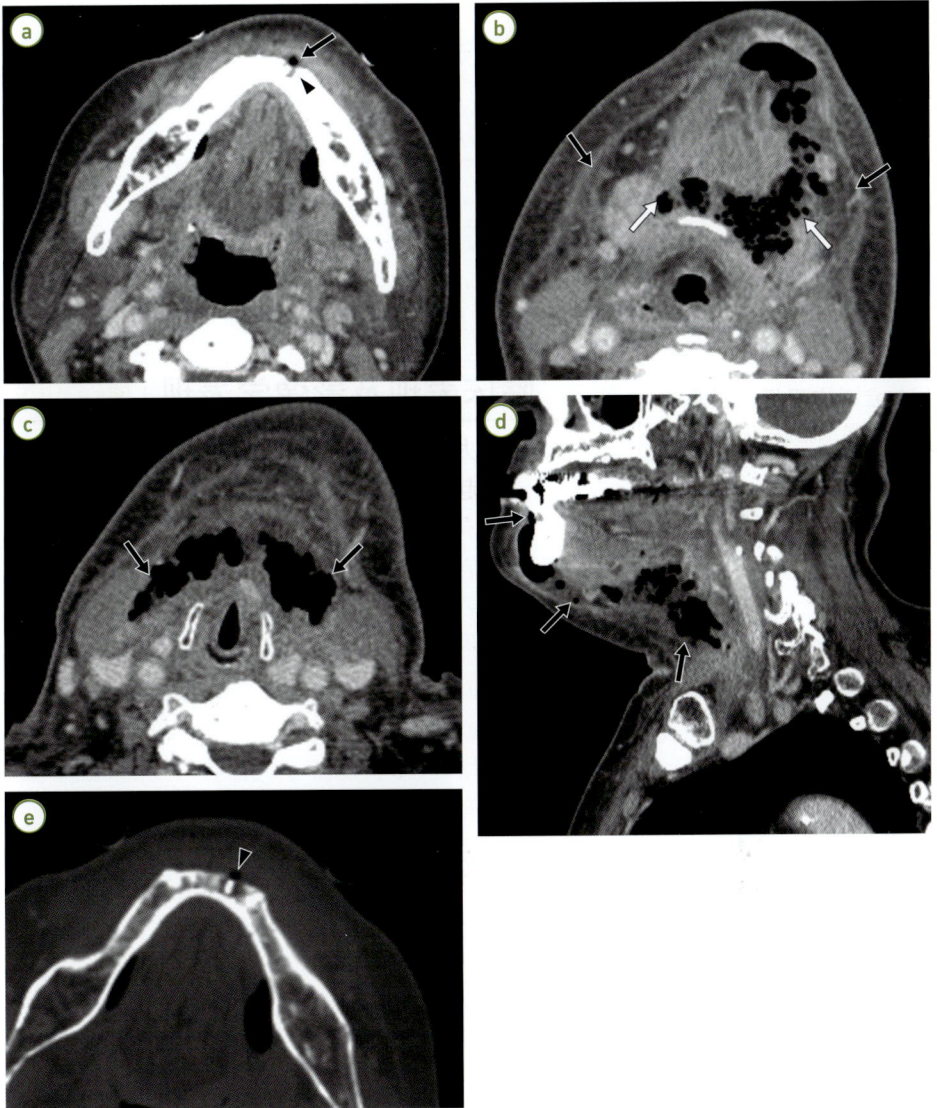

图18.18　Ludwig's angina（70余岁，女性）

有下颌下区及颈部肿大。自觉左第2侧切牙及尖牙根部肿胀及疼痛3日

a. 增强CT（下颌骨水平）

左侧下颌第2侧切牙根部周围可见溶骨性变化（黑色三角箭头），旁边伴有小气腔（黑色箭头）

b. 增强CT（舌骨水平）

泡沫状气肿在口腔底部大范围分布（白色箭头），伴有颈部皮下脂肪组织的肿胀及图像混浊、颈阔肌增厚（黑色箭头）

c. 增强CT（甲状腺软骨水平）

颈前部可见广泛的气肿（黑色箭头），提示由厌氧菌感染引起的蜂窝织炎

d. 增强CT矢状面

可清晰见到下颌骨颊黏膜侧的骨皮质破损处向口腔底及颈前部分布的气肿（黑色箭头）

e. 增强CT（骨窗，与图a同水平的断层）

可见下颌骨的骨皮质破损（黑色三角箭头），骨窗CT有助于评估致病性牙源性感染

你知道吗？

Ludwig's angina以于1836年首次报道该疾病的德国医师Wilhelm Frederick von Ludwig 的名字命名。该医师因"颈部的炎症"去世，但是否为Ludwig's angina未明，享年75岁。

18 头颈部肿瘤、特殊感染
咽后脓肿

MEMO

咽后脓肿向相邻的其他组织间隙进展时，应在可见脓肿的组织之间进行引流。通过增强CT可准确评估脓肿的进展范围，并选择合适的治疗方法。

必读

· Capps EF, et al. Emergency imaging assessment of nontraumatic conditions of the head and neck. Radiographics 2010; 30: 1335-52.

关键点

· 咽后脓肿需要进行引流等外科处理。
· CT上的鉴别疾病采用内科治疗，因此需要做出正确的诊断。

概述

· 咽后间隙（咽后壁的咽缩肌与椎前筋膜之间）的炎症及脓液潴留（图18.19）。

临床表现及影像学表现（图18.20）

· 由化脓性咽后淋巴结炎破裂所致，因此多见于咽后淋巴结发育良好的6岁以下儿童。
· 成年人可因外伤、异物、医疗行为等产生咽后脓肿。
· 表现为发热、吞咽困难、咽后壁肿胀及发红。
· 若从咽后间隙扩散至危险间隙，则可向纵隔进展。
· 将咽后脓肿视为多间隙脓肿的一部分的情况也并不少见。
· 向颈动脉鞘的进展可能导致颈内静脉血栓、假性动脉瘤及颈内动脉狭窄。
· 增强CT中表现为咽后壁与椎前肌之间的对称（或不对称）、伴有边缘增强效果的低密度区。

鉴别诊断（图 18.21~18.23）

· 川崎病、化脓性咽后淋巴结炎、颈长肌钙化性肌腱炎等：均表现为咽后间隙水肿性增厚；与咽后脓肿不同，低密度区边缘无增强效果；在颈长肌钙化性肌腱炎中，枢椎齿突前方的钙化为其特征。

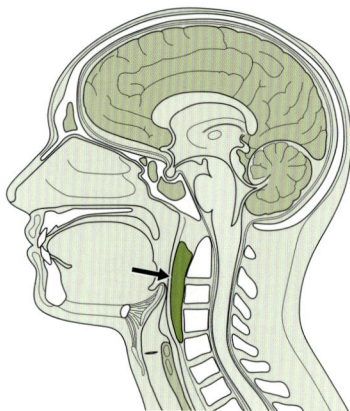

图18.19　咽后脓肿
咽后壁与椎前筋膜间的脓肿（黑色箭头）

你知道吗？

舌骨以下的咽后间隙内没有淋巴结，因此化脓性淋巴结炎的包膜破裂总是发生在舌骨以上。因此，咽后脓肿发生在舌骨以上时倾向于非对称性，而发生在舌骨以下时则倾向于对称性。

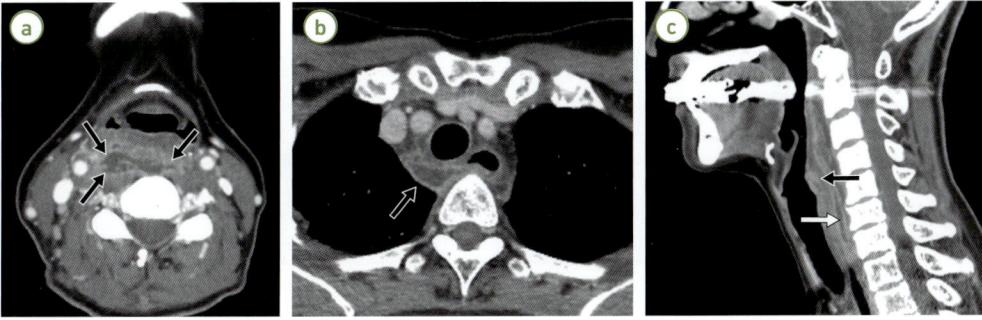

图18.20　咽后脓肿（60余岁，女性）

颈部肿胀、发热至38℃数日

a. 增强CT（下咽水平）

咽后间隙不对称，可见边缘增强的低密度区（黑色箭头）

b. 增强CT（上纵隔水平）

脓肿向纵隔内进展（黑色箭头）

c. 增强CT矢状面

可清楚见到咽后间隙脓肿（黑色箭头）经由危险间隙（白色箭头）向下方进展

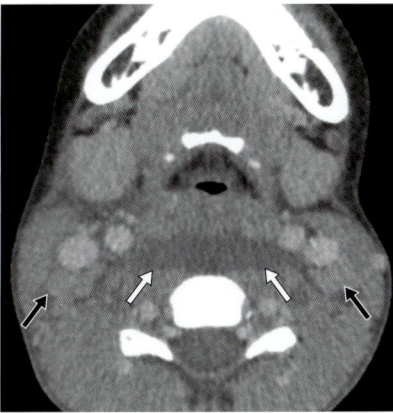

图18.21　川崎病（9岁，男性）

增强CT

持续发热至38伴颈部疼痛7日。咽后间隙可见对称的低密度区（白色箭头），边缘无增强效果，是典型的咽后间隙水肿。还可见双侧颈部淋巴结肿大（黑色箭头）

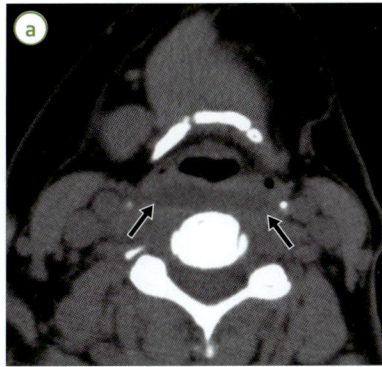
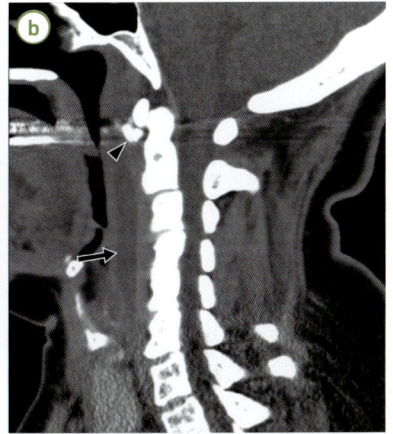
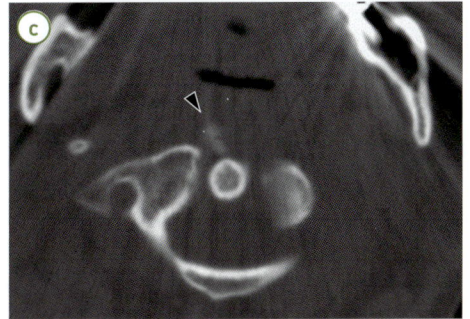

图18.22　颈长肌钙化性肌腱炎（40余岁，女性）

a．CT平扫；b．同部位矢状面；c.同部位（骨窗）

颈部周围不适，数小时后出现吞咽疼痛，疼痛逐渐加重，无发热。咽后间隙可见对称性低密度区（黑色箭头）。齿突前方（相当于颈长肌腱上斜部）可见钙化密度（黑色三角箭头）。使用非甾体抗炎药后症状得到改善

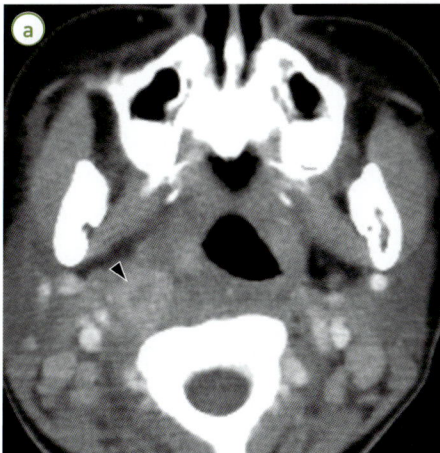
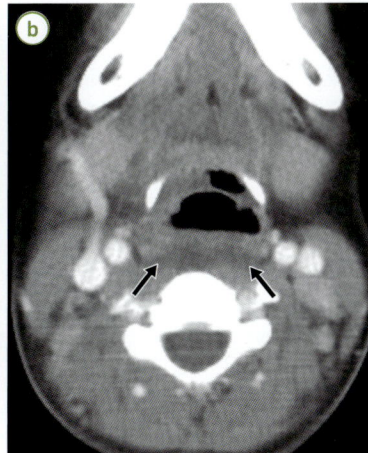

图18.23　化脓性外侧咽后淋巴结炎（未满15岁，女性）

右侧颈痛4日，予以解热镇痛药治疗后行随访观察，前日起出现吞咽困难及最高至40℃的发热

a. 增强CT（鼻咽水平）

右外侧咽后淋巴结肿大，内部可见低密度区（黑色三角箭头），化脓性咽后淋巴结炎，但未见包膜破裂

b. 增强CT（图a向下3 cm）

咽后间隙可见对称性低密度区（黑色箭头），边缘可见无增强效果的水肿性增厚

18 头颈部肿瘤、特殊感染
下行性坏死性纵隔炎

术语表
组织间隙的名称
一些文献将器官间隙的气管前方部分称为气管前间隙，将颈动脉间隙称为血管内脏间隙，将咽后间隙及危险间隙称为内脏后间隙。

✎MEMO

头颈部感染进展至颈动脉间隙引起颈内静脉血栓性静脉炎后，进一步形成肺、肝、骨等全身败血症性栓塞及脓肿，称为Lemierre综合征。常发生于健康的年轻人。近年来发病人数随抗生素治疗的发展而急剧下降，但报道的病例数量一直在增加。推行精准使用抗生素后，对咽炎及扁桃体炎的抗生素使用减少是其原因之一。

必读
· Katabathina VS, et al. Nonvascular, non-traumatic mediastinal emergencies in adults: a comprehensive review of imaging findings. Radiographics 2011; 31: 1141–60.

· Sumi Y. Descending necrotizing mediastinitis: 5 years of published data in Japan. Acute Med Surg 2014; 26: 1–12.
· Endo S, et al. Guideline of surgical management based on diffusion of descending necrotizing mediastinitis. Jpn J Thorac Cardiovsc Surg 1999; 47: 14–9.
· Hagelskjaer KL, et al. Human necrobacillosis, with emphasis on Lemierre's syndrome. Clin Infect Dis 2000; 31: 524–32.

概述

· 咽后脓肿、扁桃体周围脓肿、牙源性感染等头颈部感染引起的急性纵隔炎。

临床表现及影像学表现（图18.24~18.26）

· 从头颈部区域向纵隔进展的感染可通过以下3种路径发生：①器官间隙；②颈动脉间隙；③咽后间隙及危险间隙。
· 路径③被认为是最常见的，有时也会出现从多条路径延伸至纵隔的多间隙脓肿。
· 糖尿病患者及免疫抑制患者常见，但也可发生于健康人。
· 主要症状是发热、胸痛及炎症反应增强。
· 此外，还可见颈部肿胀、咽喉痛、吞咽障碍等与原发感染相对应的症状。
· 有时可并发败血症及其引起的休克等，据报道死亡率为15%~20%。
· 增强CT中，纵隔内可见边缘增强的低密度区、脂肪密度增加，如有厌氧菌感染，则可见泡沫状气腔。
· 颈部区域可见皮下脂肪组织的图像混浊、肌肉及筋膜肿胀及增强效果、低密度区、淋巴结肿大。
· 可合并喉部水肿引起的气道狭窄、静脉血栓。
· Endo等提出了基于CT表现的重症程度分类（表18.5）。

鉴别诊断

· 与食管穿孔、化脓性脊柱炎扩散、合并其他感染性疾病的急性纵隔炎相鉴别。
· 此外，还需要与食管异物、食管破裂、特发性纵隔血肿、心脏血栓等相鉴别。

关键点

· 咽后间隙、危险间隙及器官间隙是感染进入纵隔的潜在通路，若怀疑上述组织间隙内有感染，必须确认有无纵隔进展。
· 波及颈动脉间隙的炎症应留意是否合并静脉血栓。
· 基于CT表现的重症程度分类有助于确定治疗方案。

你知道吗？

颈动脉间隙是头颈部炎症向纵隔内进展的通路，但该间隙因非常致密，很少成为本疾病的通路。由稀疏脂肪组织组成的咽后间隙及危险间隙内的脓肿会迅速向纵隔进展。

表18.5 下行性坏死性纵隔炎的重症程度分类

类型	感染的范围	治疗方案
I	止于气管分叉处上方	颈部引流
ⅡA	累及前纵隔下部	胸骨剑突下引流
ⅡB	除ⅡA外，侵犯后纵隔	开胸或胸腔镜下引流

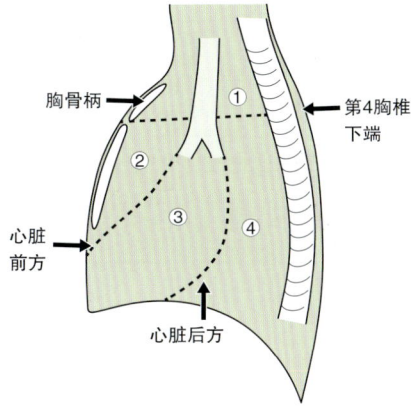

图18.24 纵隔的分区
①为上纵隔，②为前纵隔，③为中纵隔，④为后纵隔

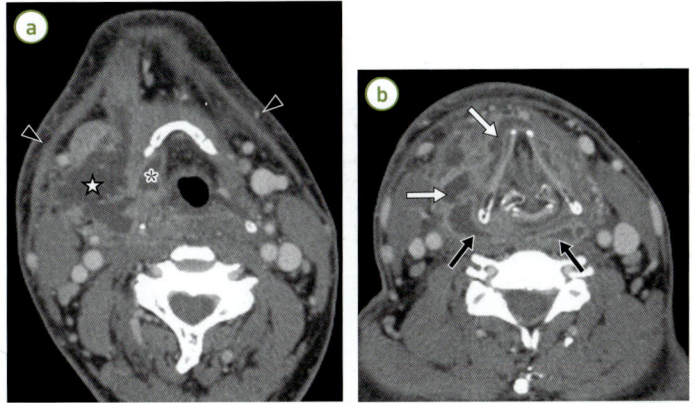

图18.25 下行性坏死性纵隔炎（60余岁，男性）

7日前出现发热、咽喉痛及张口障碍。接受抗生素治疗后无改善

a. 增强CT（舌骨水平）

右侧下颌下间隙（白色五角星）及咽黏膜间隙（＊）可见脓肿。伴有颈阔肌的增厚及颈部皮下脂肪组织的混浊（黑色三角箭头）

b. 增强CT（甲状软骨水平）；

c. 同部位（环状软骨水平）

脓肿向器官间隙（白色三角箭头）及咽后间隙（黑色箭头）进展

d. 增强CT（上纵隔水平）；

e. 同部位矢状面

脓肿向后纵隔进展（白色三角箭头），考虑从咽后间隙、危险间隙（黑色箭头）向后纵隔进展

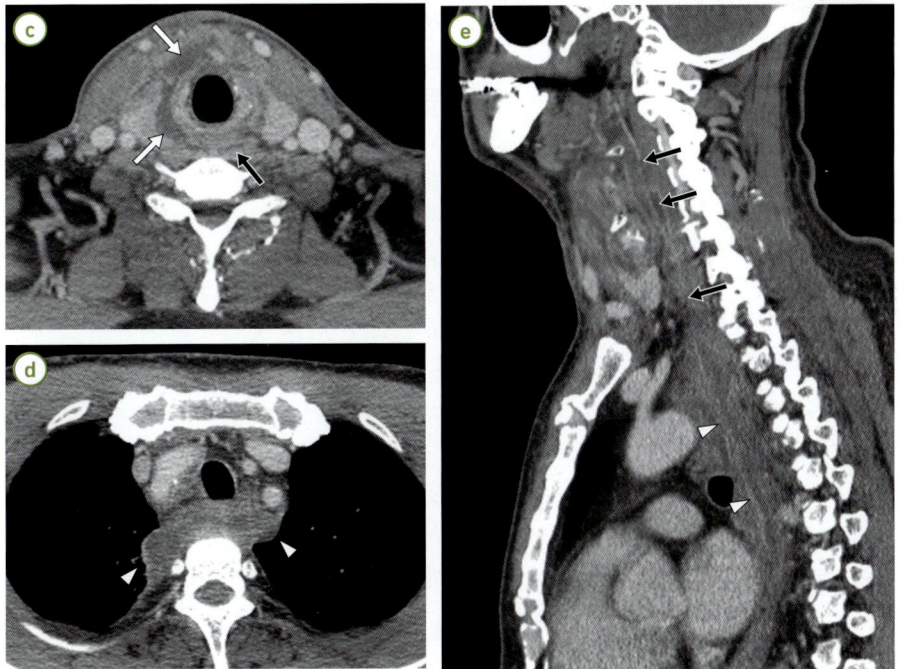

图18.26 伴有会厌脓肿的下行性纵隔炎（70余岁，女性）

a. 增强CT

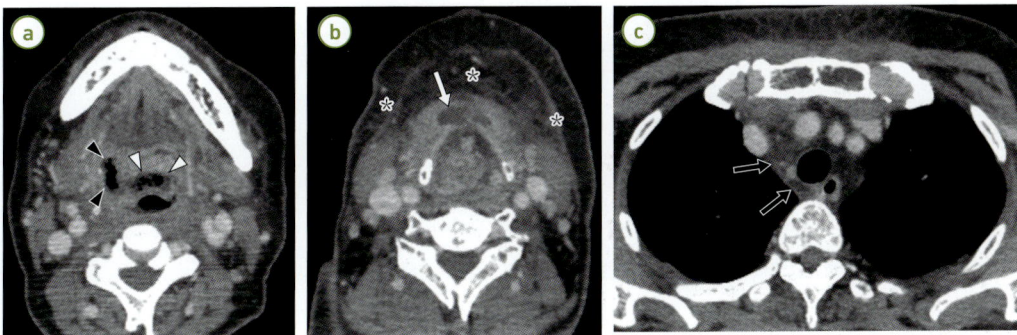

会厌（白色三角箭头）及咽黏膜间隙（黑色三角箭头）可见伴有气腔的脓肿

b. 增强CT

脓肿向器官间隙进展（白色箭头），伴有颈前部皮下脂肪组织的图像混浊（＊）

c. 增强CT

可见纵隔上部的脂肪组织图像混浊（黑色箭头），是纵隔炎的并发症，咽后间隙及危险间隙均未见低密度区，考虑是从器官间隙内下行至纵隔内的脓肿

18 头颈部肿瘤、特殊感染
颅底骨髓炎

术语表

坏死性外耳道炎
主要由铜绿假单胞菌引起的外耳道感染。因病死率高最初被称为"恶性外耳道炎",但后来改称为更符合病理学情况的坏死性外耳炎。

MEMO

鼻咽癌的黏膜病变可能不明显,应注意不要将骨浸润性很强的鼻咽癌误诊为本病。

你知道吗?

颅底骨髓炎对抗生素治疗的反应性很差,原因之一是糖尿病及铜绿假单胞菌会引起毛细血管病变,因坏死骨及肉芽形成,在病变处发生血流障碍,使抗生素难以到达感染部位。15%~40%的病例在治疗后复发。

概述

· 颞骨及鼻窦的炎症波及颅底,引起的骨髓炎。
· 由坏死性外耳道炎波及是典型表现。

临床表现及影像学表现（图18.27~18.29）

· 虽然在老年糖尿病患者中很常见,但可在免疫抑制患者中广泛发生。
· 死亡率约为15%。
· 坏死性外耳道炎相关的症状包括耳痛、耳漏及听力下降。
· 蝶骨及枕骨处疼痛及脑神经障碍是初期症状。
· 骨窗CT中可见颅底的骨密度降低及骨皮质破坏。
· T1加权图像中病灶内骨髓脂肪的高信号消失。
· 可见周围软组织的肿胀及增强效果。
· 评估炎症进展范围及颅内并发症（脑膜炎、脓肿、静脉窦血栓形成）时优先使用MRI。

鉴别诊断

· 与鼻咽癌、恶性淋巴瘤、多发性骨髓瘤、转移瘤相鉴别。
· 颅底骨髓炎与上述疾病相比,ADC值高,但仅凭影像学检查常难以排除恶性肿瘤,需要活检。

关键点

· 如在免疫抑制患者颅底见到弥漫性分布的病变,应考虑本病。

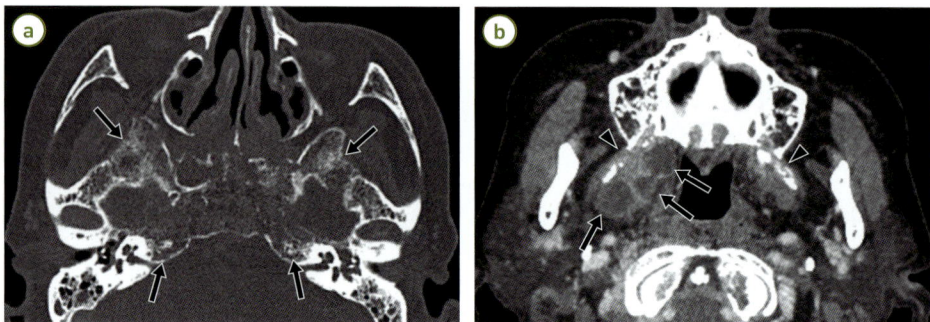

图18.27　颅底骨髓炎（由蝶窦急性浸润性真菌性鼻窦炎波及）（80余岁,女性）
患者约14日前出现头痛、左耳痛及右侧眼睑下垂。于当地医院诊断为中耳炎并接受治疗,但病情恶化

a. CT（骨窗）
蝶骨的密度弥漫性降低,伴有骨皮质的破坏（黑色箭头）

b. 增强CT
可见双侧翼突的骨质破坏（黑色三角箭头）及沿右侧翼内肌分布的脓肿（黑色箭头）。考虑脓肿是由蝶骨翼突的骨髓炎波及所致,左侧翼内肌也可见小脓肿（未显示）

· Ozgen B, et al. Diffusion MR imaging features of skull base osteomyelitis compared with skull base malignancy. AJNR Am J Neuroradiol 2011; 32: 179–84.
· Chang PC, et al. Central skull base osteomyelitis in patients without otitis externa: imaging findings. AJNR Am J Neuroradiol 2003; 24: 1310–6.

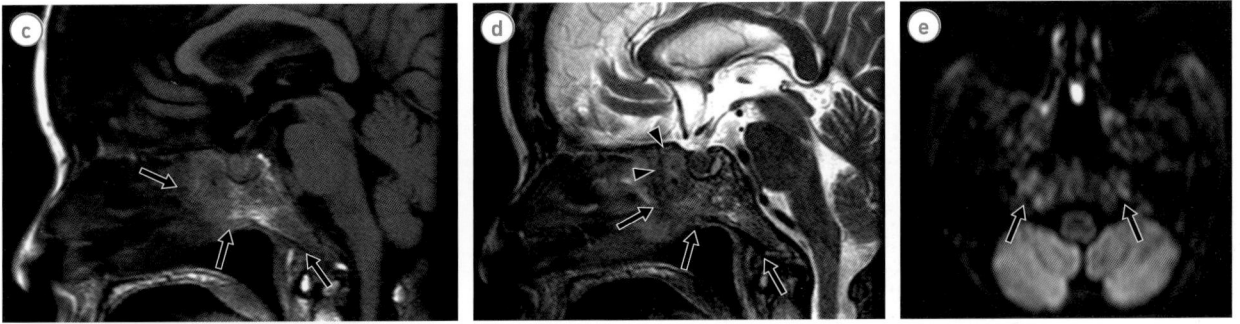

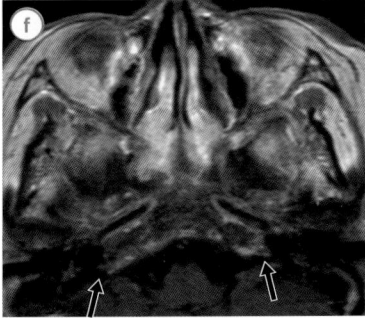

图18.27 颅底骨髓炎（由蝶窦急性浸润性真菌性鼻窦炎波及）（80余岁，女性）（续）

c. T1加权矢状面

可见蝶骨体至斜坡的骨髓脂肪信号消失（黑色箭头）

d. T2加权矢状面

骨病变（黑色箭头）及蝶窦内沉积物（黑色三角箭头）在T2加权图像上呈不均匀的低信号，提示真菌感染进展

e. 弥散加权（b=1000）

病灶在弥散加权图像中呈轻度高信号（ADC值为0.74×10^{-3} mm^2/s）

f. 增强T1加权

病灶表现为以边缘为主的不均匀增强效果（黑色箭头）

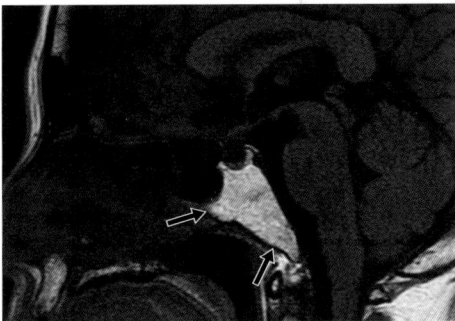

图18.28 体健者（40余岁，女性）（参考图像）

T1加权矢状面

蝶骨体至斜坡可见骨髓脂肪呈高信号（黑色箭头）

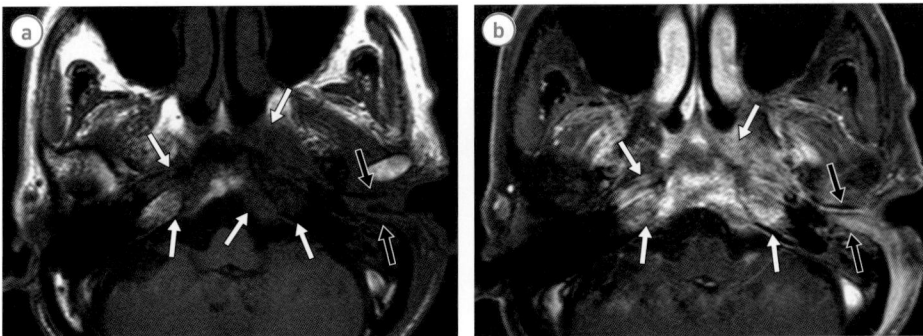

图18.29 颅底骨髓炎（左侧坏死性外耳道炎的波及所致）（80余岁，男性）

a. T1加权；b. 脂肪抑制T1加权

患者约1个月前自觉左耳痛，于当地医院接受治疗，但数日前病情恶化。可见左外耳道壁增厚及增强效果，怀疑是坏死性外耳道炎（黑色箭头）。T1加权图像中斜坡及左侧颞骨锥体的脂肪信号消失，右侧颞骨锥体呈略低信号（白色箭头），脂肪抑制T1加权图像中病变处可见增强效果

18 头颈部肿瘤、特殊感染
急性会厌炎

术语表

拇指征（thumb sign）肿胀的会厌部形状像拇指，斜坡来源的脊索瘤向后突出并压迫脑桥的表现，或马方综合征患者将手握起时拇指指甲从小指侧突出的表现也称为拇指征。

MEMO

有文献表明，可见假声带肿胀的患者、有糖尿病既往史的患者，需要气道管理的概率更高。

必读

· Capps EF, et al. Emergency imaging assessment of nontraumatic conditions of the head and neck. Radiographics 2010; 30: 1335-52.

概述

· 声门上区（不包含声带及声门下腔）的急性炎症。
· 会厌-杓间区、杓状会厌襞的严重炎症及水肿为其特征。

临床表现及影像学表现（图18.30，18.31）

· 儿童：B型流感嗜血杆菌为病因，近年来发病率因疫苗接种逐渐降低。
· 成年人：β-溶血性链球菌等细菌及病毒为病因，发病人数相对增多。
· 初始症状为咽痛、吞咽障碍、发热至38℃，随后迅速出现吞咽困难、吸气性喘鸣及费力呼吸。
· 肿胀的杓间区黏膜被吸入声门下腔，引起气道阻塞。
· 内窥镜检查可见红肿的会厌（图18.30d）。
· 以会厌及杓状会厌襞为中心的软组织弥漫性肿胀。
· 会厌的特征性肿胀"拇指征"可通过X线侧位片及CT矢状面图像确认。
· 成年人病例应使用CT对炎症的进展范围以及是否合并坏死性会厌炎、会厌脓肿及颈深部脓肿进行评估。
· 仰卧位可能诱使儿童气道阻塞，因此儿童病例应避免行CT检查。

鉴别诊断

· **扁桃体周围脓肿的下方进展**：引起会厌及杓间区肿胀的脓肿存在于扁桃体周围间隙。
· **会厌囊肿**：除非合并感染，否则无疼痛和发热。
※ 气管灼伤的影像学表现与急性会厌炎高度相似。

关键点

· 通过X线侧位片及CT矢状面图像确认会厌的特征性肿胀。
· 若在CT中见到杓间区肿胀，应考虑气道阻塞。

你知道吗？

急性会厌及（或）扁桃体周围脓肿的病例，有时可出现像是口中含着热马铃薯的奇怪说话声，称为热马铃薯声（hot potato voice）。无论察觉怎样的声音或异味，均是个人印象。

· Kim KH, et al. Accuracy of objective parameters in acute epiglottitis diagnosis: A case-control study. Medicine（Baltimore）2018; 97: e12256.
· 野々山宏，ほか. 成年人における急性喉頭蓋炎の検討. 日耳鼻 2014; 117: 191-5.

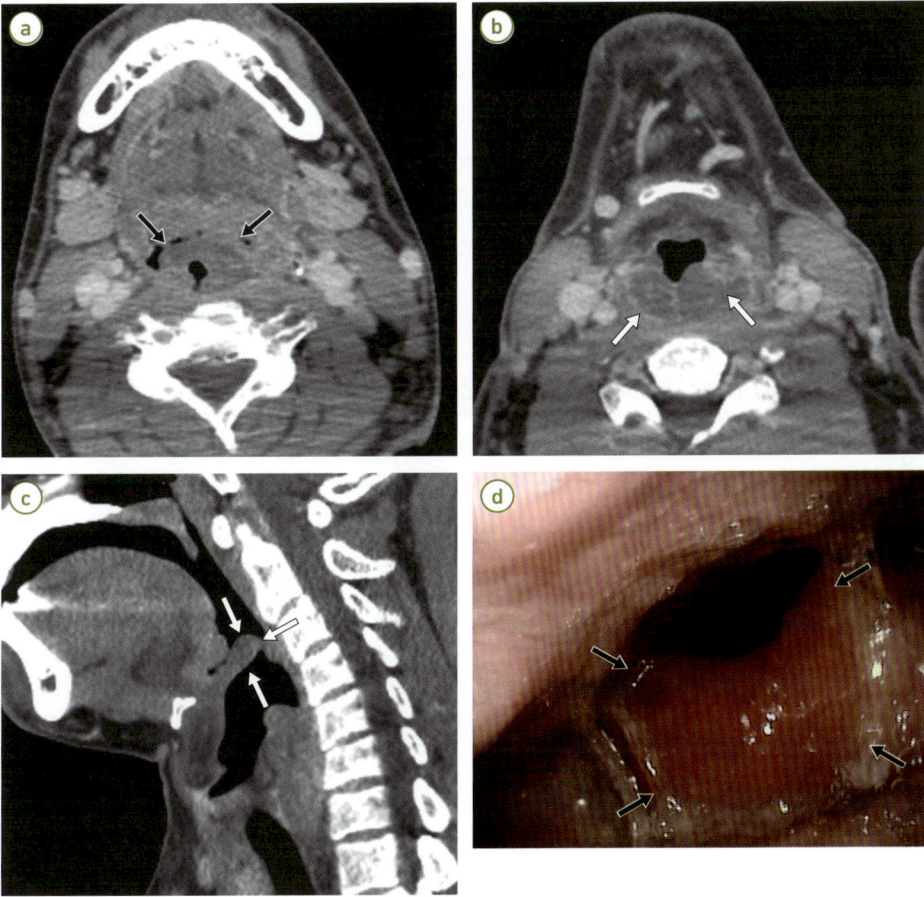

图18.30　急性会厌炎（20余岁，男性）

患者自前日起出现咽喉痛及呼吸困难

a. 增强CT（会厌水平）

b. 同部位（图a向下1.0cm）

会厌（黑色箭头）及杓间区（白色箭头）可见水肿

c. 增强CT矢状面

可确认会厌特征性肿胀的"拇指征"（白色箭头）

d. 内窥镜检查

可见红肿的会厌（黑色箭头）

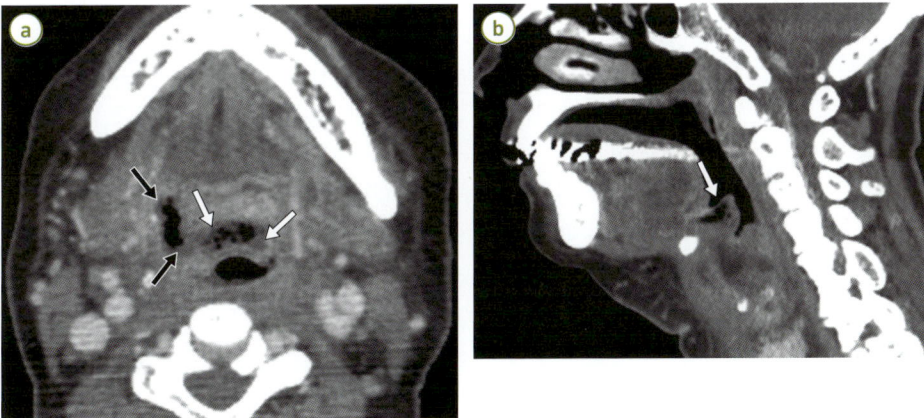

图18.31　会厌脓肿（70余岁，女性）

a. 增强CT；b. 同部位矢状面

患者5日前自觉吞咽时疼痛，后逐渐变得吞咽困难，抗生素治疗无改善，查体时口腔内有腐臭味。会厌（白色箭头）及咽黏膜间隙（黑色箭头）内可见伴有泡沫状气腔的低密度区，提示为由厌氧菌感染引起的脓肿形成

19

头颈部的先天性疾病
淋巴管畸形

概述

- 淋巴管畸形主要发生于儿童，是以淋巴囊肿为主的先天性囊性病变。
- 考虑是淋巴管发育异常，而非肿瘤。
- 根据国际血管畸形研究学会（International Society for the Study of Vascular Anomalie，ISSVA）的分类，淋巴管畸形被归类为单纯性血管畸形Ⅱ，详细分类如表19.1所示。
- 多种成分形成的畸形被称为合并畸形。

临床表现及影像学表现（图19.1，19.2）

- 通常是无症状的肿块，因出血或感染而增大。
- 根据病灶的大小分为大囊型、微囊型及混合型。
- 大囊型的发生率高，常在出生时被发现，微囊型往往在出生后变得明显。
- 大部分见于2岁以下儿童（50%~60%在出生时可见），偶尔可见于成年人及年纪较大的儿童，无性别差异。
- 虽然可在全身的任何部位发生，但70%~80%见于头颈部区域。
- 儿童好发于颈后间隙及口腔，成年人好发于下颌下间隙及腮腺间隙。
- 与静脉畸形不同，没有因压迫导致的塌陷。
- CT中可见内部含有液体成分的囊性肿块，可能伴有分隔壁。
- MRI中，常在T2加权图像上呈高信号，在T1加权图像上呈低信号。伴有出血时，在T1加权图像呈高信号。STIR图像可用于对病变扩散及其与周围结构关系的评估。
- 伴有炎症及感染时可见淋巴管壁增厚及增强效果。
- 若包含血管则可见增强效果。
- 与组织间隙及筋膜的解剖学分区无关的增大、向肌肉组织及血管周围渗透的进展模式为其特征。
- 以感染、外伤、出血等为契机，可能出现快速增大。

鉴别诊断

- 与蛤蟆肿、甲状舌管囊肿及皮样囊肿相鉴别。
- 通过形成的位置及形态、范围，可以与蛤蟆肿及甲状舌管囊肿相鉴别。
- 皮样囊肿常含有脂肪。

必读

· ISSVA classification for vascular anomalies© （Approved at the 20th ISSVA Workshop, Melbourne, April 2014, last revision May 2018） https://www.issva.org/ UserFiles/file/ISSVA–Classification-2018.pdf

· Wassef M, et al. ISSVA Board and Scientific Committee. Vascular Anomalies Classification: Recommendations from the International Society for the Study of Vascular Anomalies. Pediatrics 2015; 136: e203-14.

表19.1 单纯性血管畸形Ⅱ·常见（囊性）LM

大囊型淋巴管畸形
微囊型淋巴管畸形
混合型淋巴管畸形
泛发性淋巴管异常
卡波西样淋巴管瘤病
· Gorham-Stout病中的淋巴管畸形
· 通道型淋巴管畸形
· "获得性"进行性淋巴管异常（又称获得性进行性"淋巴管瘤"）
· 原发性淋巴水肿（不同类型）
· 其他

你知道吗？

有些病例可能因感染、外伤、出血等契机增大，有些增大无明显诱因。

关键点

· 囊性肿块，可能出现出血或增大。
· 伴有炎症或包含血管时可见增强效果。
· 表现为向肌肉组织内及血管周围渗透的进展模式。

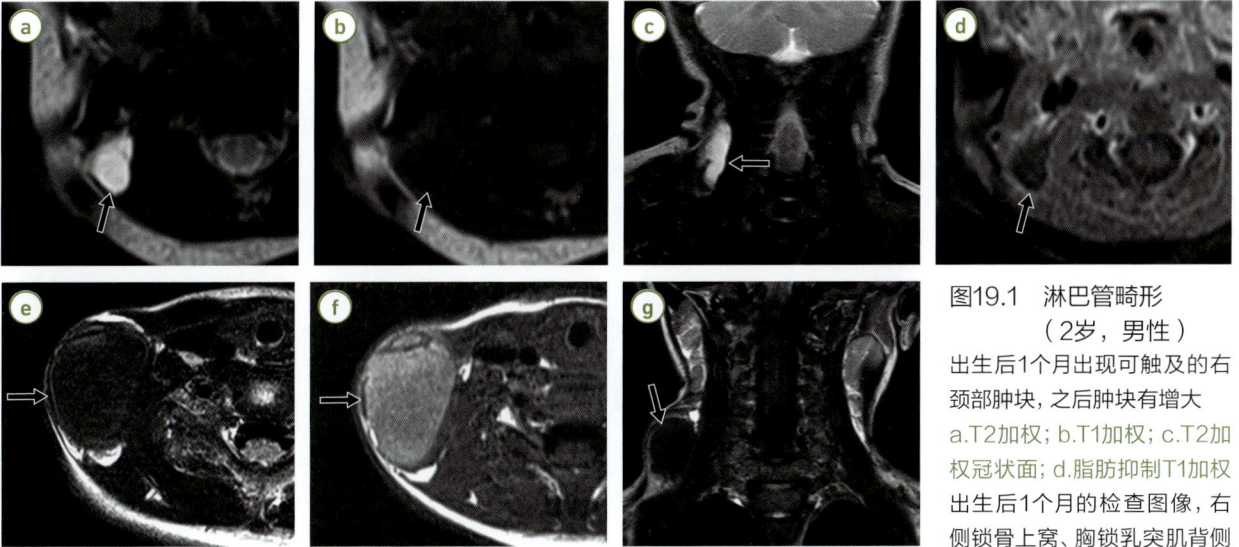

图19.1　淋巴管畸形（2岁，男性）
出生后1个月出现可触及的右颈部肿块，之后肿块有增大
a.T2加权；b.T1加权；c.T2加权冠状面；d.脂肪抑制T1加权
出生后1个月的检查图像，右侧锁骨上窝、胸锁乳突肌背侧

可见边界清楚、表面光滑的肿块。T2加权图像中内部与肌肉相比呈高信号（图a、c黑色箭头），T1加权图像中呈低信号（图b黑色箭头）。脂肪抑制T1加权图像中边缘包膜可见增强效果（图d黑色箭头），提示为囊性肿块

e.T2加权；f.T1加权冠状面；g.T2加权冠状面

约2年后的检查图像，可见肿块增大，T2加权图像呈低信号（图e、g黑色箭头），T1加权图像呈高信号（图f黑色箭头），提示过程中有引起出血的情况

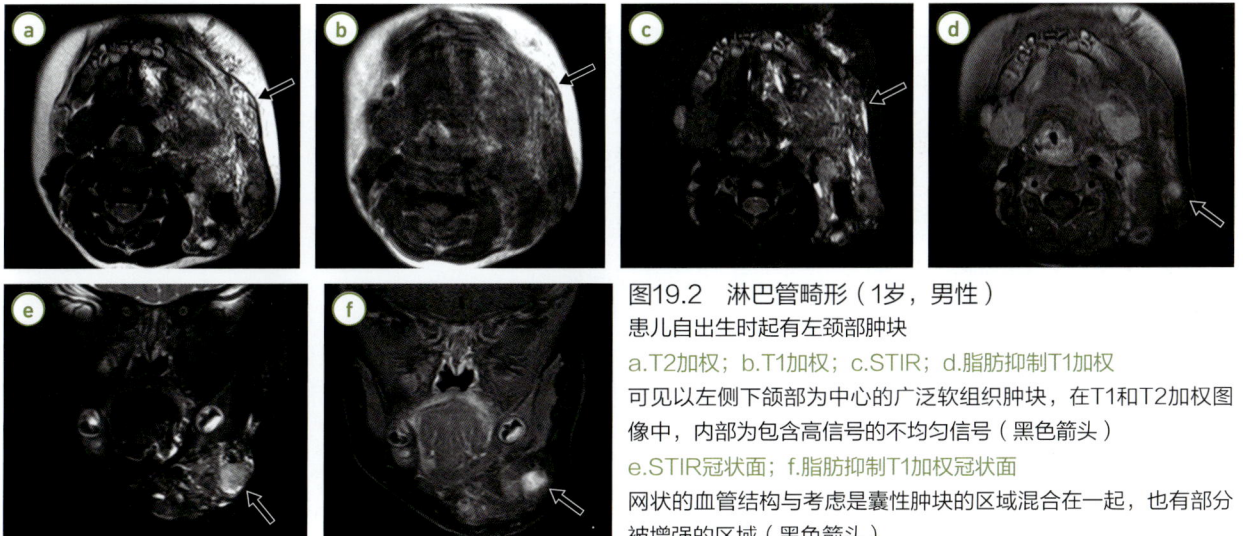

图19.2　淋巴管畸形（1岁，男性）
患儿自出生时起有左颈部肿块
a.T2加权；b.T1加权；c.STIR；d.脂肪抑制T1加权
可见以左侧下颌部为中心的广泛软组织肿块，在T1和T2加权图像中，内部为包含高信号的不均匀信号（黑色箭头）
e.STIR冠状面；f.脂肪抑制T1加权冠状面
网状的血管结构与考虑是囊性肿块的区域混合在一起，也有部分被增强的区域（黑色箭头）

19 头颈部的先天性疾病
鳃裂囊肿

必读

· Adams A, et al. Branchia cleft anomalies: a pictorial review of embryological development and spectrum of imaging findings. Insights Imaging 2016; 7: 69–76.

· Som PM, et al. Congenital lesions of the neck. Head and Neck Imaging, 5th ed, Som PM, Curtin HD, eds. Mosby, St. Louis, 2011, p2235–85.
· Koeller KK, et al. Congenital cystic masses of the neck: radiologic–pathologic correlation. Radiographics 1999; 19: 121–46.
· Somashekara KG, et al. Type II first Branchial cleft cyst: A case report with review of literature. Indian J Otolaryngol Head Neck Surg 2011; 63（Suppl 1）: 75–7.

MEMO

行第1鳃裂的手术时，注意避开面神经。

你知道吗？

在诊断报告中记录分类时，建议与申请检查的医生确认应使用以下分类中的哪一个。

· Arnot RS. Defects of the first branchial cleft. S Afr J Surg 1971; 9: 93–8.
· Work WP. Newer concepts of first branchial cleft defects. Laryngoscope 1972; 82: 1581–93.
· Olsen KD, et al. First branchial cleft anomalies. Laryngoscope 1980; 90: 423–36.
· Belenky WM, et al. First branchial cleft anomalies. Laryngoscope 1980; 90: 28–39.

· 咽弓从无颌类的鳃弓进化而来，从孕2周开始分化，在孕6~7周完成。
· 人类胚胎有5对鳃弓。第5鳃弓在发育过程中消失因此没有其编号（图19.3）。
· 各鳃弓之间有4对裂隙，称为鳃裂（图19.3）。
· 第1鳃裂形成耳郭及外耳道，第2~4鳃裂被第2鳃弓覆盖，形成被称为颈窦（His窦）的大闭锁空腔后消失。在与鳃裂对应的咽侧凹陷（鳃囊）中，第1鳃囊形成咽鼓管及中耳腔，第2鳃囊形成腭扁桃体，第3鳃囊形成下甲状旁腺及胸腺，第4鳃囊形成上甲状旁腺，第6鳃囊形成后鳃体及能分泌降钙素的C细胞。
· 在发育异常中，囊肿的比例最大（约75%，与内腔及外表面不相通），瘘管（约25%，与内腔或外表面相通）、窦道（与内腔或外表面相通）相对较少。
· 第2鳃裂来源的异常占95%，最为常见。
· 鳃裂的发育异常约占先天性颈部肿瘤的30%，发病率无性别差异。
· 通常为单侧，双侧的发生率为2%~3%且有家族性。

第1鳃裂囊肿

概述

· 因第1鳃裂闭合不全，残存组织形成囊肿、瘘管或鼻窦。
· 发生率为5%~8%，仅次于第2鳃裂囊肿。
· 多见于女性。

临床表现及影像学表现（图19.4，19.5）

· **颈部区域**：下颌下区旁的瘘管处的分泌、炎症及脓肿形成。
· **腮腺区域**：腮腺下极及乳突区的囊性肿块形成及脓肿形成。
· **耳区域**：外耳道及其周围的炎症、耳漏。
· 不伴有中耳炎的反复性慢性耳漏。
· 囊肿在成年期起病较多。
· 瘘管在儿童期起病较多。
· CT及MRI中表现为腮腺、内、外耳道及耳郭，下颌角周围等的单房性囊性肿块。
· 若可见通向外耳道的瘘管，则诊断非常容易。
· 合并炎症时，可见肿块壁增厚及增强效果。
· 外科治疗范围包含所有通路，因此对进展范围的准确评估非常重要。

术语表
（食管）重复囊肿 考虑是先天性畸形。胚胎学上食管与气管共同起源于胚胎前肠，一般认为病变在孕4周分隔食管与气管的中隔发育时产生，发生率低至0.012%。好发于食管下段（60%），男女发病率之比为2∶1，虽然单发较多但也有多发的情况。囊肿位于食管内，囊肿壁被2层肌肉层覆盖。内腔上皮被鳞状上皮或胎儿时期的食管上皮覆盖。

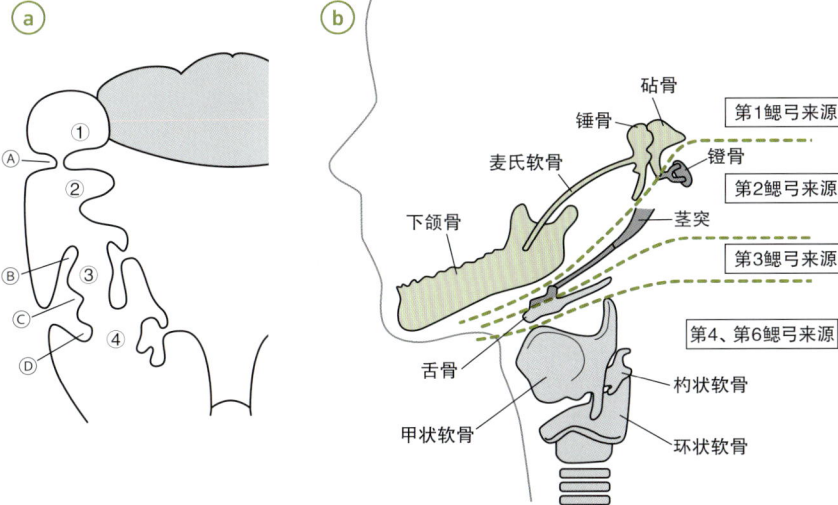

图19.3 鳃弓、鳃裂

鳃弓

① 第1鳃弓：上颌突及下颌突，上颌突形成上颌骨及颧骨，下颌突形成砧骨、锤骨及下颌骨，此外，第1鳃弓还与外耳道的形成相关

② 第2鳃弓：形成舌骨、镫骨、颞骨的茎突

③ 第3鳃弓：形成舌根及胸腺原基

④ 第4、第6鳃弓：融合形成喉软骨等

鳃裂（第2~4鳃裂被第2鳃弓覆盖，形成凹陷，即鳃裂囊）

Ⓐ 第1鳃裂：形成咽鼓管，深部的隆起部扩张，与中耳的形成相关

Ⓑ 第2鳃裂：形成腭扁桃体及扁桃体窝

Ⓒ 第3鳃裂：形成胸腺、下甲状旁腺，向下方移动

Ⓓ 第4鳃裂：形成上甲状旁腺，位于甲状腺后面

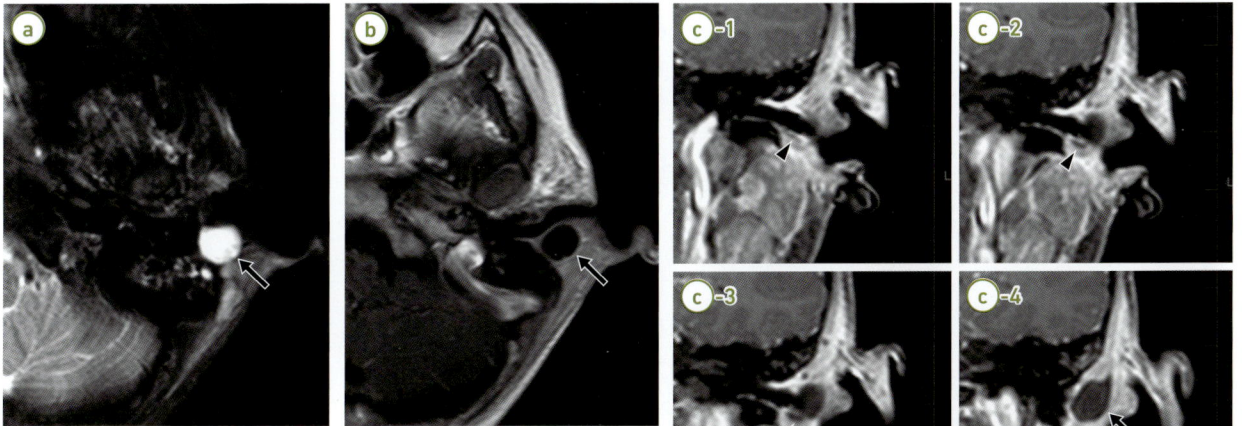

图19.4 第1鳃裂囊肿（6岁，男性）

a.脂肪抑制T2加权；b.增强T1加权；c.脂肪抑制增强T1加权冠状面

左耳郭后方肿胀，怀疑是乳突炎后行精细检查。耳郭后方可见在脂肪抑制T2加权图像中呈高信号、在增强T1加权图像及脂肪抑制T1加权图像中内部无增强效果的囊性肿块（图a、b、c-4黑色箭头）。脂肪抑制增强T1加权冠状面图像中可见疑似外耳道瘘管的表现（黑色三角箭头），周围有疑似炎症的增强效果（图c-1~c-4）。使用抗生素治疗后行囊肿摘除术

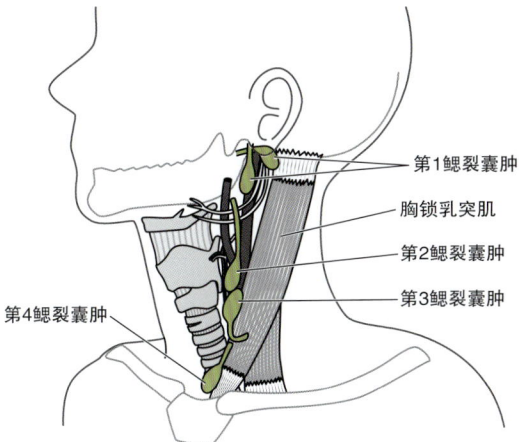

图19.5 第1~4鳃裂囊肿的示意图

（图片由东京都小儿科医疗中心放射科榎园美佳子医生提供）

第2鳃裂囊肿

概述

- 是第2鳃裂的残存组织，在颈部发生的鳃裂发育异常中约占95%，最为常见。
- 囊肿的发生率高（75%），也可能出现窦道或瘘管。
- 发病率无性别差异，虽然主要在10~40岁起病，但10岁以下儿童的发病率也不低。

临床表现及影像学表现（图19.6）

- 自觉下颌下及颈侧有可移动的无痛性肿块。
- 可能因合并炎症而伴有增大与疼痛。
- 可能是双侧。
- 治疗方式为将包括咽裂路径在内的组织完全切除。
- 很少以癌症起病。
- 可见圆形或椭圆形的单房囊性肿块。
- 内部性状均匀，CT呈低密度；MRI中与肌肉相比，T1加权图像呈低信号至等信号、T2加权图像呈高信号。
- 因出血或蛋白质密度，可能不会显示水样信号。
- 囊肿壁并不总可见增强效果。
- 合并炎症时可见囊肿壁增厚。

第3、第4鳃裂囊肿

概述（图19.5）

- 发生率低，为3%。
- 多数为梨状窝瘘。
- 位置如图19.5所示。

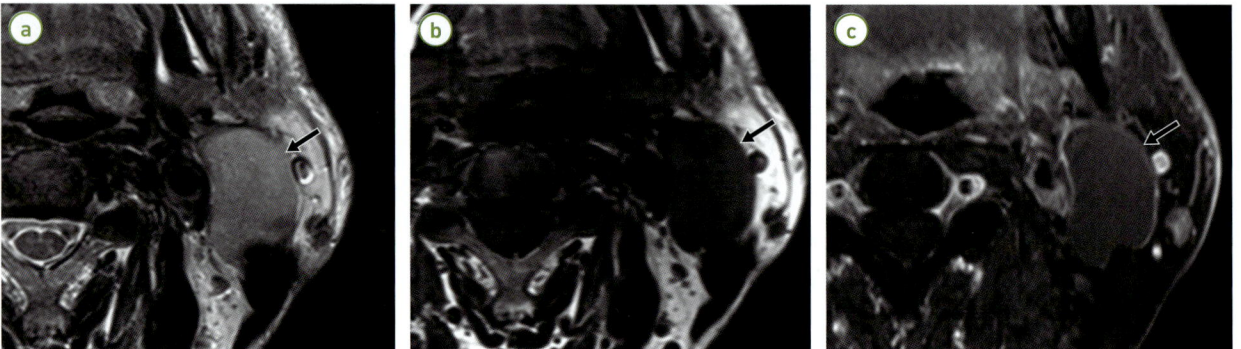

图19.6　第2鳃裂囊肿（50余岁，男性）
a.T2加权；b.T1加权；c.脂肪抑制T1加权
左侧腮腺的内下侧及腮腺外可见边缘光滑、边界清晰的肿块。内部与肌肉相比，在T1加权图像上呈稍高信号，在T2加权图像上呈微弱的高信号（图a、b黑色箭头）。脂肪抑制T1加权图像中内部未见明显增强效果。边缘的薄层状、轻度增强效果是囊肿壁（图c黑色箭头）

第3鳃裂囊肿

- 在颈后间隙形成的先天性囊性肿块中, 发生率仅次于囊性淋巴管瘤。

第4鳃裂瘘

- 因路径较长, 常表现为窦道而不是瘘管, 没有完整瘘管形成的报道。

第4鳃裂囊肿

- 极为罕见。

临床表现及影像学表现（图19.7~19.9）

- **反复发作的颈部深处的化脓性炎症及脓肿形成、急性化脓性甲状腺炎等。**
- 有颈部疼痛、吞咽障碍、吞咽时疼痛及声音嘶哑的表现。
- 年龄范围广泛, 新生儿期至中年均可发生, 首发常在10岁以下。
- 左侧较多, 但也有右侧及双侧梨状窝瘘的报道。

梨状窦瘘

- 典型表现为CT及MRI中可见从梨状窝开始沿胸锁乳突肌到达甲状腺周围的炎性变化及脓肿形成。
- CT中有时可见梨状窝瘘管内存在气体。
- 若下咽食管造影中在梨状窝瘘内可见残存的高密度区, 则可进行诊断。然而, 炎症的急性期因水肿及分泌物常无法显影。在这种情况下, 应待炎症消退后再进行检查。
- 内窥镜有时可观察到梨状窝开口处, 无法通过上述检查诊断时, 则值得尝试。

第3鳃裂囊肿

- CT及MRI中表现为单房囊性肿块, 通常囊肿壁未见增强效果, 但伴有感染时可被增强。

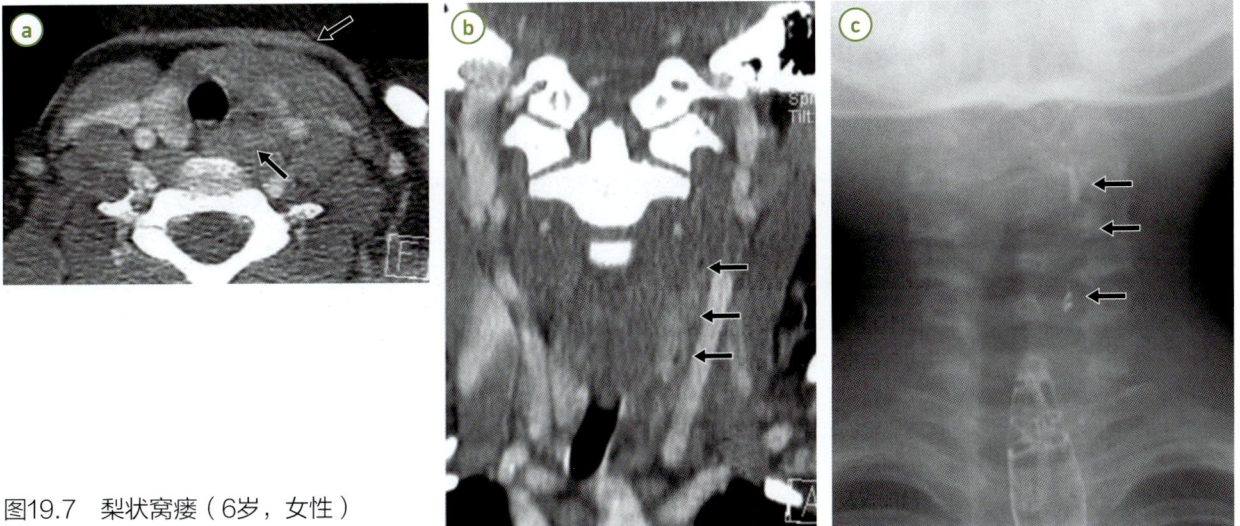

图19.7　梨状窝瘘（6岁, 女性）
a.增强 CT；b.同部位冠状面
甲状腺腹侧的胸锁乳突肌及甲状腺深部可见肿胀, 冠状面图像可见伴有边缘增强效果的管腔结构（黑色箭头）
c.下咽食管造影（正面）
从左梨状窝向下方延伸, 可见很细的管腔结构（黑色箭头）

（图片由东京医科大学附属第三医院放射科丰田圭子医师提供）

> **关键点**
>
> ・腮腺内或其周围结构内可见囊性肿块时，应考虑第1鳃裂囊肿。
> ・第2鳃裂囊肿中若在典型部位有囊性肿块则易于诊断，但伴有炎症时因可见囊肿壁的增强效果，需与其他病变相鉴别（见鉴别诊断部分）。
> ・如遇到儿童急性化脓性甲状腺炎，应经常思考是否存在梨状窝瘘。

鉴别诊断

・很难与不伴有分隔壁的淋巴管畸形相鉴别。
・若表现为伴有炎症的囊肿壁增厚及增强效果，则应与脓肿、囊性变性的神经鞘瘤及恶性淋巴瘤等肿瘤、伴有坏死性变化的淋巴结转移等相鉴别。

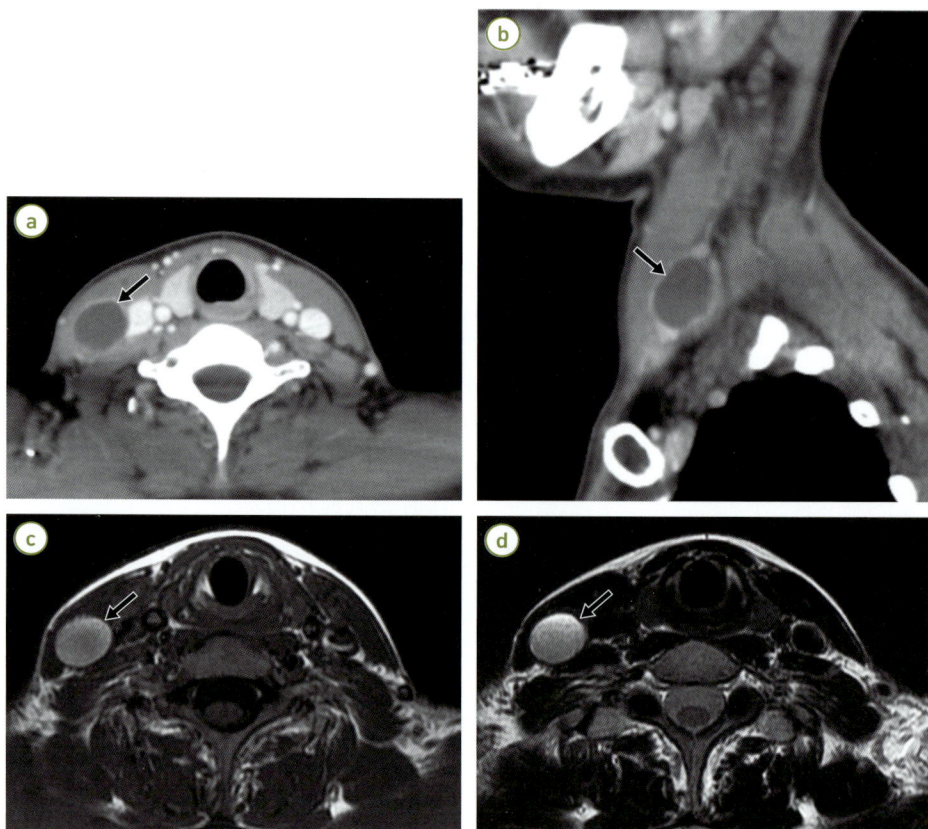

图19.8　疑似第3鳃裂囊肿（40余岁，女性）

患者自觉右颈部有肿块

a.增强 CT；b.同部位矢状面

右侧胸锁乳突肌后方的颈后间隙内可见边缘有增强效果的边界清晰的囊性肿块（黑色箭头）

c.T1加权；d.T2加权

T1加权及T2加权图像中囊肿内容物呈高信号（黑色箭头）

（图片由宫崎县立宫崎医院放射科小玉隆男医师提供）

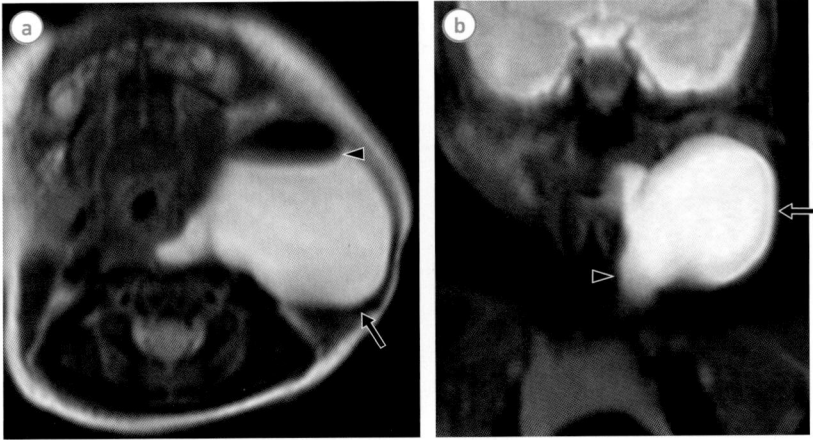

图19.9 第4鳃裂囊肿、梨状窝瘘（8日龄，男性）
胎儿超声中查出左颈部囊肿，8日龄时进行MRI检查
a.T2加权
以左侧下颌下区为中心，可见疑似有气-液表面形成表现（黑色三角箭头）的囊肿
（黑色箭头）
b.脂肪抑制T2加权冠状面
考虑为高信号的囊肿（黑色箭头），在内侧下方进展至气管左侧（黑色三角箭头），
在内侧上方进展至梨状窝
（图片由东京都小儿科医疗中心放射科榎园美香子医师提供）

19 头颈部的先天性疾病
皮样囊肿

必读

· Som PM, et al. Congenital lesions of the neck. Head and Neck Imaging, 5th ed, Som PM, Curtin HD, eds. Mosby, St. Louis, 2011, p2235-85.

MEMO

在有口腔底病变时，根据病灶在下颌舌骨肌的位置（下方或上方），手术时的消融在原则上有所不同。因此阅片时，对肿瘤与下颌舌骨肌之间位置关系的描述非常重要。冠状面及矢状面的成像必不可少。

你知道吗？

对增大的、影响美观度的、有可能破溃或感染的病灶进行摘除。

术语表

表皮样囊肿

由鳞状上皮及纤维性壁结构构成。与皮样囊肿不同，不包含皮肤附件结构。在舌骨上部的中线处或口腔底形成柔软的可移动的肿块。该囊肿在弥散加权图像中呈高信号。

关键点

· 皮样囊肿是在中线处形成的边界清晰的肿块。
· 有文献表明，CT中含有脂肪且密度低于玻璃体的水样密度区域的比例为46%。

概述

· 囊肿壁有皮脂腺及毛囊等皮肤附件，是被鳞状上皮覆盖的先天性囊性病变。
· 外伤、第1或第2鳃弓在发育过程中被外胚层组织侵入、甲状舌骨囊肿的1亚型等被认为是其病因。
· 常见于20～40岁，发病率无性别差异。
· 皮样囊肿约7%发生在头颈部区域，其中80%以上见于眼眶区域，其次是口腔底（11.5%）。
· 虽然常位于中线，但也可在侧方形成。

临床表现及影像学表现（图19.10~19.12）

· 发生在表层时，早期便可触摸到肿块。
· 随着时间的推移，会随内容物潴留而缓慢增大。
· 常在10余岁后因无痛性皮下肿块或眼球突出而被发现。
· 若有破裂则内容液流出，继而引起周围的炎症。
· 极少数情况下，会恶化为鳞状细胞癌。
· 边界清晰的单房囊性肿块，大小不一。
· CT中为边界清晰的囊样低密度区，根据脂肪成分、外胚层、液体成分、钙化成分的多少表现为不同密度。
· MRI中表现为边界清晰的肿块，若有脂肪存在则在T1加权图像上呈高信号，其他成分表现为等-低信号、在T2加权图像中呈不均匀的等信号至低信号。增强T1加权图像中的包膜通常表现为增强效果。
· 偶尔可见由囊泡内的脂肪及液体形成的液-液平面形成图像及囊泡壁的钙化图像。
· 浮球征（sack of marbles sign）：囊肿内的多个小脂肪球像弹珠一样散乱分布于内容液中，被认为是皮样囊肿的特征性表现（图19.10）。

鉴别诊断

· 与表皮样囊肿及甲状舌骨囊肿相鉴别。
· 与甲状舌骨囊肿不同，皮样囊肿与舌骨无毗邻关系。

· Koeller KK, et al. Congenital cystic masses of the neck: radiologic-pathologic correlation. Radiographics 1999; 19: 121-46; quiz 152-3.
· Chung EM, et al. From the archives of the AFIP: Pediatric orbit tumors and tumorlike lesions: nonosseous lesions of the extraocular orbit. Radiographics 2007; 27: 1777-99.

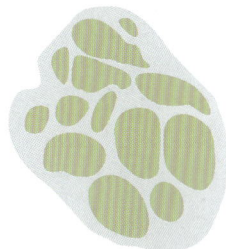

图19.10　浮球征示意图

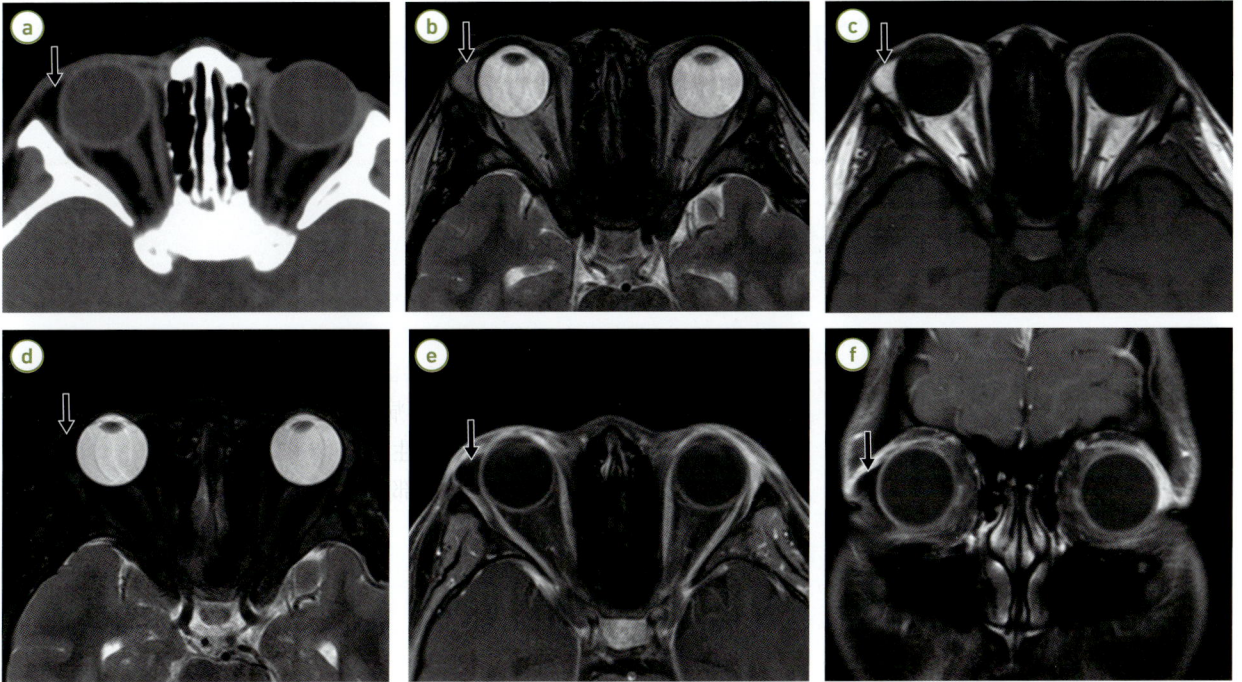

图19.11 皮样囊肿（10余岁，男性）

患者自出生起右眼结膜外侧有肿块

a.CT平扫；b.T2加权；c.T1加权；d.脂肪抑制T2加权

右眼眶外侧可见与眼球接触的边界清晰、表面光滑的肿块（黑色箭头），内部在CT中表现为脂肪组织密度（a），在T1、T2加权图像中呈高信号（b、c），在脂肪抑制T2加权图像中信号被抑制（d）

e、f.脂肪抑制T1加权

未见明显增强效果，肿块与眼球、眼眶外侧壁及眼睑广泛接触，但未见明显浸润

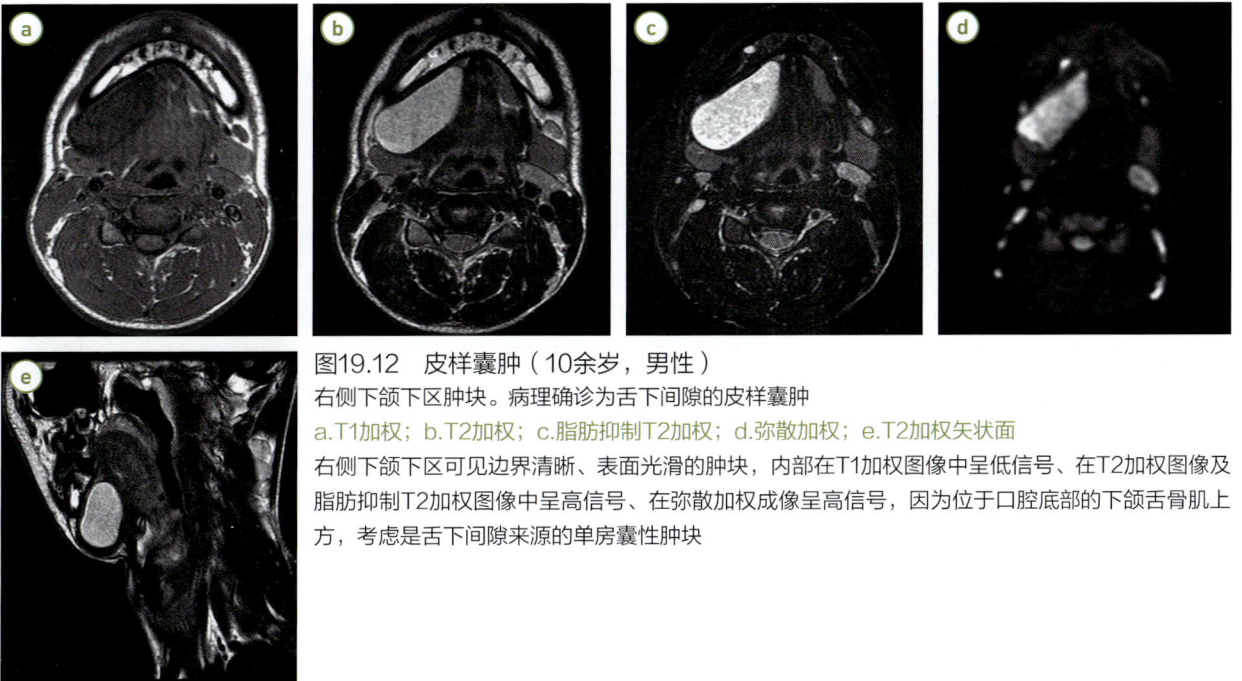

图19.12 皮样囊肿（10余岁，男性）

右侧下颌下区肿块。病理确诊为舌下间隙的皮样囊肿

a.T1加权；b.T2加权；c.脂肪抑制T2加权；d.弥散加权；e.T2加权矢状面

右侧下颌下区可见边界清晰、表面光滑的肿块，内部在T1加权图像中呈低信号、在T2加权图像及脂肪抑制T2加权图像中呈高信号、在弥散加权成像呈高信号，因为位于口腔底部的下颌舌骨肌上方，考虑是舌下间隙来源的单房囊性肿块

（照片由北里大学医学院放射科影像诊断学 浮洲龙太郎医师提供）

19 头颈部的先天性疾病
甲状舌管囊肿

必读

·Som PM, Curtin HD. Head and Neck Imaging, 5th ed. Mosby, St. Louis, 2011, p2252-63.

术语表

异位甲状腺
可发生在甲状舌管路径的任何地方，但多数形成于舌根部。

MEMO

5%的甲状舌管有甲状腺组织残留，常靠近舌骨旁，称为异位甲状腺。

你知道吗？

治疗对象包括有症状及反复感染的患者。为防止复发，原则上除了囊泡壁，还需切除全部的甲状舌管组织、舌骨体的一部分、舌盲孔周围的肌肉组织。

关键点

·常在舌骨周围形成。
·舌骨下型位于舌骨下肌群的深部，也可能在正中线旁形成。

·Zander DA, et al. Imaging of ectopic thyroid tissue and thyroglossal duct cysts. Radiographics 2014; 34: 37-50.

概述

·甲状舌管囊肿占非牙源性先天性囊肿的90%，**其中75%形成于颈正中线处**，也被称为**颈前正中囊肿**。
·50%的患者在30岁之前被诊断出来，大约15%的患者在50岁之后被诊断出来。
·甲状舌管囊肿可发生在甲状舌管路径的任何地方。
·65%位于舌骨下，20%位于舌骨上，15%位于舌骨前。

临床表现及影像学表现（图19.13~19.15）

·通常为无痛性的颈前部肿块。
·位于舌骨上区者表现为舌根部或口腔底的肿块。
·边界清晰、壁光滑且薄的1.5~3 cm的囊性肿块。
·CT及MRI中，内容物表现为均匀的与水相同的密度/信号。
·合并炎症、感染时，表现为囊肿壁增厚且不规则、增强效果，内部在CT中呈稍高密度，MRI中表现为反映蛋白质及血液等成分的多种信号强度。

舌骨和舌骨下型

·多与舌骨体毗邻，见于正中线处，但也常见于正中线旁。
·通过舌骨下方正中处的甲状切迹向会厌前间隙内突出，表现出特征性形态，但未越过甲状舌骨膜。
·位于舌骨下肌群深部，肌肉在甲状舌管囊肿的边缘呈鸟嘴状。
·多为单房性，有时为有分隔壁的多房性。

舌骨上型

·单房性见于舌根正中黏膜下方。
·分开口腔底肌群，沿中线向舌根部的舌盲孔（foramen cecum of tongue）进展。
·偶尔在正中线外的侧方舌骨上形成时，甲状舌管囊肿沿路径越过舌骨体中线，可以据此与其他囊性肿块相鉴别。

鉴别诊断

·与第2鳃裂囊肿、皮样囊肿、表皮样囊肿、淋巴结转移、淋巴管畸形、支气管源性囊肿等相鉴别。
·**肿块与舌骨的关系、沿甲状舌管的进展方式、均匀的内部性状**，对典型病例的诊断非常有帮助。

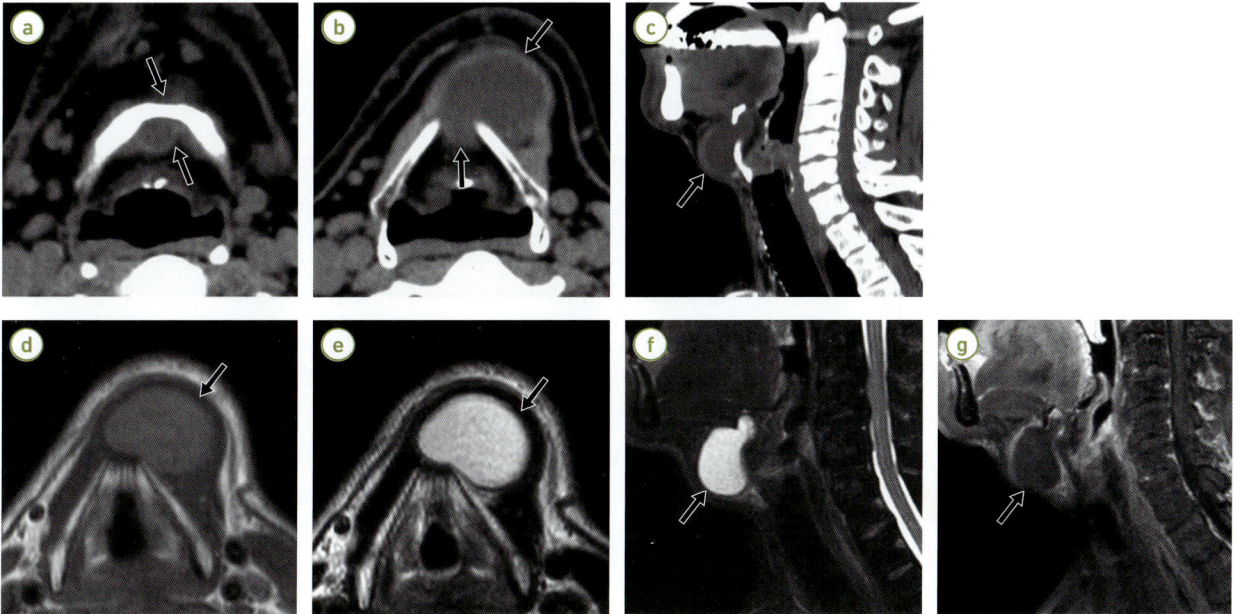

图19.13 舌骨和舌骨下型（40余岁，男性）

a.CT平扫（舌骨水平）；b.同部位（甲状软骨水平）；c.增强CT正中矢状面

因自觉颈前部有肿块进行精细检查。CT中可见舌骨正中背侧向下广泛分布的囊性肿块（图a、b黑色箭头），内部性质均匀，呈比肌肉低的密度，增强CT中囊肿壁的增强效果不明显（图c黑色箭头）

d.T1加权；e.T2加权；f.脂肪抑制T2加权矢状面；g.脂肪抑制增强T1加权矢状面

CT检查2个月后，因自觉轻度疼痛而行MRI检查。与之前的CT图像相比肿块增大，在MRI图像中，与肌肉相比肿块在T1加权图像呈轻度高信号（图d黑色箭头）、T2加权图像呈高信号（图e黑色箭头）、脂肪抑制T2加权图像呈高信号（图f黑色箭头）。脂肪抑制增强T1加权图像中可见囊肿壁的增强效果（图g黑色箭头），怀疑合并炎症

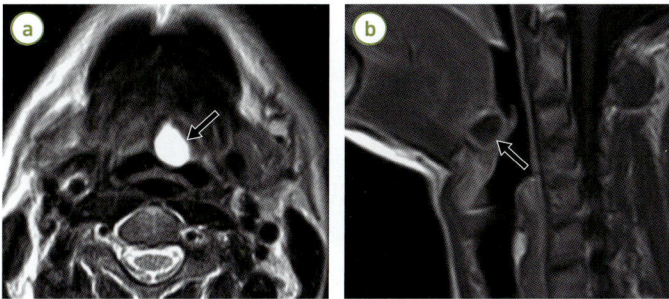

图19.14 舌骨上型（30余岁，男性）

a.T2加权；b.增强T1加权矢状面

因舌根部的肿胀及咽喉痛而行精细检查。舌根部正中稍偏左的黏膜下可见边界清晰的囊性肿块，肿块内部性状均匀，在T2加权图像中呈高信号（图a黑色箭头），在增强T1加权图像中可见边缘很薄的薄膜样增强效果（图b黑色箭头）

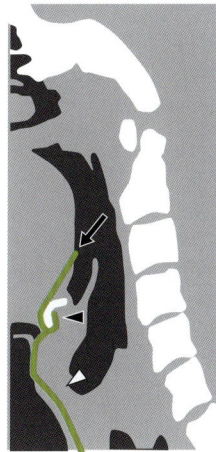

图19.15 甲状舌管

甲状腺原基在孕3周时于咽底部发育，从舌根部的舌盲孔（黑色箭头）沿舌、口腔底的肌肉之间的正中线下降。随后沿舌骨、喉软骨的前表面下降，在孕7周时移动至正常位置。甲状舌管的移动路径如图所示，环绕舌骨的前方、下方、后方（黑色三角箭头），下行至甲状舌骨膜及甲状软骨（白色三角箭头）的前方，在孕8～10周时消失

关键点

· 表现为与甲状舌管一致的水样密度／信号的单房囊性肿块。

· 若内部可见固体成分，则应考虑异位甲状腺及合并甲状腺恶性肿瘤。

19

头颈部的先天性疾病
Tornwaldt囊肿

必读

·Som PM, Curtin HD. Head and Neck Imaging, 5th ed. Mosby, St. Louis, 2011, p1788.

术语表

潴留囊肿
由咽黏液腺及浆液腺开口处的阻塞性变化引起的无症状囊肿。50%以上的病例病变大小在5 mm以下，也有多发的情况。
咽囊
由鼻咽腺样体沟的粘连、牵拉引起。

MEMO

鼻咽部实体瘤以鼻咽癌、恶性淋巴瘤及腺样体为代表。

你知道吗？

通常不需要治疗，有症状时则经口切开排脓或开放手术。若反复感染，则考虑切除。

· Ikushima I, et al. MR imaging of Tornwaldt's cysts. AJR Am J Roentgenol 1999; 172: 1663-5.

概述

· Tornwaldt于1885年将Tornwaldt囊肿作为鼻咽炎的病因之一进行报道。
· 由胎儿期的脊索与鼻咽黏膜间的通路残留导致。
· 典型者发生于**鼻咽后壁正中处**。
· 发病率无性别差异，可见于全年龄段。
· 偶尔在4%的尸检病例及2%～6%的影像学检查中发现。

临床表现及影像学表现（图19.16，19.17）

· 通常无症状。
· 若合并感染，则可有伴有难闻味道的流脓，可能导致耳道闭塞及咽喉痛。
· **位于鼻咽正中线后上方、双侧颈长肌之间。**
· **边界清晰的单房囊肿。**
· 通常为1 cm以下，但也有达到数毫米者，甚至有2 cm者。
· CT中常呈水样密度，也有可能表现为反映蛋白质或出血的高密度，此时需要与固体成分相鉴别
· MRI中，病变在T2加权图像上呈高信号、T1加权图像上呈低信号至高信号。
· 通常无增强效果，**若合并炎症及感染则囊肿壁可能被增强。**

鉴别诊断

· 与潴留囊肿（图19.18）、咽囊相鉴别。
· 若病灶位于鼻咽中线以外，则潴留囊肿的可能性很高。
· 含有空气时，应怀疑是伴有液体潴留的咽囊。

关键点

· 鼻咽中线后上方的边界清晰的单房囊性肿块。
· T1加权图像上可呈多种信号强度。

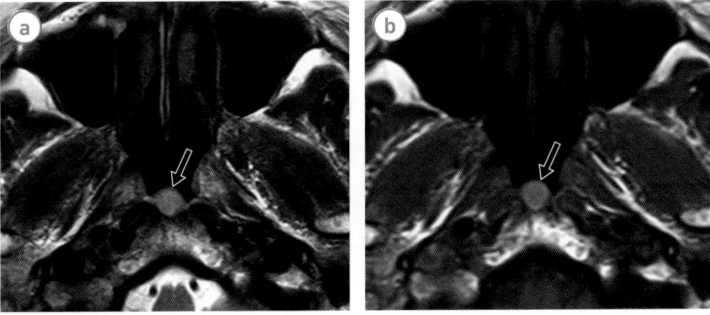

图19.16 Tornwaldt囊肿（70余岁，男性）
a.T2加权；b.T1加权
在以脑梗死详细检查为目的的头部MRI中偶然观察到。鼻咽后壁正中处、双侧颈长肌间可见球形肿块，边界清晰，在T1及T2加权图像上表现为均匀的高信号（黑色箭头）

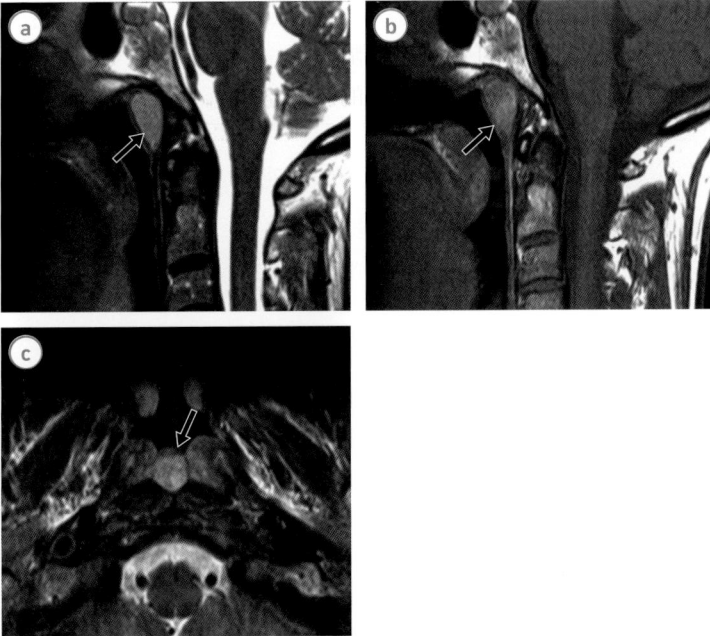

图19.17 Tornwaldt囊肿（60余岁，男性）
a.T2加权矢状面；b.T1加权矢状面；c.T2加权
在以颈椎病详细检查为目的的MRI中偶然观察到。鼻咽后壁正中处、双侧颈长肌之间可见长轴在头足方向的囊性肿块，边界清晰，在T1及T2加权图像上呈高信号（黑色箭头）

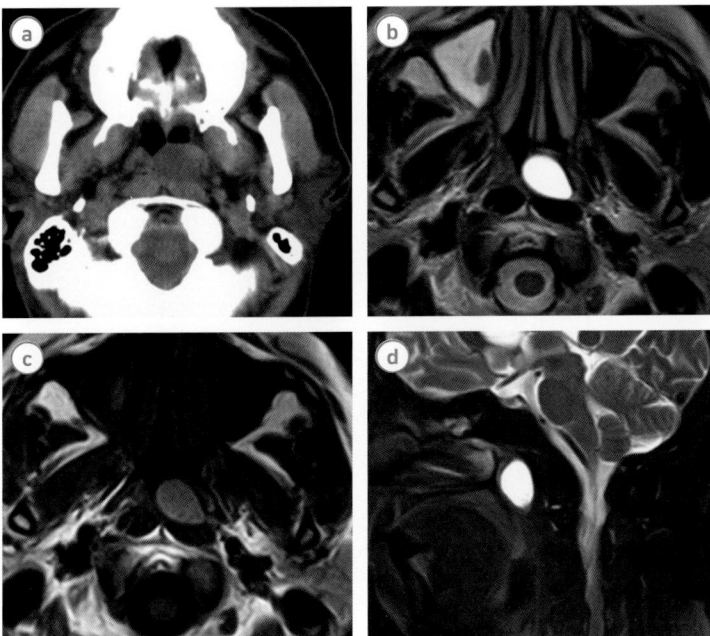

图19.18 潴留囊肿（50余岁，男性）
自觉鼻咽肿块，行详细检查
a.CT平扫
肿块在CT平扫中呈低密度
b.T2加权；c.T1加权；d.脂肪抑制T2加权矢状面
鼻咽左后壁的黏膜下，可见在T2加权图像上呈高信号、在T1加权图像上呈介于肌肉与脂肪的信号强度之间的信号、边界清晰的肿块

20 外伤
急诊CT的特殊性及阅片要点

必读

· 日本外傷学会·日本救急医学会，監，日本外傷学会外傷初期診療ガイドライン改訂第5編集委員会，編：外傷初期診療ガイドラインJATEC改訂第5版. 日本外傷学会·日本救急医学会，2016.

概述

· **外伤的诊疗是与时间赛跑**。毋庸置疑，不仅是医生，多数医务人员（护士、放射技师、临床技师、药剂师等）应始终保持高度警惕，了解诊疗的重要性。
· 近年来，短时间内大范围的CT成像已成为可能，但检查时间应尽可能短。
· **为了尽量缩短检查时间，医生、护士及放射技师的日常培训非常重要。**
· 为保证CT检查的安全性，**生命体征的稳定是最主要原则。**

外伤诊疗CT的特殊性

· 有很多文献表明，对有高能外伤、意识障碍的患者及受伤机制不明的患者来说，外伤全身CT（外伤全扫描）非常有用。
· 外伤全身CT成像范围**需包括头部、颈部及躯干**，不应缩小范围。
· 对于外伤患者，为防止病情加重，需要快速地进行检查。
· 但是对所有外伤患者进行全身CT检查会导致辐射剂量增加。仔细考虑适应证并快速判断患者是否适合进行全身CT检查非常重要。

外伤全身CT的成像方法

· **头部外伤必须进行CT平扫，躯干的器官损伤及活动性出血的检出应行增强CT。**
· 考虑到各医疗机构CT设备的性能，建议各医疗机构选择适合自己情况的成像方案。下面将讲述一般的外伤全身CT方案（**图20.1**）。

关键点

· 外伤诊疗中，尽量缩短检查时间非常重要。
· 放射技师遵循外伤全身CT的3阶段阅片顺序，在了解病情紧急性后进行阅片，认真完成给急诊医生的报告单。

· Huber-Wagner S, et al. Effect of whole-body CT during trauma resuscitation on survival: a retrospective, multicentre study. Lancet 2009; 373: 1455-61.
· Caputo ND, et al. Whole-body computed tomographic scanning leads to better survival as opposed to selective scanning in trauma patients: a systematic review and meta-analysis. J Trauma Acute Care Surg 2014; 77: 534-9.

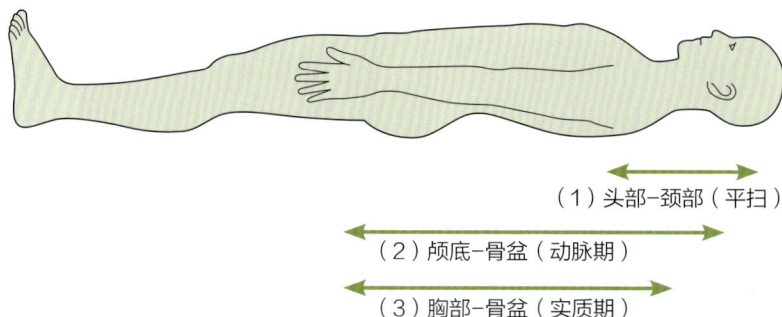

（1）头部-颈部（平扫）
（2）颅底-骨盆（动脉期）
（3）胸部-骨盆（实质期）

图20.1　外伤全身CT方案示例

头部

- 必须进行CT平扫。
- 若没有分别进行头部与颈部、躯干CT检查的时间，则进行头部-颈部的螺旋CT检查并通过制作重建图像来缩短成像时间。

颈部、面部、颈椎

- 通过头部-颈部螺旋CT，制作薄层图像、冠状面图像、矢状面图像、三维重建图像。
- 若可能有颅底骨折或面部骨折，为检测动脉损伤，动脉期应从颅底（Willis环水平）至骨盆进行成像。
- 有增强CT检查时，CT平扫非必要。

躯干

- 通过增强CT检查器官损伤。
- 主要是动脉期及实质期的2期成像，可通过2期成像使血管外渗图像更加清晰。
- 如有增强CT检查，原则上不进行CT平扫。

外伤全身CT的阅片

- 需要在短时间内从大量的信息中高效地找到严重损伤的影像学表现。
- 《日本外伤初期诊疗指南》（第5版）记载了3阶段的阅片顺序，下面简要介绍。

第1阶段阅片

- 迅速找到需要立即处理的损伤。
- 找到需要特别关注的CT图像，称为外伤CT重点评估（focused assessment with CT for trauma，FACT）。
- 需要注意的影像学表现包括颅内血肿、主动脉损伤、纵隔血肿、广泛的肺挫伤、血气胸、心包血肿、道格拉斯窝及膀胱直肠窝内积液（腹膜内血肿）、骨盆骨折、腹膜后及椎骨周围血肿、腹部实质器官损伤等。
- 以掌握有无上述表现为目的，无需主动搜寻血管外渗或假性动脉瘤，第1阶段阅片在CT室控制台于3分钟内完成。

第2阶段阅片

- 找出需要治疗的损伤，如活动性出血、骨折、肠道损伤等。
- FACT后应尽快完成阅片，决定治疗方案。

第3阶段阅片

- 以检查被忽视的地方为目的的阅片，住院后、治疗开始后、度过危险期后进行阅片也无妨。

头颈部区域的阅片

- 虽然各类型的损伤可能独立发生，但高能外伤或全身多发外伤常伴有颅内损伤或躯干的器官损伤。
- 本章讨论的骨折及喉外伤，多数以3阶段阅片顺序中第2阶段以后的阅片为中心。

MEMO

多发外伤的患者因带有静脉输液管、气管插管、引流管、监护仪等，进行CT、血管造影等检查在过床时须整理上述设备。使用带有输液架的多功能转运床板（如输液转运床板）会较易移动，可以缩短过床时间（图20.2）。

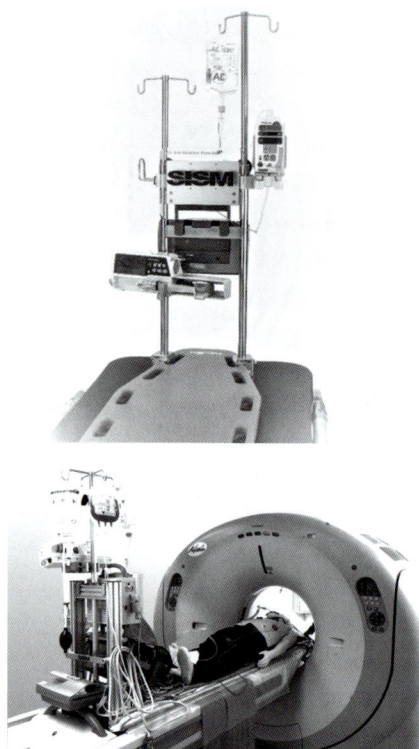

- 首先应检查有无可危及生命的**气道狭窄（如血肿及喉损伤）（图20.3）**、颈动脉损伤导致的出血、假性动脉瘤、颈动脉闭塞。
- 有鼻腔、口腔或外耳道的大量出血时，应判断是否存在影响血管栓塞等治疗方法的**活动性出血或假性动脉瘤（图20.4）**。
- 接下来除了检查有无颞骨骨折、面骨骨折、下颌骨骨折，也应检查有无颈椎骨折、椎动脉损伤**（图20.5）**。
- 初次成像中因身体运动伪影，图像常不清晰。这种情况下，可在后续CT检查中对骨折部位进行再次成像。
- 详细的骨折评估适合用薄层图像进行观察，尤其是对颞骨来说不可缺少。
- 必要时制作冠状面图像、矢状面图像及三维重建图像进行观察。
- 头颈部损伤部位彼此相邻，因此有时表现出相似的临床症状，常合并多处损伤**（图20.6）**。
- 不应仅专注于一处损伤，应同时观察其周围器官的损伤情况。
- **临床症状常有助于阅片中对影像学表现的观察。表20.1展示了本章所包含的外伤的临床症状。**

图20.2　输液转运床板

表20.1　本章介绍的疾病的主要临床症状

临床症状	颞骨骨折	颧骨骨折		Le Fort骨折		下颌骨骨折		喉损伤
		体部	颧弓	Ⅰ型	Ⅱ型和Ⅲ型	颏下、下颌体、下颌角	关节突	
听力下降	○							
面神经麻痹	○							
脑脊液耳漏	○							
外耳道出血	○						○	
鼓室内出血	○							
眼眶肿胀、皮下出血		○			○			
眉间鼻根部肿胀、变形					○			
鼻部肿胀、变形								
面部肿胀、变形		○	○	○	○			
眼球位置异常、运动障碍（复视）		○			○			
内眼角变圆、流泪								
鼻出血		○		○				
脑脊液鼻漏、嗅觉异常								
上唇、上牙槽感觉异常		○		○				
下颌缘肿胀、变形						○		
口腔内出血		○		○	○	○		
咬合异常				○	○	○	○	
闭口、张口障碍		○	○	○		○	○	
下牙槽、下颌部感觉异常						○		
上气道狭窄								○

改编自改訂第5版外傷初期診療ガイドラインJATEC. へるす出版, 東京, 2016.

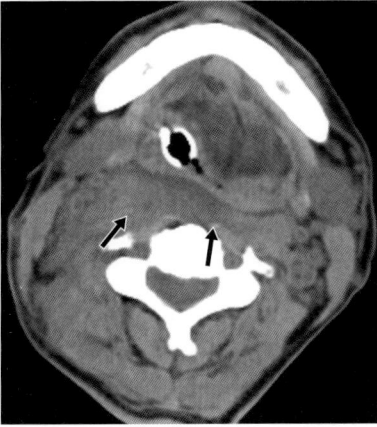

图20.3 咽后间隙血肿（50余岁，男性）
CT平扫
交通事故外伤，患者骑自行车与轿车相撞，于救护车上出现心脏骤停。咽后间隙内有血肿（黑色箭头），可见上气道狭窄

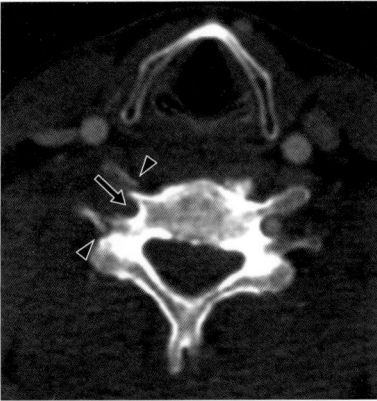

图20.5 颈椎骨折（40余岁，男性）
增强CT动脉期（第6颈椎水平）
右侧横突骨折（黑色三角箭头），右侧椎动脉可见闭塞（黑色箭头）。交通事故外伤，摩托车单独交通事故

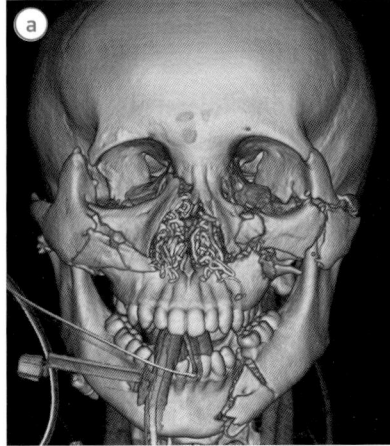

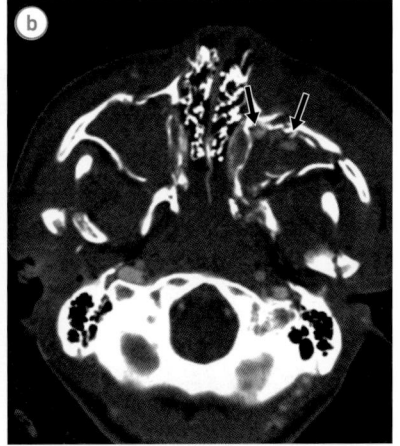

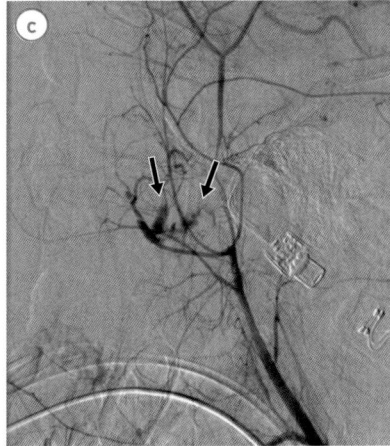

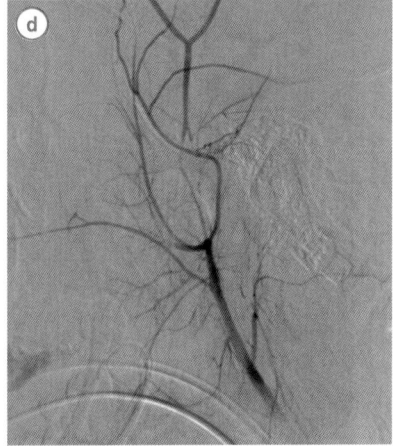

图20.4 多发面骨骨折、下颌骨骨折，大量鼻出血（10余岁，男性）
从距地面约10m处坠落受伤
a.三维 CT正面；b.增强CT动脉期
左侧上颌窦内可见造影剂的血管外漏出（图b黑色箭头）
c.左侧颈外动脉成像侧视图（栓塞前）；d.同部位（栓塞后）
用纱布填塞止血困难，因此进行了血管栓塞术。颈外动脉造影可见上颌动脉的造影剂血管外漏出（图c黑色箭头），栓塞后血管外漏出图像消失（图d）

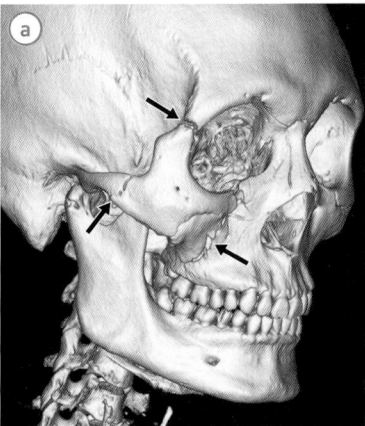

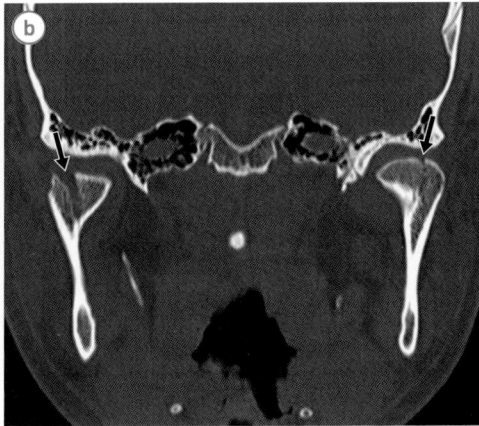

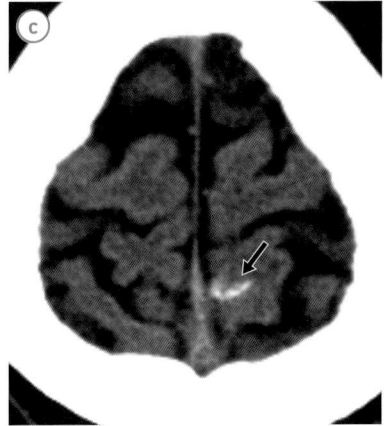

图20.6 全身多发外伤（20余岁，男性）
a.三维 CT斜位；b.CT冠状面（骨窗）；c.头部CT
从建筑物5楼坠落受伤。可见右侧颧上颌复合体骨折（图a黑色箭头），双侧下颌骨关节突骨折（图b黑色箭头），外伤性蛛网膜下出血（图c黑色箭头），还可见右侧肱骨骨折、左侧股骨骨折等全身多发外伤

20 外伤
颞骨骨折

必读

· Zayas JO, et al. Temporal bone trauma and the role of multidetector CT in the emergency department. Radiographics 2011; 31: 1741–55.

· Kwong Y, et al. Fracture mimics on temporal bone CT: a guide for the radiologist. AJR Am J Roentgenol 2012; 199: 428–34.

MEMO

骨折后立即出现的面神经麻痹是面神经管开放术、减压术的适应证。大多数延迟性麻痹病例通过保守治疗有望恢复功能。脑脊液漏应采用抬高头部、药物治疗、腰部引流等保守治疗方式。若脑脊液漏持续7~10日，脑膜炎的可能性高，需要进行外科治疗。

术语表

累及耳囊的骨折
耳囊是包围前庭及耳蜗的骨结构。Kelly与Tami于1994年报道，根据骨折线是否累及耳囊对颞骨骨折进行了分类。
包含颞骨锥体的骨折由Ishman与Friedland在2004年提出的分类。
上述两种分类与并发症及预后密切相关。

概述

· 由跌倒、交通事故外伤等高能创伤引起，常为单侧。
· 根据骨折线走向的经典分类，分为纵向骨折、横向骨折及混合骨折。
· 最近常使用的分类方法：按照累及与不累及耳囊（骨迷路）分类；按照包含与不包含颞骨锥体分类。

临床表现及影像学表现

· 出现听力下降、面神经麻痹、脑脊液漏。
· 出现Battle征（耳后淤血斑）（耳后动脉损伤导致的耳郭后皮下出血）、外耳道出血。
· 鼓膜表现中，鼓室内出血几乎必被发现。
· 颞骨骨折的影像学诊断主要通过观察层厚在1mm以下的高分辨率CT。

CT

纵向骨折（图20.7~20.11）

· 由颞部钝性外伤引起，可见沿颞骨锥体长轴的骨折线。
· 在60%~90%的颞骨骨折中可见。
· 面神经麻痹的发生率比横向骨折的低，膝神经节的损伤较多。

横向骨折（图20.7，20.12）

· 由枕部钝性外伤引起，可见垂直于颞骨锥体长轴的骨折线。
· 在10%~30%的颞骨骨折中可见，单纯的横向骨折发生率低。
· 40%~60%的横向骨折产生面神经麻痹，迷路段中的神经损伤较多，通常无改善。

混合骨折（图20.13）

· 包含纵向骨折及横向骨折。
· 事实上无法仅通过纵向及横向进行分类的骨折类型有很多。

累及/不累及耳囊的骨折（图20.8）

· 耳囊包含前庭及耳蜗，累及上述部位的骨折约占颞骨骨折的2%~8%，罕见。
· 累及耳囊的骨折伴发面神经损伤、脑脊液漏、感音神经性听力下降的概率很高。
· 有时可见空气进入内耳（内耳气肿）。

包含/不包含颞骨锥体的骨折（图20.9，20.10）

· 包含颞骨锥体的骨折累及锥体尖部或耳囊的骨折。
· 累及颞骨锥体的骨折伴发面神经损伤和脑脊液漏的概率很高。
· 累及颞骨锥体的骨折线若到达颈动脉管，则为颈内动脉损伤的危险因素。

· Dahiya R, et al. Temporal bone fractures: otic capsule sparing versus otic capsule violating clinical and radiographic considerations. J Trauma 1999; 47: 1079–83.
· Ishman SL, et al. Temporal bone fractures: traditional classification and clinical relevance. Laryngoscope 2004; 114: 1734–41.

听小骨损伤（图20.10，20.13）

· 可见听小骨的骨折或移位、砧镫关节分离、砧锤关节分离。

脑脊液漏（图20.12）

· 若骨折累及鼓室顶部则会发生脑脊液漏。

鉴别诊断

· **假性骨折（假病灶）**：颞骨与周围骨之间形成多条骨缝，还有在颞骨内走行的血管及神经的管腔结构。上述正常结构可能被误认为是骨折线，需要注意。

关键点

· 主要使用层厚在1 mm以下的高分辨率CT进行观察。
· 除纵向骨折、横向骨折及混合骨折，还要了解与并发症及预后相关的累及耳囊的骨折及包含颞骨锥体的骨折。

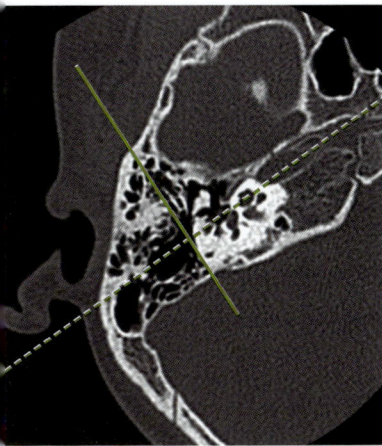

图20.7 骨折 CT（骨窗）纵向骨折（——），横向骨折（– – –）

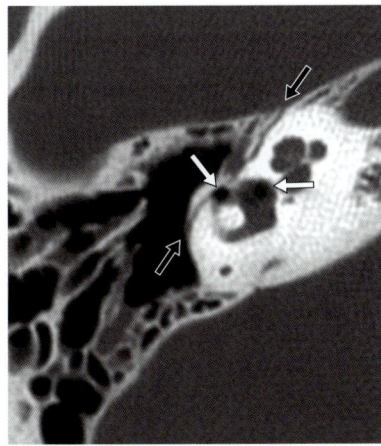

图20.8 纵向骨折，累及耳囊（30余岁，男性）
CT（骨窗）
有横穿外侧半规管的骨折线（黑色箭头），外侧半规管内部可见空气（白色箭头）

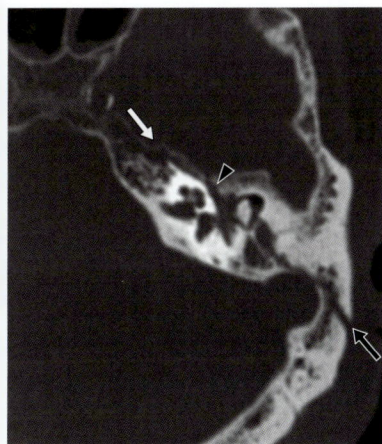

图20.9 纵向骨折，包含颞骨锥体（30余岁，男性）
CT（骨窗）
可见沿颞骨锥体长轴的纵向骨折（黑色箭头），骨折线累及至颞骨锥体尖部（白色三角箭头），骨折线也穿过面神经的鼓室段（黑色三角箭头）

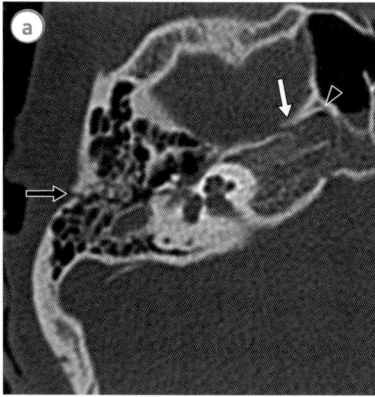

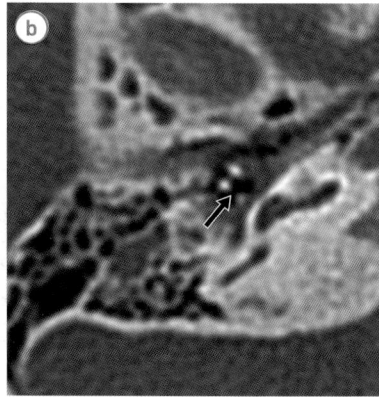

图20.10　纵向骨折，包含颞骨锥体，砧镫关节分离（20余岁，女性）

CT（骨窗）

a.可见沿颞骨锥体长轴的纵向骨折（黑色箭头），骨折线累及颈动脉管（白色箭头），颈动脉管内可见气腔（黑色三角箭头）

b.砧镫关节可见分离（黑色箭头）

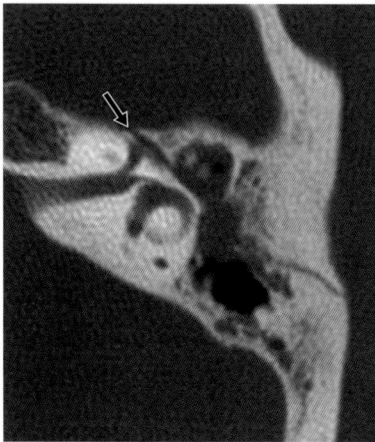

图20.11　纵向骨折，面神经损伤（40余岁，女性）

CT（骨窗）

可见沿颞骨锥体长轴的纵向骨折，骨折线穿过面神经的膝神经节（黑色箭头）

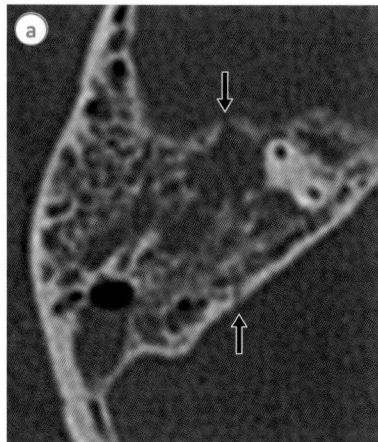

图20.12　横向骨折，累及鼓室顶部（60余岁，男性）

a.CT（骨窗）

可见垂直于颞骨锥体长轴的骨折线（黑色箭头）

b.CT冠状面图像（骨窗）

骨折线累及鼓室顶（黑色箭头），鼓室内充满液体

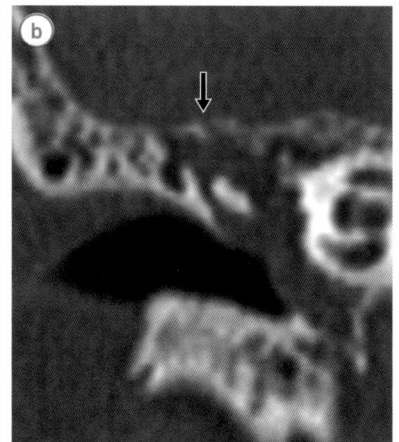

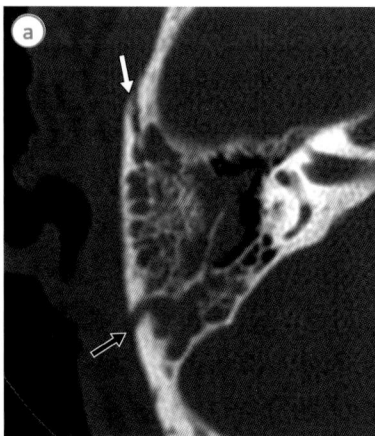

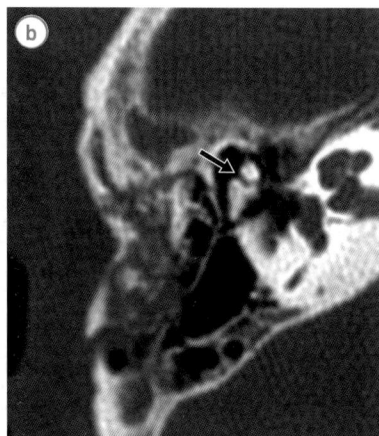

图20.13　混合性骨折，砧镫关节分离（70余岁，男性）

CT（骨窗）

a.右侧颅骨可见纵向骨折部分（白色箭头）、横向骨折部分（黑色箭头），是混合性骨折

b.砧镫关节分离（黑色箭头）

20 外伤
颧上颌复合体骨折

必读

· Hopper RA, et al. Diagnosis of midface fractures with CT: what the surgeon needs to know. Radiographics 2006; 26: 783–93.

概述

· 颧上颌复合体（zygomaticomaxillary complex，ZMC）形成颧骨突起，在区分眼眶及上颌窦、颞窝方面发挥作用。
· **颧骨与4块骨相连**：通过颧额缝连接额骨，通过颧颞缝连接颞骨，通过颧上颌缝连接上颌骨，通过颧蝶缝连接蝶骨（图20.14）。
· ZMC骨折是上述4个部位的骨折，颧骨与上颌骨分离。
· 在面部复合骨折中最常见，发生率仅次于鼻骨骨折及下颌骨骨折。
· 原因多为交通事故外伤，此外也有殴打、运动、跌倒等导致的损伤。
· 有时合并Le Fort骨折。

临床表现及影像学表现（图20.15，20.16）

· 可见面部变形（面部扁平）、眶下神经麻痹、张口障碍、咬合异常、单侧鼻出血、复视、眼球凹陷等。
· 骨折累及眶下管时，出现因眶下神经损伤导致的面颊及上唇的感觉障碍。
· 眶壁骨折引起复视及眼球凹陷，颧弓骨折引起开口障碍。
· 因外观原因常需要外科修复。
· CT评估非常有用，**不仅是三维图像，还要仔细观察横断面与冠状面图像**。
· 应确认有无上颌窦前壁及外侧壁、眶外壁、颧弓的骨折。
· 此外，还应评估有无眶下管及孔口骨折、骨折碎片对眶内容物的影响。
· 三维图像在对骨片移位及颧骨突起、变形的程度的评估方面非常有用。
· 用于术前计划制订及术后评估。
· 还应留意有无Le Fort骨折等其他面部骨折。

术语表

三足骨折
眶下缘、眼眶外壁及颧弓的骨折。三足骨折属于ZMC骨折，但有观点认为其没有上颌区的骨折表现，不应归于ZMC骨折。

MEMO
受伤早期，在发生骨折的鼻窦中常可见液体潴留及黏膜增厚。换言之，若鼻窦含气良好，则可排除鼻窦壁的骨折。

· Dreizin D, et al. Multidetector CT of midfacial fractures: Classification systems, principles of reduction, and common complications. Radiographics 2018; 38: 248–74.

你知道吗？
颧骨骨折会导致颧骨突起外的凹陷，但因受伤后立即出现软组织肿胀，即使存在颧骨骨折也常难看到面部平坦化。受伤后数日，面部肿胀有所改善，面部平坦化变得明显后建议进行外科修复手术。

关键点

· 应了解与颧骨相连的4块骨及4条骨缝。
· 应关注4条骨缝周围有无骨折。
· 很容易漏掉仅有骨缝分离的骨折，要小心！

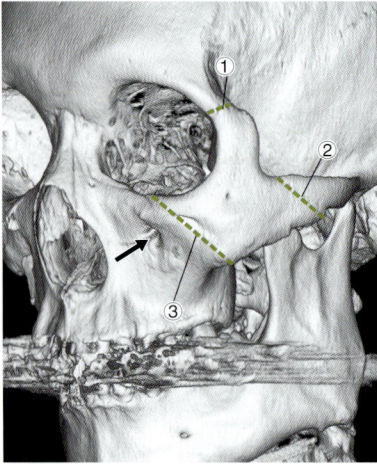

图20.14　与颧骨的骨缝（与图20.15
　　　　　为同一病例，健侧）

三维 CT
①颧额缝；②颧颞缝；③颧上颌缝，黑色
箭头为眶下孔

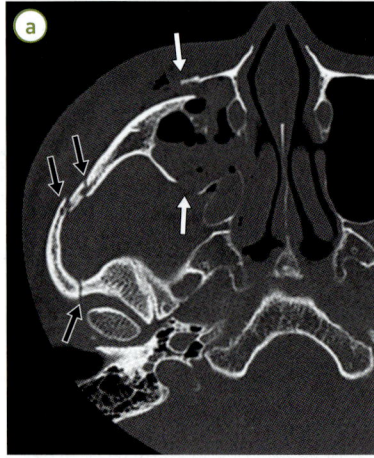

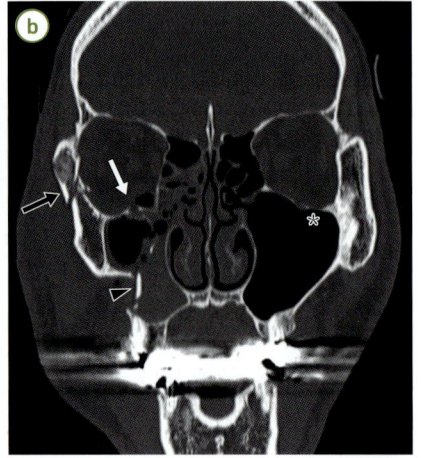

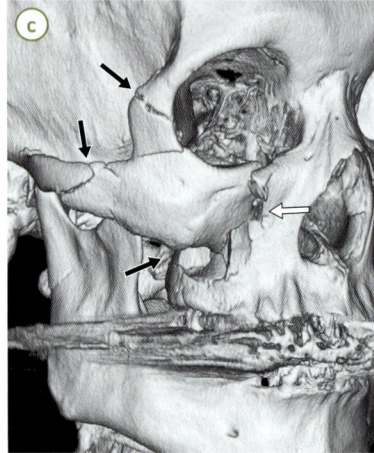

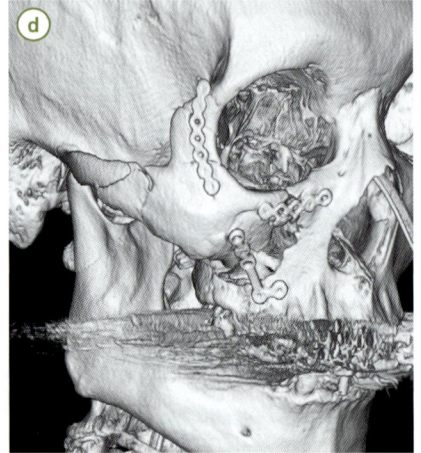

图20.15　右侧ZMC骨折（40余岁，男性）
a.CT（骨窗）
可见颧弓的骨折（黑色箭头）、上颌窦前壁及后侧壁的骨折（白色箭头），颧骨突
起处已凹陷
b.CT冠状面（骨窗）
可见眼眶外侧壁骨折（黑色箭头）及上颌窦后侧壁骨折（黑色三角箭头），眶下壁
的骨折（白色箭头）也累及眶下管，健侧的眶下管以＊表示
c.三维 CT
可见类似于图a、b的骨折（黑色箭头），骨折线累及眶下孔（白色箭头）
d.三维 CT（切开复位固定术后）
使用钛板和螺钉行固定术

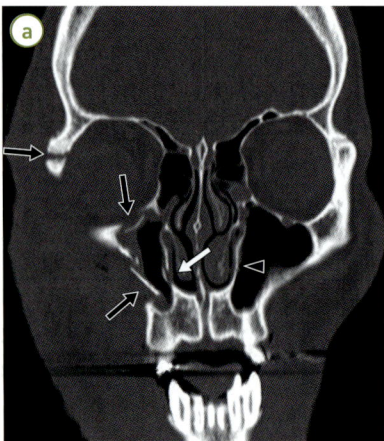

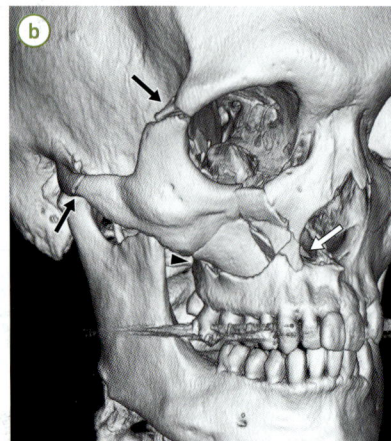

图20.16　右侧ZMC骨折合并单侧
　　　　　Le Fort I 型骨折（30余
　　　　　岁，男性）
a.CT冠状面（骨窗）
眼眶外侧、眶下壁及上颌窦后侧壁可见骨
折（黑色箭头），梨状孔外侧缘下部（白
色箭头）也可见骨折，黑色三角箭头为梨
状孔外侧缘
b.三维 CT
右侧ZMC骨折（黑色箭头），可见起自
梨状孔外侧缘下部（白色箭头）横跨上
牙槽区且到达翼突的骨折（黑色三角箭
头），合并单侧Le Fort I 型骨折

20 外伤
颧骨骨折

必读

· Hopper RA, et al. Diagnosis of midface fractures with CT: what the surgeon needs to know. Radiographics 2006; 26: 783-93.

术语表

颧颞神经、颧面神经两者都是颧神经的分支。颧神经从翼腭窝处的上颌神经（V-2）分出，经眶下裂进入眶内。进入颧眶孔，即颧神经在眶内穿过的骨管，分叉成颧颞神经及颧面神经，并分别从颧颞孔及颧面孔（图20.17）穿出骨外，负责眶外的感觉。

概述

· 颧骨骨折分为颧弓骨折与颧骨体骨折，仅有颧弓的骨折称为孤立性颧弓骨折。
· 颧弓是由颧骨颞突与颞骨颧突及颧颞缝构成的。其是向外侧伸出的细长结构，易骨折。
· 仅有颧骨体骨折的情况非常罕见。
· 原因包括交通事故外伤、殴打、运动及跌倒等导致的损伤。

临床表现及影像学表现

· 可见颧弓凹陷导致的面部凹陷，颧骨突起处凹陷导致的面部平坦化。
· 若颧弓凹陷影响咬肌及下颌骨肌突的话，可发生张口障碍。
· 合并颧上颌复合体（ZMC）骨折时，易出现眼球运动障碍及复视。
· 虽然X线检查（颧弓轴位或Waters法）也可进行诊断，但在是否存在合并骨折的评估方面，CT的效果更好。
· CT中除横断面外，**追加冠状面及三维图像也有助于观察**，可详细了解骨碎片移位的方向及程度等。

颧弓骨折（图20.17）
· **常出现3处骨折线**，CT横断面图像中表现为"V"字形的凹陷性骨折。

颧骨体骨折（图20.18）
· 颧上颌缝的骨折多见，**颧骨体整体凹陷**。
· 骨折累及上颌窦壁时，受伤后在**上颌窦内可立即见到液体潴留及黏膜增厚**。

鉴别诊断

· 应注意不要将眶外侧壁的颧颞孔（颧颞神经在此通过）及颧面孔（颧面神经在此通过）误认为骨折线（图20.17）。

关键点

· 注意颧骨骨折常合并其他面部骨折（ZMC骨折、Le Fort骨折等）。

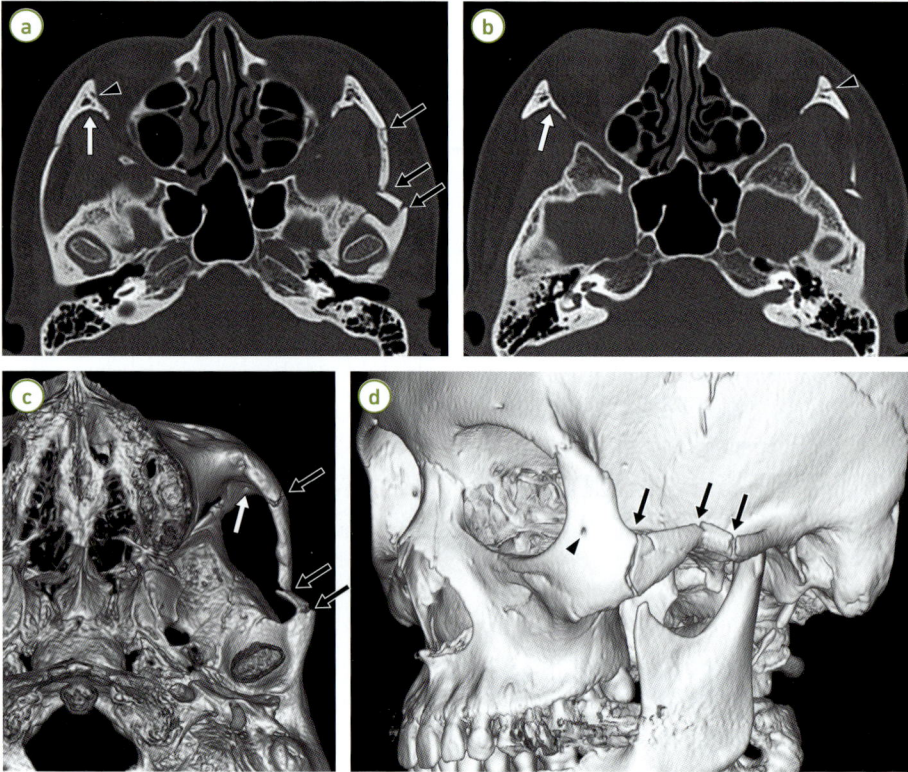

图20.17　左侧孤立性颧弓骨折（30余岁，女性）

a、b.CT（骨窗）

颧弓可见3处骨折（黑色箭头），呈"V"字形凹陷。同时应注意颧面孔（黑色三角箭头）及颧颞孔（白色箭头）的正常图像

c、d.三维CT

通过三维图像更容易确认骨碎片移位的方向及程度（黑色箭头），可见颧颞孔（白色箭头）及颧面孔（黑色三角箭头）

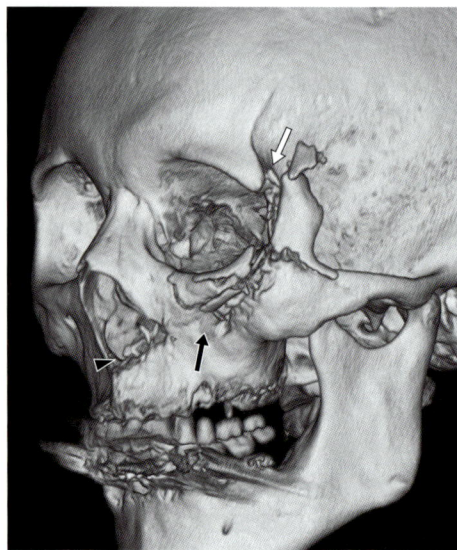

图20.18　左侧颧骨体骨折（70余岁，女性）

三维CT

颧骨体骨折，可见多处骨碎片（黑色箭头），颧额缝可见分离（白色箭头），梨状孔外侧缘（上颌骨）也可见骨折（黑色三角箭头）

你知道吗？

颧骨体在面部中央部位外侧形成颧骨突起，易受到直接外力的影响。与颧骨体相比，骨缝部位较脆弱，常发生骨折。沿颧上颌缝的骨折常合并上颌骨骨折，仅有颧骨体骨折的情况极为罕见。鉴于这些原因，对包含相邻骨的ZMC骨折的理解非常重要。

20 外伤
Le Fort骨折

术语表

Le Fort分类
法国外科医生Rene Le Fort于1901年提出了面部中央部位中心区骨折的分类。通过对尸体施加外力后对骨折进行观察，将其分为I型、II型及III型。最初的分类是双侧对称性骨折，但在临床实践中常为双侧不对称性骨折，各类型常混杂在一起。

MEMO

治疗包括使用金属板等固定的切开复位术，治疗的目的是恢复咬合功能、纠正面部形态。

必读

· Winegar BA, et al. Spectrum of critical imaging findings in complex facial skeletal trauma. Radiographics 2013; 33: 3-19.

· Schuknecht B, et al. Radiologic assessment of maxillofacial, mandibular, and skull base trauma. Eur Radiol 2005; 15: 560-8.

概述

· 发生于面部中央部位中心区的以上颌骨为主的双侧水平骨折。
· 根据骨折线的高度分为Le Fort I 型、II型、III型骨折（图20.19）。
· Le Fort分类被广泛使用，临床上也很有用。
· 关于Le Fort I 型与 II 型骨折哪种更多，文献报道各不相同。
· Le Fort III 型骨折是最严重的，但不常见。
· 常有各类型混合的病例（例：Le Fort I 型+II 型）及左右不对称的病例（例：右侧Le Fort I 型+II 型，左侧Le Fort II 型+III 型）。
· 常伴有其他面部骨折，单纯的Le Fort骨折很少见。

临床表现及影像学表现

· 所有类型的Le Fort骨折的共同症状包括面部肿胀、咬合不正及鼻出血等。
· **Le Fort I 型骨折**：牙槽部分分离，异常的可移动状态被称为浮动腭（floating palate）。
· **Le Fort II 型骨折**：眶下神经损伤及颅底骨折引起脑脊液漏，由面部中央部位凹陷导致的扁平面部外观被称为盘状脸（dish-face）或盘面畸形（pan-face deformity），导致的上颌骨不稳定被称为浮动上颌骨（floating maxilla）。
· **Le Fort III 型骨折**：面部骨骼与颅骨分离导致的面部不稳定被称为浮面（floating face），面部被垂直拉长，易因眶下神经损伤或咽后血肿导致气道狭窄。
· 通过CT进行评估必不可少，三维CT有助于医师了解整体图像。
· **Le Fort I 型骨折**：双侧下颌骨下部的水平骨折，牙槽骨与下颌体分离。骨折线从鼻中隔下部-梨状孔外缘下部-犬齿窝-上颌窦前壁到达翼突下部（图20.20，20.21）。
· **Le Fort II 型骨折**：骨折线呈锥体型，从鼻骨-上颌骨额突-泪骨-眶下缘-上颌窦外侧壁到达翼突（图20.20，20.21）。
· **Le Fort III 型骨折**：骨折线平行于颅底，依次经过鼻根-上颌骨额突-泪骨-筛窦-眶下裂，前方从眶外壁到达颧额缝，后方到达翼骨（图20.21）。

关键点

· 虽然单纯的Le Fort骨折少见，但Le Fort分类的临床实用性高、应用广泛。
· 三维图像对于Le Fort分类非常有用，但对细微骨折的评估来说，横断面及冠状面等多断面CT层面的观察必不可少。
· 常合并颅内损伤及颈椎骨折，需要仔细观察以免遗漏上述病灶。

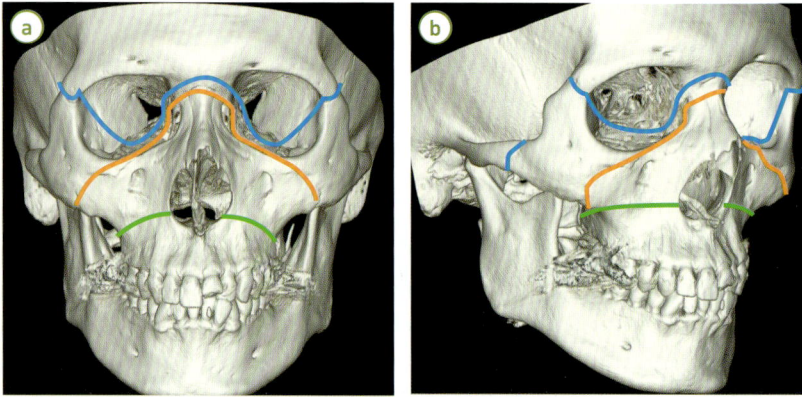

图20.19　Le Fort骨折分型

a.三维 CT正面；b.三维 CT斜位
Le Fort Ⅰ型骨折（绿），Le Fort Ⅱ型骨折（橙），Le Fort Ⅲ型骨折（蓝）

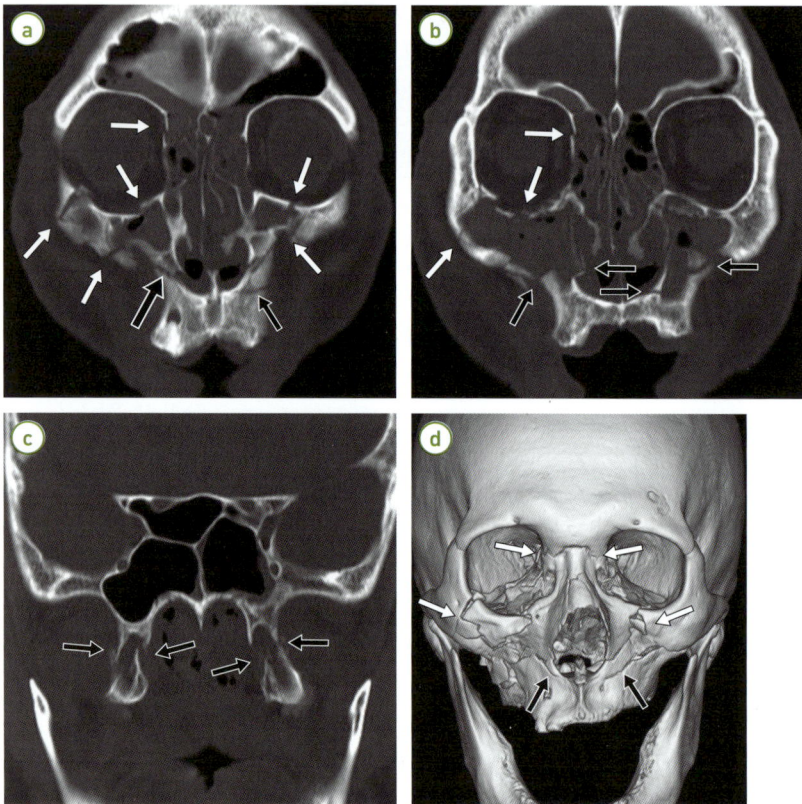

图20.20　Le Fort Ⅰ型＋Ⅱ型骨折（70余岁，男性）

a～c.CT冠状面（骨窗）（从正面观察）
可见横跨上颌骨下部的骨折线（图a、b黑色箭头），可见从眶下内侧壁至上颌窦前壁的骨折线（图a、b白色箭头）。双侧翼突可见骨折线（图c黑色箭头）。上颌窦、筛窦及额窦内可见液体潴留及黏膜增厚

d.三维 CT
Le Fort Ⅰ型（黑色箭头）及Ⅱ型骨折（白色箭头）的骨折线很容易见到

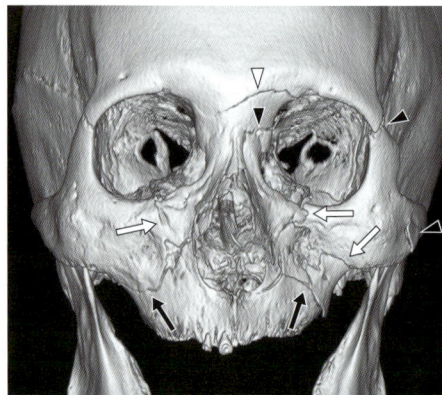

图20.21　左侧Le FortⅠ型+Ⅱ型+Ⅲ型骨折，右侧Le FortⅠ型+Ⅱ型骨折（70余岁,男性）

三维 CT
可见与Le Fort Ⅰ型（黑色箭头）及Ⅱ型骨折（白色箭头）相对应的对称骨折线。Le Fort Ⅲ型骨折（黑色三角箭头）仅在左侧，合并额骨骨折（白色三角箭头）

20 外伤
下颌骨骨折

术语表

间接骨折
发生在远离受力点的部位的骨折。因颞下颌关节的活动性，颏部传到体部的外力使受力点对侧的关节突产生张力，在关节突处发生间接骨折。

MEMO

下颌骨骨折的治疗目标是恢复正常咬合。在目前的治疗方式中切开复位固定很常见，但关节突骨折也常选择闭合复位。

必读

· Dreizin D, et al. Multidetector CT of mandibular fractures, reductions, and complications: A clinically relevant primer for the radiologist. Radiographics 2016; 36: 1539–64.

· Escott EJ, et al. Incidence and characterization of unifocal mandible fractures on CT. AJNR Am J Neuroradiol 2008; 29: 890–4.

概述

· 多见于年轻男性，由交通外伤、殴打、运动等所致的损伤。
· 下颌骨骨折部位分为颏部及颏旁部、下颌体、下颌角、下颌支、肌突、关节突（图20.22）。
· 骨折好发部位为关节突、下颌体、下颌角。
· 易受外力影响的下颌体、下颌角多发生直接骨折（图20.23）。
· 由于从颏部传向下颌体的外力，关节突也会发生间接骨折（图20.24）。
· 若有下颌萎缩或无牙颌则易发生骨折（图20.25）。

临床表现及影像学表现

· 临床表现包括疼痛、肿胀、出血、咬合障碍、张口障碍、牙齿断裂或脱落、下唇感觉障碍等。
· 下唇感觉障碍提示下牙槽神经损伤（图20.26）。
· 在双侧颏旁部骨折中，附着于颏部的颏舌肌、颏舌骨肌、二腹肌前腹将中央的骨碎片向后下方牵拉，有因舌后坠发生气道狭窄的风险（图20.27）。

全景X线检查

· 可以把握颌骨整体，即使患者无法张口也可进行拍摄。
· 虽然全景X线检查的辐射剂量高，但可从多方向进行观察，因此实用性很高。

CT

· 颅内等其他部位的外伤性变化也可以同时进行评估。
· 为避免口腔科假体的金属伪影，应与咬合平面平行进行成像，在重建图像中观察任意断面。
· 下颌骨上有咀嚼肌及舌骨上肌群等组织附着，骨折后上述肌肉的牵引可能导致骨碎片移位。
· 下颌体骨折、下颌角骨折中，开口肌群（二腹肌前腹、颏舌骨肌、下颌舌骨肌）附着的前方骨碎片易向后下方移位，闭口肌群（咬肌、颞肌、翼内肌）附着的后方骨碎片易向内上方移位（图20.23）。
· 下颌骨呈"U"形、起"环"的作用，因此易出现多发骨折，需要对颌骨整体进行评估。
· 在下颌骨上施加的外力可能传到髁突，导致外耳道骨折。

关键点

· 不仅要找到骨折，还要评估骨碎片移位的方向及程度。
· 除了直接受到外力的部位的直接骨折，还可见位于关节突的间接骨折，故还需观察颞下颌关节。
· 双侧发生的关节突骨折，骨碎片可能是对称的（图20.24）。

你知道吗？

骨碎片呼吸性移动
下颌骨正中处的骨折，闭口时骨错位小，但张口时因下颌舌骨肌的作用使骨折部分分离。骨折部位在张口、闭口动作中的独特运动称为骨碎片呼吸性移动。

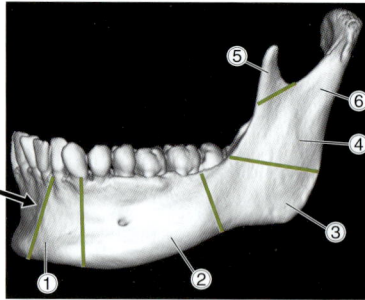

图20.22　下颌骨骨折的部位
①为颏部、颏旁部；
②为体部；
③为下颌角；
④为下颌支；
⑤为肌突；
⑥为关节突，黑色箭头为颏联合

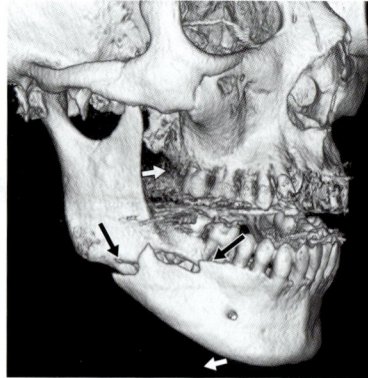

图20.23　下颌体骨折、下颌角骨折（40余岁，男性）
三维 CT，斜位
右侧下颌体至下颌角可见骨折（黑色箭头）。小的骨碎片向内上方移位，大的骨碎片向后下方移位（白色箭头为移位方向）

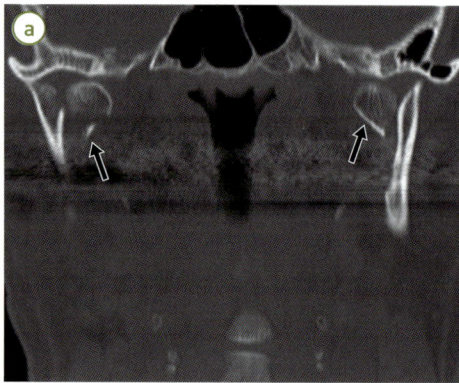

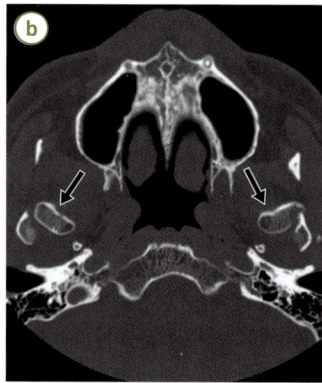

图20.24　下颌骨双侧关节突骨折（50余岁，男性）
a.CT冠状面（骨窗）；b.CT（骨窗）
双侧关节突有骨折，骨碎片向内侧移位（黑色箭头），需要注意双侧骨碎片移位可能呈对称性

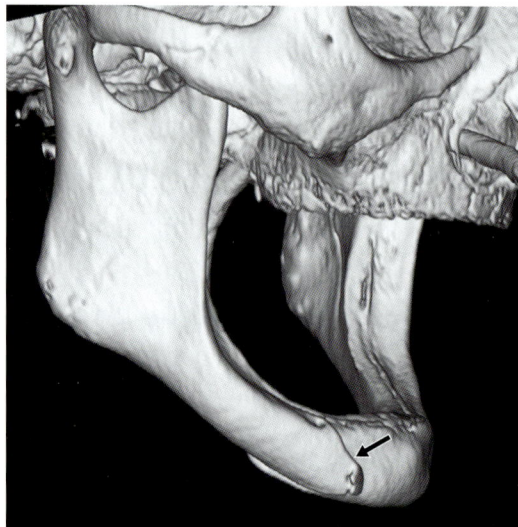

图20.25　下颌体骨折，下颌骨萎缩，无牙颌（70余岁，女性）
三维 CT，斜位
右侧下颌体可见骨折（黑色箭头），下颌骨萎缩且是无牙颌，容易骨折

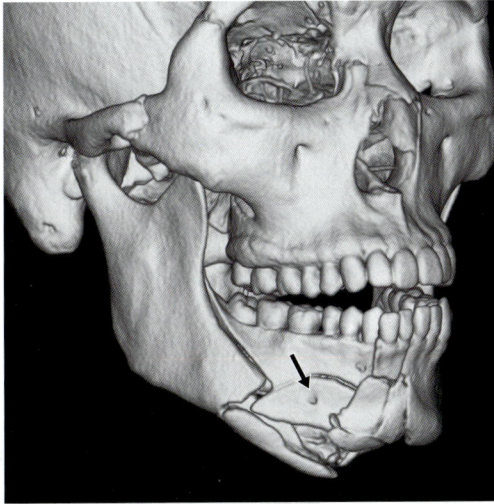

图20.26 下颌骨颏旁部及下颌体和下颌角多发骨折，右下唇有感觉障碍（20余岁，男性）

三维 CT，右前斜位

下颌骨颏旁部及下颌体多发骨折，骨折累及下颌角内侧，颏孔（黑色箭头）周围也可见骨折，右侧下唇感觉障碍提示下牙槽神经损伤

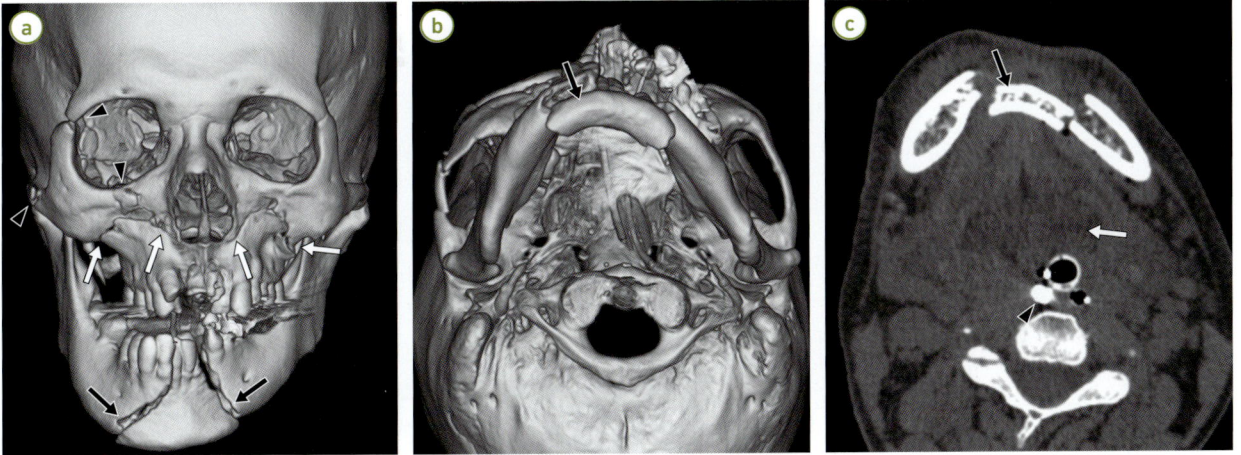

图20.27 下颌骨双侧颏旁部骨折，有气道狭窄（60余岁，男性）

a.三维 CT，正面；b.三维 CT，底部；c.CT（骨窗）

下颌骨双侧颏旁部骨折（图a黑色箭头），中央的小骨碎片可见分离。同时可见Le Fort Ⅰ型骨折（图a白色箭头）及右颧上颌复合体骨折（图a黑色三角箭头），中央的骨碎片（图b、c黑色箭头）及舌后坠（图c白色箭头）导致气道狭窄，可见脱落牙齿（图c黑色三角箭头）

20 外伤
喉损伤

术语表

喉内损伤
由喉内腔受力引起，除因气管插管、胃管插入、内窥镜检查、异物等引起的损伤，还包括烧伤、化学烧伤、放射引起的损伤。

概述

- 分为外伤等外力导致的喉外损伤及气管插管等内腔损伤导致的喉内损伤。
- 喉外损伤分为颈部有开放性伤口的开放性喉损伤及无开放性伤口的闭合性喉损伤。
- 本文将讲解闭合性喉损伤（主要是甲状软骨骨折、环状软骨骨折、杓状软骨骨折、脱位）。
- 闭合性喉损伤常为交通事故、运动等钝性伤所致。

临床表现及影像学表现

闭合性喉损伤

- 症状包括吸气性哮喘、呼吸困难、声音嘶哑、低氧血症、吞咽痛、皮下气肿等。
- 通过内窥镜评估喉黏膜的水肿及血肿、损伤、气道狭窄、声带的运动障碍。
- CT的作用包括对喉软骨及软组织的气肿、血肿的评估。
- 若有软骨骨化及由骨折引起的移位，则容易诊断骨折。
- 软骨骨化不良、无因骨折导致移位的患者，骨折不易被发现。
- 若CT中可见软骨骨化不良，则应仔细观察软组织窗。
- 软组织气肿的存在提示黏膜撕裂伤。

甲状软骨骨折（图20.28，20.29）

- 喉软骨的钝性伤最易导致骨折。
- 根据骨折线的方向分为纵向骨折、横向骨折、混合骨折。
- 纵向骨折在CT横断面图像中易于观察。
- 横向骨折平行于CT断层平面因此很难观察，建议观察多方向的重建图像及三维CT图像。
- 纵向骨折容易因前后方向压缩发生。

MEMO

根据喉损伤的重症程度考虑治疗方案，Fuhrman等提出的分类（表20.2）被广泛接受。黏膜损伤通过内窥镜评估、分类，喉软骨损伤通过CT评估、分类。

必读

- Becker M, et al. Imaging of laryngeal trauma. Eur J Radiol 2014; 83: 142-54.

- Shi J, et al. Multidetector CT of laryngeal injuries: Principles of injury recognition. Radiographics 2019; 39: 879-92.
- 原　浩貴. 喉頭外傷. 専門医講習会テキストシリーズ. 日本耳鼻咽喉科学会会報 2017; 120: 1280.

表20.2　喉损伤的分类

组	描述
1组	有轻度黏膜下血肿、黏膜损伤，但无软骨骨折
2组	有水肿、血肿或轻度黏膜损伤，但无软骨漏出，有不伴偏位的软骨骨折
3组	有严重水肿、广泛黏膜损伤，有软骨漏出及伴有移位的骨折，甚至可见声带固定
4组	除第3组症状，还可见多处骨折线或严重黏膜损伤
5组	喉气管完全断裂

引自原　浩貴. 喉頭外傷. 専門医講習会テキストシリーズ. 日本耳鼻咽喉科学会会報 2017; 120: 1280.

你知道吗？

喉损伤导致的气道狭窄需要实施气道管理等措施。即使受伤后没有立即出现症状，也应注意喉部水肿导致的迟发性气道狭窄。

环状软骨骨折（图20.30，20.31）

- 环状软骨的骨化常较差，主要通过CT软组织窗观察。
- 常发生多处骨折。
- 应注意因骨折碎片移位导致的气道狭窄。

杓状软骨骨折、脱位

- 是发生频率最低的喉软骨骨折。
- 环杓关节损伤较多，可导致杓状软骨脱位。
- 杓状软骨脱位，在CT中可见杓状软骨与甲状软骨之间的距离扩大，向前方、后方移位。

关键点

- 喉软骨损伤应分别在骨窗及软组织窗观察。
- 周围的软组织气肿是黏膜撕裂伤的表现。

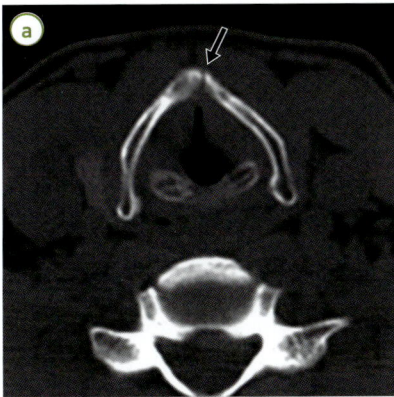

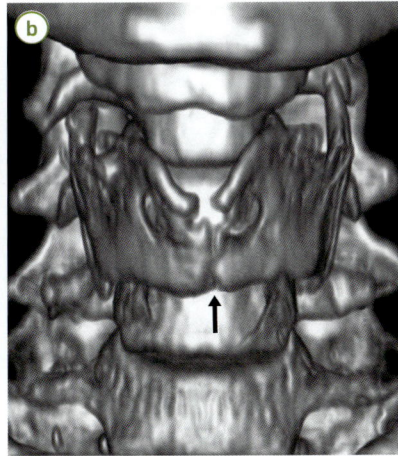

图20.28　甲状软骨骨折
　　　　　（40余岁，男性）
a.CT（骨窗）；b.三维 CT，正面
甲状软骨左侧正中旁可见纵向骨折（图a、b黑色箭头）

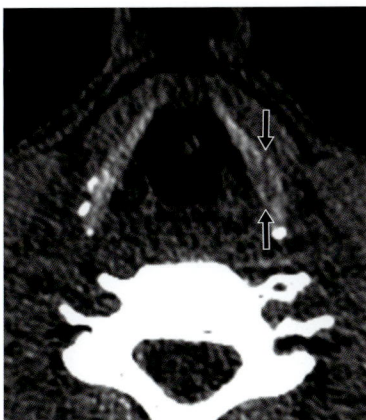

图20.29　甲状软骨骨折
　　　　　（30余岁，男性）
CT（软组织窗）
甲状软骨的左侧板可见骨折线（黑色箭头），甲状腺软骨骨化不良，软组织窗有助于识别

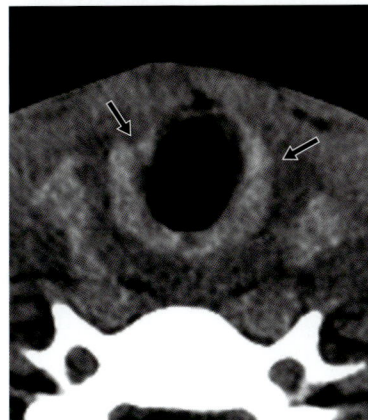

图20.30　环状软骨骨折
　　　　　（30余岁，男性）
CT（软组织窗）
环状软骨前弓处可见骨折线（黑色箭头），环状软骨骨化不良，骨窗条件下无法识别

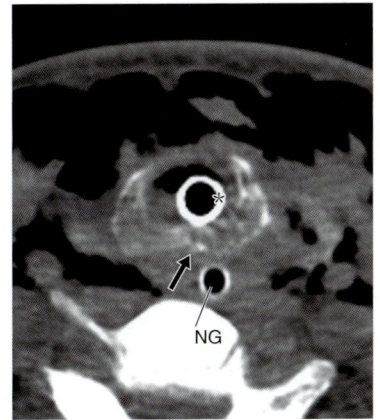

图20.31　环状软骨骨折
　　　　　（50余岁，男性）
CT（软组织窗）
环状软骨后壁可见骨折（黑色箭头），周围可见广泛的软组织气肿，黏膜及周围软组织水肿导致气道狭窄。＊为气管插管；NG为鼻胃管

21

以IVR为目的的影像学诊断
正常解剖及术前影像学诊断

影像学诊断的意义

- 头颈部IVR的术前影像学诊断（术语表①）的目的是判断治疗指征、确认入路路径及决定治疗方法。
- 使用MRI、MRA、三维CTA、血管造影。
- 入路的评估部位主要是穿刺部位、主动脉（尤其是主动脉弓）、颈动脉及颈外动脉的动脉分支（图21.1）。
- 根据部位适当使用CT（增强CT、三维CTA）、MRI（非增强MRA、斑块图像）、超声（颈部超声、经食管超声）。

血管的评估

穿刺部位的确认

- 确认股动脉–髂动脉的闭塞性变化、解剖学结构及钙化。
- 行增强CT检查。
- 非增强MRA也可用于评估，但受血管弯曲程度及心电门控技术影响，再现性低于增强CT。

主动脉弓的评估（术语表②）

- 硬化性变化：Ⅲ型主动脉弓、无名动脉弯曲。
- 解剖学结构变异：牛型主动脉弓变异（bovine aortic arch variant）。
- 复合粥样斑块病变：形态学评估通常可使用非增强MRA，对血栓及粥样斑块的评估来说增强CT（包括冠状面及斜矢状面）是必须的。

颈动脉的评估

- 确认狭窄、附壁血栓及颈动脉斑块。
- 可通过非增强MRA评估狭窄及血管壁不规则。
- 通过三维CTA可以诊断附壁血栓、钙化及溃疡形成。
- 斑块的性状诊断通过超声及MRI（黑血技术，black-blood technology）进行。

颈外动脉的评估

- 掌握解剖学变异。
- 确认脑神经滋养动脉及危险吻合（术语表③）。
- 三维CTA（薄层横断面图像及三维图像）非常重要。

病变的评估

- 血管瘤、血管畸形：病变的分类（与动脉、静脉、淋巴管的关联，有无血管短路）
- 肿瘤：滋养动脉的评估。

MEMO

与颈内动脉系统的相比，颈外动脉系统的IVR的脑血栓栓塞的直接风险被认为更低，但将导管引导至颈外动脉与将导管引导至颈内动脉的路径相同，在导入导管的过程中（主动脉弓至颈总动脉）存在梗塞的风险。

此外，即使在置管后，也要注意血栓形成、药物流出至脑神经滋养动脉或危险吻合处等其他风险。

📎 **MEMO**

颈外动脉的分支与颈内动脉系统相比，解剖变异更多，且部分分支血管平滑肌处易发生血管痉挛。因此若事先不了解解剖结构而盲目地进行手术，很容易发生血管痉挛，不仅浪费时间，而且会增加血栓栓塞的风险，也可能会导致入路的丢失。

本章插图中的简称所代表的结构：ADTA，颞深前动脉；AMA，脑膜副动脉；Ang，内眦动脉；AphA，咽升动脉；AptA，腭升动脉；BA，颊动脉；DLA，舌深动脉；DPA，腭降动脉；ECA，颈外动脉；FA，面动脉；IAA，下牙槽动脉；ICA，颈内动脉；ILab，下唇动脉；IMA，上颌动脉；IOA，眶下动脉；J，颊支；LA，舌动脉；MDTA，颞深中动脉；MMA，脑膜中动脉；NMT，神经脑膜（动脉）干；OA，枕动脉；PSAA，上牙槽后动脉；R，舌根支；SLA，舌下动脉；SLab，上唇动脉；SLx，喉上动脉；SMA，颏下动脉；SMG，下颌下腺支；SPA，蝶腭动脉；STA，颞浅动脉；T，扁桃体支；TA，甲状腺上动脉；TFA，面横动脉。

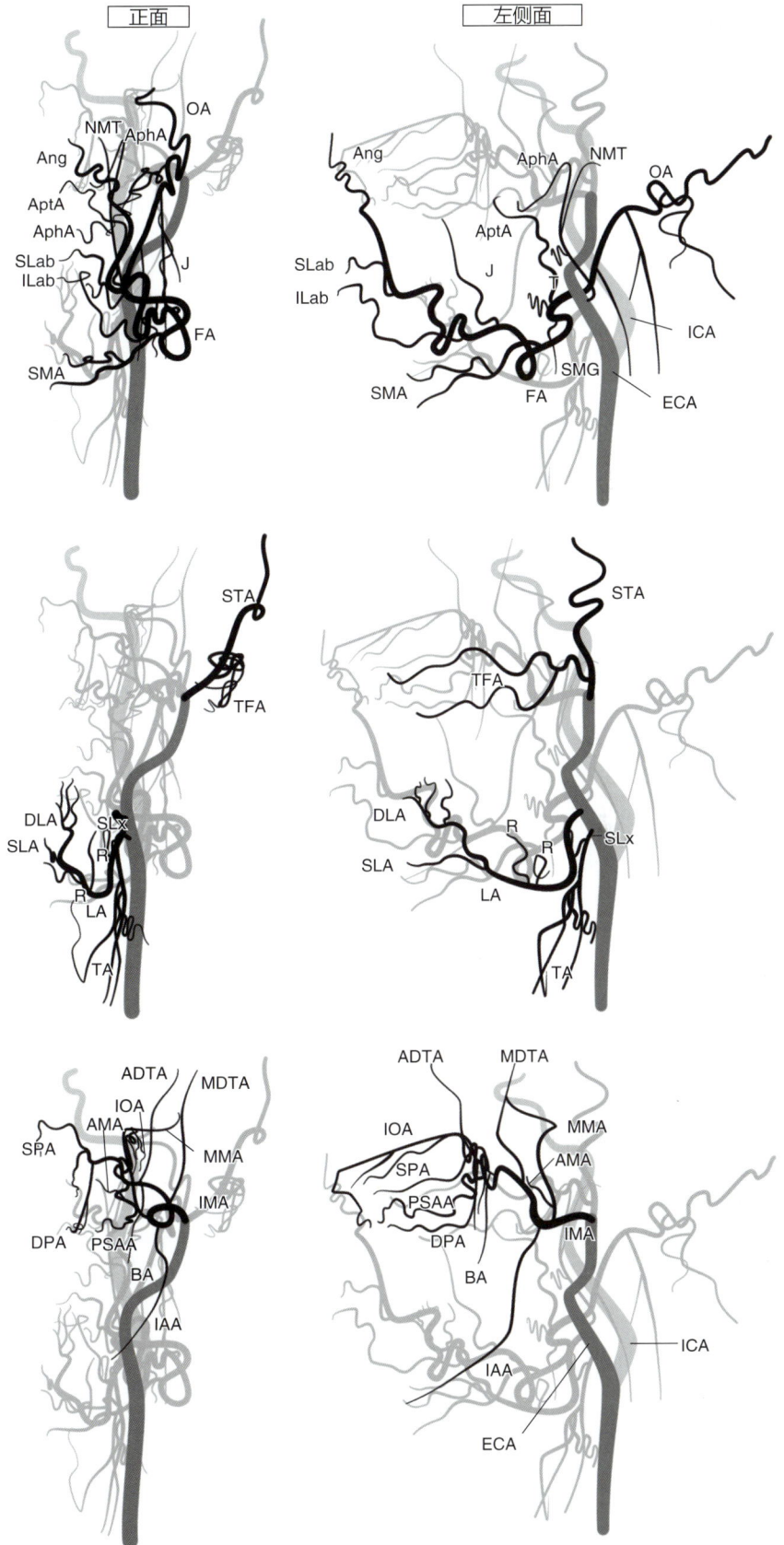

图21.1　左侧颈外动脉的分支

引自豊田圭子. まるわかり頭頸部領域の画像診断. 学研メディカル秀潤社, 東京, 2015.

术语表②

Ⅲ型主动脉弓（图21.3）

主动脉弓顶端至头臂动脉起始处的高度差与颈总动脉直径的比值，小于1为Ⅰ型，小于3为Ⅱ型，大于3为Ⅲ型。由Ⅰ型至Ⅲ型，将导管引导至颈动脉的难度增加。通过事先了解，可以采用同轴技术或选择改良的西蒙斯导管改变方案。

牛型主动脉弓变异（图21.4）

左颈总动脉起源于头臂动脉的解剖变异。发生率约为9%。若事先不了解解剖结构，则需要花时间找左颈总动脉的起始处。左侧颈总动脉的导管引导通常较困难，根据情况选择右肱动脉入路可能更合适。

复合粥样斑块病变

指引起脑梗死的升主动脉至主动脉弓的溃疡形成及伴有钙化的主动脉病变。近年来被视为脑梗死的主要病因受到关注，并发脑梗死的概率仅次于心房颤动。老年人的发病率与心房颤动的相同。若存在于入路中，则医师必须小心操作导管。

MEMO

颈外动脉有许多弯曲处，导丝可能因此无法向远端推进。因此对颈外动脉系统的治疗，也可以暂时将导丝插入颈内动脉中进行导管引导。若颈总动脉内有附壁血栓，引导导管时应注意采用同轴技术等对血管实质磨损较少的操作方法。

· Layton KF, et al. Bovine aortic arch variant in humans: clarification of a common misnomer. AJNR Am J Neuroradiol 2006; 27: 1541-2.
· Amarenco P, et al. The prevalence of ulcerated plaques in the aortic arch in patients with stroke. N Engl J Med 1992; 326: 221-5.
· Sen S, et al. Aortic arch atheroma progression and recurrent vascular event in patients with stroke or transient ischemic attack. Circulation 2007; 116: 928-35.

股动脉-髂动脉

股动脉-髂动脉风险评估

· 评估狭窄、闭塞、斑块、夹层、钙化、动静脉的上下关系。
· 事先确认有无闭塞性动脉硬化症的病史。
· 闭塞性病变有时无法通过左右侧动脉搏动差或超声检查检出（图21.2）。

MRI

· 非增强MRA（SSFP法）：非侵入性检查，但因周围气腔的影响及血管弯曲处的信号衰减，有时有画质不佳的情况。

CT

· 增强CT：可以评估钙化、附壁血栓等结构，设置成像条件时必须考虑辐射剂量，动态成像并非必需；另应注意，严重狭窄及阻塞性病变的远端部分可通过侧支循环被显影。

主动脉弓

形态学评估（硬化性变化、解剖学变异）

· 难度预测用于方法及设备的选择，血栓的确认用于风险的评估。
· 硬化性变化：Ⅲ型主动脉弓（Type Ⅲ arch）（图21.3，术语表②），无名动脉弯曲。
· 解剖学变异：牛型主动脉弓变异（图21.4，术语表②）。

MRI

· 非增强MRA：可对主动脉弓进行形态学评估，颈动脉（头臂动脉、左颈总动脉、左锁骨下动脉）起点处的信号易因血管弯曲而衰减。
· 增强MRA：上述起始处的病灶也可清晰显影，但无法评估钙化及附壁病变。

CT

· 增强CT：可评估包括钙化及附壁血栓在内的结构，重建图像（冠状面图像及左前斜位的斜矢状面图像）也很有用，不需要动态增强检查。

复合动脉粥样斑块病变（术语表②）

· 增强CT：主动脉弓内存在伴有溃疡形成的附壁血栓（图21.5）或在随访影像中见到疑似活动性血栓时应考虑。
· 电影成像MRI（cineMRI）、心电门控MR：评估病灶的活动性。
· 经食管超声检查：有侵入性但几乎可以确诊。

颈动脉

· 目的是通过确认以颈总动脉及颈内动脉起点为中心的血栓、粥样斑块形成、狭窄病变、曲张，预测该部位的导管、导丝操作风险（图21.6，21.7）。
· 增强CT：可评估附壁血栓（包括溃疡形成）的形态、血管狭窄率及钙化，也可以使用以检查原发疾病为目的的增强CT，但更推荐三维CTA。
· 非增强MRA：可对主动脉弓至颈动脉的壁不规则及狭窄进行综合评估，因湍流的影响，再现性不如CT。

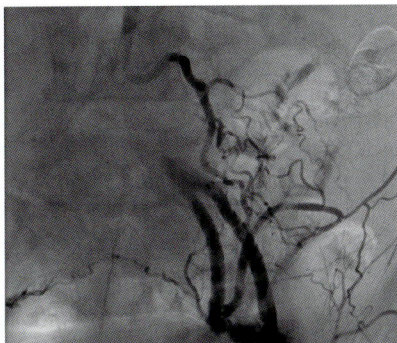

图21.2 左髂总动脉闭塞
腹股沟穿刺血管造影
因侧支循环发达，穿刺部位的搏动良好，阻塞部位难以通过超声检查显影

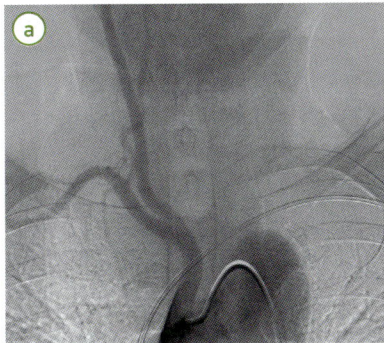

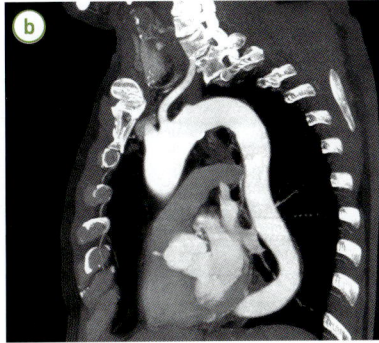

图21.3 Ⅲ型主动脉弓
a.血管造影；b.CTA、MPR法的斜矢状面
头臂动脉起始处明显低于主动脉弓顶部，预计难以将导管引导至颈总动脉，在手术前进行的图b检查中得到确认

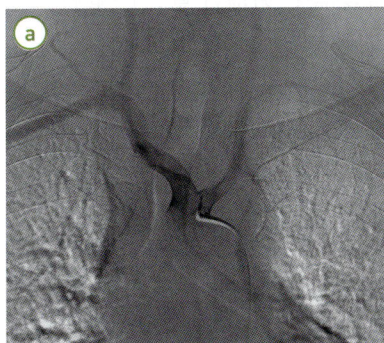

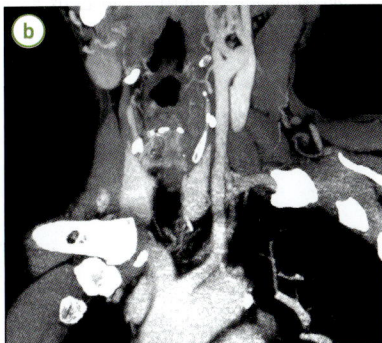

图21.4 牛型主动脉弓变异
a.头臂动脉及左颈总动脉共干处；b.CTA、MPR法的冠状面
若事先不通过图b了解到图a中存在解剖变异，则需时间寻找左颈总动脉，后续导管引导会非常困难，这种情况下，可以考虑右臂动脉入路

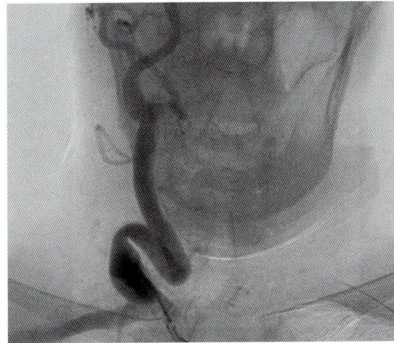

图21.6 曲张的颈总动脉
头臂动脉造影
若患者年轻且血管柔软，可以通过导丝进行拉伸，但若硬化严重则拉伸时会很危险

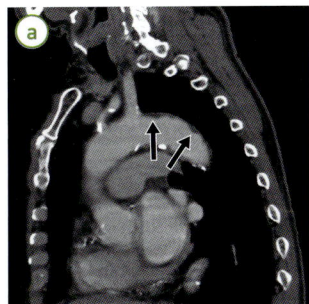

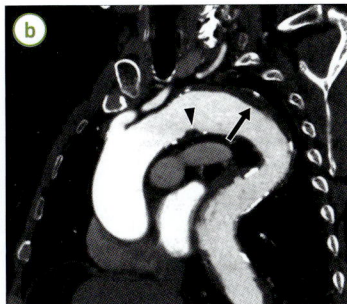

图21.5 主动脉弓的附壁血栓
a.增强CT斜矢状面
脑血管造影期间发生急性脑梗死的患者，此后的增强CT斜矢状面图像显示主动脉弓上壁中央存在伴有溃疡形成的附壁血栓（黑色箭头）。血管造影的记录视频中可见，为寻找左颈总动脉，导管尖端在同一区域来回移动
b.随访时CTA、MPR法的斜矢状面
可见较厚的附壁血栓（黑色箭头），突出部分的形态发生了变化（黑色三角箭头）。心电门控MRI及电影成像MRI中可见病灶的活动性，经食管超声检查证实主动脉粥样斑块病变。超声检查不仅在 CT指示的部位，在主动脉弓上壁也可见活动性粥样斑块

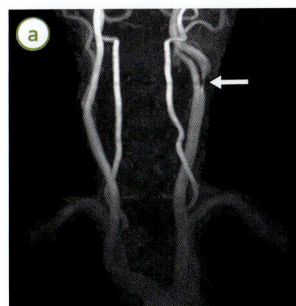

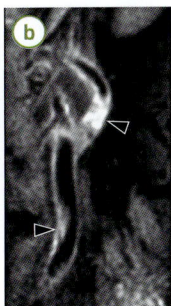

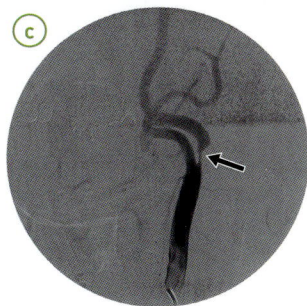

图21.7 左侧颈内动脉起始处狭窄
a.颈部MRA
左侧颈内动脉起始处后壁可见信号缺损，提示严重狭窄（白色箭头）
b.通过黑血技术进行的斑块成像
在同一部位及颈总动脉壁上可见呈高信号的斑块形成（黑色三角箭头）
c.血管造影
与图a相同，可见左侧颈内动脉起始处的严重狭窄（黑色箭头）

· 若见到颈动脉斑块，对其不稳定性的评估应追加斑块成像（plaque imaging）（黑血技术）及颈部超声检查。

颈外动脉（图21.8）

评估项目
· 评估解剖学变异、脑神经的滋养动脉（vasa nervorum）及危险吻合。

成像方法
· 非增强MRA及常规的增强CT中颈外动脉的细小分支不显影。
· 三维CTA（VR、MIP、薄层MPR）非常有用。

解剖学变异
· 颈外动脉的分支常有解剖学变异，因此想要准确、快速地完成手术、将风险降至最低，必须充分了解解剖结构。
· **有代表性的变异：浅/深型上颌动脉**（及其伴随的脑膜副动脉与颞深中动脉的起始处变化）、**面动脉与舌动脉共干形成、枕动脉与咽升动脉共干形成**、腭升动脉起始处异常（独立起源、双起源、腭升动脉与扁桃体支共干形成）、咽升动脉与腭升动脉共干形成。
· **较少见的变异**：腭升动脉与脑膜副动脉共干形成、舌动脉与甲状腺上动脉共干形成、咽升动脉起始于颈内动脉、神经脑膜干起源于枕动脉等。

脑神经的滋养动脉：代表性的滋养动脉及主要涉及的脑神经
· 脑膜中动脉：Ⅵ
· 脑膜副动脉：V3、Vm（三叉神经运动支）
· 椎间孔动脉：V2
· 耳后动脉：Ⅶ
· 咽升动脉（神经脑膜干）：Ⅵ、Ⅸ、Ⅹ、Ⅺ、Ⅻ

危险吻合：代表性的吻合通路如下。
· **硬膜中动脉 ➡ （脑膜返支）➡ 眼动脉**
· **硬膜中动脉、脑膜副动脉、咽升动脉、椎间孔动脉 ➡ （眼深返动脉、下外侧干）➡ 眼动脉**
· **枕动脉、咽升动脉、颈升动脉、颈深动脉 ➡ 椎动脉**

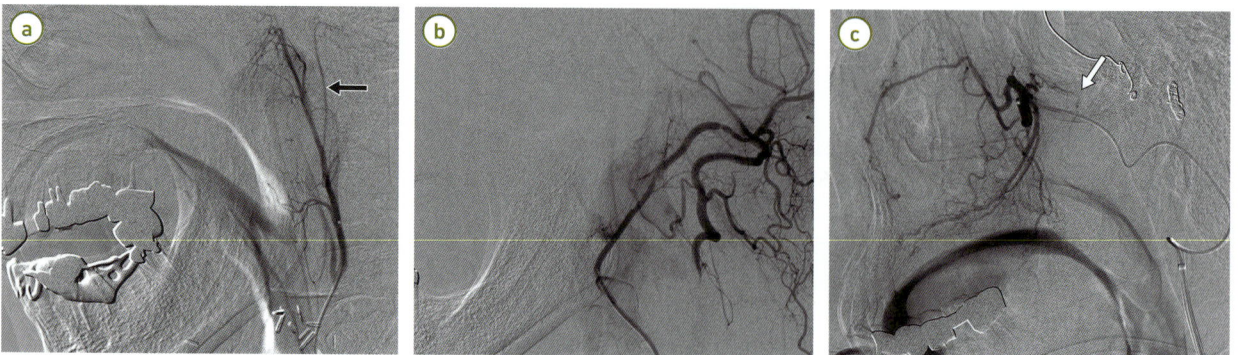

图21.8　颈外动脉中应注意的分支

a.咽升动脉
可见滋养下位脑神经的神经脑膜干显影（黑色箭头）

b.枕动脉
对比剂通过肌肉分支的吻合（即危险吻合），椎基底动脉被显影

c.上颌动脉
曲张向背侧的翼管动脉可见显影（白色箭头），这根细小分支与颈内动脉岩段相通

MEMO
三维CTA的MIP图像及VR图像适用于把握空间位置关系，但细小分支会模糊不清。详细的阅片应使用原始图像及部分MIP图像。减影图像对经过颅底的动脉的显影可能有效。

· Lasjaunias P, et al. Surgical Neuro-angiography 1. Springer, Berlin, 2001, p426-55.
· Matsumaru Y, et al. Embolization of branches of the ophthalmic artery. Intervent Neuroradiol 1997; 3: 239-45.
· 豊田圭子. まるわかり頭頸部領域の画像診断. 学研メディカル秀潤社, 東京, 2015.

关键点

· 颈外动脉的分支不一定按教科书所写的顺序起源（图21.9）。分支不是按起源顺序来识别的，而是通过走行方向及其滋养的部分进行判断的。初学者倾向于仅从侧面图像学习，但在临床实践中正面图像更有用。

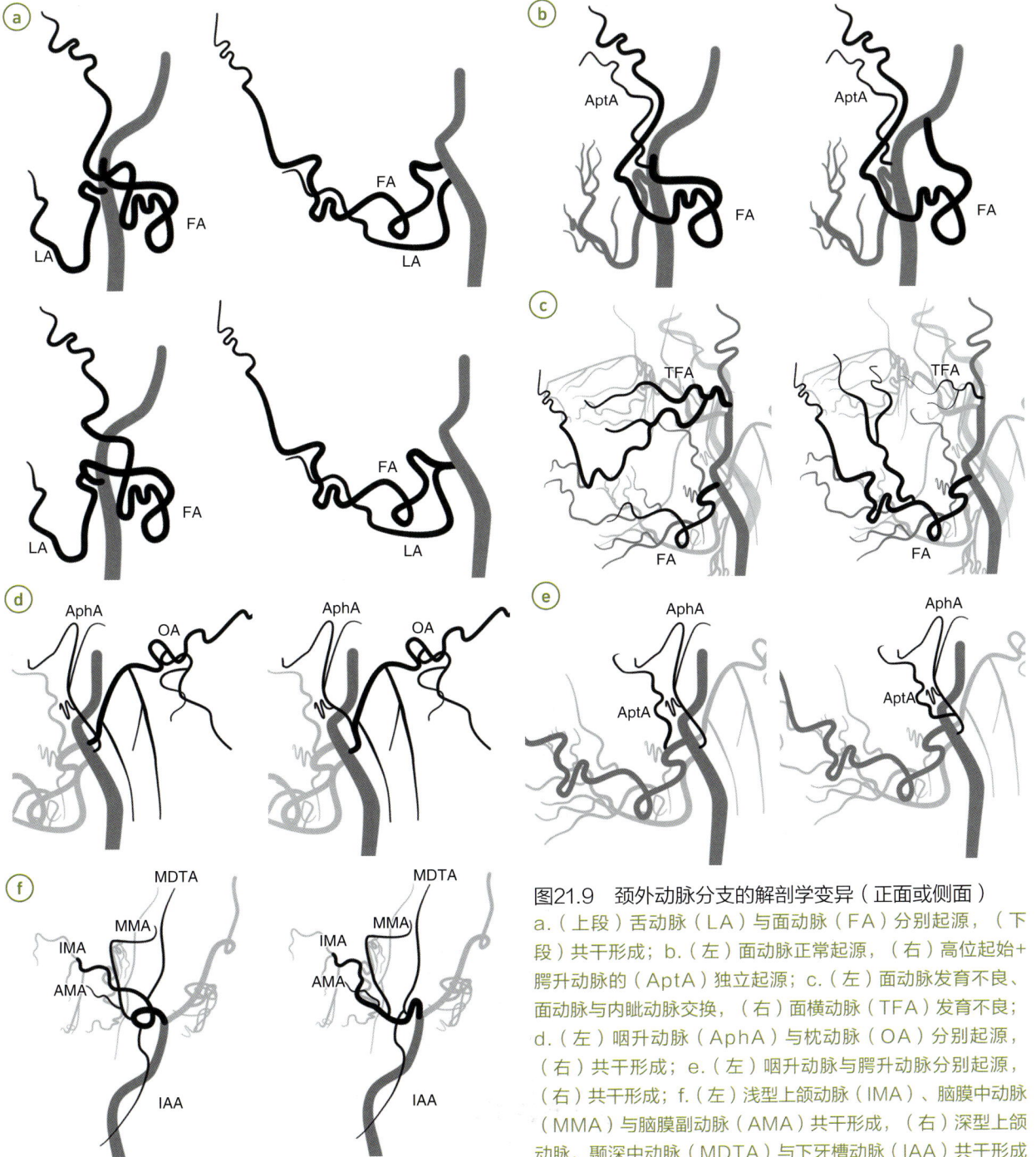

图21.9　颈外动脉分支的解剖学变异（正面或侧面）

a.（上段）舌动脉（LA）与面动脉（FA）分别起源，（下段）共干形成；b.（左）面动脉正常起源，（右）高位起始+腭升动脉的（AptA）独立起源；c.（左）面动脉发育不良、面动脉与内眦动脉交换，（右）面横动脉（TFA）发育不良；d.（左）咽升动脉（AphA）与枕动脉（OA）分别起源，（右）共干形成；e.（左）咽升动脉与腭升动脉分别起源，（右）共干形成；f.（左）浅型上颌动脉（IMA）、脑膜中动脉（MMA）与脑膜副动脉（AMA）共干形成，（右）深型上颌动脉、颞深中动脉（MDTA）与下牙槽动脉（IAA）共干形成

引自豊田圭子. まるわかり頭頸部領域の画像診断. 学研メディカル秀潤社, 東京, 2015.

21

以IVR为目的的影像学诊断
血管瘤与血管畸形

术语表

ISSVA分类
根据国际血管畸形研究学会对血管异常的系统分类，整理、统一各专业惯用的术语后，将以前称为血管瘤（hemangioma）的病灶分为血管性肿瘤（tumor）及血管畸形（malformation）。根据组成将血管畸形分为单纯型、混合型、主干型及相关综合征型4种类型，根据因素分为毛细血管畸形（capillary malformation，CM）、淋巴管畸形、静脉畸形、动静脉畸形及动静脉瘘（arteriovenous fistula，AVF）。若存在多个因素，则使用类似"毛细血管静脉畸形"的名称（图21.10，21.11）。

· ISSVA Classification for Vascular Anomalies® 2018 The International Society for the Study of Vascular Anomalies Available at "issva.org/classification"
· Cho SK, et al. Arteriovenous malformations of the body and extremities: Analysis of therapeutic outcomes and approaches according to a modified angiographic classification. J Endovasc Ther 2006; 13: 527-38.

影像诊断的意义

MRI

· 国际血管畸形研究学会（ISSVA）的ISSVA分类中的疾病分型有助于医师了解病理、结合解剖学评估决定治疗策略、**寻找相关综合征中的远处病灶**。
· 脂肪抑制T2加权图像及STIR图像可用于病变范围的评估，T1加权图像可用于出血的确认，增强T1加权图像可用于定性诊断。动静脉畸形（arterio-venous malformation，AVM）可**通过血管流空（flow void）进行评估**。

CT

· CT可用于静脉畸形（venous malformation，VM）中**静脉石（phleboliths）的检出**，三维CTA可用于AVM中的血管解剖结构评估。

血管造影

· 根据AVM的形态学分类决定治疗方案。

静脉畸形（图21.10，21.11）

MRI

· 病变为在T1加权图像上的信号强度与肌肉的相等、在脂肪抑制T2加权图像上呈强高信号的海绵状-囊肿聚集样肿块。
· 以囊性成分为主要成分时，难以与淋巴管畸形（lymphatic malformation，LM）相鉴别；以实性成分为主要成分时，难以与肿瘤相鉴别。
· 静脉石呈圆形的均匀低信号。
· T2加权图像中可见血凝块呈圆形的低信号及液体平面形成。
· 在动态增强T1加权图像中表现为**缓慢且不均匀的延迟增强效果**（与淋巴管畸形的鉴别要点）。
· 通常不伴有出血（与淋巴管畸形的鉴别要点）。

CT

· 若有球形、明显高密度的圆形**静脉石显影，则可以诊断为VM**。
· 多发静脉石提示凝血异常，必须注意较大的静脉畸形或多发静脉畸形中由病灶内血流停滞导致的局部血管内凝血功能亢进（local intravascular coagulopathy，LIC）。

淋巴管畸形

· 可发生于有淋巴组织存在的任何位置。
· 不按照组织间隙解剖结构分布，沿皮下组织及血管等浸润性进展，存在于肌肉等正常结构之间或进入其内部。

- Bhattacharya JJ, et al. Wyburn-Mason or Bonnet-Dechaume-Blanc as cerebrofacial arteriovenous metameric syndrome (CAMS). A new concept and a new classification. Interventional Neuroradiol 2001; 7: 5-17.
- Jacob AG, et al. Klippel-Trenaunay syndrome: spectrum and management. Mayo Clin Proc 1998; 73: 28-36.
- Keppler-Noreuil KM, et al. PIK3CA-related overgrowth spectrum (PROS): diagnostic and testing eligibility criteria, differential diagnosis, and evaluation. Am J Med Genet A 2015; 167A: 287-95.

- 按囊肿形态分为大囊型、微囊型（<0.5～1 cm）及混合型。大囊型对硬化剂治疗的反应性高，微囊型对其的反应性常不佳。
- 淋巴管畸形的体积受上呼吸道感染的存在与否的影响。

MRI

- 病变为在T1加权图像上呈低信号且在脂肪抑制T2加权图像上呈强高信号的多泡囊性肿块。
- 非感染病例基本不显示增强效果，但感染病例及合并静脉血管畸形病例中可见增强效果（与静脉畸形的鉴别要点）。
- 有时可能合并出血。
- 根据出血的有无、程度及时期，病变在T1加权图像上呈各种信号。
- 明显的出血可能伴有液体平面形成。
- 有时可能合并感染、脓肿。
- 若无感染史，则囊肿壁及隔膜较薄。

毛细血管畸形

- 通常仅通过体表表现来诊断，不需要进行影像学检查。
- 与增厚的皮下脂肪组织一致，在脂肪抑制T2加权图像中呈边界不清、稍不均匀的高信号。

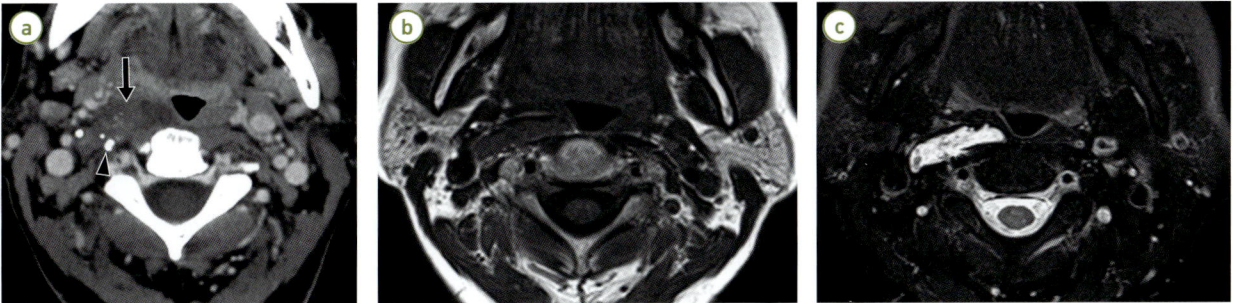

图21.10　淋巴静脉畸形（LVM）（30余岁，女性）
a.三维 CTA；b.T1加权；c.脂肪抑制T2加权
因反复上呼吸道感染及咽周脓肿被发现。可见占据咽后间隙右半部的边界清晰的病变（黑色箭头），颈长肌与咽缩肌之间的空间扩张。病变在T1加权图像中的信号强度与肌肉的相等，在脂肪抑制T2加权图像中呈强高信号。延迟相中可见强化明显的部分及强化不佳的区域混杂在一起（未呈现），结合临床经过诊断为LVM。CT中可见散在的小点状钙化，有感染史的患者有时很难断定是否存在静脉石

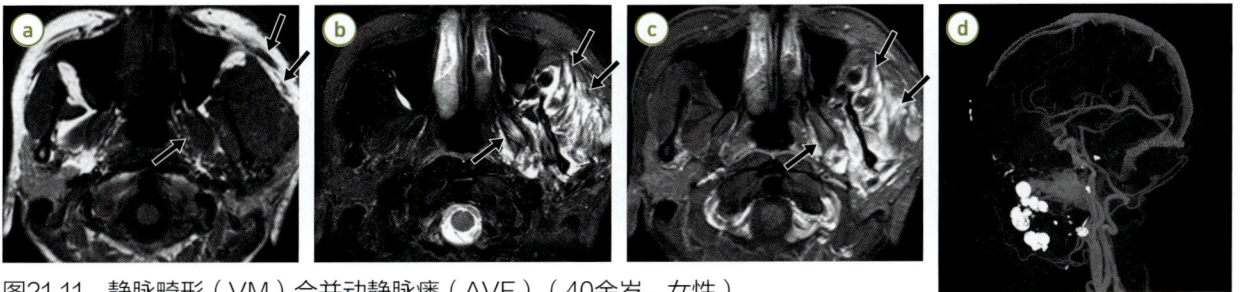

图21.11　静脉畸形（VM）合并动静脉瘘（AVF）（40余岁，女性）
a.T2加权；b.脂肪抑制T2加权；c.脂肪抑制T1加权；d.增强CT（MIP 法的侧面）
从左侧颞下窝至翼窝横跨咽旁间隙、肌肉中心处的软组织肿胀在T2加权图像中呈强高信号（黑色箭头），几乎整体呈现明显延迟的增强效果（c）。初步判断为主要是静脉畸形，动脉的血管流空图像中也可见异常扩张，因此进行了血管造影。CT（MIP图像）中可见明显的静脉石形成（d）

动静脉畸形（AVM）（图21.12）

MRI

- 不仅是动脉，病灶及流出静脉中流速快的成分在T1、T2加权图像上也表现出血管流空影像。
- 呈向骨软组织的浸润、反应性增生的表现。
- 时间分辨MRA具有优秀的时间分辨率，但空间分辨率较差。

CT

- 为栓塞术或切除术的术前评估工具，需通过三维 CTA进行血管结构的分析。
- 双相扫描结合CTA及CTV，可更容易地掌握整体图像。
- 检查与骨邻近的病变时，追加减影图像非常有用。

血管造影

- 若有治疗指征，则将血管造影作为术前评估，以决定治疗方案。
- 日本倾向于使用Cho&Do分类（图21.13～21.15）。

相关综合征

- 相关综合征类型除单纯型血管畸形外，还包括合并腿长不等、单侧肥大等除血管病变外的软组织异常及骨异常的综合征。
- 根据是单一病变还是相关综合征的症状之一，治疗及管理方法有所不同。
- 毛细血管畸形的相关综合征：Sturge-Weber综合征、Klippel-Trenaunay 综合征（Klippel-Trenaunay syndrome，KTS）、Parks-Weber综合征、RASAI相关性疾病、先天性毛细血管扩张性大理石样皮肤、遗传性出血性毛细血管扩张症（hereditary hemorrhagic telangiectasia，HHT）等。
- 淋巴管畸形的相关综合征：KTS、Gorham综合征等。
- 静脉畸形的相关综合征：KTS、蓝色橡皮疱痣综合征、肾小球静脉畸形、Maffucci综合征等。
- 动静脉畸形的相关综合征：脑动静脉异位体综合征、遗传性出血性毛细血管扩张症、RASAI相关性疾病等。

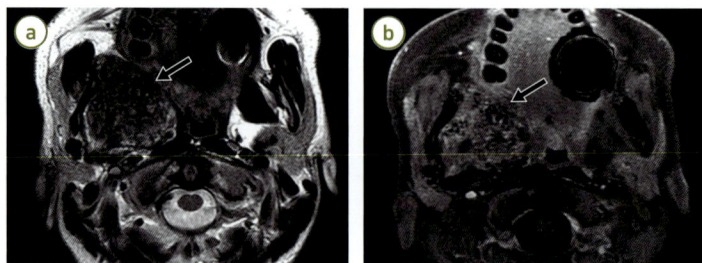

图21.12　动静脉畸形（AVM）（50余岁，男性）
a.T2加权；b.脂肪抑制T1加权

以张口障碍及口腔内出血为主诉。翼内肌肿大，内部可见无数细小的信号空洞（黑色箭头）。病变在图a中大部分呈低信号，在图b中的增强效果与肌肉的相同。血管造影（未显示）中，通过右侧颈外动脉造影可见上颌动脉的分支，尤其是从脑膜副动脉、翼外肌支、下牙槽动脉、颞深中动脉及腭降动脉可见无数细小的滋养分支，以翼突肌群为中心的软组织内有病灶形成，伴有静脉的早期显影（Cho & Do 分类Ⅲa型）

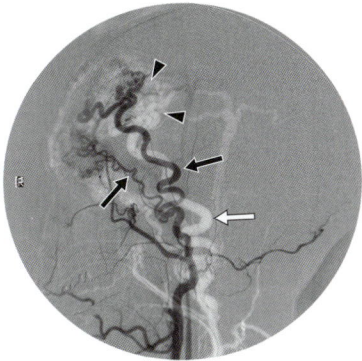

图21.13　额部的动静脉畸形
颈外动脉成像的侧面图像，动脉期与静脉期倒置合成后

颞浅动脉的额支分为多支（黑色箭头），与额部皮下较大的优势回流静脉（dominant outflow vein，DOV）（黑色三角箭头）短路，从扩张的面静脉及颞浅静脉流出（白色箭头）。诊断为Cho & Do分类Ⅱ型。通过动静脉的双入路进行多阶段治疗，可见短路消失（从动脉侧向分流部位使用NBCA和乙醇，从静脉侧使用弹簧圈栓塞DOV）

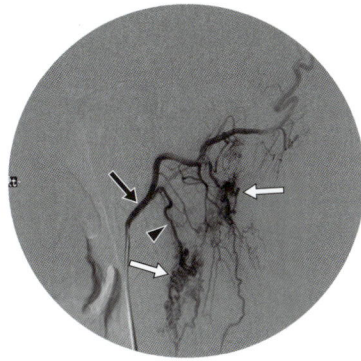

图21.14　颈后部的动静脉畸形
枕动脉成像的侧面图像

枕动脉主干（黑色箭头）及其分支（胸锁乳突肌支，黑色三角箭头）为正常直径，其分成无数的细小动脉并在颈后部形成短路（白色箭头），考虑是Cho & Do分类Ⅲa型。血流控制下数次使用乙醇进行动脉栓塞

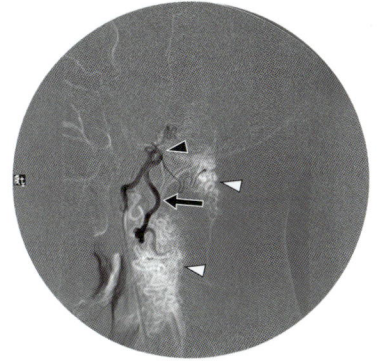

图21.15　颈后部的动静脉畸形
耳后动脉成像的侧面图像，动脉期与静脉期倒置合成后

耳后动脉的枕支（黑色箭头）及茎乳支（黑色三角箭头）均可见明显扩张，在侧颈部及颈后部形成无数短路，无数同样扩张的流出静脉在早期可见显影（白色三角箭头）。考虑是Cho & Do分类Ⅲb型。首先以降低硬化治疗前的血流量为目的，在数个部位使用NBCA进行了动脉栓塞。之后直接穿刺扩张的静脉，使用油酸单乙醇胺（EO）进行了硬化治疗。虽然仍然存在缓慢流动的短路，但作为主诉的局部疼痛有所缓解

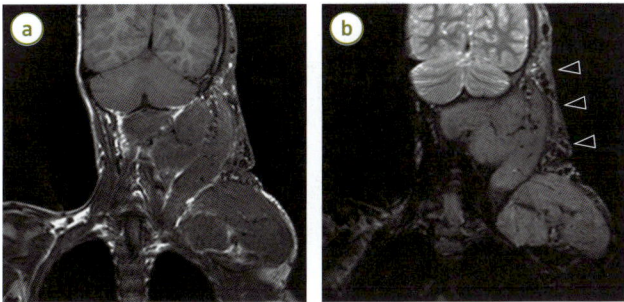

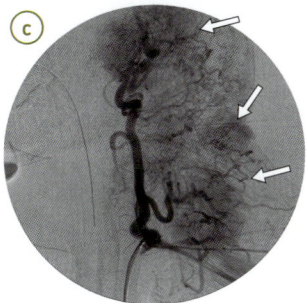

图21.16　Klippel-Trenaunay综合征（KTS）（10余岁，女性）

a.T1加权冠状面；b.脂肪抑制T2加权冠状面；c.左椎动脉侧面

有地图样的点状斑，左颈部至上臂可见软组织的明显肿大。

T2加权图像中，静脉畸形及淋巴管畸形处未见特征性的高信号囊性结构。多数扩张、曲张的动脉可通过血管流空被显影（黑色三角箭头）。血管造影中未见静脉的早期显影（动静脉短路），考虑是慢血流病变（白色箭头）。未见脚趾的畸形。该患者为上肢的病变，但Klippel-Trenaunay综合征通常发生于单侧下肢

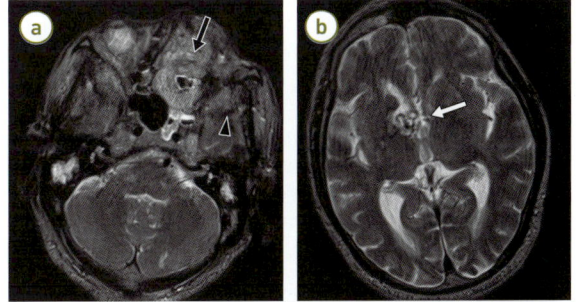

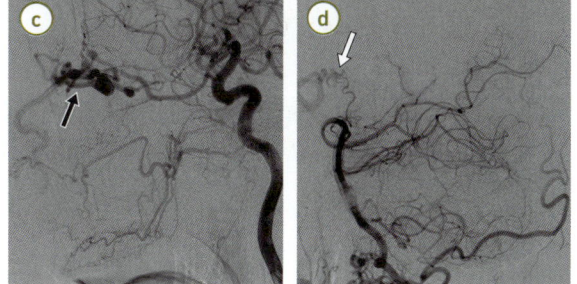

图21.17　脑动静脉异位体综合征（50余岁，男性）
a、b.T2加权；c.左颈内动脉侧面；d.左椎动脉侧面

因大量鼻出血入院。鼻腔至筛窦的动静脉畸形为出血来源（黑色箭头），蝶骨大翼及颧骨内有疑似扩张的血管结构（黑色三角箭头），脑MRI中，在脑室、鞍上池、四叠体池内可见血管流空（白色箭头）

21

以IVR为目的的影像学诊断
针对头颈部恶性肿瘤的动脉灌注化学疗法

术语表

动脉灌注化学疗法
头颈癌的动脉灌注化学疗法是联合使用局部集中强化抗癌药物的微导管给药及放射线的外照射的治疗方法。对局部进展期癌症来说，是平衡了高水平的根治性及功能保存性的治疗方法。对于头颈癌，从功能及美观性的角度来看，根治手术会明显降低生活质量，对不可切除的病例自然不必多说，对可切除的进展期癌来说也被认为是有用的替代疗法。

放射治疗联合动脉内顺铂
放射治疗联合动脉内顺铂（radiotherapy and concomitant intra-arterial cisplatin, RADPLAT）是1992年由Robbins等发表的新型动脉灌注技术，至今仍是头颈癌动脉灌注化学疗法中的主流方法。使用Seldinger技术，通过动脉导管向肿瘤的滋养动脉中超选择性地注入大量抗癌药物，并在静脉内给予中和剂将抗癌药物从体循环中去除，并进行放射线的外照射。

顺铂
顺铂是动脉灌注化学疗法中主要使用的抗癌药物。铂类药物一般对鳞状细胞癌有较好的疗效，与放射线照射有协同作用，且具有较低的黏膜炎发生率。顺铂因可被后述的硫代硫酸钠中和，常被优先选择。

硫代硫酸钠
硫代硫酸钠是抗癌药物顺铂的中和剂。注射到滋养动脉中的顺铂对肿瘤有首过效应，通过静脉内给药可迅速中和。硫代硫酸钠可以减少副作用，使增加顺铂给药量成为可能。

动脉灌注化学疗法的要点（图21.18～21.20）

- 使高浓度的抗癌药物分布至所有肿瘤成分中非常重要。
- 有必要了解肿瘤的准确进展范围及所有滋养动脉（图21.21）。

术前检查

MRI
- 有助于对原发性肿瘤的进展范围进行详细评估。

CT
- 三维 CTA可用于评估肿瘤的滋养动脉。
- 应努力了解与肿瘤相关的动脉。
- CTA是头颈部癌的动脉灌注化学疗法前重要的检查。
- 通过与MRI互补使用，有助于制订安全、高效的治疗方案。

术中检查（图21.22）

血管造影
- 颈内、外动脉通过母导管，分支通过微导管（子导管）。
- 尽可能进行正面和侧面的成像（对颈外动脉来说正面图像非常重要）。
- 对术前三维 CTA中列出的所有候选滋养动脉进行成像。
- 无法通过颈外动脉主干的全局注射显影的滋养动脉、肿瘤、脑神经供血动脉及危险动脉吻合，通常可在分支的超选择成像中明确。
- 尽可能手动注射进行造影（以避免逆流）。
- 若通过成像怀疑与肿瘤相关，则进行动脉灌注CT。
- 即使未见肿瘤显影，理论上分布到肿瘤内的动脉也都应该进行动脉灌注CT操作。

动脉灌注CTA（IA-CTA）
- 以详细了解血管解剖结构为目的。
- 仅在初次动脉灌注时进行。
- 在颈外动脉主干留置的母导管处使用自动注射器，以4 mL/s的注射速率及约2 s的扫描延迟注射造影剂进行成像。
- 当IVR-CT及锥束CT均可使用时，优先考虑空间分辨率，使用像素尺寸较小者。
- 若可能的话，联合使用减影成像及金属伪影减少技术。
- 与三维 CTA相比可获得更精细的图像，看到术前未知的非常细小的滋养动脉。

· Robbins KT. A novel organ preservation protocol for advanced carcinoma of the larynx and pharynx. Arch Otolaryngol Head Neck Surg 1996; 122: 853-7.
· Homma A. Superselective high-dose cisplatin infusion with concomitant radiotherapy in patients with advanced cancer of the nasal cavity and paranasal sinuses: a single institution experience. Cancer 2009; 115: 4705-14.

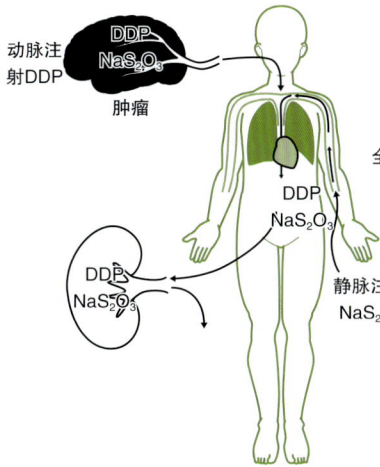

图21.18　动脉灌注化疗的示意图

通过微导管超选择性地向肿瘤的各滋养动脉注射顺铂（DDP），并经静脉给予硫代硫酸钠（NaS₂O₃）。对肿瘤具有高浓度首过效应的顺铂在进入体循环后与硫代硫酸钠发生反应，被中和后经尿路排泄

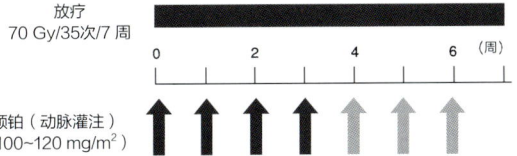

图21.19　动脉灌注化疗时间表

顺铂的动脉灌注为1次/周，每周进行。与此同时，每日进行放射线照射。头颈癌的根治剂量是70 Gy，若每次2 Gy、每周5日，则需要7周。因此，与放疗的联合治疗中动脉灌注的次数最多也为7次。实际临床常按照Robbins的原始方法进行4次治疗，但JCOG1212研究中确认了病例对7次动脉灌注的耐受性，其有效性也得到认可

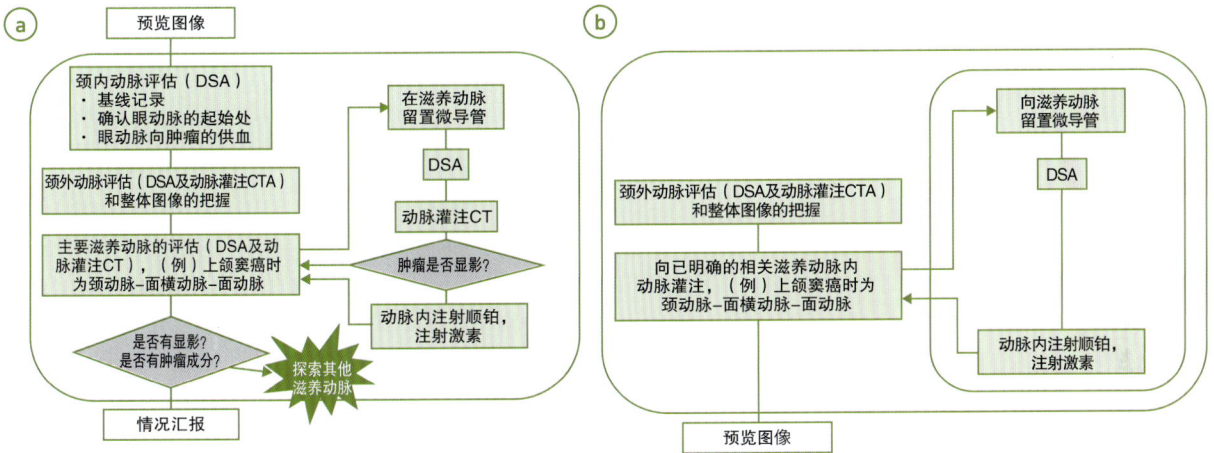

图21.20　初次进行动脉灌注化学疗法的流程（a）及之后的流程（b）

动脉灌注化学疗法只需要在初次治疗中进行几个检查，因从第2次治疗开始可省略上述检查从而缩短治疗时间。检查包括颈内动脉的成像、通过颈外动脉的动脉灌注CTA（进行详细的解剖学评估）、通过各候补滋养动脉的动脉灌注CT（了解灌注区域情况、确认是否存在未知的滋养动脉），上述检查仅在初次动脉灌注时进行

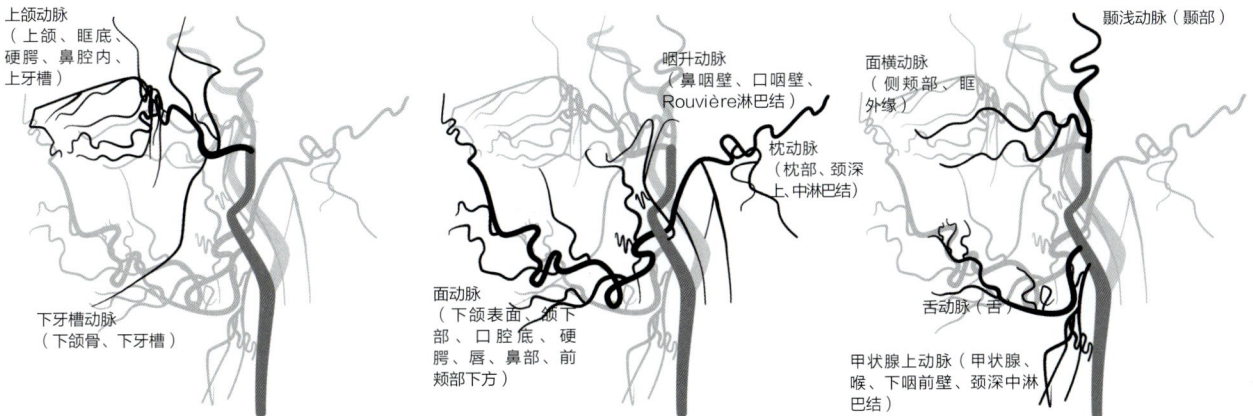

图21.21　颈外动脉的代表性分支及主要的灌注区域

可能相关的滋养动脉根据肿瘤起源部位而异。例如，上颌窦癌中上颌动脉是主要的滋养动脉，面动脉及面横动脉是次要的。口咽癌与舌动脉及面动脉相关，在下咽癌中还与甲状腺上动脉相关。临床上，与其他动脉相关的情况并不少见，淋巴结转移使供血途径进一步复杂化。为了在有限的检查时间内有效地检查颈外动脉的众多分支，需要把握肿瘤主要的滋养动脉，根据优先顺序进行成像

图21.22　右侧上颌窦癌（T4aN1M0期）（50余岁，男性）

a.治疗前脂肪抑制T1加权

眶下缘–上颌窦前壁来源的鳞状细胞癌，可见向前颊部的皮下及颞下窝、固有鼻腔内的进展。还可见向上颈内深部淋巴结的转移（本图未显示）

b.治疗3年6个月后的脂肪抑制T1加权

未见疑似残留及复发的肿瘤，保持完全缓解（CR）的状态

c.右侧上颌动脉血管造影侧面

肿瘤大部分的动脉可见显影，只有前方（图像左侧）要素有造影缺损

d.右侧面动脉的血管造影侧面

作为面动脉分支的内眦动脉及颊动脉均在前颊部皮下的肿瘤突出部分显影

e.右侧上颌动脉的动脉灌注CT

包括颞下窝进展的大部分肿瘤被显影，前颊部的肿瘤成分表现为显影缺损。肿瘤向后继续进展并侵犯翼突或蝶骨大翼时，使用减影图像更容易判断造影效果

f.右侧面动脉的动脉灌注CT

上颌动脉的动脉灌注CT中，本来显影缺损的前颊部皮下的肿瘤成分可见显影。若在面动脉的成像中，前颊部皮下主要成分的外侧部未被显影，则应怀疑面横动脉受累

g.右侧上颌动脉的动脉灌注CT矢状面

矢状面图像主要用于评估肿瘤的眶底浸润部分是否被充分灌注。若同一区域存在显影缺损，则应怀疑颈内动脉系统（眼动脉）的供血

h.右侧面动脉的动脉灌注CT矢状面

眶下孔周围区域是上颌动脉与面动脉之间的分界线，易通过矢状面图像评估。以原发灶为对象从上颌动脉及面动脉进行动脉灌注，以颈部淋巴结为对象从枕动脉进行顺铂的动脉灌注，共4次，可见肿瘤消失

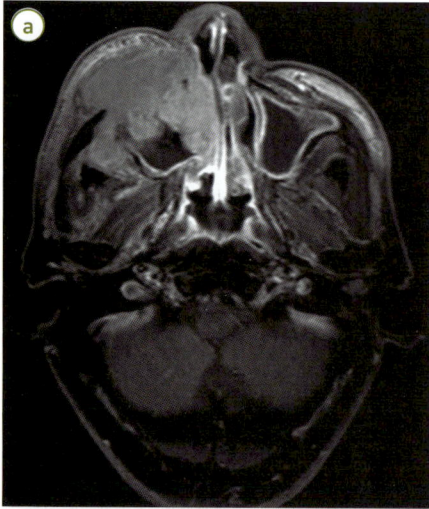

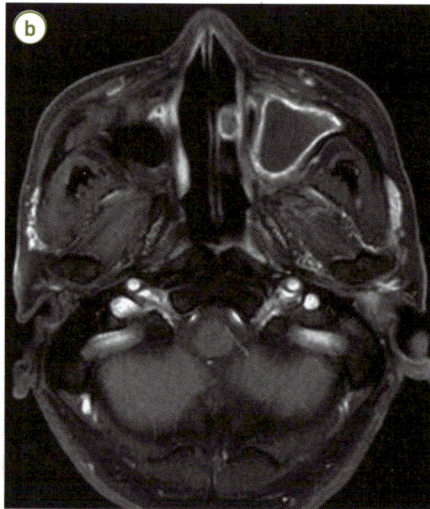

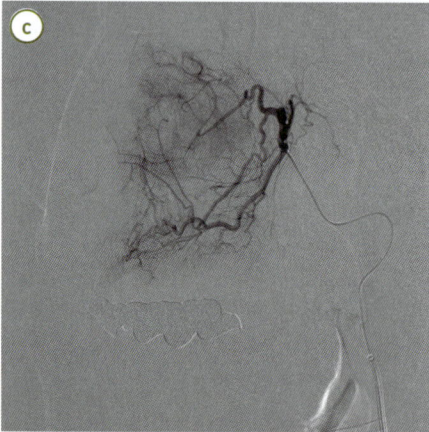

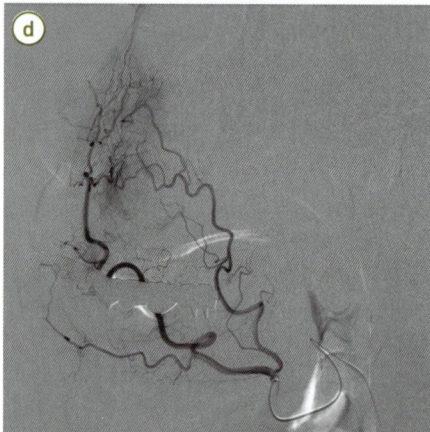

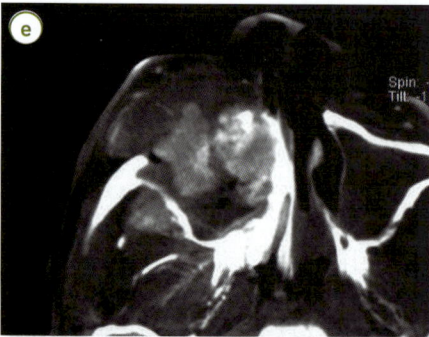

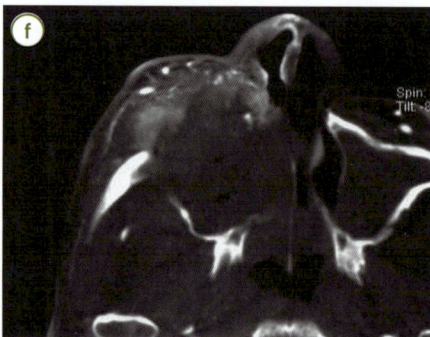

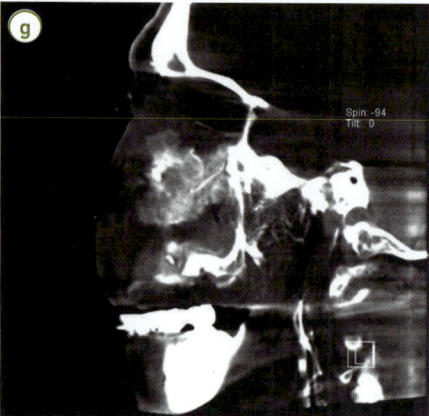

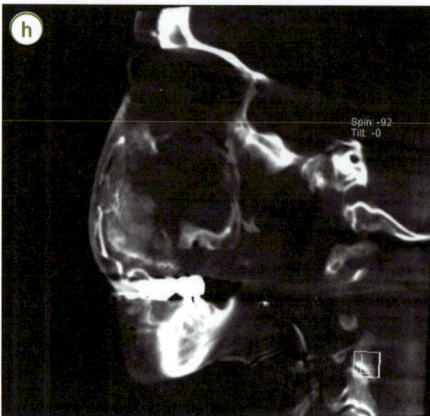

造影剂的选择

造影剂的渗透压与热感及即时不良反应相关，黏稠度与造影剂注入速度相关。一方面，在从外周静脉快速注入高浓度造影剂的三维CTA中，需要注意低黏度及低渗透压，推荐非离子性单体。另一方面，血管造影中造影剂的注入速度不是由黏度决定的，而是由导管内腔的阻力决定的，因此为避免由热感引起的面部肌肉及咀嚼肌的运动，建议从渗透压低的二聚体制剂中进行选择。

动脉接受试验（arterial acceptance test）

因顺铂是浓度依赖性抗癌药物，因此在通过微导管注入药物时需要尽可能地保持动脉内高浓度。但若药物的注入速度增加太多，会从导管尖端倒流，无法有效给药。

在自动注射设备阶段性增加速度的同时反复注入3倍稀释的造影剂，在导管尖端近处不发生反流的范围内选择最快的注入速度。即将进行动脉灌注CT成像之前，对各动脉执行此操作。决定的注入速度用于动脉灌注CT成像及顺铂注射。

减影CT

头颈癌的滋养动脉通常靠近骨，有时可能走行于骨内。因此，即使使用画质好的三维CTA或动脉灌注CTA，也有些滋养动脉无法确认。此外肿瘤浸润至骨时，很难用常规的动脉灌注CT进行评估。非增强CT及对增强CT的减影图像可使上述表现被观察到。临床实践中，必须结合原始图像及融合图像进行评估。

- 薄层轴向图像（例如，层厚0.6 mm/间隙0.3 mm）是阅片的基础，不需要VR图像及MIP图像等三维图像。

动脉灌注CT（IA-CT）

- 以对动脉灌注范围（是否涉及肿瘤）的评估为目的。
- 虽然仅在初次动脉灌注时进行，但若重复治疗使血流动力学发生变化，可能再次进行。
- 使用自动注射设备通过各滋养动脉中留置的微导管注射3倍稀释的造影剂进行成像（注入速度由动脉接受试验决定，扫描延迟约15 s）。
- CT设备中优先考虑具有高对比度分辨率者。
- 若可能的话，联合使用减影成像及金属伪影减少技术。
- 此图像会立即成为阅片对象，因此至少应当场快速制作横断面图像。
- 重建后的图像不一定需要薄层，术前MRI及层厚匹配通常很有帮助。
- 从各滋养动脉（候补）重复进行动脉灌注CT，确认所有肿瘤成分均被显影则检查完成。若有显影缺损，应参考上述动脉灌注CTA继续寻找滋养动脉。

动脉灌注化疗的副作用

- 图21.21所示典型的滋养动脉中仅以颅外原发肿瘤为治疗对象进行动脉灌注化学疗法时，即不进行对颅底浸润及淋巴结转移的治疗时，可预想的并发症种类及发生率与一般头颈部IVR几乎相同。
- 当进行更强化的治疗时，可预想到的头颈部动脉灌注化学疗法固有的并发症包括由抗癌药物流入脑神经滋养动脉导致的神经障碍。
- 具体而言，包括以治疗颅底浸润为目的的脑膜中动脉的动脉灌注化学疗法对面神经及视神经的影响、以治疗上颈内深部淋巴结为目的的耳后动脉及枕动脉的动脉灌注化学疗法对面神经的影响、以治疗Rouvière淋巴结为目的的咽升动脉的动脉灌注化学疗法对舌咽、舌下及迷走神经的影响等。
- 尝试进行上述动脉灌注化学疗法时，最好了解头颈部详细的血管解剖结构，并联合使用线圈的血流改变术。

动脉灌注化疗的适应证和禁忌证

- 因关键药物为顺铂，肾功能下降（eGFR<60 mL/min）在适应证范围外。
- 根据病例的动脉硬化性变化及解剖学变异，是否可以迅速进入所有滋养动脉，各医疗机构标准不一。
- 对于上述伴有颅底浸润及淋巴结转移的病例和眶底浸润严重的病例，为尽量减少风险并完成动脉灌注化学疗法，建议医师在达到一定的技术水平后进行治疗。

铂类药物是动脉灌注化学疗法中最有效的药物

- 自开始使用头颈癌动脉灌注化学疗法以来，已尝试过氮芥类物质、环磷酰胺、丝裂霉素C、氨甲蝶呤（MTX）及5-FU等多种抗癌药物，其中被认为最有效的是铂类药物，尤其是顺铂单药治疗。

- 选择顺铂的理由有以下3条：①已知其对头颈部的上皮肿瘤治疗效果好；②在对有多条滋养动脉的头颈癌的动脉灌注化学疗法中，为治疗所有滋养动脉必须使用Seldinger法在短时间内进行动脉灌注，因此需要一种即使缩短暴露时间也可以通过高浓度、大剂量局部动脉灌注发挥治疗效果的"高浓度依赖性药物"；③为防止由注入大剂量抗癌药物引起的副作用，需要该药物可以通过中和剂进行快速中和；④联合放疗中建议使用具有放射增敏作用的药物。

- 若肿瘤只有1条滋养动脉，则并非一定需要使用Seldinger法进行灌注，也可以在滋养动脉中长期经皮放置微导管。在这种情况下，有些方法会使用具有时间依赖性的5-FU而不是具有浓度依赖性的顺铂。

关键点

- 在动脉灌注化学疗法的术前评估中，通过三维 CTA对血管解剖结构的分析精度直接关系到治疗成功与否。提取分支的共干形成、异位起源、独立起源、重叠起源等各种信息。
- 若存在多个滋养动脉，根据动脉灌注CT中显影的各肿瘤成分的面积分配注射药物剂量。

21 以IVR为目的的影像学诊断
专栏：从头颈部IVR现场出发

MEMO

顺铂给药量
Robbins等将顺铂的推荐剂量设定为每次150 mg/m²，给药4次，但在日本使用每次100 mg/m²，给药4次的医疗中心较多。在以上颌窦癌T4N0M0期患者为研究对象的JCOG1212实验中，以100 mg/m²的单次剂量进行了决定给药次数的剂量探索实验。结果明确了在不对T4N0M0患者颈部进行预防性照射的情况下，给药7次是合适的。

给药速度
有文献表明，顺铂的抗肿瘤作用具有浓度依赖性，且与接触时间的长短相关。因此在顺铂对肿瘤的暴露中，高浓度似乎更有效。

- 本节将介绍作者所在医疗机构中关于血管畸形的治疗技术及对头颈部恶性肿瘤的动脉灌注化学疗法的方案。

● 血管畸形的治疗技术（图21.23）

- 局麻下或必要时在镇静下进行直接穿刺。
- 患侧朝上，从表皮侧用利多卡因进行局麻。将25G×19 mm的采血针刺入病变处，看到有血液回流后进行成像，确认病变的分布及无早期静脉显影。
- 在该部位制作泡沫［将2 mL的5%EOI（10 mL油酸单乙醇胺+10mL碘帕隆300 mgI/mL）与通过过滤器吸入的空气分别抽入10mL注射器内（混合比1:4），使用三通旋塞的双注射器进行混合］（图21.23c）。将泡沫吸入2mL注射器后进行硬化治疗（图21.23d）。
- 在多个部位进行相同的硬化治疗操作，平扫CT或锥束CT在靶病灶获得适当的药物分布时终止（图21.23e）。
- 一次治疗很难完全消除病灶，以症状缓解为主要目的的疗法较多。通常需要以6个月至1年为间隔进行多次治疗（图21.23f）。

● 头颈部恶性肿瘤的高剂量顺铂超选择性动脉灌注化学疗法（图21.24）

临床表现

- 通过超选择性插入肿瘤滋养血管内的导管向动脉内灌注大量顺铂，同时静脉注射硫代硫酸钠。该治疗方法可减轻顺铂的副作用，并能够重复进行动脉灌注。
- 是一种通过将大量抗癌药物的动脉灌注与根治剂量的放射线照射相结合，有望产生细胞杀伤作用的治疗方法。

适应证

- 各医疗机构的RADPLAT的适应证不同。
- 基本上，重要的是适当选择RADPLAT的适应证而不是将无法通过其他疗法治愈作为适应证。
- 可进行常规顺铂放化疗（chemoradiotherapy，CRT）、一般情况良好者为宜。
- 由于结合顺铂与放疗，对两者都敏感的鳞状细胞癌被认为是很适当的适应证。
- 复发患者治疗效果不佳，其在我院一般不属于适应证。
- N3期颈部淋巴结转移及颈部进展病例的动脉灌注复杂且风险高。
- 这类患者常有多处远处转移灶，因不一定能改善其生命预后，我院将其归到适应证范围外。

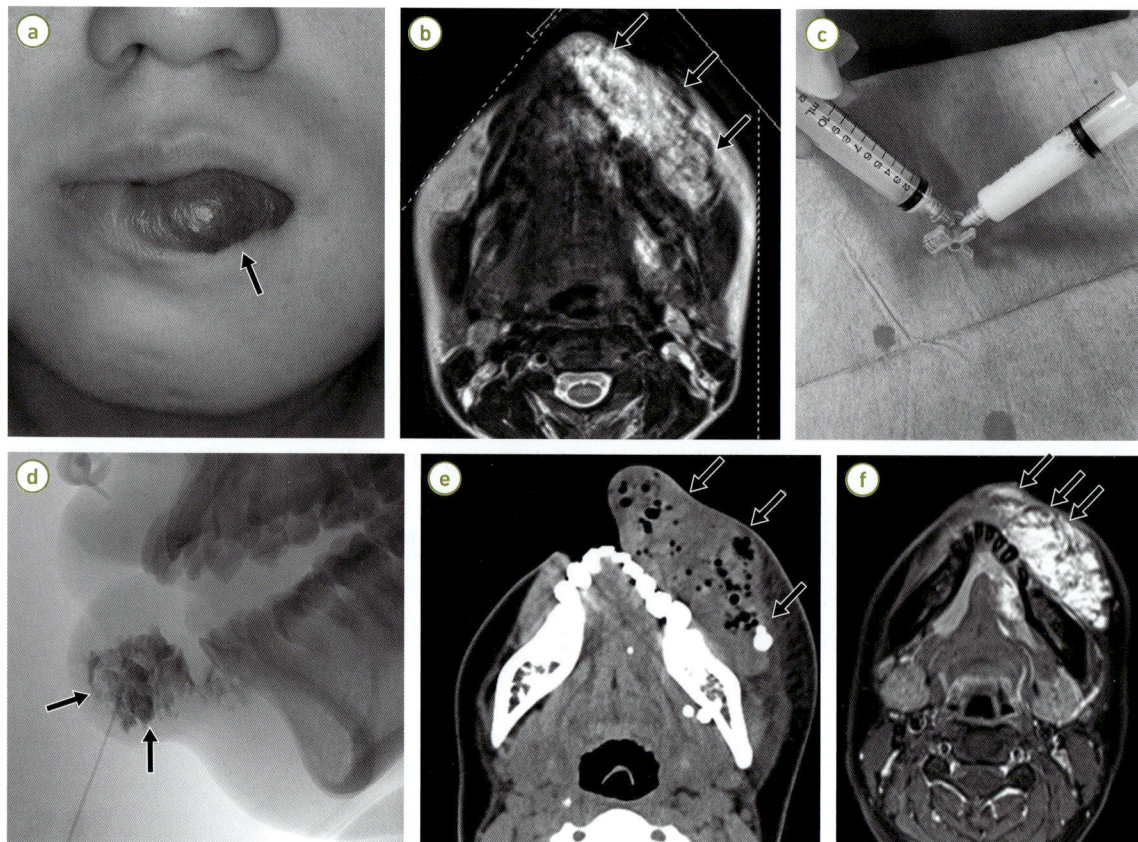

图21.23 左侧下唇静脉畸形的硬化疗法

a.正面观

可见下唇左半部的红肿（黑色箭头）

b.脂肪抑制增强T1加权

可见以下唇为中心的波及颊部皮下、颊部肌肉内及口腔底部的高信号区域，考虑是静脉畸形（黑色箭头）

c.制作泡沫；d.经皮直接穿刺的硬化疗法（增强实况侧面图像）

可见EOI在病灶内的分布（黑色箭头），未见静脉显影

e.术后即刻CT平扫

在以左下唇为中心的颊部皮下可见注入EOI后的高密度区域及气体（黑色箭头）

f.6个月后的脂肪抑制增强T1加权

以左下唇为中心可见到的高信号区域与术前MRI相比有缩小（黑色箭头）

· 血管腫·血管奇形·リンパ管奇形診療ガイドライン2017 平成26-28年度厚生労働科学研究費補助金難治性疾患等政策研究事業（難治性疾患政策研究事業）「難治性血管腫·血管奇形·リンパ管腫·リンパ管腫症および関連疾患についての調査研究」班 第1版 2013年3月29日，第2版 2017年3月31日

· Homma A, et al. Dose-finding and efficacy confirmation trial of superselective intra-arterial infusion of cisplatin and concomitant radiotherapy for patients with locally advanced maxillary sinus cancer (JCOG1212, RADPLAT-MSC). Jpn J Clin Oncol 2015; 45: 119-22.

· Homma A, et al. Superselective intra-arterial cisplatin infusion and concomitant radiotherapy for maxillary sinus cancer. Br J Cancer 2013: 109: 2980-6.

治疗技术

· 此处以上颌窦癌的动脉灌注治疗方法为例进行说明。

· 在局麻下进行手术。

· 从股动脉插入5Fr导管，使患者全身肝素化。经导管通过加压灌注系统连续灌注肝素生理盐水（1000 mL生理盐水+10 000单位肝素）。

· 同轴插入5Fr母导管及中间导管，用0.89 mm的导丝引导，先将母导管置于患侧颈内、外动脉起始处进行显像。

· 进行锥束CT或血管CT检查（使用33%浓度的稀释造影剂，注入速度为1.2 mL/s，延迟扫描10 s）以确认造影剂的分布。

· 接下来，用0.254 mm的微导丝引导0.254~0.356 mm的微导管，选择性地插入并放置于上颌动脉、面动脉及面横动脉内。

- 导管从肿瘤的滋养血管中"超选择性"地插入，即插入颈外动脉的分支（上颌动脉、面动脉等）。
- 仅通过直接为肿瘤供血的血管进行动脉灌注的效果最为理想，但实际上，动脉有许多分支且越向末梢越细。
- 导管插入过深可能因刺激导致血管痉挛，产生疼痛，增加血管闭塞的风险。
- 若导管尖端附近有向肿瘤供血的分支，则动脉灌注效果可能不佳。
- 综上所述，基本上导管尖端的位置最好是在肿瘤稍微靠前的位置至包括周围组织在内的肿瘤整体。
- 应在动脉灌注的同时在向被认为是滋养动脉的血管中注入造影剂进行锥束CT或血管CT成像，即使是在未显影的区域也可以按顺序搜查滋养血管。
- 分别从微导管进行造影及锥束CT或血管CT成像（33%浓度的稀释造影剂，注入速度为0.6 mL/s，延迟20 s），确认包含肿瘤整体在内的结构的分布（ 图21.24 ）。
- 在选择性动脉灌注顺铂（100 mg/m²）的同时静脉内注射硫代硫酸钠（20 g/100 mg顺铂）。顺铂动脉灌注后在各流入动脉进行100 mg氢化可的松琥珀酸钠的动脉灌注以完成治疗。

关键点

- 顺铂单次剂量为100 mg/m²。
- 导管尖端需位于肿瘤稍靠前的位置至包含周围组织在内的肿瘤整体。
- 理想情况下，给药速度应使顺铂不倒流且血管内仅充满顺铂。

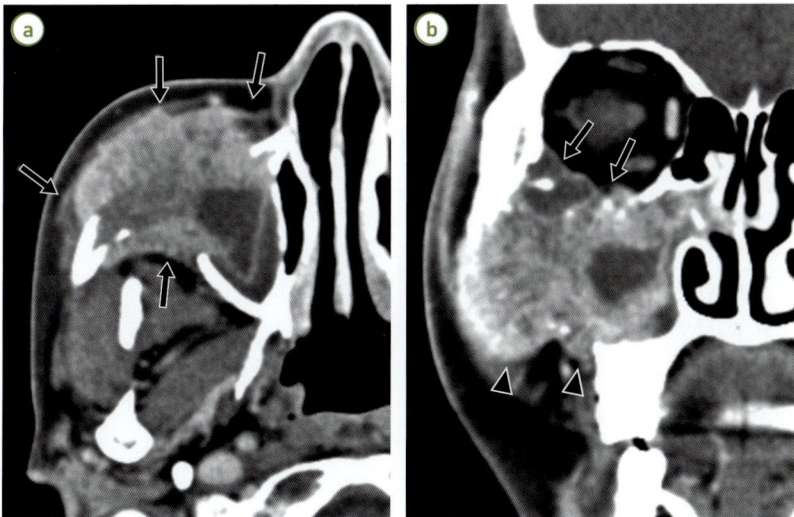

图21.24　右上颌窦癌（T3）的 RADPLAT

a.增强CT

右侧上颌窦可见不均匀强化的、伴有骨质破坏的肿瘤性病变。上颌窦癌的典型表现，肿瘤越过右上方上颌窦的前壁及侧壁进展（黑色箭头）

b.增强CT冠状面

可见肿瘤越过眶下壁（黑色箭头）及上颌窦壁进展（黑色三角箭头）

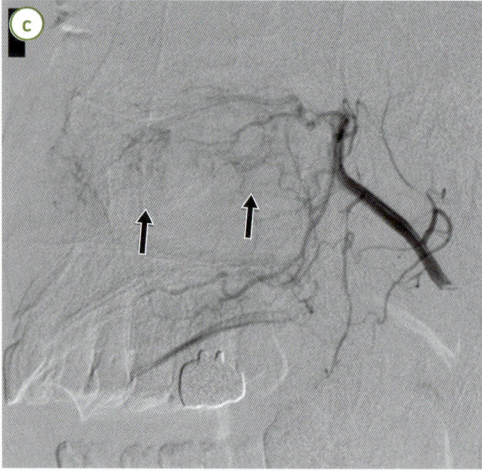

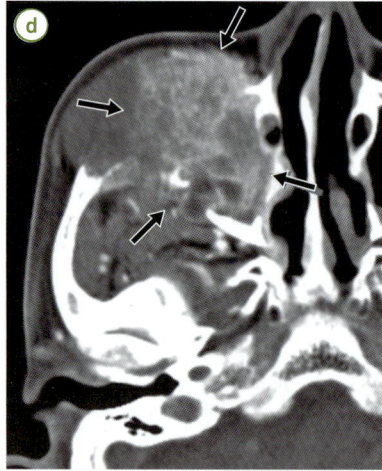

图21.24 右上颌窦癌（T3期）的RADPLAT（续）

c.从留置于右上颌动脉中的微导管进行超选择性造影，侧面图像

以上颌窦上部为中心可见不均匀的造影剂异常浓聚（黑色箭头）

d.从右上颌动脉进行血管CT

在右上颌窦的中央部分至内侧部分可见不均匀的造影剂异常浓聚（黑色箭头）

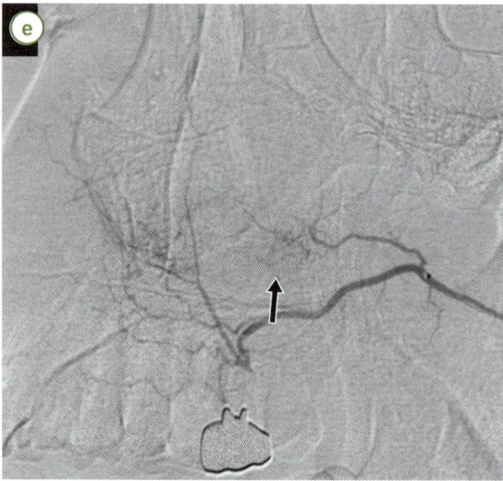

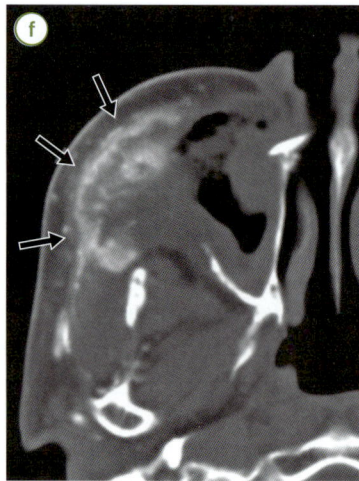

e.从留置于右侧面横动脉中的微导管进行的超选择性造影，侧面图像

上颌窦外侧中央部可见造影剂异常浓聚（黑色箭头）

f.从右侧面横动脉进行血管CT

可见超出右上颌窦外侧壁的进展部位的不均匀的造影剂异常浓聚（黑色箭头）

g.从留置于右侧面动脉的微导管进行的选择性造影，侧面图像

上颌窦前下部可见造影剂异常浓聚（黑色箭头）

h.从右侧面动脉进行血管CT

可见与超出右侧上颌窦前壁及下壁的进展部位相一致的不均匀的造影剂异常浓聚（黑色箭头）

i.3个月后头颈部增强CT

可见肿瘤消失（黑色箭头）

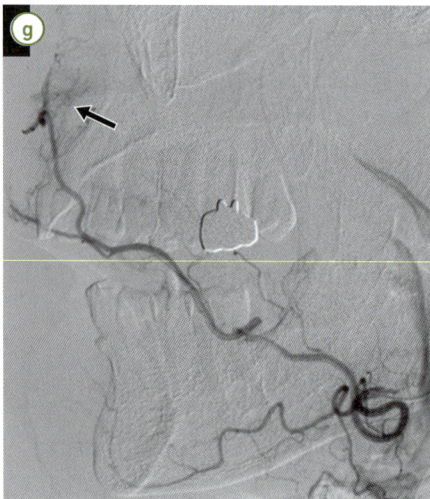

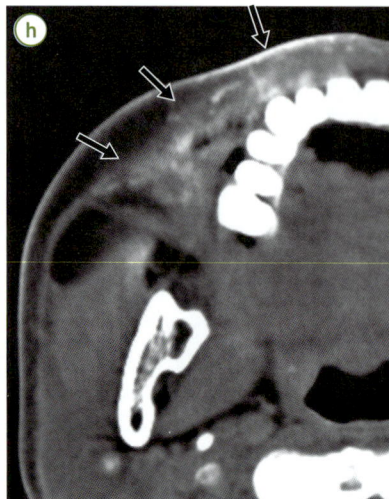

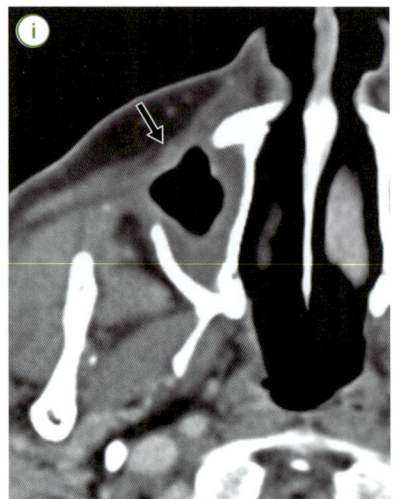

索　引

粗体表示"标题"，斜体表示"图片"的页码